암임상시험

Cancer Clinical Trials

집필진

구진모 (서울대학교병원 영상의학과)
구희경 (서울대학교병원 의생명연구원 임상시험센터)
김동완 (서울대학교병원 혈액종양내과)
김미소 (서울대학교병원 혈액종양내과)
김범석 (서울대학교병원 혈액종양내과)
김세현 (분당서울대학교병원 혈액종양내과)
김유정 (분당서울대학교병원 혈액종양내과)
김은경 (서울대학교병원 의생명연구원 임상시험센터)
김지연 (삼성서울병원 혈액종양내과)
김지원 (분당서울대학교병원 혈액종양내과)
김지현 (분당서울대학교병원 혈액종양내과)
김진수 (보라매병원 혈액종양내과)
김진원 (분당서울대학교병원 혈액종양내과)
김태민 (서울대학교병원 혈액종양내과)
김태용 (서울대학교병원 혈액종양내과)
김태유 (서울대학교병원 혈액종양내과)
박숙련 (서울아산병원 종양내과)
박진현 (보라매병원 혈액종양내과)
방수미 (분당서울대학교병원 혈액종양내과)
방영주 (서울대학교 의과대학 내과학교실/방앤옥 컨설팅)
서경진 (분당서울대학교병원 혈액종양내과)
신영기 (서울대학교 약학대학)
안소연 (분당서울대학교병원 의학연구협력센터)
오도연 (서울대학교병원 혈액종양내과)
옥찬영 (방앤옥 컨설팅)
이경훈 (서울대학교병원 혈액종양내과)
이근석 (국립암센터 유방암센터)
이근욱 (분당서울대학교병원 혈액종양내과)
이대원 (서울대학교병원 혈액종양내과)
이세훈 (삼성서울병원 혈액종양내과)
이수현 (고려대학교안암병원 종양혈액내과)
이승환 (서울대학교병원 임상약리학과)
이정옥 (분당서울대학교병원 혈액종양내과)
이종석 (분당서울대학교병원 혈액종양내과)
임석아 (서울대학교병원 혈액종양내과)
장인진 (서울대학교병원 임상약리학과)
장홍원 (서울대학교병원 의생명연구원 임상시험센터)
지의규 (서울대학교병원 방사선종양학과)
천기정 (서울대학교병원 핵의학과)
최윤희 (서울대학교병원 의학연구협력센터)
최인실 (보라매병원 혈액종양내과)
최정실 (서울대학교병원 의생명연구원 임상시험센터)
한서경 (서울대학교병원 의학연구협력센터)
한세원 (서울대학교병원 혈액종양내과)
허대석 (서울대학교병원 혈액종양내과)
홍용상 (서울아산병원 종양내과)

암임상시험

Cancer Clinical Trials

대표저자 방영주

고려의학
KOMB Korea Medical Book Publishing Company

서문

1986년 서울대학교 의과대학과 서울대학교병원의 전임강사로 발령 받은 지 얼마 지나지 않아서, 우리의 영원한 스승, 故김노경 교수님께서 부르시더니 '우리도 제대로 된 임상시험을 해야만 해' 라고 말씀 해 주신 것이 제가 생소한 임상시험의 길에 발을 들여놓게 된 계기가 되었습니다.

이듬해에 마침 LG가 감마인터페론을 개발하여 1상 임상시험을 하게 된 것이 아마도 우리나라 최초의 임상시험이 아닐까 싶습니다. 그 다음 해인가 미국 NCI로부터 carboplatin을 제공받아서 진행성 위암에 대한 2상 임상시험을 수행하였고, 이어서 324명의 진행성 위암 환자를 대상으로 5-fluorouracil (5-FU), 5-FU + cisplatin의 FP 병용요법, 5-FU + doxorubicin + mitomycin C의 FAM 병용요법을 비교하는 3상 임상시험을 수행하게 되었습니다. 이 3상 임상시험을 진행하면서, 우리도 임상시험을 체계적으로 접근할 필요가 있다고 생각하였습니다. 당시에는 식약처도 없었고, 병원내 IRB 대신에 윤리위원회가 임상시험 승인을 하였으며, 임상시험센터가 없었던 시절이었습니다. 임상시험을 위한 인프라가 전혀 없는 상황에서 故김노경 교수님의 의지와 leadership을 원동력으로 하여 끌고 갔습니다.

이러한 상황이 제대로 된 임상시험의 인프라 구축을 더욱 절실하게 만들었고, 때마침 외국제약회사들이 신약의 임상시험 기관으로 우리나라에 관심을 보임에 따라 임상시험센터 건립 등 선진형 임상시험 인프라를 갖추게 되었습니다. 여기에 많은 연구자들의 헌신적인 노력과 정부의 지원에 힘입어 우리나라는 세계적으로 중요한 임상시험 국가가 되었고, 여러 병원이 세계 Top 10 임상시험기관으로 자리잡게 되었습니다. 이제 암환자를 진료하는 우리 종양내과 교수들에게는 임상시험은 선택사항이 아닌 필수사항이 되었고, 보다 나은 진료, 보다 안전한 진료를 찾아내기 위한 우리의 끊임없는 노력의 상징이 되었습니다.

이에 종양내과 후학들에게 암임상시험의 목표, 설계, 수행 및 결과분석에 관해 쉽게 배우고 익힐 수 있는 책을 만들고자 하는 논의가 이루어졌고, 많은 사람들의 노력의 결과 이 책을 내게 되었습니다. 가능한 암임상시험의 최신지견을 모으고, 영어와 국문을 혼용하고, 그림과 도표를 활용하여 쉽게 읽고 이해할 수 있도록 하였습니다. 부디 이 책이 임상시험에 참여하는 의사, 연구간호사, 제약사 관계자들에게 작으나마 도움이 되길 기대하며, 나아가 우리나라 암임상시험의 질적, 양적 발전과 암환자들의 보다 나은 진료에 기여하기를 소망합니다.

진료와 연구 등으로 바쁜 와중에도 이 책의 집필에 참여해주신 저자분들께 다시한번 깊은 감사를 드립니다.

2020. 12.

대표 저자 방영주

목차

PART I 암임상시험 입문

PART II 암임상시험의 설계 및 준비

PART III 암임상시험의 수행

PART IV 임상시험 결과의 해석

PART V 암임상시험의 실제

PART I

암임상시험 입문

Chapter 01

암임상시험의 최근 동향

방영주

요약

- 전통적인 종양임상시험은 세포독성 항암제 위주로 발전하였다. 특히, 1상 임상시험의 경우 용량제한독성발생에 근거하여 최대내약용량을 결정하는 것이 1차 목표였다.
- 표적치료제의 경우 적정용량을 초과하여도 더 이상 항암효과가 증가되지 않으므로 적정생물학적 용량을 구하는 것이 중요한 목표가 되었고, predictive biomarker의 개발이 매우 중요해졌다.
- 면역항암제는 암세포에 작용하지 않고, 환자의 면역세포를 활성화하여 항암효과를 나타내고, 치료효과가 있는 경우, 효과가 오래 지속되는 특성을 지니므로 임상시험의 목표나 endpoint에 대한 새로운 접근이 필요하게 되었다.
- 암의 전신적 치료가 다양해지고 임상시험수가 많이 늘어남에 따라 임상시험의 효율성을 높이기 위한 여러 노력들이 이루어지고 있다.
- Predictive biomarker을 활용하는 임상시험은 점차 증가하고 있으며, 이는 정밀의료로 가는 의학의 흐름을 선도하고 있다.
- Adaptive design의 활용은 임상시험의 효율성을 높이고, 시험기간을 줄이는데 그 목표가 있으며, 그 활용이 계속 늘어나고 있다.

임상시험이란 보다 나은 진단, 치료, 혹은 예방을 위한 새로운 기술이나 약제의 안전성과 효능을 평가하기 위하여 사람을 대상으로 시행되는 전향적인 연구이다. 새로운 약제나 치료법이 환자에게 사용되기 위해서는 반드시 임상시험을 통해서 기존의 치료법이나 약제보다 더 효과적이고, 또한 안전함이 증명되어야만 한다.

과거에는 암에 대한 전신적 치료로는 세포독성 항암제 뿐이었다. 따라서 임상시험의 목표나 과정 등이 이를 중심으로 만들어졌다. 1상 임상시험은 약제 용량의 증가에 따른 독성을 관찰하고 dose-limiting toxicity(DLT, 용량제한독성)의 출현에 따라 maximum tolerated dose(MTD, 최대내약용량)와 2상 임상시험의 recommended phase 2 dose(RP2D, 2상 임상시험의 적정용량)를 결정하는 것이 주된 목표이었다. 세포독성 항암제의 항암 효능과 부작용은 용량이 증가됨에 따라 증가하고, 따라서 환자들이 견딜 수 있는 최대 용량에서 치료해야 최대의 항암효과를 기대할 수 있기 때문이다. 2상 임상시험에서는 특정 종양을 가진 환자들을 대상으로 시험약제를 투여하고 항암효과를 평가하는 것이 주된 목표이다. 따라서 종양 크기의 감소를 객관적으로 나타내는 objective response rate(ORR, 객관적인 반응률)가 주된 endpoint가 되었다. 3상 임상시험에서는 많은 수의 환자들을 무작위로 시험군과 대조군에 배정하여 치료효과와 부작용을 비교 평가함으로써 새로운 치료법의 우월성을 확인하게 된다. 대부분의 연구에서는 overall survival(OS, 전체 생존)이 primary endpoint가 된다.

최근, 표적치료제나 면역항암제 같은 새로운 형태의 항암약제가 개발되고, 임상시험의 숫자가 늘어나면서 전통적인 임상시험의 형태에서 벗어나서 약제의 특성을 더 잘 반영하고, 보다 효율적인 임상시험 방법을 찾고자 노력하고 있다.

1. 표적치료제의 개발

1990년대 말에 rituximab, trastuszumab, imatinib 등이 시판 승인되면서, 표적치료제(targeted agents)는 암에 대한 중요한 전신적 치료가 되었다. 일반적으로 표적치료제는 암에만 존재하는 특정 단백질을 표적으로 하므로 기존의 세포독성 항암제와는 여러 면에서 많이 다르다. 세포독성 항암제의 경우, 약제 용량이 증가함에 따라 항암효과와 부작용이 모두 증가하게 된다. 따라서 독성과 DLT에 따라 MTD나 RP2D를 정하게 된다. 표적치료제는 어느 용량에 이르러 표적이 포화되면 더 이상 약제 용량을 올려도 항암효과가 증가하지 않고, 부작용만 늘어날 수가 있다. 따라서, MTD 보다 약제의 항암효과가 최대화되는 optimal biologic dose(OBD, 적정생물학적용량)를 구하는 것이 더 중요한 목표가 된다. 표적치료제의 1상시험에서는 굳이 MTD를 구할 필요가 없으며, DLT도 흔히 관찰되지는 않는다.

또한, 표적치료제는 특정한 분자적 표적에 작용하여 치료효과를 나타내므로 약제가 실제로 표적에 결합하거나 약제에 의한 표적의 변화를 나타내는 약력학적 지표(pharmacodynamic biomarker)를 보는 것이 1상 임상시험의 주요한 목표가 된다. 표적치료제는 특정 유전자변이와 같은 biomarker를 가진 암환자에서만 치료효과를 나타내므로 이러한 predictive biomarker의 발굴 및 진단법의 개발과 검증이 임상시험의 매우 중요한 부분이 되었다.

과거의 종양임상시험이 특정 암을 지닌 모든 환자를 대상으로 하는 population oncology의 영역에서 이루어졌다면, 이제는 점차 특정 predictive biomarker를 지닌 암환자 만을 대상으로 하는 precision oncology의 영역으로 들어서고 있는 것이다. 사실 종양임상시험의 이러한 발전은 의료 전반적인 정밀의료(precision medicine)의 시대를 선도하고 있는 셈이다.

2. 면역항암제의 개발

2010년대 들어서 ipilimumab, nivolumab, pembrolizumab 등의 면역관문억제제(immune checkpoint inhibitor) 또는 면역항암제들이 여러 종양에서 효과가 입증되면서 이들 약제는 세포독성항암제, 표적치료제에 이어 암에 대하여 3번째 주요 무기가 되었다. 세포독성 항암제나 표적치료제가 암세포에 직접 작용하는 것과는 달리 면역항암제는 환자의 면역세포에 작용하여 이들 면역세포가 암세포를 공격하게 되는 아주 커다란 차이점을 지니고 있다. 면역항암제의 부작용은 약제 자체에 의한 독성보다는 환자의 면역기능이 항진되어 나타나는 자가면역성 부작용이므로 이 점도 다른 약제들과는 매우 다르다. 일반적으로 면역항암제를 사용하는 1상 임상시험에서는 DLT가 흔치 않고, 따라서 MTD 보다는 환자의 면역세포의 기능을 촉진할 OBD를 구하는 것이 더 중요한 목표가 된다. 면역항암제의 경우 치료효과가 있는 환자들에서는 그 효과가 오래 지속되는 것이(durable response) 가장 큰 장점이다. 반면에, 세포독성 항암제나 표적치료제와 비교하여 상대적으로 적은 수의 환자들에서 치료효과를 보게 된다. 따라서, 치료효과를 볼 가능성이 높은 환자를 선별하기 위한 predictive biomarker에 대한 연구가 광범위하게 이루어지며, 임상시험의 중요한 요소가 되고 있다. 일부 환자에서는 처음에 종양의 크기가 커지다가, 일정 시간이 지나면 다시 줄어드는 소위 psudoprogression의 현상이 관찰되는데, 이는 초기에 면역세포가 종양에 많이 침윤하면서 종양의 크기가 커지기 때문이다. 따라서 면역항암제를 사용하는 임상시험에서는 종양이 커지더라도 치료를 계속하도록 허용하는 경우가 많으며, 변형된 형태의 RECIST 기준을 사용하는 경우가 많다.

현재까지 치료효과가 입증된 면역항암제는 대부분 CTLA4 나 PD−1/PD-L1에 대한 항체이었다. 최근 들어 인체의 암세포에 대한 이해와 지식이 늘어나면서 아주 다양한 면역학적 표적들이 발견되고 이들의 기능을 억제하거나 촉진하는 항체나 small molecule들이 계속 만들어지고 있다. 또한, CAR-T 같은 세포치료제, cytokine, 암 백신, oncolytic virus 등 아주 다양하게 환자의 암세포에 대한 면역기능을 되살리기 위한 노력들이 매우 광범위하게 이루어지고 있다. 아울러 두 개 이상의 면역항암제를 병용하거나, 표적치료제나 세포독성 항암제 등과 병용하는 임상시험도 매우 활발히 이루어진다.

최근 들어 종양임상시험의 숫자는 크게 늘어나고 있고, 매년 4,000개에 이르는 새로운 임상시험이 활성화되고 있다. 임상시험 수의 폭발적인 증가는 임상시험에 등록할 환자에 대한 경쟁의 심화, 비용의 지속적인 증가와 함께 시험기간의 연장을 초래하고 있다. 따라서 임상시험의 효율성에 대한 심각한 고려가 필요하게 되었다. 또한 아주 다양한 형태의 물질들이 사용되면서, 임상시험 디자인도 다양한 형태로 계속 진화하고 있다. 이 중에서 다음 두 가지 큰 흐름에 대해 간략히 기술하고자 한다.

3. Predictive Biomarker의 활용과 정밀의료의 구현

표적치료제의 개발로 predictive biomarker를 활용한 대상환자의 선별은 임상시험의 성패를 결정할 주요한 요소로 인식되기 시작하였다. 이러한 enrichment trial의 가치를 보여주는 simulation의 예는 다음과 같다. 어떤 시험약제가 biomarker가 있는 환자의 경우 생존기간을 2배 늘려주고, biomarker는 10%의 환자가 발현한다고 가정해 보자. **그림 1-1**의 경우는 biomarker의 발현과 상관없이 200명을 등록한 경우의 생존기간을 보여주는데, hazard ratio가 0.91이고, P=0.66으로 실패한 연구가 된다. 반면에 **그림 1-2**처럼 biomarker를 지닌 환자만 20명을 등록한 경우, HR는 0.16이 되고 P=0.01로 성공적인 연구가 된다. 즉, biomarker 양성 환자들만을 등록할 경우, 임상시험 비용도 덜 들고 성공확률을 크게 높일 수 있는 것이다.

실례로 2000년대 중반에 진행성 위암 환자에서 시행된 두 개의 3상 임상시험을 비교해보자. 항암제에 anti-VEGF Ab인 bevacizumab을 추가하는 AVAGAST trial의 경우, 모든 환자를 등록하는 all-comer trial이었고, 항암제에 anti-HER2 Ab인 trastuzumab을 병용하는 ToGA trial의 경우, 미리 정의된 HER2 양성 위암을 지닌 환자만 등록하는 predictive biomarker에 근거한 enrichment trial이었다. AVAGAST trial의 경우 실제로 774명의 환자를 등록하였고, bevacizumab의 추가로 반응률과 무진행 생존기간이 유의하게 개선되었고, 전체 생존기간도 약 2개월 연장되었으나, HR 0.87, P=0.1002로 통계적으로 유의하지 못하였고 결국 실패한 연구가 되었다. 반면에 ToGA trial의 경우는 3,807명의 환자에서 HER2 라는 표적에 대한 스크리닝 검사를 시행하여 584명의 HER2 양성 위암 환자를 등록하였고, 반응률, 무진행 생존기간은 물론 전체 생존기간도 유의하게 연장되어 성공적인 연구가 되었으며, 현재 전세계적으로 표준치료가 되었다

최근 next generation sequencing(NGS, 차세대 염기서열 분석) 등 종양유전체 분석이 늘어남에 따라, 그 결과에 근거한 새로운 형태의 임상시험 디자인이 생겨나게 되었다. Umbrella trial에서는 대부분 하나의 특정 장기 종양을 지닌 환자들을 등록하여, 각 환자들의 암의 유전자 변이에 따라 여러 개의 시험약제로 치료하게 된다. 하나의 임상시험에서 많은 환자들을 등록하여 여러 시험약 또는 병용요법을 동시에 시험

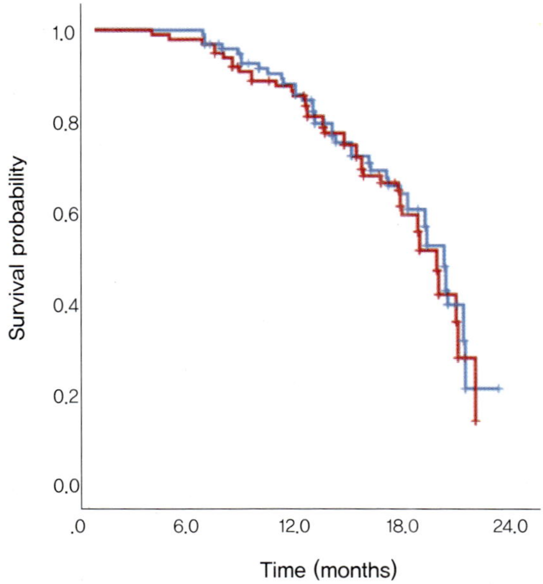

그림 1-1. Biomarker nonselective 환자군에서 양군간 survival curve. 200명이라는 큰 환자수이지만, P = 0.66으로 통계적 유의성이 없다.

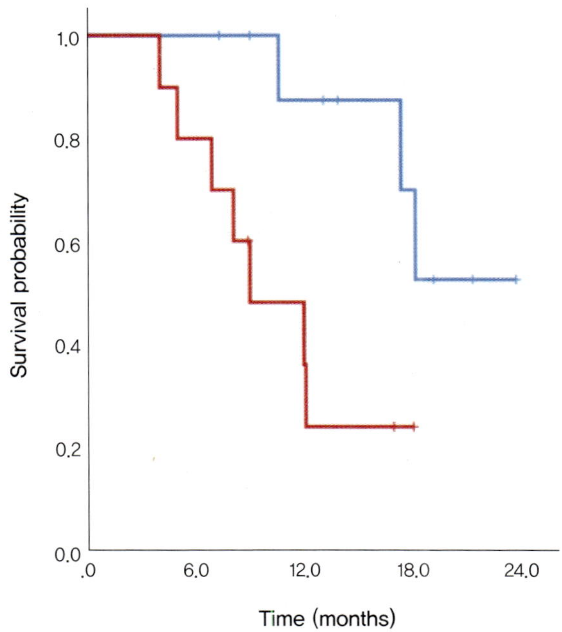

그림 1-2. Biomarker selected 환자군에서 양군간 survival curve. N수는 20명으로 줄어들었지만, P=0.01로 유의해졌다.

하는 것이 가장 큰 장점이 되고, 여러 시험 약 또는 병용요법이 있어야만 하는 것이 어려운 점이 된다. Basket trial에서는 종양의 종류에 상관없이 특정 유전자 변이 또는 biomarker를 지닌 환자들을 등록하여 하나의 시험약제로 치료하게 된다. 흔치 않은 유전자변이나 biomarker에 대한 약제 임상시험에서 가장 큰 장점이 있으며, 이미 microsatellite instability-high (MSI-H)인 암에서 pembrolizumab, NTRK fusion 양성인 암에서 larotrectinib이나 entrectinib 등은 basket trial의 결과에 근거하여 시판허가를 받았다.

4. Adaptive Design의 활용

Adaptive design은 임상시험 수행 도중에 얻어지는 자료를 바탕으로 임상시험의 일부 변수를 변경하도록 미리 정해진 계획에 따라 허용하는 임상시험을 이르며, 점차 많은 임상시험에 활용되고 있다. 그림 1-3은 현재 많이 활용되는 adaptive design의 형태를 보여준다. 특히 눈에 띄는 디자인은 표적치료제나 면역항암제의 first-in-human(FIH) 시험에서 seamless phase I/II design의 폭넓은 활용이다.

이 디자인은 크게 두 단계로 이루어지는데, 하나는 시험약제의 용량 증가를 통해

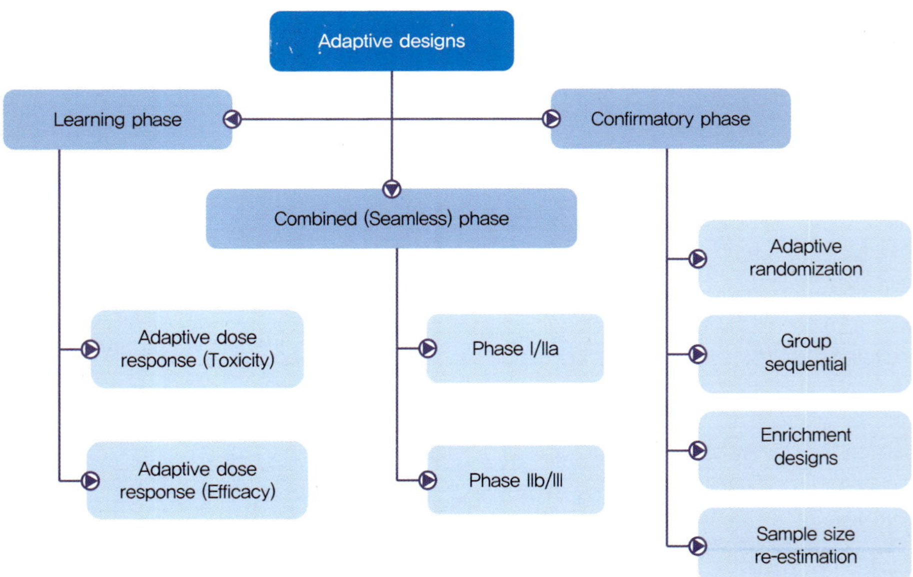

그림 1-3. Adaptive design의 종류

RP2D를 결정짓는 단계이고, 두 번째 단계에서는 여러 개의 expansion cohort를 동시에 또는 순차적으로 여는 것이다. 첫 번째 용량결정 단계는 종래의 1상 임상시험에 해당하는데, 많은 경우 continual reassessment method(CRM)을 활용하여 진행한다. 두 번째 단계는 과거의 2상 시험에 해당하는 것으로 새로이 얻어지는 자료나 정보에 따라 여러 개의 종양을 등록하게 된다. 이러한 디자인은 임상시험의 기간을 줄이고 효율성을 높이는 게 가장 큰 목표가 되며, pembrolizumab의 FIH 시험에서 처음으로 광범위하게 활용되어 그 잇점을 인정받게 되었다. 앞으로도 새롭고 혁신적인 adaptive design은 계속해서 개발되고 활용될 것이며, 미국 FDA 등 규제기관에서도 이러한 혁신에 대해 매우 긍정적인 자세를 가지고 있다.

최근 임상시험의 새로운 추세로 빼놓을 수 없는 것은, 보다 많은 디지털 기술의 활용이다. 디지털 기술의 활용은 임상시험 자료의 획득과 전달 과정에서 사람의 역할을 줄이고, 보다 신뢰할 수 자료를 얻을 수 있게 해준다. 환자의 일상생활 중에 심전도 같은 자료를 지속적으로 모니터할 수 있는 것도 엄청난 잠재력을 지닌 강점이 되며, 환자가 병원에 찾아올 필요나 횟수를 크게 줄이게 될 것이다. 이 부분은 소위 “continuomics” 또는 “connected medicine”의 새로운 영역으로 나아가는 견인차가 될 것으로 예측된다.

종양임상시험은 과거에 비해 시험약제 또는 병용요법이 매우 다양해졌고, 그 수가 매우 빠르게 증가하고 있다. 임상시험의 대상이 될 환자에 대한 경쟁이 늘어나고 임상시험의 비용이나 기간이 매우 연장되면서 신약개발 생태계 전체를 위협할 수도 있는 상황에 이르게 되었다. 따라서 임상시험의 설계는 물론, 수행 및 분석에 이르기까지 보다 혁신적인 접근이 필요하게 되었다. 연구자들도 이러한 변화에 능동적으로 대처해 나감으로써, 더욱 효과적인 신약이 보다 신속하게 환자들에게 전달될 수 있도록 노력해야 할 것이다.

참고문헌

1. Hobbs BP, Barata PC, Kanjanapan Y, et al.(2019) Seamless designs: current practice and considerations for early-phase drug development in oncology. J Natl Cancer Inst, 111:118–28.
2. Kairalla JA, Christopher SC, Thomann MA, et al.(2012) Adaptive trial designs: a review of barriers and opportunities. Trials, 13:145.
3. Kummar S, Williams PM, Lih CJ, et al.(2015) Application of molecular profiling in clinical trials for advanced metastatic cancers. J Natl Cancer Inst, 107(4).

4. Steinhubl SR, Wolff-Hughes DL, Nilsen W, et al.(2019) Digital clinical trials: creating a vision for the future. NPJ Digit Med, 2:126.
5. Stewart DJ, Whitney SN, Kurzrock R.(2010) Equipoise lost: ethics, costs, and the regulation of cancer clinical research. J Clin Oncol, 28:2925–35.
6. Adaptive Designs for Clinical Trials of Drugs and Biologics [Accessed Jan 12, 2020]. Retrieved from https://www.fda.gov/media/78495/download

Chapter 02

암임상시험의 역사

허대석

요약

- 종양 임상시험 연구방법론(protocol, response criteria, randomization, stratification, survival time, remission duration 등)의 표준화 필요성과 제도정착과정을 이해한다.
- 다기관 공동 임상시험(cooperative oncology groups)이 항암제 신약 개발에 기여한 과정을 이해하고, 연구자들의 공동 연구노력이 필요한 이유를 파악한다.
- 연구 환경에도 새로운 변화가 진행되고 있다: 임상시험전문업체의 역할, 생물학적 제재, 경제성 평가 등의 요구가 증가하고 있다.
- 우리나라 종양 임상시험은 서양 선진국에 비해 늦게 출발하였다. 다국적 제약기업이 개발한 신약의 sponsor-initiated trial(SIT, 의뢰자주도 임상시험) 중심으로 발달하였고, 공익적 목적의 investigator-initiated trial(IIT, 연구자주도 임상시험) 비중이 낮다.
- 종양 임상시험의 미래: population oncology에서 personalized medicine 시대로의 전환이 요구되고 있다. 또, real world evidence를 활용하는 방안도 마련하여야 할 것이다.

Virchow(1821~1902) 등 병리학자들의 노력으로 종양 질환에 대한 개념이 정리되면서, 치료법으로는 수술이 먼저 시행되었고, 방사선치료도 큰 역할을 하게 되었다. 약물로 암을 치료할 수 있다는 생각을 가지게 된 것은 2차 세계대전 이후의 일이다. 치료법뿐만 아니라 진단법까지도 종양 임상시험의 대상이고, 치료법 중에는 항암제 외에도 수술법, 방사선치료법, 또는 이를 병행하는 방식 등 다양한 시도가 가능하다. 하지만, 항암제 개발과정이 종양임상시험의 틀을 확립하는 데 가장 중요한 역할을 하였다.

암환자를 대상으로 항암화학요법제가 처음 시도된 것은 1943년 8월 27일이다. 2차 대전 중 발견된 nitrogen mustard가 림프구를 파괴한다는 관찰을 바탕으로, 방사선치료에 실패한 악성림프종 환자를 대상으로 이 약제가 투약되었다. 처음 약 10일간은 종괴가 줄어드는 것이 관찰되었으나, 이후 백혈구가 감소하고 세균감염이 발생하여, 항암제 투약 후 96일째 패혈증으로 환자는 사망하였다.

또 다른 시도는 하버드대학 소아병리학 교수 Sidney Farber(1903~1973)를 중심으로 methotrexate, aminopterin 등 엽산 대사 차단제를 소아림프구성 백혈병 환자에 투약하는 시도였다. 일부 환자에서 효과를 보여주면서, 약물로도 암이 치료될 수 있다는 가능성을 열었다. 그러나, 이런 초기의 항암제 개발시도들은 지금 기준으로는 제대로 된 임상시험이라고 보기 어렵다.

1. 암임상시험의 정착

1) 연구방법론의 정립

새로운 항암제를 개발하기 위한 조직적인 노력은 미국을 중심으로 이루어졌다. 미국 국립암센터의 Gordon Zubrod(1914~1999)가 종양임상시험 방법론 정립에 큰 역할을 하였다. 1954년에 설립된 Cancer Chemotherapy National Service Center(CCNSC)에 Zubrod가 참여하면서, streptomycin의 폐결핵 치료효과를 입증한 임상시험과 유사한 방식으로 항암제를 개발하는 시도가 이루어졌다.

미국 국립암센터의 연구진을 중심으로 1954년 연구계획을 시작해서 1955년부터 시작된 소아 급성 백혈병을 대상으로 시행된 6-mercaptopurine + intermittent methotrexate과 6-mercaptopurine + continuous methotrexate를 비교하는 임상시험이 최초의 무작위배정 trial이다. 4개의 의료기관에서 65명의 환자를 등록하였다. 이 연구는 protocol, response criteria, randomization, stratification 등에 대하여 참여 의료기관이 합의한 기준을 엄격하게 적용한 연구로 큰 의의를 지닌다. 연구 결과는 객관적인 통계처리 방식에 따라 survival time, remission duration 등이 통일된 지표로 발표되었다.

성인고형암 영역에서는 1960년 전이성 암 환자를 대상으로 thiotepa와 nitrogen mustard를 비교하는 연구가 최초의 체계화된 임상시험이다. 이 연구에는 258명의 환자가 참여하였는데 유방암 환자가 가장 많았다. 제3상 임상연구 외에도 제1상, 제2상 임상시험 기본원칙도 이 시기에 정립되었다. 1964년 Helsinki 선언을 통하여 인간대상 연구의 지침이 확립되었고, FDA 등 감독관청의 허가절차도 이에 상응하여 지속적으로 정리되어 나갔다. 이런 과정을 거쳐, 소아백혈병 환자를 대상으로 VAMP(vincristine, amethopterin, mercaptopurine, prednisone), Hodgkin lymphoma에 대해서는 MOMP(1963년), MOPP(1965년), 비호지킨림프종에 대해서는 CHOP(1976년) 등의 치료법이 정립되어 보급되었다.

전이성 암종에 대한 치료에 머무르지 않고, 수술 후 보조 항암요법의 유효성도 입증하게 되는데, 유방암 환자에서 수술 후 CMF 항암제 치료를 할 경우 progression-free survival(PFS, 무진행 생존) 및 overall survival(OS, 전체 생존)이 연장됨을 보여줌으로써(1976년 발표), 항암제 단독치료뿐만 아니라, 항암제를 수술이나 방사선치료와 함께 사용할 경우 치료성적을 향상시킨다는 점이 널리 인정되었다.

2) 다기관 공동 임상시험(Cooperative Oncology Groups)

빠른 시간 내에 항암제가 효율적으로 개발되기 위해서는 다음과 같은 사항이 필요하다고 CCNSC 논의에서 합의되었다. 1) 여러 의료기관이 공동으로 임상시험자료를 수집하여 등록, 2) 진단, 치료법, 효과 판정기준의 표준화, 3) 통계적으로 타당한 연구설계, 4) 적절한 비교평가를 위한 무작위 배정, 5) 연구 결과의 공동통계처리와 보고서 작성

이런 목적으로 미국 국립암센터는 1950년대 중반부터 Clinical Trials Cooperative Group Program을 국가예산으로 지원하기 시작하였다. 미국 주요대학병원 및 암센터의 연구진들이 주로 참여하였다. Eastern Cooperative Oncology(ECOG), Southwest Oncology Group(SWOG) 등 9개의 성인암 임상연구팀과 Children's Oncology Group(COG) 등 4개의 소아암연구팀을 중심으로 활성화되었다. 짧은 시간 내에 많은 암환자의 임상시험 참여가 가능하게 함으로써, 항암 치료법 개발에 큰 기여를 하였다.

유럽에서는 국가별로도 공동연구가 이루어짐과 동시에, 유럽 전체를 아울러 European Organization for the Research and Treatment of Cancer(EORTC)와 같은 다국적 공동 임상시험 기구가 조직되어 활발히 활동하게 되었다.

2. 암임상시험의 시련

종양임상시험이 순조롭게 발전된 것만은 아니다. 연구윤리준수와 투명한 자료관리가 필수적으로 요구되나 실제상황은 그렇지 못한 경우도 발생하였고, 다기관공동임상시험을 주관해오던 cooperative oncology group의 역할에도 변화가 생기고 있다.

1) 연구부정

전이성 유방암 환자를 대상으로 고농도 항암제를 사용하고 조혈모세포이식을 할 경우, 생존기간이 현저히 연장된다는 무작위배정 연구결과를 남아프리카공화국의 연구진들이 1995년 JCO에 발표하였다. 인상적인 치료효과 개선 발표에 자극을 받아, 미국 및 유럽에서도 유사한 임상시험이 시도되었으나, 생존율 향상을 관찰할 수 없었다. 1999년 미국 연구자들은 남아프리카공화국 연구진 자료에 의문을 품었고 임상시험의 원본자료를 요청하였다. 남아프리카 연구자들은 1985년부터 연구결과를 발표하고 있었으나, 정식 연구계획서는 실사를 받기로 결정된 1999년도에야 작성하였다. 또, 일부 환자에서 환자동의서 및 의무기록 등이 분실되었다는 이유로 자료제출을 거부하였다. 현

지실사가 본격적으로 진행되면서, 남아프리카 연구진들은 연구자료가 조작되었음을 스스로 인정하였다. 2000년도에 미국임상암학회는 공식적으로 해당 논문을 철회하였다.

2) Cooperative Oncology Groups의 위기

많은 국가예산 지원을 받아왔으나, 항암치료성적 개선의 속도가 느리다고 비판하는 목소리가 증가하고 있었다. 이에 대해, 미국 의학한림원(Institute of Medicine)은 NCI cooperative group program의 문제점과 개선책에 대한 조사를 실시하여 2010년도에 보고서를 공개 발표하였다.

미국 의학한림원의 권고사항을 요약하면 다음과 같다.

① Improve the speed and efficiency of the design, launch, and conduct of clinical trials

② Incorporate innovative science and trial design into cancer clinical trials

③ Improve the means of prioritization, selection, support, and completion of cancer clinical trials

④ Incentivize the participation of patients and physicians in clinical trials

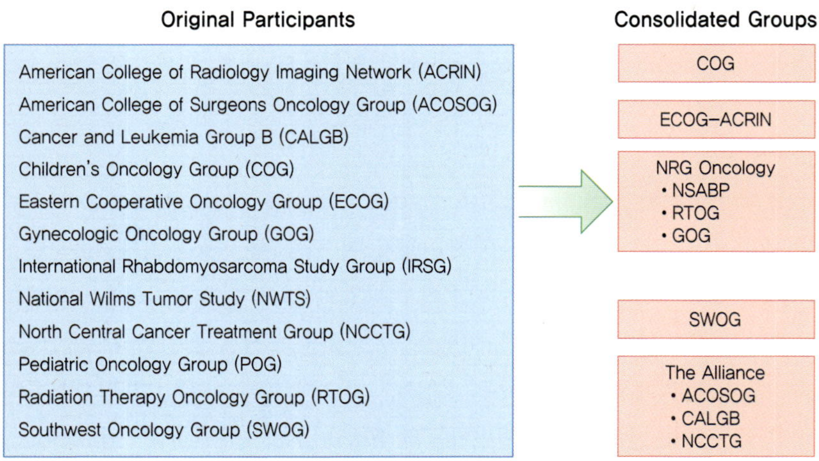

그림 2-1. 미국 Cooperative Oncology Groups의 변화

다기관 공동 임상시험이 보다 효율적으로 이루어지기 위해, 구조조정이 필요하다고 결론을 내린 것이었다. 이 보고서에 근거하여, 그동안 13개로 분리되어 국가예산 지원을 받아오던 cooperative oncology groups이 5개로 통합되었다.

3. 환경변화

1) CRO의 등장

제약회사가 개발한 신약 항암제의 임상시험을 cooperative oncology group 중심으로 수행하던 관행이, 2000년대에 접어들면서 흔들리기 시작한다. 빠른 시판허가를 원하는 다국적 제약기업들은 임상연구 수행을 contract research organization(CRO, 임상시험 전문연구업체)에 의뢰하기 시작하였다. CRO는 1970년대에 나타나기 시작한 조직이나, 활성화된 것은 2000년 이후이다. 최근에는 항암임상시험 영역 중 신약개발에 대한 SIT의 대부분은 CRO가 수행하고 있다. cooperative oncology group들은 IIT 연구에 치중되어 있다.

2) 생물학적 제재의 등장

전통적으로 항암제는 화학요법제이다. 암세포가 정상세포보다 빠르게 성장한다는 점을 차단하기 위해 개발된 약제들이 대부분이다. 또, 화학요법제는 공장에서 대량생산하는 것이 가능하다.

최근 항체, 세포, 유전자 등을 이용한 항암제들이 개발되고 있다. 작용기전이 전통적인 항암제와 다르기 때문에, 임상시험에 수반되는 관리나 평가에도 변화가 요구되고 있다. 면역항암제의 경우, 항암효과 평가방식에 변화를 초래하였다. 널리 사용되는 Response Evaluation Criteria in Solid Tumors(RECIST) 기준만으로는 면역항암제의 특성을 반영하기 어려워, immune-related RECIST(irRECIST) 평가법이 면역항암제의 임상시험에는 적용되기 시작하였다.

CAR-T 세포와 같은 세포치료제나 유전자치료제 등 생물학적 제재는 환자별로 소량 맞춤생산을 전제하기 때문에 임상시험을 계획하고 관리하는 과정에 적지 않은 변화를 일으킬 것으로 예상된다.

3) 경제성 평가

신약 항암제의 가격이 지속적으로 상승하고 있다. 이는 환자 및 건강보험 재정에 큰 부담이다. 최근에는 항암치료에 수반되는 경제적 부담을 재정독성(financial toxicity)는 용어로 기술하고, 이에 대한 대책이 필요함에 공감대가 형성되고 있다.

전통적으로 항암치료에 대한 임상시험에는 효능과 부작용 평가가 결과보고의 중요한 관찰점이나, 이런 환경변화로 인하여, 경제성 평가도 항암제 평가의 새로운 지표로 부상하고 있다. 경제성 평가 결과를 계량적으로 보여주기를 원하는 사회적 요구에 부응하여 여러 가지 기준지표가 제시되고 있는데, incremental cost-effectiveness ratio(ICER, 점증적 비용효과비)가 많이 사용된다.

영국의 National Institute for Health and Care Excellence(NICE)와 같은 국가기관은 이런 측면에서 health technology assessment(HTA, 의료기술평가)를 수행하고 있다. 이와 유사한 미국의 국가기구는 Patient-Centered Outcomes Research Institute (PCORI)이다. 다양한 의료기술중 환자 입장에서 어떤 의료기술이 최선인지를 평가하는 comparative effectiveness research(CER) 연구를 지원하고 있다.

4) Real World Evidence(RWE)

감독관청으로부터 품목허가를 받기 위해 이루어지는 SIT에 등록되는 환자는 매우 까다로운 선정조건 및 제외조건을 통과해야 한다. 그러나, 진료현장에는 co-morbidity 등 다양한 문제를 지닌 환자들이 많다. 품목허가를 받기 위해 제약회사들이 수행하는 임상시험은 전신상태가 양호한 환자를 대상으로 이루어진 결과일 가능성이 높다. 시판 후 진료현장에서는 상대적으로 나쁜 예후인자를 가진 환자들에게 사용될 가능성이 높은데, 이 경우에도 동일한 효과를 보일지에 대해 의문을 제기하는 학자들이 많다.

이런 문제점에 대한 근거자료를 마련하기 위해 임상시험을 real world setting에 가깝게 만든 pragmatic clinical trial이 시도되기도 한다. 또, 건강보험청구자료, 통계청 사망자료, 암등록자료 등과 같은 big data를 연계하여 outcomes research를 수행함으로써 RWE를 수집하고자 하는 노력도 진행되고 있다. 최근 미국 FDA는 RWE도 행정 결정에 반영하기 위한 준비를 하고 있다.

4. 우리나라의 암임상시험

주로 코호트 연구성격의 제2상 임상시험들이 1980년대부터 꾸준히 이루어져 왔다. 체계적인 임상시험을 통한 신약개발이 이루어진 것은 1999년 국내 신약1호로 승인받은 SKI-2053R(Sunpla)이다. 1993년부터 1상 임상시험을 시작하여 2, 3상 임상시험을 거쳐 식품의약품안전처로부터 품목허가를 받았다.

다기관공동임상연구가 활성화된 것은 1998년 대한암학회 산하 연구회로 Korean Cancer Study Group(KCSG, 대한항암요법연구회)가 설립된 것이 큰 전환점이 되었다. 2000년대 들어서서, 다국적 기업에서 개발한 신약의 임상시험들이 CRO를 통해 국내 의료기관에 의뢰되면서 빠르게 발전하였다. 대학병원을 중심으로 다국적 임상시험에 적극적으로 참여하였고, 신약개발에 크게 기여하였다. 이런 과정을 통해 임상시험 연구 조직도 국제기준에 맞는 틀을 갖추었다. 아쉬운 점은 IIT는 상대적으로 활성화되지 못했다는 점이다. IIT 연구는 공익적 임상 연구들이 대부분이어서 국가연구비의 지원이 필요한데, 우리나라도 이 분야에 대해 국가차원의 적극적인 지원이 필요하다.

5. 결론

'주장'이 '사실'로 인정받기 위해서는 객관적인 검증과정이 필요한데, 항암효과의 입증은 임상시험을 통해 효능과 부작용의 자료를 수집하여 이루어지고 있다. 따라서, 체계적인 임상시험은 근거기반의료(evidence-based medicine)의 축이다.

Imatinib과 같은 표적항암제의 성공은 암세포의 생물학적 특성을 이해하는 것이 중요함을 부각시켰다. 특히, 암세포의 유전자정보는 신약 개발뿐만 아니라 임상시험을 통해 항암제가 도움을 줄 수 있는 환자선정(biomarker-defined subpopulation)에도 영향을 미치고 있다.

암세포가 정상세포보다 빨리 성장한다는 일반적인 특성을 염두에 둔 항암치료시대(population oncology)에서, 환자 개인별 종양세포 특성을 파악하여 이에 적합한 치료제를 선택하는 시대로 전환되고 있다(personalized medicine). Next-generation sequencing를 통한 기술발전은 맞춤치료시대에 대한 기대감을 높이고 있다.

참고문헌

1. DeVita VT, DeVita-Raeburn, Elizabeth.(2015) The Death of Cancer. New York: Sarah Crichton Books.
2. Donahue K, Benzel H.(2015) History and Background of Oncology Clinical Trials. Manual for Clinical Trials Nursing(Third Edition). Oncology Nursing Society.
3. Nass, SJ.(2010) A National Cancer Clinical Trials System for the 21st Century: Reinvigorating the NCI Cooperative Group Program. Institute of Medicine (US) Committee on Cancer Clinical Trials and the NCI Cooperative Group Program; Washington (DC): National Academies Press.
4. Siddhartha Mukherjee. (2011) The Emperor of All Maladies: A Biography of Cancer. London: Scribner. Fourth Estate.
5. Gehan EA, Schneiderman MA. (1990) Historical and methodological developments in clinical trials at the National Cancer Institute. Stat Med. 9(8):871–80.
6. Goodman LS, Wintrobe MM, Dameshek W, et al. (1946) Nitrogen mustard therapy; use of methyl-bis(beta-chloroethyl) amine hydrochloride and tris (beta-chloroethyl) amine hydrochloride for Hodgkin's disease, lymphosarcoma, leukemia and certain allied and miscellaneous disorders. J Am Med Assoc, 132:126–32.
7. Real-World Evidence [Accessed November 4, 2019] Retrieved from https://www.fda.gov/science-research/science-and-research-special-topics/real-world-evidence

Chapter 03

임상시험의 윤리

김동완

요약

- 임상시험은 인간을 대상으로 하는 연구를 총칭하는 임상연구의 한 분야이므로 임상시험의 윤리원칙은 임상연구의 윤리원칙과 다르지 않다.
- 현재 현재 우리가 따르고 있는 대부분의 임상시험 관련 규정은 헬싱키 선언과 벨몬트 보고서의 임상연구 윤리원칙에 근거한 것이다.
  • 충분한 정보에 근거한 동의(informed consent) 는 '인간존중'의 원칙이 적용된 것이다.
  • 위험과 이득 평가(risk-benefit assessment) 는 '선행'의 원칙이 적용된 것이다.
  • 공정한 대상자의 선정(justice in selection of subjects) 은 '정의'의 원칙이 적용된 것이다.
- 이러한 임상연구 윤리원칙은 2차 세계대전 중 발생한 반인륜적인 비극적인 사건에 대한 깊은 반성을 통해 정립된 것이므로 임상시험을 수행하는 모든 연구자는 임상연구 윤리원칙이 모든 연구 절차에 적절히 반영될 수 있도록 최선의 주의를 기울여야 한다.

임상시험은 인간을 대상으로 하는 연구를 총칭하는 임상연구의 한 분야이므로 임상시험을 계획하고 수행하면서 따라야 할 윤리원칙은 다른 임상연구와 다르지 않다. 이번 장에서는 임상연구 윤리원칙들이 제정되게 된 역사적 배경과 임상연구 윤리원칙의 주요 개념이 임상시험의 계획과 수행 과정에 어떻게 적용되는지 간략히 살펴보도록 하겠다.

1. 임상연구 윤리원칙의 역사적 배경

2차 세계대전 중 발생한 반인륜적 인간대상 연구들에 대한 재판인 1947년 뉘른베르크 의사 재판에서 인간대상 연구에서 지켜져야 할 10가지 원칙인 '뉘른베르크 강령(Nuremberg Code)'이 제시되었다. 뉘른베르크 강령의 주요 내용은 자발적 동의, 실험실 연구나 동물연구 등의 충분한 사전연구 결과에 근거한 인간대상 연구 계획, 대상자가 불필요한 위험에 노출되는 것을 최소화하는 연구 방법, 적절한 자격을 갖춘 연구자에 의한 연구 수행, 자유롭게 연구 참여를 중단할 대상자의 권리 등의 현재 임상시험에서는 당연하게 여겨지는 개념들을 담고 있다.

1964년, World Medical Association(WMA, 세계의사회) 는 핀란드 헬싱키에서 개최된 제 18회 WMA 총회에서 뉘른베르크 강령을 수정 보완한 인간대상 의학연구 윤리원칙을 채택하는데 이는 '헬싱키 선언(Declaration of Helsinki)'으로 불리며 현재까지 7번의 개정을 거치면서 임상연구 윤리원칙의 근간이 되고 있다.

한편 미국에서는 앨라바마 주 터스키기(Tuskegee) 지역 흑인 남성의 매독을 의도적으로 치료하지 않고 자연경과를 관찰한 정부주도 연구가 1932년부터 무려 40년간 진행되었다는 사실이 1973년 밝혀지게 되었고 이에 대한 반성으로 1979년 임상연구 대상자의 보호를 위한 세 가지 원칙인 인간존중(respect for persons), 선행(beneficence), 정의(justice)의 원칙을 천명한 '벨몬트 보고서(Belmont Report)'가 발표되었다. 현재 우리가 따르고 있는 대부분의 임상시험 관련 규정은 헬싱키 선언과 벨몬트 보고서의 윤리원칙에 근거한 것이다.

2. 임상연구 윤리원칙의 임상시험 적용

1) 충분한 정보에 근거한 동의(Informed Consent)

현재 임상시험에 참여하는 모든 대상자에게 필수적으로 받고 있는 충분한 정보에 근거한 동의는 벨몬트 보고서의 '인간존중'의 원칙이 적용된 것이다. 인간존중이란 모든 사람을 스스로 결정할 권리를 가진 자율성을 가진 개체로서 대한다는 의미이다. 따라서 연구참여에 대한 동의는 충분한 정보에 근거해야 하며 정보의 전달과정은 개인의 이해수준에 맞게 제공되어야 하고 어떠한 외부 압력 없이 자발적인 동의가 이루어져야 한다. 이러한 충분한 정보에 근거한 자발적 동의 능력이 낮은 상태에 있는 것으로 생각되는 대상자(vulnerable subjects)에 대해서는 자율성을 최대한 보장하기 위한 특별한 조치가 필요하다. 헬싱키 선언에서도 충분한 정보에 근거한 동의의 구체적인 방법에 대해 자세하게 다루고 있다.

2) 위험과 이득 평가(Assessment of Risks and Benefits)

연구자는 연구로 인해 대상자가 노출될 위험과 이득을 신중하게 견주어 예상되는 이득이 위험보다 크다고 생각될 때 연구를 수행해야 하는데 이는 벨몬트 보고서의 '선행' 원칙이 적용된 것이다. 선행은 의료진이 대상자에게 최소한 해는 끼치지 않아야 하며 가능한 한 이익을 최대로 만들 수 있도록 최선의 계획과 판단을 해야 한다는 것이다. 헬싱키 선언도 역시 이를 규정하고 있다.

3) 공정한 대상자의 선정(Justice in Selection of Subjects)

벨몬트 보고서의 '정의' 원칙은 연구에 따른 위험과 이득이 모든 사람에게 공평하게 분포되어야 한다는 의미이다. 임상시험의 진행에 있어 이 원칙의 적용은 1) 개별 연구대상자 선정에 있어서는 특정인에게는 이득을 볼 가능성이 높아 보이는 연구를 제안하고 또 다른 특정인에게는 위험 수준이 높을 것으로 예상되는 연구를 제안하는 등의 불공평한 경우가 없어야 한다는 것이고 2) 연구 대상집단 선정에 있어서는 합리적이고 과학적인 이유가 있지 않는 한 특정 집단만을 대상으로 연구를 수행하는 경우가 없어야 한다는 것이다.

4) 그 외 헬싱키 선언문에 포함된 원칙들

- 인간대상연구는 과학적 지식에 근거하여 수행되어야 하며 명확하게 기술된 연구 프로토콜에 근거해야 한다.
- 연구계획과 진행상황은 윤리위원회의 심의와 모니터링을 받아야 한다.
- 연구대상자의 개인정보는 보호되어야 한다.
- 모든 연구는 첫 대상자 등록 전에 공공 데이터베이스에 등록되어야 한다. 연구 결과도 공유되어야 한다.

3. 결론

현재 우리가 임상시험에서 따르고 있는 많은 윤리원칙들은 역사적으로 인간대상 연구와 관련되었던 여러 비극적인 사건들이 다시 발생하지 않도록 하기 위한 깊은 반성의 결과로 마련된 것이다. 임상시험을 수행하는 모든 연구자는 임상연구 윤리원칙을 잘 숙지하고 모든 연구 과정에서 최선의 주의를 기울여야 하겠다.

참고문헌

1. 뉘른베르크 강령 [Accessed November 1, 2019] Retrieved from https://en.wikipedia.org/wiki/Nuremberg_Code
2. 벨몬트 리포트 [Accessed November 1, 2019] Retrieved from https://www.hhs.gov/ohrp/regulations-and-policy/belmont-report/index.html
3. 헬싱키선언 [Accessed November 1, 2019] Retrieved from https://www.wma.net/policies-post/wma-declaration-of-helsinki-ethical-principles-for-medical-research-involving-human-subjects/#.XbQBiwibQVI.email

Chapter 04

회사주도 임상시험

이수현

요약

- 회사주도 임상시험의 핵심적인 성공요인은 개발 약제의 우수성을 입증하는 것 이외에도 환자의 안전을 보장하고, 비용효과적으로 신속하게 연구를 진행하는 것이다.
- 연구자는 회사주도 임상시험의 규모와 비용에 대한 이해를 바탕으로 임상시험의 표준지침을 준수하면서도 계획한 타임라인에 맞게 환자를 등록할 수 있는 연구자를 좋은 파트너로 간주하고 장기적인 관계를 맺고자 하는 회사의 입장을 이해할 필요가 있다.
- 대학이나 연구기관에서 진행되는 기초연구의 성과가 신약개발로 이어지기 어려운 이유를 이해하고, 이를 극복하고 혁신적인 산학협력모델을 구축하기 위해 연구자의 책임과 권한에 대한 철저한 이해, 적극적인 의사소통, 특정 환자군을 타겟으로 하는 biomarker를 개발하는 등 끊임없이 공동연구의 기회를 모색하는 것이 필요하다.

1. 회사주도 임상시험이란?

제약회사는 자신이 개발한 신약의 우수성과 안전성에 관한 과학적 근거를 인정받기 위해 임상시험을 시행하고 그 결과를 바탕으로 규제당국부터 승인을 받아 영업활동을 할 수 있다. 임상시험의 주체가 누구냐에 따라 운영의 차이가 있는데, 회사주도 임상시험은 회사(industry)가 임상시험을 기획하고 프로토콜을 개발하며 연구의 진행 과정을 관리, 감독하고 이러한 전 과정에 대한 비용을 지불하게 된다.

회사가 비용을 산정할 때는 한 개의 신약이 승인을 받기까지 필요한 경비를 제공하고 시간을 투자해야 하며 실패의 위험도를 고려하게 된다. 총 비용은 1) 회사가 보유하고 있는 만 개 이상의 신약 후보 물질을 탐색하여 개발 물질을 선정하는 단계 2) 전임상 실험에서 세포주와 동물 실험을 통해 유효성과 안정성을 평가하는 단계 3) 사람을 대상으로 한 first-in-human trial(FIH trial, 사람을 대상으로 한 최초의 임상시험)을 시행하기 위해 Investigational New Drug(IND, 임상시험 허가신청) 등의 전 과정에서 소요되는 경비와 시간, 인력에 대한 비용을 더하는 단계 4) 임상시험에 대한 추가적인 투자하는 단계를 포함하게 된다.

임상시험은 단계별로 진행되는데 1) 최초의 1상 임상시험에서 인간에 대한 약물 투여의 안전성을 확인하고 약제의 용량을 결정하는 것 외에도 음식물이나 약물간 상호작용, 약제의 적절한 용량 용법, 간이나 신기능이 취약한 환자에서의 약물 대사 과정 등도 평가하고 2) 약제의 주요 적응증 후보군을 찾기 위해 해당 약제의 유효성이 특별히 어떤 질환에서 나타나는지 탐색하는 2상 임상시험을 거쳐 3) 당대의 표준치료와 약효의 우수성을 비교하는 대규모 3상 임상시험을 진행하여 4) New Drug Application(NDA, 신약허가신청) 관련한 각종 문서를 준비하여 신약허가를 신청하게 된다.

임상시험의 성공과 규제당국의 신약 승인은 회사의 평판과 가치에 직접적으로 영향을 미치기 때문에 약제의 우수성 입증 이외에도 환자의 안정성을 보장하고 임상시험의 질을 유지하면서도 비용 효과적으로 신속하게 연구를 진행하는 것이 신약 개발의 핵심적인 성공요인으로 작용하게 된다.

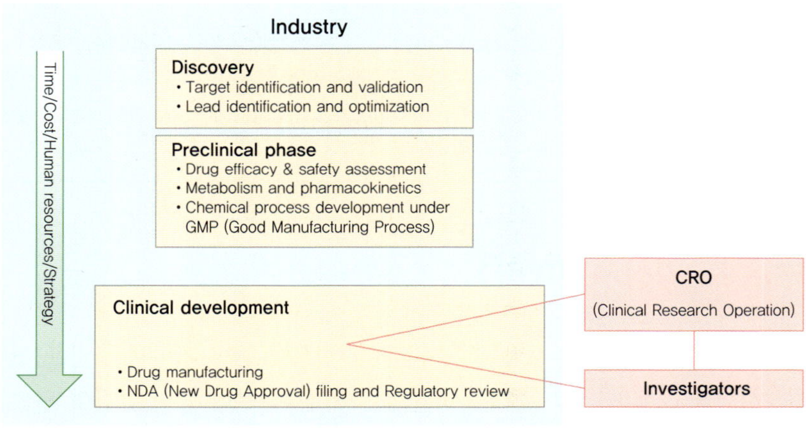

그림 4-1. 신약개발과정과 임상연구의 진행

2. 회사주도 임상시험의 성공 확률

회사주도 임상시험의 성공률은 얼마나 될까? 2006년부터 2015년까지 전세계 1103개의 회사가 진행한 9,985개의 단계별 임상시험과 허가임상시험을 분석한 결과, 1상 임상시험을 시작해서 최종 승인에 성공할 확률은 9.6% 였고, 같은 기준으로 시행한 2년전 조사에서 10.4%인 것에 비해 성공 확률이 다소 감소한 것으로 보고되었다. 신약개발이 활발하게 진행 중인 여러 질병영역에서 혈액암 신약 개발 성공 확률이 26.1%로 가장 높은 것에 비해 고형암 항암제 신약개발의 성공확률이 5.1%로 가장 낮았다.

단계별 임상시험 진입, 즉 1) 1상연구를 성공하여 2상 임상시험으로 진입하고, 2) 2상 임상시험 결과를 바탕으로 3상 임상시험에 도전하고, 3) 3상 임상시험에서 성공적인 결과를 얻으면 허가임상을 시행하여 4) 이에 대한 규제 당국의 승인을 얻기까지의 매

단계에서 50%의 성공가능성이 있다고 가정하면, 1상연구를 시작하여 허가를 받기까지 0.5 × 0.5 × 0.5 × 0.5 = 6.25%라고 볼 수 있으니 항암제 신약개발의 성공률은 상대적으로 높지 않아 보인다. 반면 3상으로 진행된 허가임상시험에서 통계적 가정을 입증하는 긍정적인 결과가 나올 경우 FDA의 첫번째 리뷰에서 성공할 확률이 평균 61%인 것에 비해 항암제는 79%로 상대적으로 높고, FDA 리뷰 시작부터 승인까지 평균 1.6년이 소요되는데 비해 항암제는 1.1년으로 짧아, 과학적 지식이 신약개발(science-driven drug development)을 이끌어가는 중요한 동력이 되는 영역임을 알 수 있다.

3. 회사주도 임상시험의 규모와 비용

임상시험 전단계의 연구개발비, 즉 후보물질의 개발, 제품화하기 위해 필요한 GMP 과정, 제형 결정(formulation), 약효 및 독성 평가, 전임상 실험, 최초 임상시험을 위한 IND filing 등을 위해 필요한 장비, 시설, 재료, 인력 등의 자원을 동원하는 과정에 많은 비용이 소요된다. 전임상단계의 연구개발비는 기간과 비용 등 많은 변수로 정확한 평가가 어렵다.

그렇다면 임상단계에서 소요되는 비용은 얼마나 될까?

2010년부터 2015년 사이에 시행된 726개의 임상시험 중 주요 제약회사 7곳에서 지출된 임상시험 비용을 분석해 보니, 1상 임상시험은 340만 달러, 2상 임상시험은 860만 달러, 3상 임상시험은 2,140만 달러가 소요되는 것으로 나타났다. 3상 임상시험의 경우 인건비 37%, contract research organization(CRO, 임상시험 전문연구업체) 등 외부용역비 22%, 계약 및 연구비 21%, 그외 소요되는 비용으로 21%가 지출되는 것으로 분석되었다.

최근 제약회사는 회사 자체적으로 임상시험팀을 운영하기 보다는 외부 CRO 회사와 계약하여 이들로 하여금 임상시험의 표준 지침이 지켜지고 있는지 관리, 감독하게 하고 있는데 규제당국의 기준이 엄격해 짐에 따라 CRO 비용이 급증하는 추세이다.

임상시험의 비용을 증가시키는 첫번째 요인은 연구 프로토콜의 디자인, 참여 환자수와 방문 횟수, 참여기관과 참여국가의 수 등이다. 등록 환자수가 많고 참여 기관이 많으면 그만큼 관리할 인력과 임상시험 기관을 유지하는데 돈이 많이 든다. 두번째 요인으로는 연구 최종 종료까지 기간이 얼마나 되는지도 중요하다. 연구기간이 길어질수록 CRO 비용, 기관별 운영비용이 증가한다. 3상 임상시험은 연구 기간이 한달 지연됨에 따라 평균 67만 달러 이상의 비용이 추가로 소요된다고 한다. 말 그대로 시간이

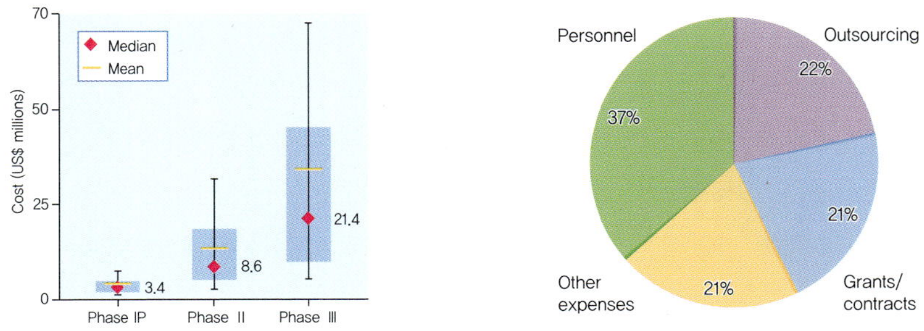

단계별 임상연구 비용

3상 임상연구의 비용구성

그림 4-2. 임상시험에 소요되는 비용

돈이다. 희귀 질환을 대상으로 하는 임상시험은 연구의 대상자를 찾기가 어렵기 때문에 환자 1명당 지불해야 하는 연구비용이 높아질 수 밖에 없다. 암유전자 분석을 통한 정밀 의료 시대를 맞이하여 전체 환자의 1%에 해당하는 드문 유전적 변이 환자를 대상으로 표적치료제를 개발한다면 환자 스크리닝에 많은 시간과 돈이 투자될 수 밖에 없다. 개발되는 신약의 종류가 분자량이 작은 합성물질보다는 고분자 항체 등의 물질을 중심으로 이동하고 있는 것도 신약개발비가 증가하는 한 요인이다. 무엇보다도 환자의 안전성 확보를 위해 임상시험 시행의 표준지침에 대한 규제당국의 요구가 많아지고 각종 절차가 까다로워지고 있으며 외부 CRO가 담당해야 하는 절차가 늘어나고 있다. 우수한 약제일수록 약제의 유지 기간이 길어지기 때문에 임상시험을 수행하는 평균기간이 전체적으로 증가하는 추세를 보이는 것도 임상연구비를 증가시키는데 기여하는 한 요인으로 분석되고 있다. 그러므로 회사는 임상시험의 표준지침을 잘 이해하고 원칙대로 연구를 진행하면서도, 계획한 타임라인에 맞게 환자등록 속도나 규모를 맞추어 주는 연구자를 좋은 파트너로 생각할 수 밖에 없다.

4. 항암제 임상시험 패러다임의 변화: 혁신적 산학협력 모델의 등장

암 생물학에 대한 지식과 이해가 축적되면서, 연구자들은 세포주나 동물모델을 개발할 때에도 인간 질병의 발생기전과 최대한 유사한 방식으로 실험을 설계하여 전임상 실험의 효율을 높이려고 노력한다. 전임상 단계에서 도출된 결과가 가능한 직접적으로 임상시험으로 적용하는 bench-to-bedside approach를 시도하고 있는 것이다. 또한 대학이나 연구기관 등 학계에서 기초연구 과정에서 치료의 타겟을 발견하고 다른 연구자 그룹과 협력하여 데이터를 검증하며 biomarker 개발, 동반진단법이나 동반진단 기기 개발에도 도전하는 그룹이 점차 증가하고 있다.

그러나 학계의 연구 성과가 신약개발의 성공으로 이어지기 어려운 이유는 무엇일까?

기초 과학분야의 연구자는 자신의 연구 성과가 임상적인 상황의 어떤 조건에서 어떤 환자를 대상으로 적용될 수 있는지 그 의미를 정확히 파악할 수 없고 현존하는 치료법과 어떤 의미에서 차별성이 있고 유효한지를 구분하기 어렵다.

전임상실험결과를 바탕으로 IND filing을 하려면 규제당국에서 요구하는 추가적인 실험을 해야 하는 경우가 많고 식약처와 지속적이고 집중적인 의사소통 및 상호작용을 담당할 인력이 필요하다. 데이터가 다 갖추어져 있다 하더라도 IND filing의 문서조건을 갖추기 위해서 상당한 규모의 예산이 필요하다.

IND와 NDA 과정에서 식약처 내 항암제 신약 신청 및 허가 업무를 담당하는 종양약품과 그리고 동반진단 업무를 담당하는 의료기기과와 집중적인 논의가 필요하며 규제관점을 이해하고 대응하는 데에는 상당한 경험과 노하우가 필요하다.

약리학, 중개연구, 법적, 규제관점에 대한 이해 및 대응, 전체 프로젝트의 관리, 그리고 약제 승인 후 시장 개척과 적응증 확대 등의 업무는 학계 자체적인 노력으로 포괄하기에는 분야가 넓고 전문성을 갖추기 어렵다.

학계 내부적으로 데이터 관리 및 분석, 약물 감시, 약제 공급, CRO 관리 등을 전문적으로 총괄할 실무팀이 없다. 특히 계약과 예산관리의 투명성은 학계와 제약회사가 공동연구 및 공동개발을 착수하기 전에 필수적으로 점검하고 확실하게 동의해야 하는 분야인데 학계 내에 이를 전문적으로 지원하는 계약전문가, 변호사, 협상팀 등의 인력이 필요하다.

유전자 변이에 따른 표적치료제의 개발, 특정 환자군에서 완전 관해를 가능하게 하는 면역항암제의 등장, 유전체 분석기술의 발전과 정밀의료의 적용 등 항암제 개발의 패러다임이 변화하고 있다. 제약회사는 학계와 협력하여 초기 임상시험 과정에 중개연구를 통해 약제가 환자의 몸에서 실제로 어떤 변화를 일으키고 있는지를 동시에 분석하고, biomarker 등 예측인자를 개발하여 3상 임상시험을 결정, 진행하는 속도를 앞당기며, 연구 디자인을 다양화하여 여러 암종에서 다양한 병용요법을 동시에 테스트하는 등 1상연구에서 천명이 넘는 대규모 환자를 등록하고 허가를 받기도 하는 등 전통적인 임상시험의 단계와 경계가 허물기 시작하였다. 과학적 근거하에 혁신성을 인정받기 위해 신약 신청 전 식약처와 광범하게 논의하고 있다.

최근 제약회사는 회사의 규모가 클수록 자체적으로 물질탐색이나 전임상실험보다는, 바이오텍에서 개발하고 1상 임상시험이 진행되어 어느 정도 성공이 예측되는 약물을 사서 2상이나 3상부터 임상시험을 진행하거나, 바이오텍과 공동개발을 하는 방식으로 혁신 모델을 만들고 신약 개발의 시간을 단축하고 실패 확률을 낮추고 있다.

또한 전반적인 임상시험 관리업무를 주로 외부 CRO에 맡기고 있으나, 회사 내에 임상시험 개시업무(start-up activity)를 전담하는 인력을 양성하여, 보다 효율적인 방식으로 연구자와 만나고 임상시험을 시작할 수 있도록 지원하고 있다. 일부 회사에서는 벤처투자팀을 신설하여 회사의 이해관계와 전략에 상응하는 분야에서 좋은 연구성과를 보이는 연구자에게 R&D 비용을 지원하거나 회사가 가지고 있는 포트폴리오 중에서 일부 파이프라인 물질에 대한 연구를 의뢰하여 연구기간을 단축하고 연구비용을 절감하고 있다. 어떻게 계약을 맺느냐에 따라 연구자는 자신이 개발한 물질의 초기 회사 임상시험에 참여하여 연구를 지속할 수도 있다. 연구자가 다양한 방식으로 회사와 협력하여 일할 수 있다.

5. 제약회사와 공동연구 및 협업을 할 때 필요한 마인드

1) 연구자의 책임과 권한에 대한 철저한 이해

그 어떤 연구 윤리나 출판 윤리 등에 우선하여 환자를 대상으로 한 임상시험의 윤리가 가장 우선시된다. 그러므로 임상시험의 책임연구자가 감당해야 하는 연구자 윤리나 책임이 막강하다.

그러므로 회사주도 임상시험은 ICH-GCP 가이드라인에 따라 기획되고 수행되어야 하며, 모니터링과 감시, 연구 과정의 기록, 결과의 분석, 결과 보고를 체계적으로 요구하고 있다. 해당 기관과 연구자가 ICH-GCP 가이드라인을 얼마나 철저하게 잘 지키느냐가 중장기적인 신뢰도에 결정적이고, 임상시험에 참여하는 환자들의 안전과 권리가 보장되는 수준높은 연구기관으로 간주된다.

회사주도 임상시험에서 연구에 참여할 나라나 기관을 선정할 때 가장 중요하게 보는 것이 연구자의 평판이다. 임상시험의 성공을 결정하는 여러 요인 가운데 중요한 것으로 연구자의 수행능력과 수준을 확인해야 한다. 연구자의 능력은 단지 등록한 환자 수에만 국한되지 않는다. 해당 연구자가 다른 회사에서 진행한 임상시험에서 어느 정도의 임상시험 수행능력(performance)을 보여주었는지, ICH-GCP 위반사례가 많은지, 문제가 생겼을 때 대처하는 방식, 회사와 의사소통하는 방식 등은 어떤지 평판을 확인하여 연구자를 선정하게 된다.

임상연구팀은 정기적으로 임상시험 데이터와 현황에 대해 모니터링과 감사(audit)를 진행한다. 해당 기관, 해당 연구자가 SOP에 따라 제대로 임상시험을 진행하였는지 점검하고 개선이 필요한 사항에 대해 권고하게 된다. 임상연구팀에서 같은 지적을 반복하는데도 개선되지 않거나, 위험요인을 개선하기 위한 전략을 세우지 않을 경우, 연구자의 책임에 심각한 결함이 있는 것으로 규정한다. 감사를 통해 연구자가 프로토콜을 제대로 이해하고 원칙을 준수하고 있는지, 규정에 따른 역할 수행 및 권한위임(delegation)을 적절하게 운영하고 있는지 등의 현황을 확인할 수 있다.

2) 적극적인 의사소통

회사와 일을 하다 보면 이메일을 통한 질문과 요청사항이 많다. 이메일 자체가 일종의 문서나 근거가 되기도 하고 회람의 형식으로 승인절차를 밟기도 한다. 그래서 신속한 답변 혹은 제한된 기일 내에 답변을 요청하는 경우가 많다. 회신이 늦어지면 전체 연구일정이 지연될 수 있으므로 다른 나라 연구자와 공동연구를 하거나 다국적 제약회사와 일을 함께 할 때에는 이메일에 대해 신속하고도 정확하게 답변하는 것이 연구자의 평판을 좋게 유지하는 비결이 된다.

1상 임상시험을 할 때에는 임상연구팀과 연구자 사이에 효과적인 의사소통이 무엇보다 중요하다. 동물실험에서 보고된 독성이 사람에게 그대로 나타나는 것이 아니기 때문에 연구자의 주의 깊은 관찰과 통찰력이 연구의 승패를 좌우하게 된다. 연구자는 환자에서 예상치 못한 독성이나 약물 부작용이 발생하면 적극적으로 회사에 피드백을 해주고, 필요할 경우 화상 회의를 통해 회사나 다른 연구자들과 상황을 공유하는 것이 좋다. 회사의 요청이 있을 때 신속하게 답장하고(대개 24시간 이내) 회의 요청에 응하는 자세를 보이는 것이 좋다.

문제가 생겼을 경우 제기된 문제에 대해 신속하고 적극적인 피드백은 매우 중요하다. 그러나 이미 완성된 프로토콜로 다른 나라에서는 이미 환자 등록이 시작된 임상시험에서 프로토콜 문구를 탓하며 개정을 요구하는 것은 별로 효율적이지 않다. 임상시험 프로토콜의 개정에는 많은 시간이 소요되기 때문이다.

회사는 적극적으로 의견을 제시하고 대안을 논의하고자 하는 연구자를 존중하고 선호하며, 회사의 차기 전략수립이나 임상시험 계획 과정에 의미 있는 코멘트를 하는 연구자를 찾는다.

한국을 대표하여 전문가 자문회의나 임상시험 운영위원회(steering committee) 회의에 참석한 한국 연구자들이 미팅 내내 한마디 코멘트 없이 자리만 지키다 회의를 끝내면, 회사는 다음부터 한국 연구자를 초대하지 않고 싶어 한다. 그만큼 한국 연구자와 환자들에게 임상시험에 참여할 기회가 줄어들게 되는 것이기도 하다.

3) Biomarker 개발 등 공동연구의 기회 모색

초기 임상시험을 진행하는 동안, 개발하는 약제의 작용기전을 명확히 이해하기 위해 중개연구가 병행되는 경우가 있다. 약력학적 변화, 대안적 용량과 용법의 결정, 약제 내성에 대한 모니터링 등이 초기 임상시험 과정에서 협업 연구의 주제로 등장하고 있다. 임상시험이 정식으로 개시되기 전 연구자 미팅이나 전략회의 혹은 다양한 형태로 진행되는 자문회의 등의 자리에서 연구 기회를 모색하는 자유로운 토론시간을 갖는 것이 필요하겠다.

아시아 혹은 한국에서 주로 발생하는 질환이나 발현되는 유전자 이상 등을 phenotype to genotype 방식으로 연구할 수도 있고, 약제별 반응과 저항성 메커니즘의 차이를 연구할 수도 있을 것이다. 회사가 전략적으로 관심이 있는 특정 질환, 특정 클래스의 약제에 대해 폭넓게 논의하여 SIT나 IIT 등의 범주를 넘는 공동 협력 연구의 기회를 만들 수도 있다. 회사가 갖고 있는 플랫폼, 분석기술 등의 장점, 연구자가 갖고 있는 환자군의 임상적 특징, 검체 현황 등 각자의 이해관계를 실현할 수 있는 win-win 연구주제를 찾기 위해서는 기회가 될 때마다 연구자가 먼저 적극적으로 회사에 아이디어 제안을 하고 미팅을 주도하는 것이 유리하다.

회사와의 공동 연구는 연구자끼리 진행하는 공동 연구와 다소 분위기가 다르지만, 회사는 특정 주제에 대한 호기심에서 연구를 시작하기보다는 해당 연구가 구체적으로 회사의 어떤 성과로 연결될 것인지, 회사의 비즈니스 전략과 어떤 점에서 합치하는지, 연구의 위험과 이득(투자 대비 성과)에 대한 지속적인 평가, 정확한 타임라인, 표준 연구 규정 하에서 연구를 진행하기 때문에, 추진력이 있고 성과를 내는 드라이브가 명확하다는 점에서 좋은 경험이 될 수 있다.

참고문헌

1. Martin L, Hutchens M, Hawkins C et al.(2017) How much do clinical trials cost? Nature Reviews and Drug Discovery, 16:381–2.
2. Michael H, David TW, John LC et al. (2014) Clinical development success rates for investigational drugs, Nat Biotechnology 32(1): 40–51.
3. David WT, Justin B, John A et al. (2016) Clinical development success rates 2006–2015, [Accessed November 1, 2019] Retrieved from https://www.bio.org/sites/default/files/legacy/bioorg/docs/Clinical%20Development%20Success%20Rates%202006–2015%20–%20BIO,%20Biomedtracker,%20Amplion%202016.pdf

Chapter 05

연구자주도 임상시험

홍용상

요약

- 연구자주도 임상시험은 유연한 임상시험 설계가 가능하므로 다양한 디자인과 연구 목적을 계획하여 시행할 수 있다.
- 회사주도 임상시험에서 도출해내지 못한 추가 안전성 정보나 치료 적응증 확대에 필수적인 역할을 한다.
- 대상자, 연구자, 그리고 스폰서의 목적과 입장이 각자 다를 수 있으므로 조율하는 과정이 필요하다.
- 대상자에게 최소한의 표준 치료가 보장되어야 한다.
- 독창적이어야 하고, 동시에 윤리적이어야 하며, 현실적으로 수행 가능한 연구를 계획하여야 한다.

1. 연구자주도 임상시험이란?

Investigator-initiated trial(IIT, 연구자주도 임상시험)은 제약회사에 소속되어 있지 않은 연구자 개인이나 기관 또는 연구단체(collaborative study group)가 계획부터 진행까지 직접 주도하고 관리하는 임상시험을 지칭한다.

Investigator-sponsored trial(IST), noncommercial trial, academic clinical trial, physician-led study, academic clinical trial, investigator-driven clinical trial 등으로 지칭하기도 한다.

2. 연구자주도 임상시험의 필요한 이유는?

회사주도 임상시험만으로는 모든 적응증과 치료법에 대한 연구가 충족되지 못한다. 연구자주도 임상시험을 통해 안전성 정보가 확대될 수 있고, 약제에 대한 새로운 지식이나 치료법이 개발되는 경우도 많다. 회사주도 임상시험에서 도출하지 못한 결과들이 새롭게 발견되면서 치료 적응증 확대나 승인 등에 영향을 미치게 되는 경우도 있다. 다양한 임상시험이 많이 진행되면 될수록 실제 진료에서의 증거들이 쌓여가게 되고, 이는 의학 발전에 중요한 영향을 미친다.

회사에서도 전략적으로 연구자주도 임상시험을 확대하기도 한다. 이 경우 회사는 Good Clinical Practice(GCP)에서 정의한 스폰서의 역할이나 의무를 가지지 않은 상태에서 약제나 재정 지원을 제공한다. 약제의 승인이나 안전성 보고 등은 연구의 주도와는 무관하게 이용될 수 있으므로 회사의 입장에서도 비교적 적은 비용과 다발적 연구 진행을 통해 많은 결과를 동시에 도출해낼 수 있는 장점이 있다.

약제 지원이 필요하지 않거나, 특정 회사에서 재정 지원을 받기가 어려운 임상시험의 경우, 국책 과제나 학술 단체의 재정 지원으로 연구자주도 임상시험이 진행되기도 한다.

3. 연구자주도 임상시험의 장점은?

1) 유연한 임상시험 설계

연구자주도 임상시험의 가장 큰 장점은 유연한 임상시험 설계가 가능하다는 점이다.

연구 단계도 1상부터 4상까지 다양하게 계획이 가능하며, 비임상적인 결과에 초점을 맞춘 중개 연구(translational research)도 계획이 가능하다.

이미 3상까지 종료되어 표준 치료로 입증된 경우라도, 연구 과정 중 간과되었던 사실이나 추가적인 결과를 발굴해내기 위한 목적으로 시행되기도 하며, 이미 다른 질병에서 효과와 안전성이 증명된 약제를 다른 질병에의 적응증 확대를 위해 시행될 수도 있다.

제약회사 주도 임상연구에서 이미 증명된 각각의 치료 약제를 연구자주도 하에 서로 비교하기 위해 시행되거나, 약제 효과가 아닌 치료 전략이나 치료 순서를 비교하는 목적으로 시행될 수도 있다.

표 5-1. 연구자주도 임상시험의 장점

유연한 설계
연구 결과가 실제 진료 현장을 반영(real-world data)
연구가 진행되는 국가나 지역의 인구 특성을 반영
약제 승인 적응증의 확대나 급여, 비급여 대상의 확대
추가 안전성 정보의 수집
상업적인 이해상충이 없는 상태에서 진행 가능
실제 진료에서 발생하는 의문점에 대한 답을 찾을 수 있음
연구가 시행되는 기관의 자체 연구 능력 향상

2) 실제 진료 현장의 상황을 반영

연구자주도 임상시험의 또 다른 장점으로, 실제 진료 현장의 상황을 반영(real-world practice)하기 때문에 임상시험이 진행되는 특정 국가의 현실과 인종 간의 차이를 반영할 수 있으므로 국가의 보건의료 전략 수립에 기여할 수 있다는 점이 있다.

4. 연구자주도 임상시험의 주 개체

연구자주도 임상시험에 직접적으로 연관된 주 개체는 대상자, 연구자, 그리고 스폰서이다.

1) 대상자

대상자는 임상시험에 참여하는 환자가 주를 이루고, 일부 연구에서는 환자의 가족이나 건강 자원자가 대상이 될 수 있다.

환자가 임상시험에 참여할 때는 표준 치료보다 나을 거라는 기대감 또는 약제 지원에 대한 경제적인 이득을 기대한다. 그러나 연구 참여에 대한 심리적 부담감, 혈액 채취 등 진료 과정에서의 불편함 등 때문에 연구에 참여를 꺼려하게 된다. 대상자는 임상연구에 참여할 때 본인의 진료 과정에 이득이 없다고 하더라도, 추후 의학의 발전에 기여하고 같은 상황에 있는 다른 환자에게 도움이 될 수 있다는 면을 고려하여 적극적으로 참여하는 발전된 의식을 가질 필요가 있다.

2) 연구자

연구자주도 임상시험에서 연구자는 연구의 계획부터 승인, 진행, 결과 도출까지 모든 책임과 권리를 가진 주체를 지칭한다. 연구자는 개인이 될 수도 있고, 특정 기관이나 학술 단체가 될 수도 있다.

연구자가 임상시험을 계획하고 진행하는 이유는 다양하다. 연구자가 진행하는 임상시험의 결과가 새로운 의학적 사실을 발견하여 의학계에 기여할 수 있다는 대의적인 목적도 있고, 단순히 임상연구 결과를 통해 직업적인 성과를 내려는 목적도 있다.

그러나 연구자가 고려해야 할 가장 중요한 점은, 임상시험의 진행에서 환자에게 있어 최소한의 표준 치료가 보장되어야 한다는 점이다. 임상시험 진행을 위해 현 시점에서의 또는 임상시험 참여 종료 후의 표준 치료에 방해가 되는 경우가 있어서는 아니된다.

3) 스폰서

연구자주도 임상시험에서 스폰서의 역할은 비상업적인 약제 지원 또는 연구 진행 과정 중 필요한 일부 재정 지원에 그치며, 그 외 연구 계획이나 관리, 진행에는 관여할 수 없다.

스폰서는 연구자 자신이 될 수도 있으며, 회사, 국가 기관, 학술 단체 등 여러 소속의 개인이나 단체가 가능하다.

표 5-2. 연구자주도 임상시험 구성 개체의 고려 사항

구분	고려 사항
대상자	의학적: 표준 치료보다 더 나은 치료 효과에 대한 기대 현실적: 약제나 치료 과정의 비용에 대한 지원 윤리적: 추후 다른 환자들의 진료에 기여
연구자	의학적: 새로운 의학적 사실(치료법, 적응증, 예후인자)의 발굴 현실적: 업적이나 성과에 치우치지 말아야 함 윤리적: 최소한의 표준 치료가 보장되고 연구가 실제 진료 현장에 쓰일 수 있어야 함
스폰서	의학적: 의학의 발전과 환자 치료에 기여 현실적: 재정 지원에 대한 부담감, 약제의 특허 기간에 대한 부담감 윤리적: 지원에 대한 실질적인 대가를 요구해서는 아니됨

5. 연구자주도 임상시험의 계획 단계에서 고려할 사항

1) 현재의 표준 요법에 대한 총괄적인 이해가 필요

연구자주도 임상시험을 계획하기 전, 관련 분야에 대해 철저한 사전 조사 과정이 필요하다.

표 5-3. 연구자주도 임상시험의 계획

구분	내용
독창성	가능한 다른 연구자나 단체에서 시행되고 있지 않는 주제가 바람직함. 연구 단계나 진행이 일부 중복되더라도 해당 연구에서만 도출해낼 수 있는 독창적인 내용이 강조되어야 함.
윤리적	환자에게 최소한의 표준 치료가 보장되어야 하고 해를 끼칠 가능성은 없어야 함. 연구 참여가 끝난 후의 표준 치료에도 저해되지 않아야 함. 연구자의 사사로운 목적을 위해 계획되고 시행되어서는 아니함.
현실적	대상 대상자가 충분한가. 계획된 기간 내에 시행 가능한가. 연구를 수행할 인력과 시설은 충분한가. 연구를 수행할 공동 연구진들의 능력이 충분한가.

현재까지 발표된 연구 결과와 치료 권고안(guidelines)을 최대한 숙지한 다음, 진행하려고 하는 연구가 과학적인 근거가 있는지, 학술적으로 유용한지, 실제 진료 현장에 적용 가능한지를 먼저 고려하여야 한다.

꼭 새로운 치료 약제나 치료법을 개발하기 위한 연구가 더 나은 연구로 간주되지는 않는다. 표준 치료를 진행하고 있는 환자에서 혈액이나 조직을 채취하여 추후 생체 표지 인자를 발굴하기 위한 연구 등도 연구자주도 임상시험에서 많이 시행하는 주제이다. 이 경우 대상자의 입장에서는 더 나은 치료법이나 약제가 아니면서 진료 과정 중 번거로움만 추가된다고 생각할 수 있다. 그러나 이런 경우에도 연구 참여를 통해 표준 치료에 대한 질적 관리가 더 잘 이루어질 수 있으므로 대상자에게 이득이 전혀 없는 것은 아니다. 중요한 점은 대상자에게 최소한 표준 치료가 적용되고 있는가, 그리고 대상자의 불편함이 지나치지 않는가를 고려하여 균형을 맞추는 데 있다.

2) 연구계획 요약(Synopsis, Concept Draft)을 관계자들과 공유

임상시험 계획서를 작성하기 전 연구 목적과 전반적인 연구계획을 다른 공동 연구자(또는 스폰서)와 상의하기 위한 특별한 형식 없이 자유롭게 작성하는 요약문서가 필요하고, 이를 연구계획요약이라는 용어로 통칭한다.

연구자의 의도와 연구 목적을 공동 연구자, 학술 단체 또는 재정 지원 스폰서에게 회람하여 의견을 수렴하기 위함이며, 이 과정에서 목적이나 진행 과정이 현실에 맞게 수정될 수 있다.

특별한 형식은 없으나, 국가나 학술단체에서 일부 재정지원을 받는 경우(국책과제, 지정과제 등) 또는 회사에서 약제나 재정 지원이 필요한 경우 각 스폰서가 요구하는 특정 서식이 필요할 수 있으므로 주의해야 한다.

3) 임상시험 연구계획서(Study Protocol) 작성 단계, 그 이후

연구계획 요약을 통해 공동연구자, 스폰서 등 협의가 완료되어 연구를 진행하기로 하는 경우, 구체적인 임상시험 연구계획서 작업이 필요하며, 이후 예산안(budgeting), 계약(contract), 계획서 승인 과정, 연구자 모임 계획 단계가 순차적으로 필요하다. 이 과정은 다른 장에서 추가로 논의될 예정이다.

6. 결론

연구자주도 임상시험은 실제 진료 지침을 위한 근거 마련에 필수적인 역할을 한다. 좋은 연구자주도 임상시험은 과학적인 근거가 충분하고, 비임상 실험실 연구 결과 도출도 어느 정도 가능하며, 실제 진료에서도 윤리적이고 현실적이어야 한다. 현실적으로 대상자, 연구자, 그리고 스폰서 모두가 연구의 목적과 진행 과정에 만족하는 연구자주도 임상시험의 경우 최종적으로 훌륭한 연구 결과가 도출될 수 있으며, 더 나아가서는 진료 권고안 개선과 급여 체제 개선에도 영향을 미치게 되어 실제 진료의 질 향상에도 도움을 줄 수 있다.

참고문헌

1. Bergmann L, Berns B, Dalgleish AG, et al. (2010) Investigator-initiated trials of targeted oncology agents: why independent research is at risk? Ann Oncol. 21(8):1573–8.
2. Konwar M, Bose D, Gogtay NJ, et al. (2018) Investigator-initiated studies: Challenges and solutions. Perspect Clin Res. 9(4):179–183.
3. Suvarma V. (2012) Investigator initiated trials (IITs). Perspect Clin Res. 3(4):119–21.

Chapter 06

임상시험 실패의 원인

이경훈

요약

- 임상시험의 실패 원인은 다양하나, 임상시험 설계와 수행, 결과 해석 과정의 오류나 준비 부족으로 실패하는 경우를 최대한 줄여야 하겠다.
- 암 임상시험은 여러 질병 영역 중 성공률이 가장 낮은 분야이며, 임상시험의 실패로 인한 환자, 연구자, 약제 개발사의 손실은 막대하므로 주의가 필요하다.
- 임상시험 실패의 가장 중요한 사유는 첫째 효과를 증명하지 못하는 것, 둘째 안전성 문제, 셋째 개발 전략 등 경영상의 이유 순이다.
- 암 임상시험의 준비와 진행 과정에서 임상 시행의 과학적 가치, 실행 가능성, 암 환자 및 대상자의 인식과 의지, 재정, 시행 시점, 결과의 해석 등 제반 문제를 지속적으로 검토하고, 실패의 가능성을 최소화하기 위한 노력을 기울여야 한다.

1. 임상시험에서 실패란 무엇인가?

임상시험에서는 귀무가설과 대립가설을 설정하고, 귀무가설을 기각하고 대립가설을 인정하는 것을 목표로 한다. 신약의 허가를 목적으로 하는 임상시험의 경우에 귀무가설은 기존 치료법과 신약의 효과에 차이가 없다는 것이며, 임상시험의 실패는 신약의 효과를 입증하지 못하여 허가에 이르지 못하는 것을 의미한다. 반면에 신약의 허가가 아니라 해결하지 못한 과학적 질문에 답을 얻기 위한 임상시험의 경우에 실패란 확정적인 해답을 얻지 못하는 것을 의미할 것이다. 이처럼 임상시험에서 실패란 다양한 의미를 가질 수 있으나, 여기에서는 약제나 치료법 자체의 효과가 부족하고 귀무가설이 실제로 참이므로 이를 기각하지 못하는 경우는 제외하고, 임상시험의 설계, 준비, 수행, 해석, 실제 임상으로 도입하는 과정에서 오류나 결점으로 인해 결과를 충분히 보여주지 못하거나 사실이 아닌 결과를 얻게 되는 경우로 한정하여 다루겠다. 임상시험 실패의 원인은 다양하나, 임상시험 설계와 수행, 결과 해석 과정에서의 오류나 준비 부족으로 실패하는 경우를 최대한 줄여야 하겠다.

2. 암임상시험의 성공과 실패: 현황

Wang 등이 2000년~2015년에 시행한 21,000 물질의 400,000개의 임상시험을 분석하여 최근에 발표한 연구에 따르면, 1상에 진입한 물질이 3상까지 통과하여 FDA 승인을 받을 성공률은 질병 전체에서 13.8%였으나, 종양학 분야의 성공률은 3.4%에 불과하였다. 종양학 분야에서 1상 진입 물질이 2상으로 진입하는 성공률은 57.6%, 2상에서 3상으로의 성공률은 32.7%, 3상에서 허가까지의 성공률은 35.5%로 집계되었다.

임상시험 하나가 실패하면 그 자체뿐 아니라 약제 개발을 위해 그 이전에 시행한 임상시험들의 의미가 모두 없어지는 결과를 초래하며, 또한 같은 자원과 대상자를 사용하여 시행할 수 있었던 다른 임상시험의 기회비용까지 고려하여야 하므로, 환자, 연구자, 약제 개발사의 손실은 매우 크다고 할 수 있다.

임상시험 실패의 가장 중요한 사유는 효과나 안전성을 증명하지 못하는 것이다. Hwang 등이 640개 3상 임상시험을 분석한 결과, 54%에서 임상 개발이 중단되었는데, 그중 57%는 효과를 증명하지 못해서였고, 17%는 안전성의 이유였고, 22%는 개발 전략상 우선순위가 밀리는 등 경영상의 이유였다. 실제로는 약제 효과가 있음에도 불구하고 임상시험이 실패하는 대표적인 이유로는 임상시험 설계가 잘못된 경우, 통계 가설이 잘못된 경우, 검증력이 부족한 경우(대상자 수를 너무 적게 산출하였거나, 중도 탈락한 대상자가 많거나, 목표한 대상자 수를 채우지 못한 경우) 등을 들 수 있다. 또한 3상 연구 중 17%는 안전성의 문제로 실패했는데, 특히 부작용은 약제를 사용한 환자 수가 많아야만 발견되는 경우가 있으므로 1상에서뿐만 아니라 2, 3상에서도 부작용으로 인한 임상시험 실패의 가능성을 고려하여야 한다.

3. 임상시험 진행 단계별 실패의 원인

1) 임상시험 계획과 준비 단계

(1) 선정/제외 기준이 과도하게 복잡한 경우

균일한 환자군을 대상으로 임상시험을 진행하여야 좋은 결과를 얻을 수 있다는 사실은 자명하나, 선정기준을 과도하게 자세하게 설정하면 적절한 대상자를 찾기가 어려워질 수 있다. 종양 임상시험에서는 일반적으로 병기, 이전 치료 차수 등을 제한하게 되며, 특히 표적치료제의 대상이 되는 특정 표지자를 지닌 종양만을 대상으로 할 경우, 이러한 어려움은 더욱 심해진다. 선정기준에 제한이 심하면 대상자 등록 기간이 길어지고, 그에 따라 연구계획 변경이 필요하게 될 수도 있으며, 특히 연구 진행 중에 선정/제외 기준을 변경할 경우, 애초에 계획했던 대상자군과 다른 대상자군에서 연구가 진행되는 결과를 초래하므로 주의가 필요하다.

(2) 임상시험 계획이 과도하게 복잡한 경우

임상시험을 위한 준비나 검증 과정이 과도하게 복잡하면 임상시험 준비와 시작이 지연되고, 임상시험 참여기관의 개시가 미뤄지며, 결국 대상자의 등록에도 영향을 미치게 된다. 예를 들어 수술 후 항암제의 효과를 정확히 평가하기 위해서는 수술 기법이나 방사선치료가 표준화되어야 하나, 복잡한 검증과정을 거쳐야 참여기관으로 인정되도록 계획을 세우면 임상시험 진행이 어려워질 가능성이 있다. 또는 적은 수의 대상자로 최대한의 정보를 얻기 위해 대상자 각각에게 시행하는 임상시험 절차를 지나치게 많이 설정하면 연구자와 대상자의 참여 의지를 저해하게 된다.

(3) 임상시험 비용의 부족

약제가 개발되어 허가를 받기까지의 비용을 정확히 계산하기는 어려우나 막대한 비용이 드는 것으로 알려져 있으며, Pharmaceutical Research and Manufacturers of America(PhRMA)의 추산으로는 2013년 한 해에 3상 임상시험에서 대상자 1명당 비용은 42,000 달러였고, 1,680개의 3상 임상시험에서 60만 명 이상이 등록되어, 총 100억 달러 이상의 비용이 지출되었다. 특히 FDA 등 행정기관의 규제 조건을 충족하기 위해서 연구팀, 자료 및 검체 보관 시설, 비용의 지출이 지속적으로 증가하고 있다. 이러한 재정 부담하에서, 많은 임상시험이 실제로 비용 조달을 하지 못하고 있으며, 이는 임상시험의 실패로 이어지게 된다.

(4) 최적의 진행시기를 놓치는 경우

임상시험을 성공적으로 계획하고 진행하기 위해서는 적절한 시점을 찾아 연구를 개시하고 진행하는 지혜가 필요하다. 임상시험이 실패한 원인 중 두 번째로 흔한 것(22%)이 개발 전략상 우선순위가 밀리는 등 경영상의 이유였다는 사실이 그 중요성을 반증한다. 표준치료법이 변경되거나 보험 급여 등 제반 여건이 변화하면, 현재 표준치료법의 한계와 불편함을 개선하고자 하는 임상시험의 목표가 바뀌거나 현실성을 잃게 될 가능성이 있으므로, 임상시험 준비와 시행의 적절한 시점을 택하여 진행하는 것이 매우 중요하다.

2) 임상연구 시행 단계

(1) 대상자 등록 속도가 느리거나 예정된 수를 채우지 못하는 경우

암 환자들은 더 나은 치료에 대한 희망을 가지고 효과적인 치료법 개발에 기여하기 위해 임상시험에 참여하나, 미국에서도 암 환자 중 임상시험에 참여하는 환자는 2~5%에 불과하다. 계획한 대상자 등록을 다하지 못하여 연구가 중도 중단되는 경우가 여전히 흔하고 중요한 문제로, 암 임상시험 중 20~40%가 목표 대상자를 등록하지 못하고 중단되는 것으로 추정된다.

① 환자나 담당 의사가 무작위 배정을 원하지 않아 등록 속도가 느린 경우

의사나 의학계에서 가장 중요한 의학적 질문에 답을 얻기 위한 임상시험이 반대로 대상자 등록이 가장 어려운 임상시험이 될 가능성이 있다. 전혀 다른 두 가지 치료법을 비교하기 위한 무작위 배정 임상시험(예를 들어 조기 암에서 수술과 방사선치료의 비교)이나 치료 시점에 관한 무작위 배정 임상시험(예를 들어 수술 후 보조치료를 바로 시작하는 것과 질병 악화 후에 시작하는 것의 비교)은 의학적으로는 중요하나, 환자나 의료진이 그중 한 가지 치료법을 선호하여 등록이 느려질 가능성이 높으며, 그로 인해 결과의 비뚤림(bias)이 발생할 수 있다.

② 임상시험 진행을 위해 진료과 간에 협조와 조율이 필요한 경우

대상자 선정과 등록 과정에 여러 과가 관련되어 협조와 조율이 필요한 경우, 등록 속도에 지연이 발생할 가능성이 있다. 예를 들어 진단이 이루어지는 진료과와 임상시험을 시행하는 진료과가 다를 때에는 진료과 간의 협조가 필요할 뿐 아니라, 진단부터 치료 시작까지의 시간 지연을 최소화하는 것이 임상시험 등록 속도에 중요한 요소가 된다. 또한 임상시험 개시 전 진료과 간의 협조가 필요한 경우(예를 들어 개시 전에 방사선치료 설계 및 모의치료를 확인하는 과정이 필요한 임상시험)에는 진료과 간에 충분히 협조되지 않으면 사이트 개시 단계부터 지연이 발생하게 된다.

③ 대상자 등록 속도를 제고하기 위한 방안

대상자 등록 속도를 제고하기 위해 외국에서는 대상자나 연구진에게 경제적인 보상을 제공하는 경우도 있으나, 실제로 이러한 보상이 환자 등록 증가로 이어졌다는 실증적인 연구 결과는 없으며, 오히려 대상자는 임상시험이 위험하기 때문에 고액의 보상금을 제시한다고 생각할 수도 있으므로 주의가 필요하다. 또한 대상자가 임상시험 참여에 주저하게 되는 이유로는 경제적인 이유 뿐 아니라 질병이나 약제에 대한 지식의 부족, 임상시험의 배경과 과정에 대한 설명의 부족, 거주지와 임상시험 기관 사이의 시간과 비용에 대한 부담, 임상시험 일정에 따라 직업 유지가 어려워지는 것에 대한 부담 등 다양한 요인이 작용할 수 있다는 사실을 고려하고 해결책을 모색하여야 한다.

다기관 연구 진행 중에 임상시험 참여 기관 차원의 대상자 등록률을 고려할 필요가 있다. 일반적으로는 책임연구자 및 공동연구자의 임상시험에 대한 열의가 가장 중요한 요소로 알려져 있으므로, 임상시험의 필요성과 예상 효용에 대해 적극적으로 알리고 관심을 제고하기 위해 노력하여야 한다. 그 외에 임상시험 코디네이터의 적극적인 활동, 경쟁 연구의 유무 등이 참여 기관의 대상자 등록률에 영향을 미치는 중요한 요소가 된다. 특히 임상시험 코디네이터가 적극적으로 활동하는 경우, 환자 등록 뿐 아니라 중도 탈락자를 방지하는 데에도 큰 도움이 될 수 있다.

(2) 연구 실무진(Study Team)의 구성과 운용에 관련된 문제들

① 프로젝트 매니저

연구 실무진 중 가장 중요한 구성원은 프로젝트 매니저(project manager)이며, 경험이 많은 프로젝트 매니저가 현실적인 시간 목표(timeline)를 설정하고, 연구 진행상의 문제점을 파악하고, 연구 실무진에게 동기 부여를 하는 것이 연구 진행에서 매우 중요한 요소이다.

② 연구 실무진의 구성

연구 실무진의 구성과 유지에서 잦은 이직이 현실적으로 중요한 문제이다. 연구를 계획하는 단계와 연구를 진행하는 단계의 실무진이 바뀌면 연구에 대한 이해와 연구 진행의 연속성이 떨어지게 된다.

연구 실무진의 구조와 위계질서도 중요하다. 연구팀의 관리가 부실하면 동기 부여가 안 되고 연구의 실패로 이어지는 경우가 많으며, 특히 연구 초기 세팅 시 적절한 인력의 배치와 업무 분담이 중요하다.

③ 연구 실무진의 교육과 확인

연구 윤리와 연구의 실무 사항에 관한 교육과 확인이 매우 중요하며, 이 과정이 잘 되지 않을 경우, 연구 결과의 변동성(variability)이 커지고, 심지어 데이터의 질과 연구의 진실성에 손상을 받아 비윤리적인 연구가 될 수 있다. 이러한 문제는 다기관 연구에서 특히 더 중요하며, 연구진의 교육과 주기적인 모니터링의 강화를 통해 문제를 조기에 발견하고 해결하도록 노력해야 한다.

3) 임상연구 결과의 해석과 적용 단계

약제나 치료법의 개선을 목적으로 하는 임상시험은 기존의 표준 치료보다 나은 치료법을 제시하고 그 결과 실제 환자의 치료에 도움이 되는 것을 궁극적인 목적으로 한다. 임상시험의 결과가 실제 임상에서의 변화로 이어지지 않아, 결국 이러한 목적을 달성하지 못하는 경우는 다음과 같다.

(1) 임상시험 설계의 결함

① 대리 결과변수(surrogate outcome)가 실제 임상 경과를 반영하지 못하여 논란의 여지가 있는 경우
② 결과변수의 평가가 주관적이 될 가능성이 있는 경우(예를 들어 patient reported outcome을 정확하게 평가되지 못하는 경우)
③ 환자나 의료정책 결정자에게 관심이 덜한 endpoint를 선정하여 실제 진료의 변화로 이어지지 않는 경우

(2) 임상시험 자료의 신뢰성 문제

① 중도탈락 및 결측치가 많아 결과를 신뢰하기 어려운 경우: 일반적으로 '5 and 20 rule'을 고려할 수 있다(중도탈락 및 결측치가 20% 초과이면 비뚤림의 가능성이 크고, 5% 미만이면 그러한 가능성이 낮다).
② 결과변수의 정의가 불분명하여 해석에 어려움이 있는 경우

(3) 임상시험 결과 보고 과정에서의 오류

① 출판 비뚤림(publication bias): 기대한 결과 도출에 성공한 임상시험이 논문으로 출판될 확률이 실패한 임상시험보다 2배 이상 높다. 이러한 출판 비뚤림이 임상시험 결과의 해석과 적용에 어려움을 주므로 그 해결 방안으로 연구 개시 전에 clinicaltrials.gov 등에 연구를 등록하도록 하는 제도가 시행 중이다.
② 보고 비뚤림(report bias): 보고 비뚤림이란 임상시험의 결과가 출판되었을 때 결과 변수 중 일부(예를 들어 안전성, 부작용 등)를 논문에 명시되지 않는 경우를 말한다. 그 해결 방안 중 하나로 Consolidated Standards of Reporting Trials (CONSORT)가 도입되었으나, 여전히 출판 및 보고 비뚤림은 중요한 문제이다.
③ 결과 변수를 바꾸어서 출판(switched outcomes): 연구 설계 시에 계획했던 결과변수를 발표하지 않고 다른 결과변수 위주로 발표하는 것을 말한다.

(4) 임상시험 결과 해석을 받아들이기 어려운 경우

① 상대적인 결과변수(relative measures): odds ratio, relative ratio, hazard ratio 등 상대적인 결과변수를 사용할 때에는 반드시 절대값을 같이 표시해야 결과를 적절히 해석할 수 있다.

② 결과를 유리한 쪽으로 해석(spin): 실제 결과보다 더 좋은 방향으로 해석하여 발표하는 것을 spin이라 한다. 통계적으로 유의하지 않은 결과를 애매하게 과장하여 발표하거나, 시험군 내의 비교, 이차 결과변수, 하위군(subgroup) 결과 등을 과장하여 발표하는 것을 말한다.

③ 다중성(multiplicity): 많은 임상시험에서 하위그룹 분석, 다양한 시점에서의 결과 분석 등으로 다중성의 문제가 발생하여 임상시험 결과 해석에 논란이 생길 수 있다.

4. 임상시험 분류별 실패의 원인

1) 초기 임상시험(1상)

1상 임상시험에서는 적은 수의 환자에서 반복적인 조직검사, 채혈, 영상검사 등을 통하여 약제의 작용 기전에 대한 정보를 최대한 얻는 것을 목표로 하는 경우가 많다. 이러한 특성상 영상의학 기기, 조직검사 기기, 실험실 검사 기기, 병리 검사 기기, 검체 보관 기기 등이 충분히 갖추어진 임상시험 기관에서만 초기 임상시험 수행이 가능하다. 한편 연구 대상자 입장에서는 병원에 자주 방문하거나 입원해야 하는 부담이 크며, 반복적인 검사 등으로 삶의 질이 저하될 수 있어, 초기 임상시험에서는 적절한 환자의 참여를 유도하고 중도 탈락을 최대한 방지하는 것이 중요하다. 그러므로 초기 임상시험에서는 최대한의 정보 수집과 임상시험의 실현 가능성(feasibility) 사이에서 균형을 찾는 것이 중요하다.

2) 후기 임상시험(2, 3상)

2상에서 매우 좋은 결과를 보인 약제가 3상에서 실패하는 경우가 드물지 않다. 그 이유는 다양하겠지만, 2상과 3상 임상시험에 등록된 대상자의 특성이 다른 것, 또는 2상과 3상에서 사용한 endpoint가 다른 것 등이 이유가 될 수 있다. 일반적으로 2상 임상시험은 더 적은 수의 환자를 대상으로 하므로, 같은 종양 조건에서도 전신 상태가 더 좋은 환자를 찾아 선별적으로 등록할 가능성이 있다(selection bias). 특히 질병 진행 속도가 환자 별로 다양한 종양의 경우에는 단일군 2상 임상시험의 결과만으로 약제의 효과를 판단하는 것은 매우 성급하며, 무작위배정 2상 임상시험을 시행하는 것이 도움이 될 수 있다. 또한 3상 임상시험 또는 실제 진료 현장에서는 초기 임상시험을 시행하는 시험 기관보다 더 많은 수의 기관이 참여하게 되며, 기관별로 시설, 자원, 경험이 다양할 가능성이 높다.

3) 기회탐색 임상시험(Window-of-Opportunity Trial)

기회탐색 임상시험은 일반적으로 암 진단 후 수술 혹은 표준치료를 시행하기 전 짧은 기간 동안 (일반적으로 3~6주) 시험 약제를 투여하고 그에 따른 종양과 biomarker의 변화를 대상자별로 확인하는 것을 목적으로 하는 임상시험을 말한다. 수술을 담당하는 외과 의사가 가능한 대상자를 확인하고 종양내과에 의뢰하여 임상시험이 진행되는 경우가 많으므로, 외과, 종양내과, 영상의학과, 병리과 등 다양한 진료과의 원활한 협력을 유도하는 것이 매우 중요하다.

4) 암 맞춤치료 임상시험(Trials of Personalized Medicine)

최근 특정 유전자 변이를 표적으로 하는 표적치료제가 개발되면서 암 맞춤치료 임상시험이 각광을 받고 있다. 이러한 연구에서는 드문 유전자 변이를 가진 종양을 찾기 위해 스크리닝을 대규모로 시행하여야 하는 경우가 많으며, 검체의 보관 조건, 분석 및 결과 해석 등의 단계가 일반적인 임상시험보다 복잡하다. 이러한 복잡성을 해결하고 단계별로 적절한 질 관리를 시행하는 것이 암 맞춤치료 임상시험의 관건이 된다. 이러한 질 관리를 단계별, 정해진 시간 안에 시행하며, 그 결과를 추적할 수 있도록 명료하게 정리하고 연구진이 공유하여야 한다. 또한 종양내과, 영상의학과, 병리과 등 일반적인 진료과 이외에도 생물통계학, 생물정보학, 유전자 염기서열 분석 전문가 등이 원활하게 협력하는 것이 매우 중요하다. 목표 대상자 수를 결정할 때, 특정 유전자 변이를 지닌 종양의 비율이 적으면 스크리닝을 시행하여야 하는 대상자의 수가 급격히 증가하므로, 연구 설계 단계에서 실제 비율을 정확히 알고 필요한 연구대상자 수를 정확히 예상하는 것이 매우 중요하다. 그러므로 균질한 대상자를 확보하기 위한 노력과 임상시험의 실현 가능성 사이에 균형을 맞추는 것이 중요하다.

5. 결론

임상시험에서 실패란 다양한 의미를 가질 수 있으며, 약제나 치료법 자체의 효과가 실제로 부족하여 실제 진료 현장에 도입되지 못하는 실패는 불가피하다고 하겠으나, 임상시험의 설계, 준비, 수행, 해석의 미비로 의도한 결과를 입증하지 못하는 경우를 최대한 줄여야 하겠다. 특히 암 임상시험은 여러 질병 영역 중 성공률이 가장 낮은 분야이며, 임상시험의 실패로 인한 환자, 연구자, 약제 개발사의 손실은 막대하므로 주의가 필요하다. 암 임상시험의 준비와 진행 과정에서 임상 시행의 과학적 가치, 실행 가능성, 암 환자 및 대상자의 인식과 의지, 재정, 시행 시점, 결과 해석 등 제반 문제를 지속적으로 검토하고, 실패의 가능성을 최소화하기 위한 노력을 기울여야 한다.

참고문헌

1. Fogel B. (2018) Factors associated with clinical trials that fail and opportunities for improving the likelihood of success: A review. Contemp Clin Trials Commun, 11: 156–164.
2. Heneghan C, Goldacre B, Mahtani KR. (2017) Why clinical trial outcomes fail to translate into benefits for patients. Trials, 18: 122.
3. Hwang TJ, Carpenter D, Lauffenburger JC, et al. (2016) Failure of Investigational Drugs in Late-Stage Clinical Development and Publication of Trial Results. JAMA Intern Med, 176: 1826–1833.
4. Wong CH, Siah KW, Lo AW. (2018) Estimation of clinical trial success rates and related parameters. Biostatistics, 20(2): 273–286.

PART II

암임상시험의 설계 및 준비

Chapter 07

암임상시험의 단계

김태유

요약

- 임상시험은 전향적으로 계획되고 미리 정해진 연구 가설 및 조건에 따라 수행되어야 분명하게 정의된 질문에 대하여 확실한 결론을 얻을 수 있다.
- 항암제 임상시험은 일반적으로 4단계로 나누어진다.
- 1상 임상시험은 항암제의 적정 용량 및 투여 일정을 결정하면서 약제의 약동학을 알기 위한 것으로 maximum tolerated dose(MTD, 최대내약용량)과 dose-limiting toxicity(DLT, 용량제한독성)을 확인한다.
- 2상 임상시험은 특정 암에서 특정 약제의 효능 검색을 위한 것이다.
- 3상 임상시험은 기존의 표준치료와 비교하여 새로운 치료법의 임상적 유용성을 확인하기 위한 것이다.
- 4상 임상시험은 시판 후 임상시험으로 진료 환경하에서 효능 및 약제의 드문 부작용을 찾아내기 위한 목적으로 시행된다.

1. 1상 임상시험

1상 임상시험은 새로운 항암제를 대상으로 하는 경우와 이미 개발된 항암제의 병용요법시의 용량을 결정하기 위한 경우로 구분할 수 있다. 대부분의 1상 연구는 새로운 항암제에 대한 연구로서, 동물에서 전임상시험을 시행한 약제를 사람에서 처음으로 투여하여 항암제의 적절한 용량과 투여 일정을 결정하는 것이 주요 목적이다. 1상 임상시험에서 약제의 초기 용량은 독성이 없을 것으로 예측되는 낮은 용량에서 시작하고, 이후 점진적으로 용량을 증가시켜가며 치료하게 되는데 각 용량 별로 일정 수의 환자를 치료함으로써 용량의 증가여부를 결정하고, 약제의 약동학 정보를 알 수 있게 된다. 용량의 증가는 연구 시작 전에 미리 결정한 수준의 독성이 나타날 때까지 지속하게 되는데, DLT가 나타나는 약제 용량을 MTD라고 한다. 항암제 1상 임상시험의 목적은 DLT가 일어나는 MTD에 따라 recommended phase 2 dose(RP2D, 2상 임상시험의 적정용량)을 결정하기 위한 것이며 약동학 관련은 [chapter 9. 암임상시험에서의 약동학]에서 기술할 예정이다.

세포독성 항암제와는 달리 표적치료제나 면역관문억제제등의 항체의 경우 DLT가 나타나지 않아 MTD를 정하기 어려운 경우는 특정 표적분자의 조절이 임상적으로 의미가 있다고 생각하는 optimal biologic dose(OBD, 적정생물학적용량)에 이른 후 이 용량을 RP2D로 결정하기도 한다.

1) 대상환자의 선정

사람을 대상으로 항암제의 독성을 평가하는 일은 최고도의 의료윤리를 요구하는 임상시험이다. 대상환자 선정시 다른 효과적인 치료를 받을 환자의 권리를 박탈해서는 안되며, 또한 환자에게 불필요한 항암제의 독성으로 인한 피해를 주지 않도록 균형을 맞추어야 한다. 항암제 1상 임상시험은 다른 약제의 1상 임상시험과 달리 병리조직학적으로 암이 확진된 환자만을 대상으로 해야 하며, 다른 유효한 치료방법이 없는 환자만을 선정해야 한다.

과거에는 일반적으로 대상 암을 특정 암으로 한정하지 않고, 표준치료에 실패한 암환자 중 적절한 골수기능, 간기능, 신기능이 있는 전신 상태가 양호한 암환자를 대상으로 하였으나, 분자생물학이 발전하고 표적치료제와 면역치료항체들이 개발되면서 1상 임상시험부터 특정 분자 표적이 있는 특정 암 환자에서만 임상시험을 진행하기도 한다. 용량 증가 단계에서는 특정암을 한정해 놓지 않고 진행하는 경우가 많고, 항암효과의 평가가 주된 목표가 아니므로 계측 가능 병변이 없는 환자도 대상이 될 수 있다. 최근에는 임상적인 효능이 나타나는 용량부터 미리 정한 특정 분자 표적을 발현하는 특정 암종의 확장 코호트를 열어 환자에게 약제 투여 전 및 투여 후의 분자 표적의 변화를 관찰하면서 조기 효능을 관찰하기도 하며, 1상 임상시험에서 항암효과가 나타난 특정 암종의 경우 2상 임상시험에서 우선적인 적용 대상이 될 수 있다

2) 초기용량의 결정

항암제의 1상 연구의 초기용량은 동물에서의 독성시험의 결과에 기초하여 결정된다. 일반적으로 초기용량은 독성이 없는 용량에서 결정되는데, 미국의 경우 일반적으로 개나 원숭이등의 대동물에서 독성시험을 하여 그 중 더 약제에 민감한 동물에서의 toxic dose low(TDL, 낮은 독성용량, 어느 정도의 독성은 야기하나 그 용량을 두 배로 해도 치명적이지 않은 용량)의 1/3을 초기용량으로 이용한다. 그러나 TDL의 1/3보다 MTD의 1/10이 더 안전하다는 보고도 있으며 유럽이나 일본에서는 쥐(mouse나 rat)에서의 LD_{10}의 1/10(in mg/m^2)을 주로 사용하고 있다.

3) 용량증가방법

1상 임상시험에서 약제용량을 증가시키는 방법은 여러 가지가 있으며, 한번에 약제

용량을 너무 많이 올리면 매우 심각한 독성이 나타나 환자가 위험해질 수 있고, 반대로 너무 조금씩 올리면 많은 수의 환자가 적절하지 못한 용량에서 치료받게 됨을 고려 하여 [chapter 8. 1상 임상시험의 설계]에서 자세히 다룰 예정이다. 널리 통용되는 약제증가방법은 'modified Fibonacci' 방법으로서, 각 단계별로 항암제의 용량을 33%씩 증가하면서 독성발생을 관찰하는 것이다.

4) 독성의 평가

(1) 주요독성의 예측

임상시험 계획서에 중요할 것으로 예측되는 부작용을 결정하여 이러한 부작용을 어떻게, 얼마나 자주 관찰 내지 측정할지를 결정하고, 용량제한 독성인 DLT를 정의해 놓아야 한다. 일반적으로 1상 임상시험에서 독성의 예측은 전임상 동물 독성 연구 결과에 근거하지만, 동물에서의 독성시험이 사람에서의 독성을 완전히 반영하지 못함을 잊어서는 안된다. 모든 항암제 1상 임상시험에서 혈액학적 기능, 신기능 및 간기능에 대한 평가는 필수적이며 그 외의 장기에 대한 평가는 시험약제의 성상에 따라 달라진다.

(2) 독성의 정량적 평가

독성의 평가는 가능한대로 표준 scale에 따라 정량적으로 평가해야 한다. 일반적으로 독성의 정도는 NCI-CTC 기준이 널리 사용되고 있다. 독성의 종류뿐만 아니라 독성이 나타난 기간도 중요하다. 이를 위해서는 일정한 시간 간격으로 환자를 관찰하는 것이 반드시 필요하여 초기에는 매일 관찰하기도 하고, 1주에 1~2회 관찰하기도 한다. 또한 예측하지 못한 독성이 발생할 경우 잘 인지하여 대처하여야 한다.

(3) 임상시험 개시 전 평가

임상시험 개시 전 환자의 상태를 적절히 평가하여 이후 발생되는 증상 또는 징후가 질환에 의한 것인지, 치료에 따른 것이지 감별할 수 있어야 한다. 이러한 평가는 대상질환이나 약제에 따라 달라지게 된다.

(4) 독성의 기록

예측 독성의 발생유무나 그 정도가 충분히 기록되도록 사전에 충분한 조처가 필요하다. 일반적으로 flow sheets를 이용하여 기록하는 것이 좋다. 예측하지 못한 독성이 발생할 경우 이를 쉽게 인지하도록 해야 하며, 임상시험 치료 중 발생하는 모든 독성은 반드시 기록되고 또한 그 원인이 합리적으로 설명되도록 하는 것이 중요하다.

2. 2상 임상시험

1상 임상시험에서 사람에게 안전하게 투여할 수 있는 약제 용량이 결정되면, 그 다음에는 항암제가 어떤 종양에서 어느 정도의 항암효과를 나타내는지를 결정하게 된다. 일반적으로 2상 임상시험에서 사용되는 약제의 용량은 1상 시험에서 결정된 RP2D를 사용하거나 MTD의 75~90%를 사용하게 된다.

2상 임상시험의 가장 중요한 목적은 특정 종양에 대한 약제의 항암효과를 평가하는 것으로 primary endpoint는 반응률 혹은 progression-free survival(PFS, 무진행 생존)을 이용하는데, primary endpoint가 종양 반응률인 경우 계측 가능한 병변을 표적 병변으로 삼을 수 있는 환자만을 대상으로 하여 항암제의 효과를 빠른 시간 내에 알게 된다. 분자 표적치료제 및 면역관문억제제 등의 면역 항체 임상시험의 경우 primary endpoint로 PFS이나 반응지속기간을 이용하기도 하며, 이 경우는 표적 병변이 없이 비표적 병변만 있는 환자도 등록이 가능하게 설계된다. 약제의 독성 및 분자생물학적인 지표의 변화는 2상 임상시험의 secondary endpoint이며, 2상 임상시험의 궁극적인 목적은 특정 용량에서 약제의 항암효과 및 독성을 평가하여 그 자료를 바탕으로 3상 임상시험을 할 것인지 방향을 결정하는 데 있다.

3. 3상 임상시험

3상 임상시험은 항암제 혹은 새로운 치료법의 효과가 대상 암환자에게 기존의 표준치료와 비교하여 효과적인가를 조사하는 것이다. 여기서 효과적이라 함은 주로 생존기간의 연장을 의미하며, 전체 생존기간의 연장이 가장 중요한 임상시험의 궁극적인 목적이지만 overall survival(OS, 전체생존)을 primary endpoint로 하면, 결과를 알기까지 장시간이 소요되므로 무진행 생존기간의 연장을 primary endpoint로 하여 임상시험을 계획하는 경우도 많으며, 반응률, 반응지속기간, 삶의 질, 증상완화, 분자생물학적 지표의 변화를 secondary endpoint에 포함한다. 3상 임상시험의 중요한 요소가 새로운 치료법과 비교하기 위하여 대조군을 이용하는 것이며, 적절한 대조군의 선정과 적절한 무작위배정법을 이용하는 것이 중요하며, 무작위배정법은 대상 환자가 새로운 치료군과 대조군에 비뚤림이 없도록 배정되도록 한다. 환자 예후에 영향을 미치는 인자를 알고 있는 경우, 무작위배정을 할 때 특정 예후인자가 있는 대상 환자들이 각 군에 균등히 배분되도록 층화 인자를 적절하게 선정해야 한다.

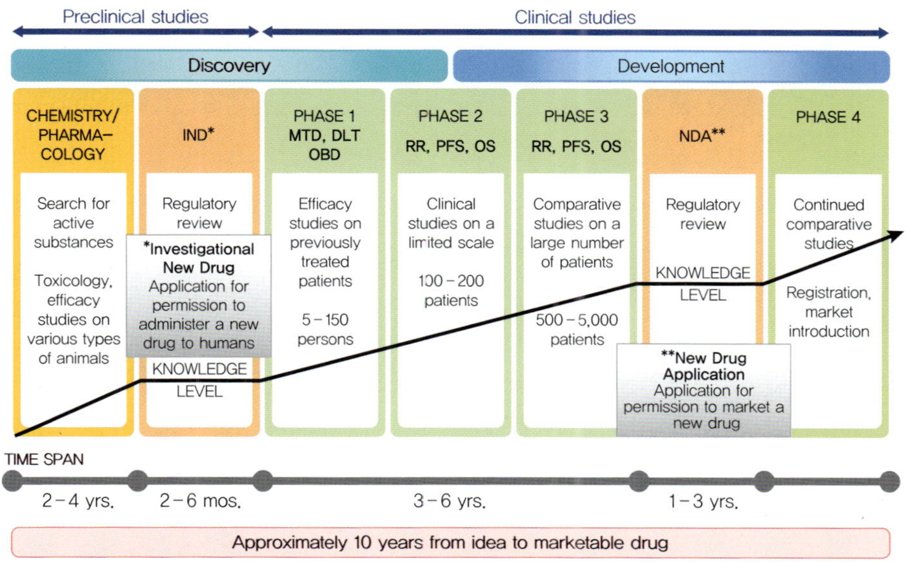

MTD : Maxiaml Tolerable Dose
OBD : Optimal Biologic Dose
PFS : Progression-Free Survival
DLT : Dose-Limiting Toxicity
RR : Response Rate
OS : Overall Survival

그림 7-1. 암임상시험의 단계

참고문헌

1. Simon RM (2018) Design and Analysis of Clinical Trials. In DeVita VT, Lawrence TS, Rosenberg SA, (Eds.). DeVita, Hellman, and Rosenberg's Cancer: Principles and Practice of Oncology. 11th ed. (pp468–494) Philadelphia PA: Lippincott Williams & Wilkins

Chapter 08

1상 임상시험의 설계

오도연

요약

- 전통적으로 1상 임상시험의 주된 목적은, 시험 약제의 maximum tolerated dose(MTD, 최대내약용량)를 결정하는 것이다. 이는 주로 세포독성 항암제에 적용되었는데, 이는 용량이 높아질수록 효과와 부작용이 더 높아질 것이라는 전제에 근거한다.
- 일반적으로 3+3 디자인 및 modified Fibonacci design을 사용하고 있다.
- 전통적 방식의 단점을 보완하기 위해 다양한 디자인이 도입되고 있다. Accelerated titration design, continuous reassessment method(CRM), Bayesian 디자인 등이 그것이다.
- 테스트하는 약제가 세포독성 항암제 이외에, 표적치료제, biologic agents들의 경우는 이들의 작용기전에 근거한 디자인을 고려해야 한다.
-1/2상 임상시험 디자인의 주된 장점은 1상 임상시험에서 테스트한 항종양 효과에 대해서 proof-of-concept 평가에 유용하다.

1. 1상 임상시험 전통적 3+3디자인

전통적으로 1상 임상시험의 목적은, 테스트하고자 하는 약제의 MTD를 결정하는 것이다. 이러한 접근은 세포독성 항암제에 전통적으로 적용되어 왔는데, 이는 더 높은 용량일수록 더 부작용이 심하며, 또한 더 효과적일 것이라는 가정하에서이다. MTD를 결정하기 위해서는, 환자가 dose-limiting toxicity(DLT, 용량제한독성)를 경험하느냐, 하지 않느냐 하는 것이 관건이다. 이 경우 어떠한 독성(부작용, 이상반응)이, 어떤 중증도로 나와야 DLT로 하느냐 하는 정의가 임상시험 프로토콜에 명확히 기재되어야 한다. DLT를 정의하는 데에는 시험 약제의 작용기전도 고려되어야 한다. 1상 임상시험의 대상자는 전통적으로는 더 이상의 효과적인 표준치료가 존재하지 않는 진행성 암환자들이다. 일반적으로 사용되어 온 용량 증량 디자인은 modified Fibonacci design인데 용량 증량을 할 때 다음과 같은 원칙을 따른다.

- 두 번째 용량은 첫 번째 용량은 2배이다.
- 세 번째 용량은 두 번째 용량의 1.67배이다.
- 네 번째 용량은 세 번째 용량의 1.5배이다.
- 다섯 번째 용량은 네 번째 용량의 1.4배이다.
- 그 이후의 용량은 모두 직전 용량의 1.33배이다.

전형적인 3+3 디자인 방식은 첫 용량 레벨에 3명의 환자를 등록시키고, 이때 첫 시작 용량은 테스트하고자 하는 약제의 쥐(mouse)에서 lethal dose 10(LD_{10}, 쥐의 10%가 사망하는 용량)의 10%에 해당하는 인간 용량이 된다. 등록된 3명 중 DLT가 한 명도 발생하지 않으면 다음 용량에 3명의 환자를 등록한다. 한 명의 환자가 DLT를 경험하게 되면, 같은 용량 레벨에 추가 3명의 환자를 더 등록한다. 2명 이상의 환자가 DLT를 경험하게 되면 이 용량이 MTD 초과 용량으로 결정되고 추가적인 용량 증량은 멈추게 된다. 6명의 환자가 한 용량 레벨에서 테스트된 경우, 이 중 1명에서 DLT가 발생한 경우는 용량을 다음 단계로 증량한다. 6명 중 2명 혹은 그 이상이 DLT를 보이면 이 용량이 MTD 초과 용량으로 결정되고 추가적인 용량 증량은 멈추게 된다. 어떤 용량이 MTD 초과 용량으로 결정되면, 그 바로 아래 용량이(여기에서 이미 6명의 환자가 테스트 되었다면) MTD로 선언된다. 그렇지 않다면, 아래 용량에서 3명의 환자를 추가하여 테스트하여 한 명 혹은 그 이하에서 DLT가 발생할 때 이 용량을 MTD로 선언한다. 2명 이상이 DLT를 보이면 다시 추가 감량된 용량에 대해서 같은 방식으로 테스트를 진행한다. 이러한 과정은 MTD가 선언될 때까지 혹은 테스트한 첫 용량 레벨이 MTD 초과 용량으로 결정될 때까지 계속 반복하게 된다.

이러한 전통적인 디자인이 유용하지만, 어떤 측면에서는 아주 적절한 것은 아닐 수 있다. 이 방식은 진정한 MTD에 수렴하지 않고 신뢰구간(confidence interval)이 불량하다. 또한 이 방식은 1/6~1/3의 환자들이 심각한 독성을 경험하는 용량을 항상 찾게 된다. 이것이 항상 적절하다고 볼 수는 없으며, 또한 많은 환자들이 너무 낮은 용량에 노출되어 효과를 기대하기 어렵다는 점이 있다. 이러한 단점을 극복하기 위하여 다양한 수정된 디자인이 도입되었다.

2. 1상 임상시험 디자인의 개선

1상 임상시험 디자인을 개선시키기 위해서 MTD의 정확한 정의가 중요하다. 일반적인 개념은 1상 임상시험에서는 recommended phase 2 dose(RP2D, 2상 임상시험의 적정용량)를 찾는 것인데, 이 RP2D는 너무 많은 환자들이 DLT를 경험하지 않도록 하는 용량인데, 여기서 "너무 많은"의 기준으로 통상적으로 "1/3"을 사용하는 것이다. 즉, 특정 용량에서 DLT를 경험할 확률이 0.33이라는 것인데, 이 수치는 평가하고자 하는 약제 및 임상시험에 따라서는 다른 값일 수 있다.

1) 더 높은 용량에서 시작하기

처음 테스트하는 시작 용량을, 쥐에서의 LD_{10}의 10%에 해당하는 인간 용량에서 시작하지 않고, 충분히 안전하다고 판단한다면 조금 더 높은 용량에서부터 1상 임상시험을 시작하는 것을 고려할 수 있다. 한 연구에 따르면 14개 약제를 테스트한 21개의 1상 임상시험을 분석하여서, LD_{10}의 10%용량이 14개 약제 모두에서 안전하였고, LD_{10}의 20% 용량에서는 12개 약제가 안전하였고, LD_{10}의 30% 용량에서는 8개 약제가 안전하였다. 이 연구에서 "unsafe"의 정의는 MTD에 도달하기까지 3단계 이하의 용량 증량이 되는 경우로 정의하였다. 다른 연구에서는 테스트한 57개의 약제 중에서 1개를 제외하고 모든 약제들이 MTD가 LD_{10}의 10% 용량보다 높았고, 첫 독성 용량이 LD_{10}의 10% 용량의 8배였다. 특히 이렇게 더 높은 용량에서 시작하는 전략은 두 가지 약제들의 복합요법을 테스트하는 경우에 고려할 수 있다. 두 약제의 약물 상호작용이 크게 발생될 가능성이 없는 경우라면, 각각 약제 단독요법의 MTD보다 약간만 낮은 용량을 이용할 수 있겠다.

2) 전통적인 알고리즘을 변경하기(Accelerated Titration Design)

1상 임상시험의 용량 증량단계를 빠르게 진행하기 위해서, 좀 더 적은 수의 환자를 한 용량 레벨에서 테스트하는 것, 초반에 더 큰 용량 증량을 하고 이후에 보존적으로 용량을 올리는 방법, MTD 타깃에 가까워질수록 더 많은 환자를 한 용량 레벨에 등록하는 방법을 고려할 수 있다. Collins 등은, 혈중 농도의 타깃을 쥐의 pharmacokinetics(PK, 약동학) 자료에 근거하여 타깃 혈중농도를 정하고, 환자의 혈중 농도가 타깃 area under the plasma concentration versus time curve(AUC)에 도달하기까지는 accelerated escalation(최대 두 배 용량)을 진행하는 것을 제안했다. 그러나 이러한 PK-guided dose escalation은 실시간으로 PK 모니터링이 가능해야 한다는 단점이 있어서 아주 실용적인 방법은 아니라는 비판이 있다.

Simon 등은 "accelerated titration design'을 제시하였는데, 이는 한 용량 레벨에 한 명의 환자를 등록하고, 독성이 발견되기 전까지 용량을 두 배씩 증량하고 이후 한 용량 레벨에 3~6명의 환자를 등록하고 적은 용량 차이만큼 증량하는 것을 제안하였다. 이를 위해서 20가지의 다른 용량-독성 모델을 개발하였고, 모델마다 4개의 다른 전략이 어떠한가를 비교하였다. 디자인 1은 전통적인 디자인에 용량 증량을 40%씩 하는 것이었고, 디자인 2는 첫 주기에 DLT에 도달하기 전까지, 혹은 첫 주기에 2명의 grade 2독성이 발견될 때까지 한 코호트에 1명의 환자를 등록하고 40%씩 용량을 증량하다가, 이 시점에 도달하면 다시 전통적인 방식으로 전환하는 것이고, 디자인 3는 디자인 2와 같은 방식이나 전통적 방식으로 전환되는 것을 96% 시점에서 하는 것이고, 디자인 4는, 어느 주기이건 DLT 혹은 2명의 grade 2 독성이 생기는 경우, 전통적 방식으로 전환되는 것이었다. 이러한 접근법으로 grade 3/4 독성을 약간 증가시키면서, 전체 등록되는 환자수를 줄일 수 있었다. 4가지 디자인 모두 true MTD를 선정하는 확률이 높았는데, 그중에서 디자인 1이 가장 높은 확률을 보였고 디자인 3가 가장 낮은 확률을 보였다. 이러한 접근을 위해서는 DLT의 정의가 중요하다고 강조하고 있다.

Penel 등이 270개의 1상 임상시험을 분석하여, 전통적인 방식을 적용한 1상 임상시험과 accelerated titration design을 적용한 임상시험(전체의 10%)을 비교하였는데, 등록된 환자수에서 두 디자인 사이에 차이가 없었고, 테스트된 용량 레벨의 평균수가 accelerated titration design에서 전통적 방식보다 더 많았으며(7 vs. 5), RP2D 이하의 용량에서 치료받는 환자수는 더 적었다(46% vs. 56%). Heath 등은 비슷한 분석에서, 전체 연구 기간에서 두 가지 디자인에 차이가 없음을 보고하였다. 따라서 실제 임상시험을 진행할 때, accelerated titration design의 장점이 있으나, 미미한 발전이라고 할 수 있겠다.

3) Continuous reassessment method(CRM), Bayesian 디자인

Accelerated trial design보다 좀 더 복잡하고, 효율적인 방법으로 제시되고 있는 CRM, Bayesian 디자인에 대해서는 해당 chapter를 참조하기 바란다.

3. 다양한 약제에 대한 고려

세포독성 항암제 이외에, 약제의 작용기전이 독성 발생률이 낮고 특정 생물학적 타깃(biologic target)이 있는 약제의 경우에는 1상 임상시험 디자인을 정당화하는 가설이 더 이상 적용되지 않는다. 세포독성 항암제의 경우는 1상 임상시험의 목적이 MTD를 밝히는 것이다. 이는 용량이 더 올라갈수록 독성 및 효과가 더 증가한다는 가정하에 진행되는 것으로, 독성이 유일한 primary endpoint이다. 그러나 생물학적 제제(biologic agents)의 경우에는 용량-독성 커브가 매우 얕아서, 용량을 증량하는 것이 효과를 올린다는 가정이 더 이상 맞지 않고, 특정 용량 이상으로는 더 이상 증량을 하여도 효과가 증가되지 않는다. 이러한 약제들을 테스트하는 1상 임상시험의 경우에는 시험의 목적이 적절한 독성을 보이면서 biologic response를 보이는 acceptable한 용량을 찾는 것이 더 적절하다고 하겠다.

이러한 경우는 CRM 방식이 적용될 수 있다. Hunsberger 등은 targeted agents(특히 넓은 용량범위에서 독성이 minimal한 경우)을 위한 디자인을 테스트하였다. 용량 증량은 환자의 반응에 따라 결정되었고, 이 경우 반응이라 함은, 표적에 대한 예상했던 효과가 일어나는 것으로 정의하였다. 유용한 접근방식은 용량 대비 반응 곡선의 기울기를 고려하는 것이다. 이 기울기는 가장 높은 4개의 용량 레벨과 한 용량당 3명의 환자가 등록된 코호트로부터 추정한다. 최대 반응률을 보이는 용량보다, 테스트한 용량에서 이 기울기가 0에 근접하거나 0보다 작아지면(즉, 반응률이 더 증가되지 않는 것) 용량 증량을 멈추는 것이다. 목적은 최대 반응을 보이는 용량에 도달할 필요는 없으며(그렇게 하기 위해서는 필요한 환자수가 상당히 증가하므로), 대신에 용량-반응 plateau에서 최대 10% 이내 범위 안에 드는 용량을 찾는 것이다. 특히 이러한 디자인은 반응 plateau에 도달하기전까지 너무 많은 용량 단계가 필요하지 않은 경우에 특히 유용하다.

물론 생물학적 제제라고 하더라도 모든 약제들이 임상 반응과 관련성이 있는 molecularly targeted endpoint가 있는 것은 아니다. 또 다른 고려 사항은 면역반응과 같은 biologic response는 반응이 생기는 데 시간이 더 걸린다는 점이다. 수개월이 걸리는 경우도 있다. 또한 생물학적 제제에 대해서 적절한 반응이 나올 것으로 기대되는 것은 정상 biologic function을 가진 환자들이다. 따라서 다른 대체 디자인을 고려하는 것 이외에 임상시험의 선정기준을 통상적인 세포독성 항암제들의 1상 임상시험의 선정기준들과는 다르게 고려해야 할 필요가 있다.

4. 1상/2상 임상시험

1) 1상 임상시험과 2상 임상시험을 합치기

때로는, 1상 임상시험의 MTD 용량에서 치료받은 환자들이, 이후에 진행되는 2상 임상시험의 한 부분으로 포함되기도 한다. 하나의 프로토콜에서 1상 임상시험과 2상 임상시험 두 가지 연구를 진행하는 것은 적은 수의 환자들로 진행 가능하다는 점에서 효율적으로 보일 수 있으나, 1상 임상시험과 2상 임상시험의 목적이 달라서 주의를 요한다. 1상 임상시험이 모든 고형종양환자들을 대상으로 한 전형적인 경우라면, 하나의 암종만을 대상으로 하는 2상 임상시험에는, 1상 임상시험에서 테스트된 아주 제한된 수의 환자들만 2상 임상시험에 포함이 될 것이다. 또한 몇 명의 등록 가능한 환자들이 있다고 하더라도, 너무 저용량에 테스트되었거나, 너무 독성이 많은 용량에 테스트된 환자들의 경우는, 2상 임상시험에서 적용되는 용량인 RP2D에 테스트된 환자들과 그 결과가 다를 수 있어 결과에서 비뚤림이 생길 수 있다. 따라서 dose-finding part의 환자들을 효과 판정의 일부에 포함시키게 된다면 결과에 비뚤림이 생길 수 있다. 따라서, 다른 목적과 다른 endpoint를 가진 두 개의 연속된 연구를 한 프로토콜에서 테스트하는 것은, 전형적인 1/2상 임상시험 디자인과는 의미가 다르다.

이러한 단점을 극복하기 위하여, MTD가 결정된 이후에 특정 환자군을 대상으로 한 확장 코호트를 추가하는 방법이 많이 이용되고 있다. 이로써 해당 용량에서 독성을 좀 더 많은 환자들에서 테스트할 수 있고, 항 종양 효과의 early signal을 살펴볼 수 있는 기회가 될 수 있다. 그러나, 이를 통해서 RP2D가 변경되거나, 2상 임상시험을 하지 않기로 결정하는 경우는 별로 없다.

2) 1/2상 임상시험

공식적인 1/2상 임상시험 디자인은 다양한 용량 레벨에서 독성과 항종양효과를 동시에 평가하여, 이후의 추가적인 약제개발을 위해서, 수용 가능한 risk-benefit profile을 보이는 용량을 선정하기 위한 디자인이다. 이러한 디자인은 그만큼 복잡하다. 적은 환자수로 인해 1/2상 임상시험의 특징이 뚜렷하지 않은 경우도 있다. 따라서 다양한 용량-결과 관련성하에 적절한 용량을 선택함에 신중을 기해야 한다. 이를 위해서는 용량 시뮬레이션이 중요한데, 많은 경우에 Bayesian 방식을 적용하고 있다. 다음 코호트의 용량은 이전 테스트한 용량에서의 독성, 효과에 근거하여 결정되는 방식이다. 이때 용량을 너무 공격적으로 증량하는 것은 피하는 것이 좋다. 이는 불완전한 가정에 의한 예측은 부정확할 수 있기 때문이다. Bayesian 방식의 또 다른 이슈는 다음 용량 레벨을 발견하는 것이 DLT의 숫자에 의존하지 않는다는 것이고, 대신 가장 유용성의 가능성이 높은 용량을 구하기 위해서는 많은 산술 계산이 필요하다는 것이다. 또 이러한 Bayesian 디자인을 위해서는, 디자인에 필요한 변수들에 대한 논의와 실제 필요한 시뮬레이션에 많은 수고가 든다. 그럼에도 1/2상 임상시험 디자인의 주된 장점은 1상 임상시험에서 테스트한 항종양효과에 대해서 proof-of-concept 평가에 유용하다는 것이다.

5. 결론

1상 임상시험을 수행할 때 임상시험의 디자인을 선정하는 것은 매우 중요하다. 디자인마다 테스트에 필요한 환자 수, MTD 선택의 정확도, MTD 초과 용량에서 테스트되는 용량 레벨의 수, 비효과적인 낮은 용량으로 치료받는 환자 수가 달라진다. 모든 요건들을 다 만족시키기는 쉽지 않아서 연구의 특이적인 수요에 따라 임상시험 디자인을 결정해야 한다. 여전히 전통적인 3+3 디자인, modified Fibonacci 디자인도 사용되고 있지만, accelerated titration design이나 CRM 디자인이 도입되어 다양한 디자인을 고려할 수 있어 과거에 비해 1상 임상시험의 디자인이 많이 향상되었다.

참고문헌

1. W. K, Kelly, S. Halab (Eds). (2018) Oncology clinical trials: successful design, conduct, and analysis. New York (US): Springer Publishing Company.
2. LoRusso PM, Boerner SA, Seymour L. (2010) An overview of the optimal planning, design, and conduct of phase I studies of new therapeutics. Clin Cancer Res, 16(6):1710–8.
3. Paller CJ, Bradbury PA, Ivy SP, et al. (2014) Design of phase I combination trials: recommendations of the Clinical Trial Design Task Force of the NCI Investigational Drug Steering Committee. Clin Cancer Res, 20(16):4210–7.
4. Postel-Vinay S, Aspeslagh S, Lanoy E, et al. (2016) Challenges of phase 1 clinical trials evaluating immune checkpoint-targeted antibodies. Ann Oncol, 27(2):214–24.
5. Wong KM, Capasso A, Eckhardt SG. (2016) The changing landscape of phase I trials in oncology. Nat Rev Clin Oncol, 13(2):106–17.
6. Yan F, Thall PF, Lu KH, et al. (2018) Phase I-II clinical trial design: a state-of-the-art paradigm for dose finding. Ann Oncol, 29(3):694–699.

Chapter 09

암임상시험에서의 약동학

장인진/이승환

요약

- 약동학은 약물이 투여 후 체내에서 시간에 따라 흡수, 분포, 대사, 배설되는 일련의 과정을 연구하는 학문이다.
- 항암제를 포함한 많은 약물들이 약물의 전신노출과 안전성 및 유효성 사이에 상관관계가 있어 적절한 용량용법을 탐색하기 위해 약물의 약동학적 특성을 평가하는 것이 중요하다.
- 약물의 약동학적 특성은 임상시험 전 과정에서 평가되나 주로 1상 임상시험을 통해 집중적으로 평가되며, 전통적인 약동학 분석법 외에도 집단약동학 분석이나 생리학기반약동학 분석이 활용되고 있다.
- 약물의 약동학적 특성은 약물의 물리화학적 요인, 체내의 생리적 변화 또는 질환 상태에 따라 차이가 있으므로 변화의 원인에 대한 파악이 중요하다.
- 특히, 신기능 저하, 간기능 저하, 임산부, 소아, 노인 환자 등은 일반적인 성인 환자와 다른 약동학적 특성을 보일 수 있고, 이것이 안전성 및 유효성의 변화를 일으킬 수 있으므로 용량용법을 조절해야 할 수 있다.

1. 약동학이란?

Pharmacokinetics(PK, 약동학)이란 약물이 투여 후 체내에서 시간에 따라 흡수, 분포, 대사, 배설되는 일련의 과정을 연구하는 학문으로 '약이 체내에서 어떻게 움직이는가'의 관점에서 보는 것이다. 이는 일반적으로 혈중 약물농도를 측정하거나 약물이 분포하는 부위의 약물농도를 측정하여 평가한다. 반면 pharmacodynamics(PD, 약력학)은 '몸이 약에 대해 일으키는 반응'으로 작용부위에 도달한 약물이 생리학적 및 생화학적 작용에 따라 치료효과 및 이상반응을 나타내는 농도와 효과 사이의 관계를 연구하는 학문이다. 보통 약동학-약력학 관계가 있는 약물은 투여량에 따라 전신에 노출되는 약물의 양이 변화하고, 이에 따라 치료 효과 혹은 이상반응의 양상이 변화할 수 있다. 항암제 개발에서도 기대하는 치료효과를 보이며 최소한의 독성을 보이는 적정한 전신노출량과 용량용법을 탐색하기 위해 약물의 약동학적 특성을 평가하는 것이 매우 중요하다(그림 9-1).

약동학과 약력학은 신약 임상개발에서 중요한 요소들 중 하나로, New drug application(NDA, 신약허가신청서) 제출 시 약동학 자료는 필수 요건이다. 때문에 미국 FDA

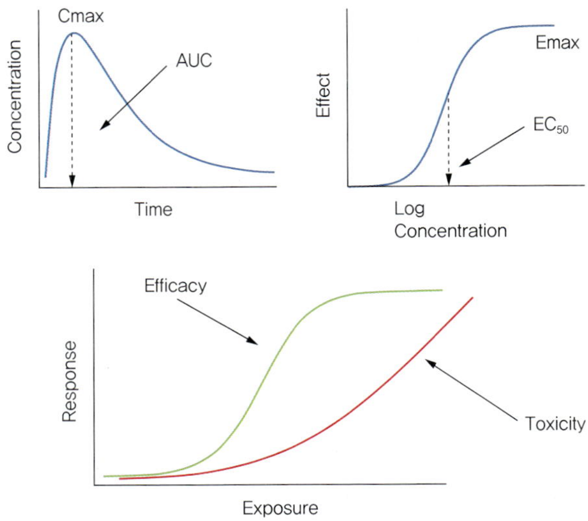

그림 9-1. 약물의 약동학-약력학 관계(FDA, Clinical Pharmacology 1: Phase 1 Studies and Early Drug Development, 2012, Investigators forum)

와 같은 규제기관에서는 약동학 연구 설계 방법과 고려사항 등에 대한 가이드라인을 제시하고 있으며, 약물상호작용 연구, 특수집단(간질환, 신질환, 임산부, 수유부 등)에서 약동학 연구 등의 설계 방법 및 고려사항에 대해서도 가이드라인을 제시하였다.

최근에는 집단 약동학/약력학 모델링(population pharmacokinetic/pharmacodynamic modeling) 및 생리학기반 약물동태 모델링(physiologically based pharmacokinetic modeling)을 개인 간 약물반응의 차이를 보이는 공변량을 탐색하고 이에 기반한 적정약물요법을 설정하는데 활용하고 있다. 뿐만 아니라 소아 적정 용량용법 설정, 약물-약물 상호작용 예측 등에도 다양하게 활용하고 있어 그 중요도가 높아지고 있다(**그림 9-2**). 약동학 모델링을 이용한 공변량 탐색(49%), 약물 용량 탐색(22%), 독성 예측(18%), 소아 환자에서의 약동학 양상 예측(13%), 약동학-약력학 관계 탐색(8%) 등의 활용이 있었다(총 393건).

2. 기본 약동학 원리

약물은 투여경로에서 전신순환으로 흡수된 후 분포과정을 거쳐 작용부위에 도달하고, 동시에 간, 신장 등을 통해 소실된다. 약물의 물리화학적 요인, 체내의 생리적 변화 또는 질환 상태가 약물의 흡수, 분포, 대사, 배설 속도와 양에 영향을 줄 수 있고,

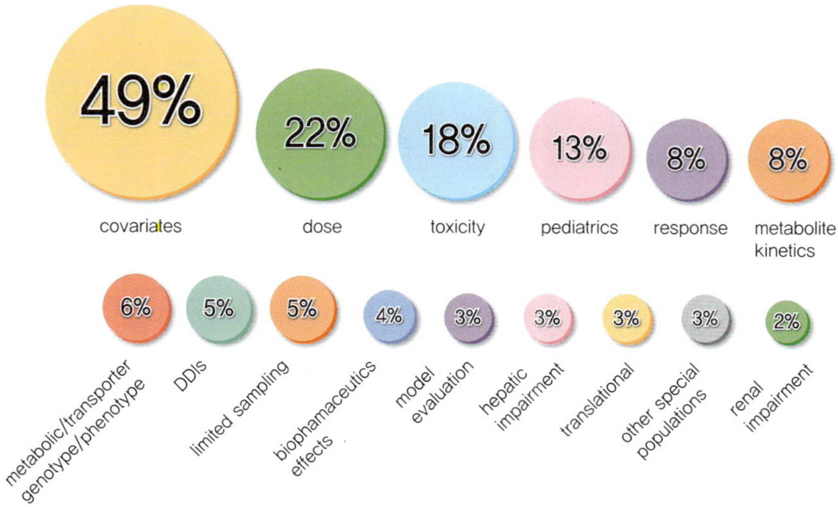

그림 9-2. 항암제 분야에서 약동학 모델링의 역할(Darwich, Adam S., et al. "Role of pharmacokinetic modeling and simulation in precision dosing of anticancer drugs.")

이로 인해 약물의 효능이 달라질 수 있어 약동학에 대한 기본 개념의 이해가 중요하다(**그림 9-3**).

1) 약동학 용어

약동학은 약물이 흡수, 분포, 대사, 배설되는 각각의 과정에서 약물의 이동량과 속도를 파악하는 것으로, 이를 통해 임의의 용량용법에서 시간에 따른 약물 농도를 정량적으로 예측할 수 있다. 대부분 약물의 농도는 혈장에서 측정하고, 시간에 따른 혈장 약물 농도 곡선과 회귀분석을 이용하여 약물의 특성을 확인할 수 있는 약동학 변수들을 산출한다. 아래 **그림 9-4**는 경구로 약물을 투여하였을 때 시간에 따른 혈장 약물 농도 곡선으로, 이를 통해서도 몇 가지 약동학 변수들을 시각적으로 확인할 수 있다. 대표적인 예로 약물의 최고 혈중 농도인 C_{max}는 곡선에서 제일 높은 농도로 확인할 수 있고, T_{max}는 C_{max}가 나타난 시간으로 확인할 수 있다.

약동학 변수는 크게 primary endpoint, secondary endpoint로 구분한다. 1차 약동학 변수는 흡수속도상수(absorption rate constant, k_a)와 생체이용률(bioavailability, F), 분포용적(volume of distribution, V_d), 청소율(clearance, CL)이 포함되며, 이들은 약물의 물리·화학적 특성 및 체내의 생리적 특성에 따라 다르다. k_a는 약물이 체내에 흡수되는 속도를 말하며, F는 투여한 약물이 전신순환에 도달하여 생체에 이용되는 비율을 말한다. 또한 CL은 단위 시간당 약물이 소실되는 양이고, V_d는 약물이 체내 전

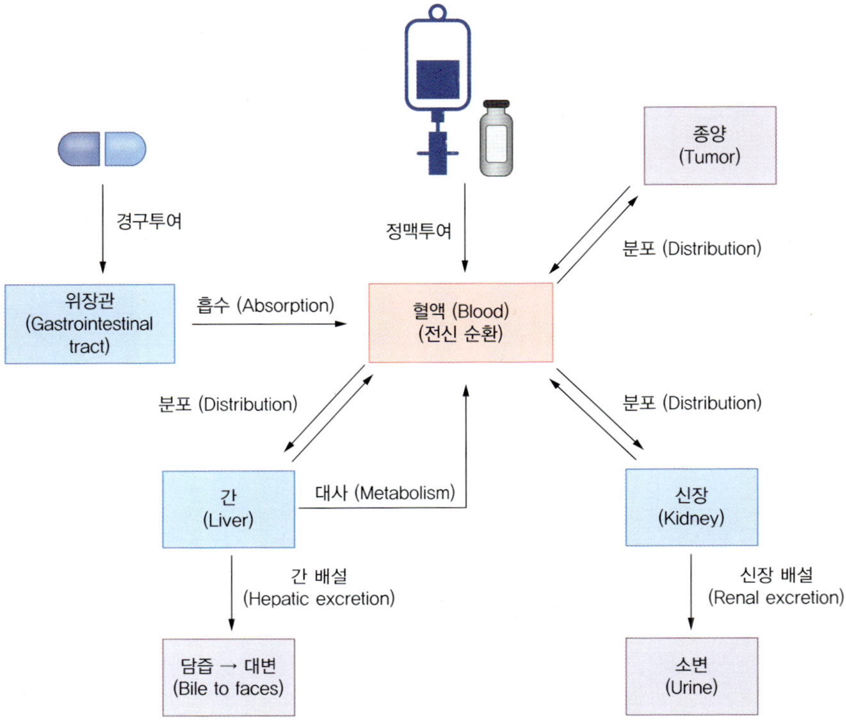

그림 9-3. 경구투여 또는 정맥투여 약물의 약동학(흡수, 분포, 대사, 배설)

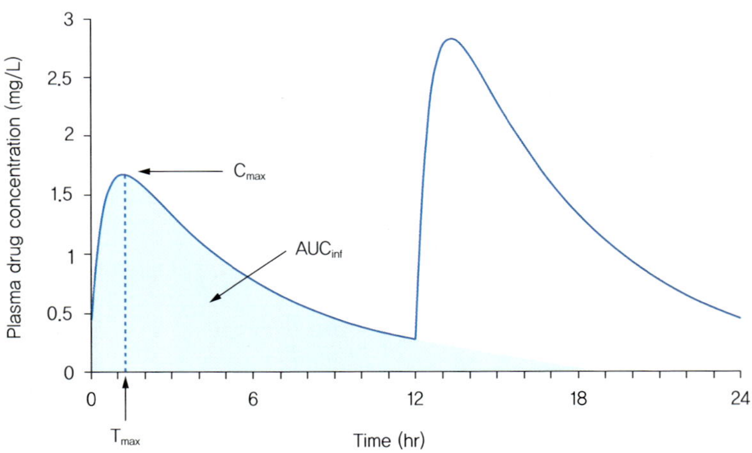

그림 9-4. 경구로 약물을 투여하였을 때 시간에 따른 혈장 약물 농도 곡선

체에 혈중 농도와 같은 농도로 존재한다고 가정하였을 때 체내 약물의 총 양을 함유하는 데 필요한 부피를 의미한다.

2차 약동학 변수는 1차 약동학 변수로부터 산출할 수 있는 변수로, 여기에는 half-life($t_{1/2}$, 반감기), area under the time-concentration curve(AUC, 시간–농도 곡선하 면적) 등이 포함된다. 반감기는 혈장 농도가 반으로 줄어드는 데 걸리는 시간을 말하며, AUC는 체내 누적 약물 노출 정도를 대변하는 지표로, 이들 변수들은 시간–농도 자료를 이용해 구할 수 있다. 1차, 2차 약동학 endpoint를 포함한 주요 약동학 endpoint는 **표 9-1**과 같다.

표 9-1. 약동학 endpoint

변수	정의
Cmax	최고 혈중 농도
Cmin(Ctrough)	최저 혈중 농도, 항정상태에서 투약 직전의 농도
Cavg	평균 혈중 농도, $\frac{AUC\tau}{\tau}$
Fluctuation	항정상태에서 최고 농도와 최저 농도 간 변동(%), $100 \times \frac{C_{max}\text{-}C_{min}}{C_{avg}}$
Accumulation index	단회 투여 시 약물 체내 노출에 대한 항정상태에서의 약물 체내 노출의 비율, $\frac{AUC\tau,ss}{AUC\tau}$
T_{max}	최고 혈중 농도 도달시간
$t_{1/2}$	반감기, 약물의 농도가 원래 농도의 절반으로 줄어드는데 걸리는 시간, $\frac{\text{In}(2)}{k_e}$
k_e	제거속도상수, 약물이 체내에서 소실되는 속도 상수, $\frac{\text{In}(2)}{t_{1/2}} = \frac{CL}{V_d}$
AUC_{last}	마지막 채혈 시점까지의 시간–농도 곡선하 면적
$AUC_{\tau,ss}$	항정상태에서의 투약시각으로부터 다음 투약시간까지(투여 간격, τ)의 시간–농도 곡선하 면적
AUC_{inf}	무한대까지 외삽한 시간–농도 곡선하 면적, $AUC_{last} + \frac{C_{last}}{k_e}$
CL	청소율, 단위 시간당 약물이 제거되는 혈장 부피, $\frac{Dose}{AUG_{inf}} = K_e \times V_d$
V_d	분포용적, 약물이 분포하는 가상의 부피, $\frac{Dose}{K_e \times AUG_{inf}}$
F	생체이용률, 투여된 약물이 전신순환에 도달하여 생체에 이용되는 비율, $\frac{AUC_{PO} \times Dose_{IV}}{AUC_{IV} \times Dose_{PO}}$

2) 흡수(Absorption)

약물의 투여 방법은 크게 혈관 내(intravascular) 투여와 혈관 외(extravascular) 투여로 나눌 수 있다. 혈관 내 투여는 대표적으로 정맥주사(intravenous) 방법이 있으며, 약물을 직접 순환혈액내로 투여하므로 약물의 흡수 개념이 필요하지 않다. 혈관 외 투여는 경구투여, 근육주사(intramuscular), 피하투여(subcutaneous) 방법이 있으며, 이 경우 약물이 작용부위에 도달하기 위해서는 이중지질층(lipid bilayer) 형태의 생체막을 반드시 통과해야 하고 세포내 효소 등에 의해 대사되기도 하므로 투여한 모든 양이 전신순환하지는 않는다. 이때 약물 투여 후 전신순환에 도달하여 생체에 이용되는 약물의 비율을 생체이용률(bioavailability, F)이라 한다. 전통적으로 사용되어온 항암제는 대부분 정맥주사로 투여하여 약물의 F가 1 또는 100%이었으나, 최근에 개발되고 있는 표적항암제는 대부분 저분자의약품(small molecular drug)으로 매일 경구 투여하는 약물이 대부분이기 때문에 F가 중요하게 고려되어야 한다.

약물의 흡수는 약의 물리화학적 특성과 신체의 생리적 특성, 환자의 습관 등에 따라 변할 수 있다. 약물의 흡수에 영향을 미칠 수 있는 요인은 **표 9-2**와 같다.

(1) 음식물 상호작용(Food Effect)

특히, 음식물은 경구용 항암제의 흡수량과 속도를 변화시켜 약동학에 영향을 미칠 수 있으므로 약물 개발 시 중요하게 고려해야 한다. 음식물은 위 배출(gastric emptying)을 지연시켜 약물이 소장 부위로 이동하는 시간을 연장한다. 이에 따라 최고 혈중

표 9-2. 경구투여 약물의 흡수에 영향을 줄 수 있는 요인

약물의 방출 특성	붕해(disintegration)/용출(dissolution)
약물의 물리화학적 특성	이온화(ionization) – 산성(acid)/염기성(base)
	분배계수(partition coefficient) – octanol/water
	물에서 용해도
위장관의 생리적 특성	위 배출 시간(gastric emptying time)
	소장에서 운동성(intestinal motility)
	대장 내 머무르는 시간(colonic retention time)
	위장관에서 혈류량(perfusion of the gastrointestinal tract)
	위장벽에서 투과성(permeability of gut wall)
위장관 질환	크론병
	위장관 절제 수술
	설사

농도 도달 시간이 지연되고 최고 혈중 농도가 낮아질 수 있다. 또한, 음식물은 위산도(gastric pH)를 변화시켜 약물의 산염기 특성에 따라 흡수 속도를 변화시킬 수 있고, 담즙과 혈액의 흐름을 증가시키며, 약물과 물리적으로 상호작용하면서 흡수에 영향을 줄 수 있다. 특히, 고지방, 고칼로리 음식은 위장관의 생리를 가장 크게 변화시킬 수 있기 때문에, 약물과 음식물의 상호작용을 평가할 때는 고지방, 고칼로리 음식을 섭취하는 방법으로 연구를 설계해야 한다.

약물은 투과도(permeability)와 용해도(solubility)에 따라 4가지의 Biopharmaceutics Classification System(BCS, 생물약제학적 분류체계)로 구분할 수 있으며, 높은 투과도와 높은 용해도를 가진 BCS class 1에 해당하는 약물은 음식물 영향을 거의 받지 않는 경우가 많다. 하지만 모든 약물에 해당하는 것은 아니기 때문에 모든 경구용 약물은 일반적으로 음식물 상호작용 연구가 필요하다.

음식물 상호작용 연구는 약물 흡수에 미치는 음식물의 영향을 평가하기 위한 목적으로 공복 상태와 음식물 섭취 후의 주요 약동학 변수(주로 약물의 흡수와 전신 노출의 지표인 C_{max}와 AUC) 사이에 차이가 있는지 확인하는 것이다. 대부분의 항암제는 안전성에 대한 우려로 암환자 집단에서 음식물 영향 연구를 진행하지만, 안전역이 넓은 경우 건강한 성인에서도 진행할 수 있다.

미국 FDA는 연구에 사용되는 고지방식이, 고칼로리 음식을 800~1,000 칼로리의 50% 이상의 지방을 함유하는 음식으로 정의하며, 한국 식품의약품안전처는 900 칼로리 이상, 35% 이상의 지방을 함유하는 음식으로 정의한다. 참고로 음식물 영향 평가 시 공복상태는 8시간 정도의 밤새 공복과 약물 복용 후에도 연속된 4시간의 공복상태를 의미한다.

음식물은 약물의 흡수를 증가/감소시키거나 또는 아무런 영향을 미치지 않을 수 있다. 이는 공복상태 대비 음식물 섭취 후의 C_{max}와 AUC의 비율로 확인할 수 있다. 공복상태 대비 식후의 C_{max}와 AUC의 geometric mean ratio(GMR, 기하평균비)와 90% confidence interval(CI, 신뢰구간)이 80%에서 125% 사이에 포함되면 음식물의 영향이 유의하지 않다고 판단한다. 다만 이 범위를 벗어나더라도 증가 혹은 감소된 약물의 전신노출이 약효에 큰 영향을 미치지 않는 경우에는 임상적으로 음식물 영향이 유의하지 않다고 판단할 수 있다. 임상시험을 통해 음식물 영향이 없다고 판단되는 경우, 음식물과 관계없이 약물을 복용할 수 있다고 허가사항에 명시할 것이며, 음식물 영향이 있다면 결과에 따라 공복에 복용하거나 음식물과 같이 복용하라고 권고할 것이다.

약물과 음식물 병용 시 T_{max}가 연장되기도 하는데, 이는 보통 흡수속도가 지연되는 것이지 전체 흡수량이 변하는 것은 아니어서, T_{max}의 변화로 인해 공복 시 복용을 요구하지는 않는다. 다만, 최고 혈중 농도에 도달하는 시간이 약물의 약효와 관련이 있는 경우, T_{max}가 연장되면 약효 발현 지연이 생길 수 있다.

(2) 흡수에 영향을 주는 요인

① pH 의존적 흡수

BCS class 2와 같이 높은 투과도와 낮은 용해도를 갖는 약물은 위 내 pH에 따라 용해도가 달라지면서 약물의 흡수율이 달라질 수 있다. 보통 위 내 pH는 1~3 정도를 유지하는데, 병용약물 및 질환으로 인해 위 내 pH가 상승되면, 산성인 위 내 pH에서는 잘 용해되지만 중성이나 약산성에서는 용해되기 어려운 약물(또는 반대의 특성을 가진 약물)의 흡수가 영향을 받을 수 있다.

위 내 pH를 높이는 치료는 십이지장궤양, 위궤양이 있는 환자들에서 꼭 필요한 치료이다. 시장에 나와 있는 위 내 pH를 높이는 약제들로는 제산제, 항히스타민제(H_2 antagonist), 양성자 펌프 억제제(proton pump inhibitor)가 있다. 이러한 치료제들은 위 내 pH를 증가시켜, 다른 약물(특히, pH 의존적으로 용해도가 변하는 약물)과 병용 시 병용약물의 흡수를 변화시킬 수 있다. 또한, 제산제에 포함되어 있는 Mg^{2+}, Ca^{2+} 등은 약물과 불용성 킬레이트(chelate)를 형성하여 약물의 흡수를 변화시킬 수 있다. 한편 위 내 pH를 높이는 질환으로는 무산증(achlorhydria), 저산증(hypochlorhydria)이 있고, 노인의 경우 노화로 인해 위 내 pH가 높아지는 경향이 있다.

하지만 위 내 pH 변화가 약물의 흡수에 큰 영향을 미치지 않을 수도 있는데, 이는 위에 비해 소장에 microvilli가 잘 발달되어 총면적이 크고 혈류량도 커서 실제 약의 흡수는 소장에서 더 빠르게 진행되기 때문이다. 이에 따라 대부분 경구투여 약물의 흡수속도는 주요 흡수부위인 소장으로의 이행속도(위 배출속도)에 좌우되기도 한다.

② 위 배출 지연

위 배출속도는 개인차가 상당히 크며, 여러 인자에 의해 영향을 받을 수 있다. 위 배출을 지연시키면 약물이 소장으로 이동하는 시간이 연장되고, 이에 따라 T_{max}가 지연되고 C_{max}가 낮아질 수 있다. 음식물을 섭취하거나 누워 있는 자세, 심한 운동을 하면 위 배출을 지연시킬 수 있고, 항콜린성 제제, 마약성 진통제, 제산제 등은 위 배출속도를 저하시키는 대표적인 약물군이다.

③ 위장관 수술력

대부분의 약물은 소장부위에서 주로 흡수되므로 경구투여 약물의 흡수는 위 배출

속도 및 장운동의 변화에 크게 영향을 받는다. 위장관 수술을 하게 되면 장운동이 감소하여 약물의 흡수가 저하될 수 있고, 위/소장 절제술을 하면 흡수 면적이 감소하여 전신노출양이 감소할 수 있다. 또한 위절제술은 위산의 pH 생성에도 영향을 주어 pH 의존적으로 용해도가 변하는 약물의 흡수에 영향을 줄 수 있다. 따라서 약물의 약동학 특성을 확인하기 위한 임상연구 설계 시, 약물의 흡수에 영향을 줄 수 있는 위장관 수술력이 있는 환자의 선정/제외 여부를 주의 깊게 고려해야 한다.

3) 분포(Distribution)

전신순환에 들어온 약물이 치료 효능을 나타내기 위해서는 수용체가 존재하는 장기나 조직으로 이동해야 한다. 이상적으로는 투여약물은 작용부위에만 특이적으로 분포해야 하지만, 약물의 체내 분포는 비특이적이어서 작용부위에만 분포하는 약물은 거의 없다. 항암제라면 암조직에만 분포하고 부작용이 주로 발생하는 소화기 점막이나 조혈기관에 분포하지 않으면 이상적이겠으나, 이러한 특성을 가지는 약물은 제한적이다. 일반적으로 약물의 장기 내 분포의 평형 도달 시간을 결정하는 주요인자는 각 장기의 혈류량이며, 어느 정도의 비율로 장기 내 농도가 평형상태에 도달할 것인지는 약물의 지용성과 각 장기의 지방 함유량 등에 의해 결정된다.

분포에 관한 주 약동학 변수는 V_d이다. 실제 신체 수분의 총 구성은 **표 9-3**과 같으며, 신체의 총 수분량은 약 120 L이지만, V_d가 150 L 이상인 약물도 있다. 이는 V_d가 해부학적 개념의 용적이 아닌 가상의 부피이기 때문이다. 개념적으로 V_d는 혈장약물농도와 같은 농도를 갖는 용적이 체내에 어느 정도 인가를 의미한다. 따라서 V_d가 3L 미만인 경우 혈장에 주로 분포한다고 볼 수 있고, V_d가 50 L보다 크다면 약물은 몸의 여러 조직들, 특히 지방에 분포되어 있다고 생각할 수 있다. 다만, 혈장약물 농도는 단백결합률 및 조직결합률에 따라 크게 달라질 수 있기 때문에, 저알부민혈증과

표 9-3. 신체 수분의 총 구성

체액	부피(L)	체중 대비 비율
Extracellular water	13~16	18~22
Plasma	3	4
Blood	7	8
Interstitial fluids	10~13	4~18
Intracellular water	25~28	35~40
Transcellular water	0.7~2	1~3
Total body water	40~46	55~65

같이 혈장단백질 비율이 달라지는 경우 V_d가 크게 변할 수 있다. 이 외에도 **그림 9-5**와 같은 수송체(transporter)에 의해 약물의 분포가 변할 수 있다.

4) 대사(Metabolism)

경구투여 시 약물은 위장관에서 흡수된 후 위장관벽 상피세포 내 또는 간에서 대사되는 초회통과(first-pass)를 거쳐 전신순환계에 들어오므로, 생체에 이용되는 비율이 정맥투여 시에 비해 감소한다. 약물은 수용성이 높으면 대개 그대로 신장을 통해 소변으로 배설되나, 지용성이 높은 경우 간 또는 다른 장기에서 대사 과정에 의해 수용성 물질로 변환된 후 배설된다. 일반적으로 약물은 대사과정을 거치면 수용성이 증가하고 약리 활성이 감소하는데, 활성이 증가하는 활성대사체(active metabolite)도 있다. 또한 대사에 의해 불안정한 반응성 중간물질이 생성되어 이들 대사중간체가 세포독성, 약물 알레르기, 유전독성, 발암성의 원인이 될 수 있다. 대표적인 예로 irinotecan은 UDP-glucuronosyltransferase(UGT)에 의해 활성대사체인 SN−38을 생성하는데, SN−38은 설사와 골수억제의 이상반응을 유발하는 것으로 알려져 있다. 때로는 모체가 활성이 없는 반면 대사체가 활성이 있는 경우도 있는데, 이러한 약물을 전구체(prodrug)라고 한다. 대표적인 전구체 항암제로 capecitabine이 있으며, 여러 대사 경로를 통해 활성약물인 5−FU로 변환된다. 이러한 전구체는 개인별 대사효소능의 차이로 인해 약동학 변이가 클 수 있다.

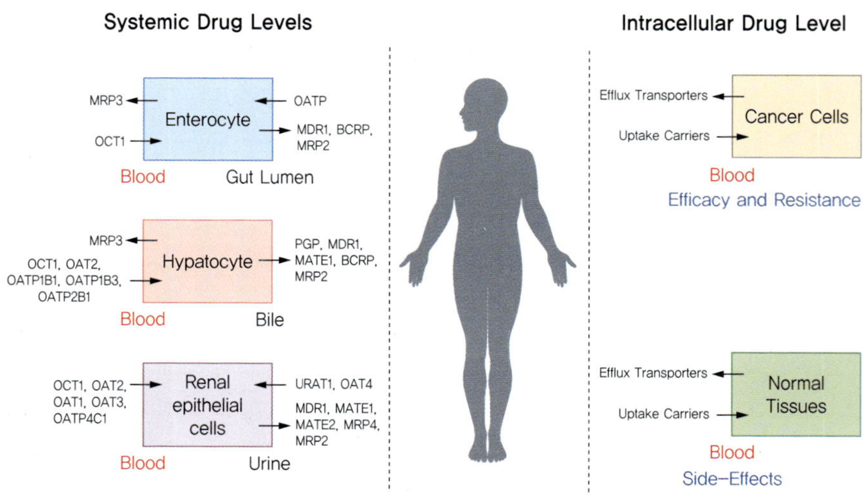

그림 9-5. 약물의 분포에 관여하는 수송체(transporter) (Cocucci, E., et al. "Role of Passive Diffusion, Transporters, and Membrane Trafficking-Mediated Processes in Cellular Drug Transport.")

(1) 대사 경로(metabolism pathway)

약물대사는 체내의 많은 조직에서 일어나지만 양적인 면에서 대부분 간에서 일어난다고 볼 수 있다. 약물의 대사과정은 크게 phase 1 반응과 phase 2 반응으로 구분한다. Phase 1 반응은 주로 Cytochrome P450(CYP450) 효소에 의해 일어나고, 모체 약물에 산화/환원 반응을 일으켜 친수성의 대사체로 변환한다. Phase 2 반응은 phase1 반응에 의해 생성된 대사체에 glucuronic acid, glutathione, acetyl기를 포합(conjugation)하여 대사체의 수용성을 높여 소변 또는 담즙으로의 배설을 용이하게 한다. 많은 약물이 CYP 효소에 의해 대사되기 때문에, 개발하는 약물이 CYP 효소의 기질(substrate)이거나 저해제(inhibitor), 유도체(inducer)인지 탐색하는 것이 필요하다. 특히, 같이 병용하는 약물이 동일한 CYP 효소에 의해 대사되거나 서로의 대사에 영향을 주는 약물이라면, 의약품 개발 시 대사 과정에 근거한 약물 상호작용에 대한 고려를 해야 한다. **표 9-4**는 약물대사효소의 기질, 저해제, 유도제에 대한 정의이다.

(2) 대사효소의 다형성(polymorphism of metabolizing enzyme)

약물대사에서 가장 중요한 반응은 CYP 효소에 의한 산화 반응이며, 특정 CYP 효소로 대사되는 약물인 경우 개인별 CYP 표현형에 따라 약물 노출이 증가하거나 감소하여 이상반응이 나타나거나 기대하는 치료효과를 얻지 못할 수 있다. 또한 CYP 효소계의 활성도는 개인 간에 차이가 있어 약물 반응의 개인차의 주요 원인이 되고 있다. 예를 들어 항암제 중 6−mercaptopurine은 대사효소인 thiopurine methyltransferase (TPMT)의 다형성으로 인해 개인별 투여 용량 조정이 필요하다. TPMT 활성이 결핍된 사람이 6−mercaptopurine을 상용량으로 복용하게 되면 과도한 골수억제를 나타낼 수 있다. 마찬가지로 tamoxifen은 CYP2D6에 의해 활성 대사체인 4−OH tamoxifen, 4−OH N-desmethyl tamoxifen을 생성하는데, 활성이 없는 CYP2D6 유전형을 보유하는 경우 기대하는 치료효과에 못 미칠 수 있어 Clinical Pharmacogenetics Implementation Consortium(CPIC)에서는 다른 치료제의 사용을 권고하고 있다.

5) 배설(Excretion)

약물이 체내에서 소실되는 과정은 크게 간에서 비활성형 대사체로 대사되는 과정과 신장에서 요중 배설하는 경로, 담즙을 통해 변으로 배설되는 경로가 있다. 간에서 대사되는 경우 대사체가 신장을 통해 주로 배설되며, 간에서 phase 1 반응에 의해 약물이 대사된 후 glucuronidation 등의 phase 2 포합반응에 의한 대사를 받으면 담즙으로 배설되기도 한다. 배설을 대표하는 1차 약동학 평가 변수는 CL이며, 약물의 용량 용

표 9-4. 기질, 저해제, 유도제 정의

기질(Substrates)	
Sensitive	알려진 저해제와 병용하였을 때 AUC 값이 5배 이상 증가하는 약물을 sensitive substrate이라고 함
Not sensitive	알려진 저해제와 병용하였을 때 AUC 값이 5배 미만으로 증가하는 약물을 not sensitive substrate이라고 함
저해제(Inhibitors)	
Strong inhibitor	다른 약제의 AUC를 5배 이상 증가시키거나 CL를 80% 이상 감소시키는 약물
Moderate inhibitor	다른 약제의 AUC를 2배 이상 5배 미만으로 증가시키거나 CL를 50~79% 감소시키는 약물
Weak inhibitor	다른 약제의 AUC를 1.25배 이상 2배 미만으로 증가시키거나 CL를 20~49% 감소시키는 약물
유도제(Inducers)	
Strong inducer	다른 약제의 AUC를 5배 이상 감소시키는 약물
Moderate inducer	다른 약제의 AUC를 2배 이상 5배 미만으로 감소시키는 약물
Weak inducer	다른 약제의 AUC를 1.25배 이상 2배 미만으로 감소시키는 약물

법을 결정하는데 참고할 수 있는 주요한 변수이다. 신장으로 주로 배설되는 약 중 단백결합률이 높은 약제는, 저알부민혈증과 같은 질환으로 인해 단백결합률에 작은 변화만 생겨도 사구체 여과량에 영향을 받아 CL이 달라질 수 있으므로 주의해야 한다.

3. 1상 임상시험(인체 약리 임상시험)에서 약동학

약동학 평가는 1상 임상시험의 주요한 요소로서, 새로운 항암제 개발 시 용량-노출 관계(dose-exposure relationship)를 규명하기 위해 필수적이다. 약동학 평가의 일차적 목적은 적절한 인구 집단에서 목표 약물 노출(target drug exposure)에 도달하는 용량용법을 결정하는 것이다.

항암제 1상 임상시험에서는 흔히 maximum tolerated dose(MTD, 최대 내약 용량)을 결정하기 위한 용량 증량 연구를 진행하며, 이때 용량에 따른 약물 노출을 평가하기 위해 집중적인(intensive) 약동학 채혈을 실시한다. 1상 임상시험을 통해 결정된 MTD와 용량별 약물 노출은 추후 recommended phase 2 dose(RP2D, 2상 임상시험의 권고용량)를 설정하는 근거가 된다(**그림 9-6**). 따라서 초기의 1상 임상시험에서의 약동학 채혈 및 검체(소변, 타액, 점액 등) 수집은 충분한 시간 동안 집중적으로 이루어져야 한다. 검체는 가능한 반감기의 5배 이상의 기간 동안 얻어지는 것이 좋다. 수집된 검체에서의 약물농도는 검증된 분석방법에 따라 측정되며, 약동학 평가는 일반적으로 비구획 방법(noncompartmental method) 또는 비선형 회귀 분석법(nonlinear regression analysis)으로 진행된다.

비구획 약동학 분석은 모델과 독립적인 약동학 변수를 산출한다는 점이 장점이다. 비구획 분석은 약동학적 선형성을 가정하며, 약동학 변수가 시간이나 용량에 따른 변화가 크지 않음을 가정한다. 반면, 구획 분석(compartmental analysis)은 비선형 회귀 및 곡선 적합(curve fitting), 다양한 변수들을 필요로 하지만, 약동학 변수의 추정뿐만 아니라 약물 농도를 예측하거나 약동학 및 약력학 자료를 동시 분석할 때 유용하다.

1상 임상시험의 평가 용량은 비임상시험 결과를 기반으로 결정한다. 첫 용량은 동물시험에서 심각한 독성을 나타내지 않았던 용량에 근거하여 충분히 안전할 것으로 추정되는 낮은 용량으로 시작하며, 소수(2~6명)의 대상자로 구성된 각 코호트에서 예정된 Dose-limiting toxicity(DLT, 용량제한독성)이 관찰될 때까지 단계적으로 용량을 증가시키는 방식으로 임상시험을 진행한다.

약동학 정보를 파악하기 위해서는 적절한 채혈시점을 설정하는 것도 중요하다. Allometric scaling이나 Physiologically based pharmacokinetic(PBPK) 모델을 활용하여, 비임상시험 결과를 사람에게 외삽하여 채혈시점을 설정할 수 있다. Allometric scaling은 포유동물들의 생리적 유사성으로 인하여 서로 다른 종(species)의 약동학적 특성 간에 수식으로 정의할 수 있는 일정한 관계가 존재한다는 가정 하에, 청소율, 분포용적, 반감기 등의 약동학 지표의 종간 차이를 체중과 연관시켜서 예측할 수 있다. PBPK 모델은 약물의 약동학에 영향을 미치는 생화학적 및 생리학적으로 중요한 조직 및 장기 등을 포함시킨 모델을 바탕으로 각 조직 및 장기의 약물량에 대한 연립미분방정식을 정립하고 이를 통해 약동학 지표의 종간 외삽이 가능하다.

필요에 따라 모체뿐만 아니라 대사체도 약동학 평가의 대상이 될 수 있다. 모체 노출량 대비 대사체 노출량이 많거나, 대사체가 활성을 나타내는 경우에는 대사체의 약동학적 특성 규명이 필요할 수 있다.

초기 임상시험에서 용량 증량(dose escalation) 설계 이외에도 새로운 연구 설계들이 적용되는 사례가 증가하고 있다. 표적치료제와 면역항암제의 출현과 더불어, 환자 내약의 한계까지의 용량 증량이 항상 필요한 과정은 아니게 되었다. 또한 일부 약물은 비임상시험에서 치료적 효과와 연관성이 있다고 알려진 농도나 노출까지만 투여가 이루어지기도 한다. 한편 두 항암제가 최초로 함께 투여되는 경우나 비임상시험에서 약물상호작용이 예상되는 경우에 약물상호작용 평가가 1상에서 종종 행해지기도 한다. 일

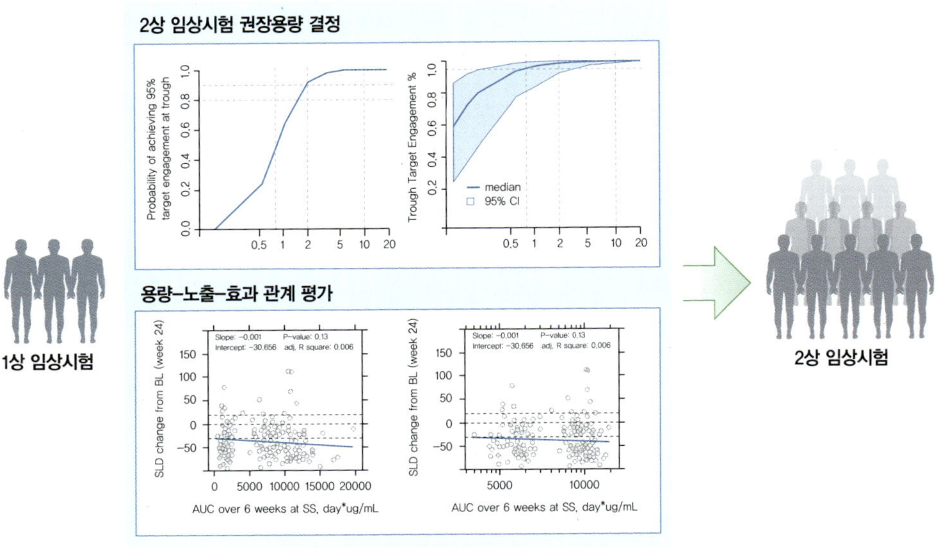

그림 9-6. 1상 임상시험의 약동학/약력학 분석 결과의 활용

반적으로 신장애, 간장애, 음식물 영향, 약물상호작용 연구 등 대부분의 임상약리 연구는 RP2D가 결정되고 preliminary activity가 확립된 이후에 진행된다.

4. 2상 임상시험(치료적 탐색 임상시험)에서 약동학

2상 임상시험은 치료적 확증시험에 앞서 약물의 안전성 및 유효성을 탐색하는 단계이다. 또한 이 단계에서는 약물의 약동학적 특성을 보다 명확히 하고 안전성 및 유효성에 대한 용량용법 의존성을 명확히 규명하여, 적절한 용량과 투여기간을 설정하고자 하는 목표를 갖는다. 따라서 독성 및 항암효과 평가와 더불어 적절한 약동학 평가도 이루어져야 한다.

1) 약동학과 바이오마커의 관계 (Pharmacokinetics-Biomarkers relationships)

효과에 대한 정보가 이미 충분히 확보되어 있고 약동학-약력학 관계가 명확히 확립되어 있는 경우에는, 용량-농도 관계가 새로운 용량, 투여용법, 제형의 사용 및 새로운 인구집단에서의 사용에 기여할 수 있다.

일부 경우에는 용량-반응(dose-response) 연구의 일부분으로서 전신노출(예: 혈장

약물농도)을 측정하는 것이 추가로 유용한 정보를 제공할 수 있다. 전신노출 자료는 특히 특정 용량과 혈장 농도 간의 상관성이 좋지 않아, 알려져 있던 농도-반응 관계가 모호해질 때 유용하게 활용될 수 있다. 이러한 경우는 약동학적 개인 간 변이(interindividual variability)가 클 때 또는 용량과 혈장약물농도 간의 관계가 비선형성을 띨 때 종종 발생한다. 또한 혈중농도는 (a) 모체와 대사체 모두 활성을 가질 때, (b) 혈중노출과 유효성 또는 안전성과의 관계가 각 혈중노출 측정치(예: C_{max}, AUC)에 따라 상이하게 나타날 때, (c) 용량-반응 연구에서 투여했던 용량의 수가 제한적일 때, 그리고 (d) 반응의 변동성이 크고 그 반응의 변동성의 원인에 대한 연구를 하는 것이 유익할 때에 유용하다.

5. 3상 임상시험(치료적 확증 임상시험)에서 약동학

대부분의 임상약동학연구는 1, 2상 환경에서 수행된다. 3상 임상시험은 치료적 확증 시험으로서, 약물의 유효성과 안전성을 확증하기 위해 수행되는 환자 대상 대규모 임상시험이다. 이러한 특성 상 3상 임상시험에서 약동학 평가가 항상 요구되는 것은 아니며, 현실적으로 집중적인 약동학 채혈이 불가능한 경우가 많다. 이러한 조건에서는 간헐적 채혈(sparse sampling)과 집단약동학(population pharmacokinetic) 분석을 통해 유익한 정보를 생성할 수 있다.

1) 집단약동학 분석(Population Pharmacokinetics)

집단약동학은 임상적으로 유효한 용량을 투여 받은 환자 집단에서 약물 농도 관측치를 평가하고, 약물 농도의 개인 간 변동성을 탐구하는데 사용된다. 집단약동학은 약물 개발의 모든 단계에서 활용될 수 있으며, 일반적으로는 3상 임상시험의 일부분으로 수행된다. 환자 특이적 요소로는 인종, 신기능, 간기능, 상호작용의 가능성이 있는 병용약물, 체중, 성별 등이 있으며, 이러한 요소는 용량-농도 관계를 변화시킬 수 있다. 집단약동학을 통해 용량-농도 관계를 변화시키는 요소를 알아낼 수 있으며, 이러한 변화가 임상적으로 영향을 주는지 여부도 알아낼 수 있다.

전통적인 약동학적 접근법과 집단약동학의 주요한 차이는 개인 간 변동성이다. 전통적인 약동학적 접근법에서 변동성이란 연구 설계나 선정/제외기준을 통해 최소화하여야 할 요소이다. 반면, 집단약동학은 개인 간 변동성을 받아들이고 이를 설명하고자 한다. 대상 집단에서의 약동학 정보를 수집하고, 변동성을 확인하여 계량화하고, 변동성과 환자 특이적 요소 간의 상관성 탐색을 통해 개인 간 변동성을 설명할 수 있다.

집단약동학 데이터는 새로운 권고용량을 정립하는 데에도 활용될 수 있다. 한 예로 docetaxel은 경증~중등증의 간장애 환자(serum glutamic oxaloacetic transaminase [SGOT] 및/또는 serum glutamic pyruvic transaminase [SGPT] > 정상 상한치의 1.5배이고 alkaline phosphatase > 정상상한치의 2.5배)에서 clearance가 평균 27% 감소하였으며, 독성의 위험은 증가하였음을 보였다. 이러한 정보는 간장애 환자에 대한 docetaxel의 권고용량 감량에 활용되었다.

2) 생리학기반약동학 분석(Physiologically Based Pharmacokinetics)

PBPK 모델은 최근에 FDA 등의 규제기관의 investigational new drug(IND) 및 new drug application(NDA)를 뒷받침하는 자료로 받아들여지고 있다. PBPK 모델은 집단약동학을 기반으로 하여 생리학적 정보와 인구집단의 파라미터, 약물의 특성을 추가로 활용하여 약동학 및 약력학을 설명한다. PBPK 분석은 장기나 조직의 하위 모델(submodel)들을 연결시켜 목표 장기 및 조직의 약물 농도를 추정함으로써, 우리가 혈장약물농도만 알고 있다는 한계점을 극복할 수 있다.

PBPK 분석은 약물 개발의 모든 단계에서 활용될 수 있으며, 비임상시험 결과에 기반하여 인간에게 첫 투여하는 용량을 결정하는 종간 scaling에도 활용될 수 있다. 뿐만 아니라 PBPK 분석은 약물상호작용의 가능성, 신장애 또는 간장애의 영향과 같은 다양한 조건에서의 약동학 특성을 예측하는 데에도 활용되어 인간 대상 약동학 연구의 필요성을 줄여줄 수 있다.

6. 세포치료제 및 유전자치료제의 임상시험에서 약동학

세포치료제(cell therapy)는 의도하지 않은 장기 또는 조직으로도 전달될 수 있다. 또한 유전자치료제(gene therapy)는 세포질 또는 세포의 유전 물질에 혼입되어 유전자 산물의 발현 또는 발현 억제에 기여하는데, 이러한 유전자 발현 조절은 의도한 바와 다르게 나타날 수 있다. 또한 vector를 이용한 유전자치료제는 바이러스 입자(viral particle)를 분비할 수도 있다.

이러한 특성으로 인하여 세포치료제와 유전자치료제는 저분자의약품(small molecule drug)의 약동학-약력학 관계를 적용하기 어려우며 전통적인 약동학 연구 설계 및 allometric scaling 등이 부적합할 수 있다. 세포치료제 및 유전자치료제는 생물학적 분포(biodistribution)를 파악하는 것이 약물의 동태(kinetics)와 가장 관련성이 높은 것으로 알려져 있으며, 의약품 개발 단계에서 이를 파악할 수 있는 연구 설계가 필요하다.

7. 특수 인구 집단에서의 약동학

1) 신기능 저하

대부분의 약물은 신장을 통하여 모체 상태로 배설되거나 간을 통하여 대사된 후 배설되는 과정을 통해 제거된다. 따라서 간기능 혹은 신기능의 악화가 약물의 약동학 및 약력학에 영향을 주므로 적정약물요법을 통한 용량 용법의 조정이 필요할 수 있다.

약물의 주된 제거 경로가 신장일 경우 신기능이 악화되었을 때 가장 주요하게 나타나는 것은 약물 신배설능의 감소이지만, 신장을 통해 제거되는 혈장 단백질 변화 등에 의해 흡수나 분포, 대사에도 영향을 미칠 수 있다. 이러한 변화는 주로 사구체 여과율이 30 mL/min/1.73 m^2 이하의 중증 신기능 저하자에서 확연하게 나타나며, 심지어 신장을 통한 배설이 약물 제거의 주 기전이 아닌 약물에서도 나타난다.

이 때문에 새로운 약물을 개발할 때 신기능 저하 집단의 약동학적 정보가 필요한 경우가 있으며, 주로 약이 장기간 사용되는 경우, 신기능 저하자에게 사용이 필요한 경우, 소변이 약물의 주 제거 경로인 경우(모체 상태로 소변으로 배설되는 비율이 30% 이상), 특정 계열의 단백질 의약품(몇몇 사이토카인과 사이토카인 조절제), 신기능 저하자에게 주로 사용되지는 않으나 신기능 저하자에게 안전성의 우려가 있는 경우(항생제 등) 등에서 임상시험을 통해 약동학 정보를 얻는 것이 추천된다.

특히, 암 환자들에게 주로 사용되는 약물인 cisplatin과 같이 신장 배설이 주 제거 경로이며 주요 약물 부작용에 신기능 저하가 해당되는 경우, 면밀하게 약물의 농도 및 안전성 지표 등을 모니터링하며 사용하는 것을 권장한다. 투석 환자에서는 투석을 통해서도 약물이 배설되는데, 일반적으로 단백결합이 높은 약물이나 분포용적이 큰 약물은 투석 후 보충이 필요하지 않지만, 분자량이 작거나 수용성이거나 단백결합이 높은 약물은 투석에 의하여 많이 손실되므로 투석 후 보충이 필요할 수도 있다.

2) 간기능 저하

간은 약물대사에 가장 중요한 역할을 하는 장기로, 간기능 저하가 생겼을 때 그 대사과정에 여러 가지 변화가 발생한다.

앞에서 말했듯이, 간에서 약물이 대사되는 과정은 phase 1 반응과 phase 2 반응으로 구분되며 phase 1 반응에는 산화, 환원, 가수분해 반응들이 포함된다. Phase 2 반응은 glucuronic acid나 sulfate와 같은 물질을 약물 혹은 그 대사체에 결합시키거나, methylation 등이 이루어지는 과정이다. Phase 1 반응에 주로 관여하는 물질은 cytochrome P450 효소로 간질환시 간세포(hepatocyte) 손상과 함께 효소의 양이 절반까지 감소하여 약물 청소율을 낮추고 반감기를 크게 증가시킬 수 있다. 뿐만 아니라 간기능 저하 시 나타나는 알부민 생성 저하가 초래하는 분포용적의 변화에 의해서도 반감기가 증가하므로, 간기능 저하 환자에서는 반드시 청소율과 분포용적을 재평가하고 반감기만을 청소율 변화의 지표로 활용하지 않는 것이 중요하다.

새로운 약물을 개발할 때, 흡수된 약물의 20% 이상이 간으로 제거되는 경우나 치료 영역(therapeutic range)이 좁은 약물에서는 간기능 저하 집단의 약동학 정보가 요구된다. 한편 대사 경로를 명확하게 알지 못하는 경우에는 일반적으로 약물이 광범위하게 대사됨을 가정하고 개발 과정을 진행하는 것을 권고한다. 이러한 임상시험에서 가장 많이 이용하는 간기능 저하 지표는 Child-Pugh 분류이며, 점수에 따라 5~6점을 경도, 7~9점을 중등도, 10~15점을 중증도 간기능 저하로 구분한다. 이와 함께 혈청 알부민이나 빌리루빈, 프로트롬빈 시간 같은 임상실험실 검사 지표가 간기능 저하 정도를 구분하기 위하여 사용될 수 있다.

3) 임산부/수유부

임산부는 태아에 미치는 영향을 고려하여 임상시험에서 일반적으로 제외되기 때문에 임산부에서의 약동학 연구 및 항암 치료에 대한 연구는 거의 수행되지 않았다. 하지만 coumarin과 같이 동물에서 기형 발생을 초래하지 않는 약물일지라도 사람에서 기형을 유발할 수 있기 때문에 비임상시험을 통하여 임산부 및 태아에 미치는 영향을 판단하는 것에는 한계가 있다.

임신을 하는 동안에는 위 배출 시간이 지연되고 장관의 운동성이 감소하여 경구투여 약물의 혈중최고농도 도달 시간이 지연되고, 이에 따라 혈중 최고 농도가 감소할 수 있다. 또한 임신 중 지속적인 체중 증가와 함께 혈장의 양이 약 50% 증가하게 되며, 혈중 알부민의 농도는 낮아진다. 이에 따라 분포용적이 작고 혈액 내에 주로 분포하는 극성 약물들의 경우 같은 양을 투여했을 때 혈중 농도는 감소하게 된다. 임신 중 CYP3A4, CYP2C9, CYP2D6와 같은 일부 간 대사효소의 활성은 증가하나 CYP1A2, CYP2C19와 같은 일부 효소의 활성은 감소하므로, 약물의 대사 경로에 따라 다른 영향을 미칠 수 있다. 또한 신 혈류량과 사구체 여과율도 함께 증가하여 신장을 통해 제거되는 약물은 보다 빠르게 제거될 수 있다. 이외에도 에스트로겐과 같은 호르몬이 다른 혈장 단백질들을 증가시켜 분포에 영향을 미칠 수 있다. 한편 태아에 미치는 영향을 고려하여 약물의 태반 통과도 고려해야 하며, 일반적으로 지질 친화도가 높고 분자량이 작은 약물이 태반을 잘 통과한다. 태아는 성장함에 따라 신체 내부에서의 약동학적 특성에 변화를 겪게 되는데, 태아 내의 혈중 알부민 농도는 초기에는 낮으며 후기로 갈수록 점차 높아지게 된다. 또한 간 대사효소들이 생후 1년이 지나야 성인의 것과 유사한 정도의 활성도를 가지므로, 태아 단계에서는 약물대사능이 크게 떨어져 있다는 것도 유념해야 한다.

태아의 중요한 장기가 형성되는 시기는 임신 후 약 12주 내의 초기단계이기 때문에, 해당 기간의 태아 약물 노출은 태아의 발생에 큰 영향을 줄 수 있다. 대부분의 약물은 모유를 통해 아기에게 전달될 수 있다. 일반적으로 모유에서의 약물 농도는 낮으나 모유를 통해 아기에게 과량 전달될 수 있으므로 주의해야 한다.

4) 소아

소아는 연령에 따라 각기 고유한 특성을 가진다는 특징이 있다. 소아의 약동학에 가장 큰 영향을 미치는 요인은 나이에 따라 비선형적으로 증가하는 체중과 마찬가지로 나이와 비례하지 않는 사구체 여과율이나 약물 대사효소능 등이다.

먼저 약물 흡수의 관점에서 살펴보면, 소아는 높은 위산도 및 느린 위 배출 시간을 가지고 있다. 소아의 위산도는 3세경 성인과 거의 동일한 수준이 되며, 위 배출 시간도 차츰 빨라져 생후 8개월 무렵에 성인과 비슷한 수준에 도달한다.

약물 분포 측면에서 소아는 성인보다 수분량이 많으며 단백결합능이 감소되어 있으며 세포외액의 비중이 높아 수용성 약물의 경우 동일한 혈장약물농도를 얻기 위해서는 체중당 더 많은 용량의 약물 투여가 필요하며 지용성 약물의 경우 반대의 양상을 보인다. 연령 증가에 따라 체내 총 수분량이 감소하고 체내 지방 비율이 증가하여 생후 약 12개월 후 성인과 비슷한 수준의 체내 수분/지방 비율을 가지게 되며 단백결합의 정도도 10~20개월 사이에 성인과 같은 수준으로 변화한다. 대사 및 배설의 측면에서 소아는 생후 약 1세가 될 때까지 계속적으로 CYP 효소의 활성도가 증가하게 된다(**그림 9-7**). Phase 1 대사효소뿐만 아니라 phase 2 대사효소도 성인에 비해 활성도가 전반적으로 떨어져 있는데, 이는 주로 UDP-glucuronyl transferase 효소가 출생 시에 거의 활성이 없기 때문이다.

소아의 출생 시 평균 사구체여과율은 40 mL/min/1.73 m^2로 1세경 최고치를 보이며 이후 나이가 들면서 점차 감소한다. 세뇨관의 흡수/분비 기능은 출생 시 사구체보다도 덜 발달되어 있어 만3세경 성인과 비슷한 수준으로 변화한다.

이 때문에 소아의 약물 용량용법을 설정할 때는 흡수, 분포, 대사, 배설 등 약동학적인 측면을 나이에 따라 면밀하게 살펴서 설정하는 것이 필요하다.

5) 노인

노인들은 나이가 듦에 따라서 발생하는 신체 기능의 변화에 따라 약동학의 변화가 생기기 쉽고, 여러 약물의 병용 사용으로 인해 약물 간 상호작용이 발생할 가능성이 높다. 약물 흡수의 측면에서, 노인은 위장 운동이 감소하고 장 내 혈류가 감소하며 점막이 위축되어 흡수에 영향을 미칠 수 있다.

약물 분포의 측면에서, 나이가 들면서 체내의 총 수분량이 감소하고 지방이 증가하며 혈중 알부민이 감소하여 지용성 약물에 대한 분포용적이 증가하고 수용성 약물은 분포용적이 감소하게 된다. 특히 노인 암환자에서 영양실조나 저알부민혈증으로 인한 체내 비결합 약물 농도(unbound drug concentration) 증가는 갑작스러운 약물 효과의 증가로 나타날 수 있다.

간에 존재하는 CYP 효소의 활성도는 나이가 듦에 따라 크게 감소하지 않지만, 간 혈류량 감소와 간 용적 감소는 간으로 주로 대사되는 약물의 청소율을 약 30~40%까지 감소시킬 수 있다.

신기능은 나이가 변함에 따라 가장 분명하게 감소하는 수치 중 하나로, 30세 이후 사구체 여과율은 10년에 약 8 mL/min/1.73 m^2씩 감소한다. 하지만 일반적으로 사구체 여과율을 산출하기 위하여 많이 이용되는 혈중 크레아티닌의 경우 노인에서는 큰 변화가 없는데, 근육량이 줄면서 크레아티닌 생성이 감소하기 때문이다. 일부 항암제의 경우 간기능과 신기능의 감소로 인해 노인 환자에게 약물의 용량을 줄이는 것

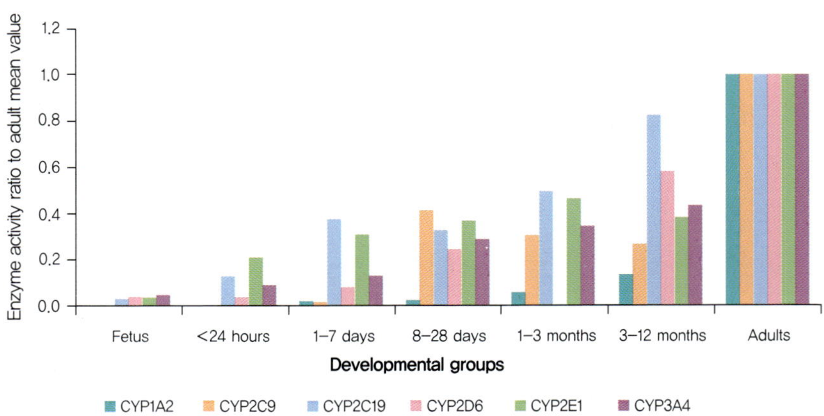

그림 9-7. 성장에 따른 CYP 효소 활성도(H Lu et al. JPPT, 2014)

이 필요하다.

보통 성인과 비교하였을 때 약동학적으로 차이가 없는 약물이라 할지라도, 일부 약물은 노인 인구집단에서 다른 안전성을 보일 수 있다. 이러한 약물 민감도의 증가는 기저 질환의 악화 또는 다른 약물의 병용으로 인하여 나타날 수 있다. 또한 노인 환자의 경우 40% 정도에서 복약 순응도가 떨어지는 점도 고려가 필요하다.

결론적으로 단지 연령에 따라서 약물의 용량용법을 변화시켜야 할 필요는 없지만, 노인 환자의 경우 신기능, 간기능의 변화 및 다른 약물의 병용 등을 고려하여 약물의 용량용법을 조절해야 한다.

참고문헌

1. 약제학분과회 공저 (2015) 생리학적 모델의 활용 (In) 생물약제학과 약동학 (pp. 265-8.) 서울: 신일북스.
2. Kolesar. J.M.(2018) Pharmacokinetics in Clinical Oncology. In William Kevin Kelly, Susan Halabi (2nd Eds.) Oncology Clinical Trials: Successful Design, Conduct, and Analysis. New York (US): Springer publishing company
3. Batchelor HK, Marriott JF. (2015) Paediatric pharmacokinetics: key considerations. Br J Clin Pharmacol, 79(3): 395-404.
4. Chung JY. (2014) Geriatric clinical pharmacology and clinical trials in the elderly. Transl Clin Pharmacol, 22(2): 64-69.
5. Darwich A.S, Ogungbenro K., Hatley O.J., et al. (2017) Role of pharmacokinetic modeling and simulation in precision dosing of anticancer drugs. Translational Cancer Research, 6(S10): S1512-S1529.
6. Dash A., Galsky MD, Vickers AJ, et al. (2006) Impact of renal impairment on eligibility for adjuvant cisplatinbased chemotherapy in patients with urothelial carcinoma of the bladder. Cancer, 107(3): 506-513.
7. Hafner V, Czock D, Burhenne J, et al. (2010) Pharmacokinetics of sulfobutylether-beta-cyclodextrin and voriconazole in patients with end-stage renal failure during treatment with two hemodialysis systems and hemodiafiltration. Antimicrob Agents Chemother, 54(6): 2596-2602.
8. Jeong H. (2010) Altered drug metabolism during pregnancy: hormonal regulation of drug-metabolizing enzymes. Expert Opin Drug Metab Toxicol, 6(6): 689-699.
9. Lu, H., Rosenbaum S. (2014) Developmental pharmacokinetics in pediatric populations. J Pediatr Pharmacol Ther, 19(4): 262-276.

10. Pazhayattil GS., Shirali AC. (2014) Drug-induced impairment of renal function. Int J Nephrol Renovasc Dis, 7: 457–68.
11. Pennell P.B. (2003) Antiepileptic drug pharmacokinetics during pregnancy and lactation. Neurology, 61(6 suppl 2): S35–S42.
12. Silva-Lima B., Videira M.A. (2018) Toxicology and Biodistribution: The Clinical Value of Animal Biodistribution Studies. Mol Ther Methods Clin Dev, 8:183–197.
13. 간장애 환자를 대상으로 하는 임상시험 가이드라인(안). 2014. 식품의약품안전처 [Accessed August 4, 2019] Retrieved from https://mfds.go.kr/brd/m_74/view.do?seq=26913&srchFr=&srchTo=&srchWord=&srchTp=&itm_se q_1=0&itm_seq_2=0&multi_itm_seq=0&company_cd=&company_nm=&page=106
14. [전문가 특별기고_임형석] 약동-약력학 모델링과 신약 개발, 임형석 [Accessed August 4, 2019]. Retrieved from http://www.kddf.org/bbs/bbs.asp?no=43&mode=view&IDX=970&p=1&cateId=39
15. 항암제 임상시험 가이드라인. 2015. 식품의약품안전평가원. [Accessed August 4, 2019] Retrieved from https://mfds.go.kr/brd/m_210/view.do?seq=12159&srchFr=&srchTo=&srchWord=&srchTp=&itm_seq_1=0&itm_seq_2=0&multi_itm_seq=0&company_cd=&company_nm=&page=114
16. Considerations for the Design of Early-Phase Clinical Trials of Cellular and Gene Therapy Products. US FDA. 2015. [Accessed August 4, 2019] Retrieved from https://www.fda.gov/regulatory-information/search-fda-guidance-documents/considerations-design-early-phase-clinical-trials-cellular-and-gene-therapy-products
17. FDA, Clinical Pharmacology 1: Phase 1 Studies and Early Drug Development, 2012, Investigators forum. [Accessed August 4, 2019] Retrieved from https://www.fda.gov/media/84920/download
18. Guideline on the evaluation of the pharmacokinetics of medical products in patients with impaired hepatic function, EMA, [Accessed August 4, 2019] Retrieved from https://www.ema.europa.eu/en/documents/scientific-guideline/guideline-evaluation-pharmacokinetics-medicinal-products-patients-impaired-hepatic-function_en.pdf
19. Pharmacokinetics in Patients with Impaired Hepatic Function: Study Design, Data Analysis, and Impact on Dosing and Labeling, FDA, [Accessed August 4, 2019] Retrieved from https://www.fda.gov/regulatory-information/search-fda-guidance-documents/pharmacokinetics-patients-impaired-hepatic-function-study-design-data-analysis-and-impact-dosing-and
20. Pharmacokinetics in Patients with Impaired Renal Function — Study Design, Data Analysis, and Impact on Dosing and Labeling, FDA, [Accessed August 4, 2019] Retrieved from https://www.fda.gov/regulatory-information/search-fda-guidance-documents/pharmacokinetics-patients-impaired-renal-function-study-design-data-analysis-and-impact-dosing-and

Chapter 10

2상 임상시험의 설계

한세원

요약

- 2상 임상시험의 목표는 새로운 약제가 3상 임상시험으로 추가적인 개발을 할 만한 의미있는 효과가 있는지 평가하는 것이다.
- 2상 임상시험은 가능한 적은 수의 환자를 대상으로 하기 위하여 현실적으로 절충된 1종과 2종 오류를 사용기 때문에 어떠한 최종적인 결론도 도출할 수 없다는 점을 유의해야 한다.
- 귀무가설로 사용할 기존 표준치료의 반응률이 잘 알려진 경우에는 단일군 이단계 디자인이 적합하다.
- 적절한 과거 대조 자료가 없거나, 세포증식억제 약제의 progression-free survival(PFS, 무진행 생존)을 평가하는 경우에는 무작위배정 디자인을 사용하는 것이 도움이 된다.
- Adaptive platform 디자인은 다양한 종양아형에 대하여 다수의 약제를 지속적으로 평가할 수 있는 틀을 제공한다.

2상 임상시험은 새로운 약제 또는 요법(새로운 병용 또는 일정)의 효능을 평가해서 이러한 약제나 요법이 3상 임상시험으로 추가적인 개발을 할 가치가 있는지 결정하기 위한 목적으로 실시한다. 세포독성 항암제의 경우에는 암종별로 이러한 2상 임상시험을 주로 실시하였다. 최근 분자표적치료제의 경우에는 biomarker 상태에 따라서 효능을 평가하는 것이 2상 임상시험의 주류를 이룬다. 예측 biomarker가 명확히 정립되지 않은 분자표적치료제의 경우에는 2상 임상시험과 함께 biomarker 개발을 위한 중개연구를 수행하고 여기서 선택된 검사법을 3상 임상시험의 환자 선정에 활용할 수 있도록 한다.

2상 임상시험은 가능한 적은 수의 환자를 대상으로 하고, 현실적으로 절충된 1종과 2종 오류를 사용하며, 어떠한 최종적인 결론도 도출할 수 없다는 점을 유의해야 한다.

1. 단일군(single arm) 디자인

2상 임상시험은 전통적으로 단일군 디자인으로 반응률과 같은 단기 endpoint를 주로 사용한다. 통계학적으로는 귀무가설 H_0: p(반응률 등 primary endpoint) = p_0, 대립가설 H_1: p = p_1이며, 여기서 p_0는 만약에 참일 경우 대상 약제는 더 이상 개발할 가치가 없는 확률이며 p_1은 유효한 효과를 보였기 때문에 추가적인 개발이 필요함을 나타내는 확률이다. 일반적으로 p_0는 과거 자료에 기반해서 동일한 질병 상태의 표준 치료의 반응률 이하로 설정하며 p_1은 기존치료에 비하여 유의한 향상이라고 판단할 수 있는 확률로 설정한다. p_0 선정을 위하여 과거 반응률을 추정할 때에는 계획하는 연구를 수행하는 연구진의 기존 데이터를 사용하는 것이 가장 적절하다. 이는 기관, 국가, 지역별로 환자군의 구성, 대상 환자의 선택, 치료 방침, 반응 평가 등에서 차이가 있을 수 있기 때문이다. 단일 기관의 과거 결과를 다기관 연구에 활용하는 것도 부적절할 수 있다. 귀무가설과 대립가설을 설정할 때에는 시대적으로 치료 결과의 변화를 반영해서 현재 치료 환경에 알맞은 가설을 세우는 것이 필요하다.

1) 2단계(Two-Stage) 디자인

단일군 디자인에서 가장 흔히 사용하는 방법은 사이먼의 optimal two-stage(최적 2단계) 디자인이다. 1단계에서 n_1명의 환자를 등록하며 이 중에서 r_1명 이하의 환자에서 반응이 있으면 연구는 조기 종료하고 약제는 기각되며 의미 없는 것으로 판단한다. 만약 r_1명을 초과해서 반응이 있으면 환자 등록을 전체 n명이 될 때까지 지속한다. 2단계가 종료된 후에 전체 대상 환자의 반응률이 r/n 이하이면 약제는 기각된다. r명을 초과하여 반응이 있으면 귀무가설은 기각되고 대립가설이 채택되어 약제는 의미있는 것으로 판단한다.

표본 수는 http://brb.nci.nih.gov에서 계산할 수 있다. 이를 위하여 p_0와p_1에 더해서 a와 b 오류값을 설정해야 한다. a 오류(1종 오류, 위양성)는 효과 없는 약제를 효과 있다고 잘못 판단할 확률이며 b 오류(2종 오류, 위음성)는 실제로는 효과가 있는 약제를 의미가 없는 것으로 판단하여 잘못 기각할 확률이다.

표 10-1. 사이먼 2단계 디자인의 예시

			Optimal Design				Minimax Design			
			Rejection Thresholds				Rejection Thresholds			
p_o	p_1	a, b	r_1/n_1	r/n	$EN(p_o)$	$PET(p_o)$	r_1/n_1	r/n	$EN(p_o)$	$PET(p_o)$
0.10	0.30	.10, .10	1/12	5/35	19.8	0.66	1/16	4/25	20.4	0.51
		.05, .20	1/10	5/29	15.0	0.74	1/15	5/25	19.5	0.55
		.05, .10	2/18	6/35	22.5	0.73	2/22	6/33	26.2	0.62

$EN(p_o)$: expected sample size if response probability = p_o; $PET(p_o)$: probability of early termination at p_o

최적 디자인은 평균 환자수[EN(p_o)]를 최소화해서 환자가 효과 없는 약제를 투여받는 것으로부터 보호하는 데 최적화되어 있다. 최소극대화(minimax) 디자인은 평균 환자수는 증가하지만 가장 작은 수의 최대 환자수를 제시하는 장점이 있다. 평균 환자수의 차이가 적고 환자 등록 속도가 느린 경우에는 최소극대화 디자인을 선택하는 것이 유리할 수 있다.

세포증식억제(cytostatic) 효과를 주로 보이는 분자표적치료제의 경우에는 반응률보다는 PFS를 endpoint로 사용하는 것이 더 타당할 수 있다. 이러한 경우에는 특정 기준시점에 진행여부에 따라서 이분화해서 진행하지 않은(반응이 SD 이상) 환자들의 비율이 p_o보다 높은지 평가해 볼 수 있다. 하지만, 이는 기존 표준치료의 기준시점 무진행비율인 p_o가 기존의 여러 연구를 통해서 일관되게 알려진 경우에나 가능하다.

2) 단일단계 예비(Single-Stage Pilot) 디자인

일반적으로 2단계 디자인을 사용하는 이유는 효과 없는 치료를 받는 환자를 최소화하기 위한 윤리적인 고려이다. 이미 효과가 있는 것으로 알려진 요법을 사용하는 경우에는 이러한 윤리적인 우려가 없기 때문에 단일단계 예비 디자인을 사용할 수 있다. 이러한 연구는 요법의 실행가능성(feasibility)이나 보다 정확한 데이터 확보, biomarker 발굴 등 추가 목표를 가지고 수행한다.

2. 무작위배정 디자인

2개 이상의 요법을 함께 평가하려는 경우, 여러 요법 중에서 3상 임상시험 후보를 선택하려는 경우, 적절한 과거 대조 자료가 없는 경우에는 무작위배정 디자인을 고려할 수 있다. 또한, 세포증식억제 효과를 보이는 단일 약제나 기존 치료법에 신약을 추가하는 것을 평가하는 경우에는 PFS를 endpoint로 하는 무작위배정 디자인을 사용할 것을 추천하기도 한다.

1) 무작위배정 선택(Randomized Selection) 디자인

무작위배정 선택 디자인은 다수의 단일군 연구를 한 번에 시행하는 방법이다. 대조군 없이 두 개 이상의 시험군으로 무작위배정하고 각 시험군의 효과는 일반적인 단일군 시험과 동일하게 평가하고 최고의 시험군을 선정할 선택 규칙을 따른다. 본 디자인의 목적은 각 시험군 간의 정확한 비교가 아니라 이들 중에서 추가 개발을 할 최고의 시험군을 선택하는 것이다. 이러한 디자인의 장점은 선택오차(selection bias)를 줄이고 각 군간 동일한 평가를 함으로써 비교를 용이하게 하는 것이다. 반면 각 군간에 효과 차이가 적은 경우에는 보다 우수한 시험군을 선택할 확률이 낮아지는 단점이 있다.

2) 무작위배정 대조군(Randomized Control) 디자인

무작위배정 대조군 디자인은 시험군과 대조군으로 무작위배정한 후에 두 군 간의 결과를 비교한다. 대조군과의 비교는 대조군의 반응률에 대한 과거 정보가 부족한 경우나 진행까지의 기간이나 PFS처럼 환자 선택에 따라서 영향 받는 평가지표를 사용하는 경우에 유용하다. 최근에는 특정 유전형을 가진 종양아형을 대상으로 하는 경우가 많아지고 표준치료가 지속적으로 변화하고 있기 때문에 과거 자료에 기반해서 귀무가설을 세우는 것은 부정확할 가능성이 높다.

무작위배정 대조군 2상 임상시험의 목표도 3상 임상시험으로 진행할 가치가 있는 효과적인 약제나 치료법을 선정하는 것이기 때문에 3상 임상시험의 설계와는 차이가 있다. 평가지표의 선정에서 2상 임상시험은 항암효과를 반영할 수 있는 surrogate endpoint를 사용할 수 있다. 3상 임상시험처럼 PFS나 overall survival(OS, 전체 생존)처럼 검증된 평가지표를 사용할 필요는 없다. 또한, α 오류도 3상 임상시험처럼 엄격하게 양측 0.05를 사용할 필요는 없다. α 오류를 단측 0.1로 증가시키면 유의하게 환자수를 줄일 수 있다.

무작위배정 2상 임상시험이 3상 임상시험보다 적은 환자수를 필요로 한다지만 단일군 임상시험에 비해서는 많은 환자를 필요로 한다. 그렇지만, 무사건 생존기간을 평가지표로 사용하는 경우, 병합요법을 평가하는 경우, 과거 표준치료의 효과(p_0)가 명확하지 않은 경우에는 무작위배정 2상 임상시험을 사용하는 것이 적절할 수 있다.

3) 무작위배정 중단(Randomized Discontinuation) 디자인

무작위배정 중단 디자인은 모든 등록 환자가 시험 약제를 투여 받는다. 미리 정한 시점에 반응 평가를 해서 질병이 진행한 경우는 치료를 중단하고, 진행하지 않은 환자들을 대상으로 무작위배정해서 시험약제 또는 위약을 투여한다. Predictive biomarker를 모르는 표적치료제의 초기 개발 단계에서 치료 효과가 없는 환자를 무작위배정에서 배제함으로 효과적인 약제 선별의 민감도를 증가시킬 수 있으며, 모든 환자가 처음에 시험약 투여를 받기 때문에 환자 등록이 원활할 수 있다. 반면, 치료효과를 과대평가할 수 있으며 처음부터 무작위배정하는 디자인들보다 많은 환자를 등록하여야 하는 단점이 있다.

3. 적응적 플랫폼(Adaptive Platform) 디자인

암에 대한 분자유전학적인 이해가 증가하고 표적치료제와 면역항암제 등 다양한 신약이 개발되면서 원발 장기와 조직형에 따른 분류만으로 치료 방침을 결정하는 것은 불가능해지고 있다. 새로운 치료법 개발을 위한 임상시험도 단일암종에서 단일 치료법을 평가(단일 가설)하는 기존의 디자인으로는 한계가 있으며 다양한 분자유전학적 아형과 이에 맞는 신약을 한 번에 평가(다수의 가설)할 수 있는 디자인들이 활용되고 있다.

Master protocol은 다양한 종양 아형을 위한 다수의 하위 연구를 아우르는 종합 프로토콜이다. 하위 연구에서는 개별 종양 아형별로 각각의 아형에 적합한 신약을 평가한다. Master protocol은 이러한 하위 연구가 동시에 진행될 수 있는 기반을 제공하며 공통된 환자 선별, 실행 계획, 데이터 관리, 분자유전학적 검사 등의 시스템을 사용하여 효율적인 연구가 가능하게 한다.

Master protocol 연구의 예로는 basket trial, umbrella trial, platform trial가 있다. Basket trial은 하나의 표적치료제를 다수의 암종 또는 분자유전학적 아형에서 평가한다. Umbrella trial은 특정 암종에서 다양한 biomarker에 따라서 각기 다른 약제를 평가한다. Platform trial은 특정 질환에서 다양한 약제를 지속적으로 평가할 수 있는 틀을 제공하는데 중간에 새로운 약제가 추가되거나 기존 약제가 제거될 수 있다.

기존의 임상시험이 특정 약제에 집중해서 효과 여부에 대한 단일 가설을 검증하는 것이라면 adaptive platform trial(APT)는 특정 질환에 집중한다. 특정 질환의 다양한 아형들별로 다수의 약제를 평가하는 것이 목표이다. 기존의 디자인으로는 수십 개의 임상시험을 필요로 할 수도 있는 것을 APT에서는 하나의 연구로 소화해냄으로써 비

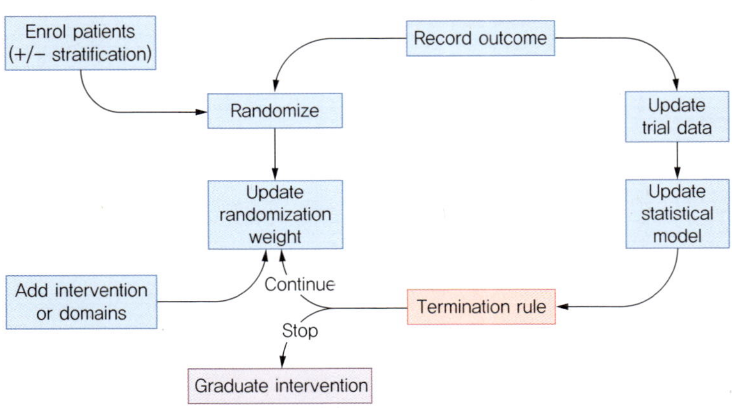

그림 10-1. Adaptive platform 디자인의 개요

용과 시간을 절약할 수 있다. APT는 의과학의 발전에 따라서 새로운 아형이나 약제를 추가하여 평가할 수 있는 플랫폼을 제공하기 때문에 계속 진화하면서 연구가 지속될 수 있다.

APT는 반응 적응적 무작위배정(response-adaptive randomization)과 같은 방법을 활용해서 효과가 좋은 약제에 우선적으로 배정되도록 하며, 시험군의 추가나 제거를 위한 알고리즘을 사용한다. 연구과정에서 지속적인 데이터 업데이트를 통하여 효과적인 약제의 경우 빠른 등록을 할 수 있도록 하고 결과가 성공적인 경우 연구에서 빨리 졸업하여 다음 단계의 임상시험으로 진행이 가능하도록 한다(그림 10-1). 반대로, 효과가 없는 약제의 경우 연구에서 제거가 된다.

APT의 대표적인 예로 I-SPY 2 임상시험이 있다(그림 10-2). 국소진행성 유방암에서 신약을 neoadjuvant standard chemotherapy에 추가하여 평가하며 pCR이 primary endpoint이다. 호르몬수용체(HR), HER2 수용체, 70 유전자 검사(Mammaprint) 결과에 따라서 종양 아형을 나누고 축적된 결과에 근거한 adaptive randomization을 통하여 시험군을 배정한다. 2010년부터 시작된 연구로 지금까지 총 17개의 시험군을 평가하였고 현재는 5개가 진행 중이다.

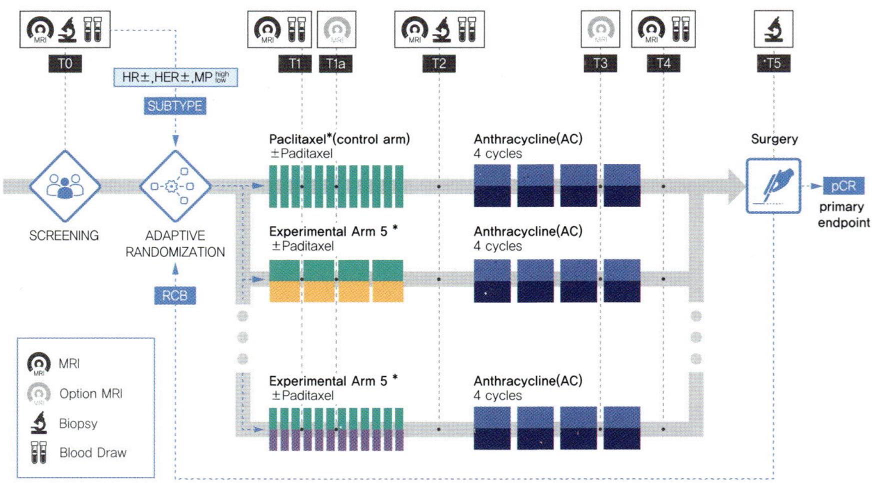

* Patients who are HER2+ may also receive trastuzumab(Herceptin)
† An investigational combination of one or more agents may be used to replace all or some of the standard therapy

그림 10-2. I-SPY 2 연구의 개요

참고문헌

1. Simon R. (2018) Design and analysis of clinical trials. In V.T. Devita, S.A. Rosenberg, T.S. Lawrence (Eds.) DeVita, Hellman, and Rosenberg's Cancer: Principles & Practice of Oncology. Philadelphia, PA: Wolters Kluwer Health.
2. Stephanie Green, Jacqueline Benedetti, Angela Smith, John Crowley (2016) Phase II trials. (In) Clinical trials in oncology. Boca Raton, FL: CRC press.
3. Wang, H and Petroni, GR. (2018) Design of phase II trials. In W. K. Kelly, S. Halabi (Eds), Oncology clinical trials: successful design, conduct, and analysis. New York, NY: Springer Publishing Company.
4. Adaptive Platform Trials Coalition. (2019) Adaptive platform trials: definition, design, conduct and reporting considerations. Nat Rev Drug Discov, 18:797–807.

Chapter 11

3상 임상시험의 설계

이종석/이근욱

요약

- 3상 임상시험의 목적은 새로운 치료법을 기존의 표준치료법과 비교하여 그 효능을 입증하는 것이다. 많은 경우 우월성 검증을 위한 임상시험(superiority trial)로 3상 임상시험이 수행되나, 비열등성 임상시험(non-inferiority trial)도 자주 시행된다. 아울러, 다중군 임상시험(multi-arm trial)의 형태로 3상 임상시험이 수행되는 경우도 드물지 않다.
- 3상 임상시험을 설계할 때에는 연구의 endpoint, 대상 환자군의 구성, 무작위 배정 절차, 표본 숫자, 연구 기간, 유의 수준 및 검증력 등을 고려해야 한다. 결과 분석 시에는 intent-to-treat principle을 적용하는 것이 원칙이다.
- 하위그룹 분석(subgroup analysis), 중간 분석(interim analysis) 등의 추가 분석을 수행하게 되는 경우에는 항상 다중 비교(multiple comparison)을 통하여 위양성(false-positive)의 결과가 발생할 확률도 높아진다. 따라서, 이러한 우려를 최소화하는 방법을 항상 고려해야 한다. 만약, 특정한 가설을 갖고 미리 정의를 해 놓은 후 적절한 검정력을 가진 표본 숫자를 갖추고 하위군 분석을 시행한 경우가 아니라면, 그러한 하위군 분석은 항상 탐색적 분석(exploratory analysis)으로 간주되어야 한다.
- 비열등성 임상시험을 어떤 새로운 약제가 대조군(= 대부분의 경우 표준치료법)과 비교하여 효능의 차이가 경미함을 입증하고, 아울러 새로운 약제의 효능을 placebo 투약을 받는 대조군을 포함하지 않은 상태에서 입증하기 위해서 시행된다. 비열등성 임상시험을 디자인하고 그 결과를 해석하는 데 있어서 비열등성경계(non-inferiority margin)을 결정하고 이해하는 것이 매우 중요하다.

3상 임상시험의 목적은 새로운 시험 약제 혹은 새로운 치료법을 기존의 표준치료법과 비교하여 그 효능을 입증하는 것이다. 3상 임상시험을 잘 계획하여 수행하려면 여러 요인들을 고려해야 한다. 예컨대, 연구에 등록될 연구 대상자들의 특성 및 표본 숫자, primary 및 secondary endpoint, 적절한 층화 인자를 고려한 무작위 배정 전략, 연구수행 기간 및 실제 시행될 비교 분석의 횟수 등이 해당된다. 본문에서는 3상 임상시험의 설계에 필요한 내용을 전반적으로 살펴보고, 아울러 후반부에서는 비열등성 임상시험을 설계 시 고려해야 할 사항들도 추가로 함께 다루어 보고자 한다.

1. 3상 임상시험 설계 시 고려할 일반적 사항들

1) Endpoint

Primary endpoint의 선택은 매우 중요하다. 새로운 치료법의 효능을 입증하는 가장 확실한 방법은 overall survival(OS, 전체 생존)의 증가를 보여주는 것이다. 하지만, primary endpoint로서 OS의 증가를 입증하는 것은 현실적으로 어려운 경우가 많다. 예컨대, 근치적 치료가 가능하여 전체 생존율이 높은 암의 경우에는 새로운 치료법을 통해서 기존의 표준치료법과 비교하여 OS의 향상을 입증하는 것은 매우 어렵다. 이러한 경우에는 disease-free survival(DFS, 무질병생존)이 OS 대신에 primary endpoint로 사용될 수 있다. 전이성 암의 경우에 임상시험을 통한 치료 후 종양이 진행한 상태에서 다른 치료 방법이 존재한다면, 새로운 치료법을 통해 OS의 증가를 입증하는 것은 쉽지 않은 일이다. 이러한 경우에는 progression-free survival(PFS, 무진행 생존)이 OS에 대신 primary endpoint로 사용될 수 있다. 하지만 PFS를 primary endpoint로 사용하는 경우에는 질병 평가 간격을 결정할 때 매우 주의가 필요하다. 예컨대, 질병 평가 기간 사이의 간격이 너무 긴 경우에는 언제 질병이 진행하였는지 정확히 평가하는데 어려움이 따른다. 또한, 치료군들 사이에 질병 평가 시점이 서로 다르다면 인위적인 비뚤림이 관여할 수 있다. 따라서, PFS를 primary endpoint로 사용하는 것이 적절한지에 대하여 여전히 많은 이견이 있다.

2) 연구대상 환자군

현재 계획 중인 임상시험의 결과가 실제로 어떤 환자들에게 적용되어 일반화될 수 있는지에 대한 사전 고려가 필요하다. 이러한 고려는 연구계획서의 대상자 선정기준에 상세히 포함되게 된다. 연구에 참여하는 대상자들은 고려 중인 새로운 치료법을 통해 이득을 받을 것으로 예상이 되면서도 독성은 감내할 것으로 생각되는 환자들이다. 따라서, 적합한 종양의 병기, 조직형 및 적절한 장기 기능을 가진 환자들이 대상이 되어야 하며, 최근에는 종양의 유전자 특징도 고려되고 있다. 연구대상자의 등록기준을 넓게 잡는 것과 엄격히 좁게 잡는 것에 대한 갈등이 항상 존재한다.

등록기준을 넓게 잡는 경우 연구결과를 일반화 시킬 수 있을 가능성이 커지나 반면 여러 특성을 가진 다양한 환자들이 등록되게끔 하는 문제가 발생한다. 반대의 경우에는 참여 환자들의 다양성은 줄일 수 있으나, 연구결과를 일반화시킬 때 제한이 따르게 된다.

3) 무작위 배정

대부분의 3상 임상시험에서는 환자들이 실험군 혹은 대조군에 무작위로 배정하게 된다. 대조군은 현재의 표준치료를 받게 되며, 실험군은 연구자가 관심을 두고 있는 새로운 치료법을 받게 된다. 무작위 배정은 연구 대상자들을 양군에 최대한 동등한 조건으로 배정되게끔 하는데 매우 중요하다. 매우 큰 규모의 임상시험에서는 무작위 배정만으로 양군을 동등하게 배정되게끔 할 수 있으나, 그다지 큰 규모가 아닌 임상시험에서는 무작위 배정을 하더라도 양군 사이에 불균형이 발생할 우려가 있다. 따라서, 알려진 중요한 예후 인자를 이용하여 연구대상자들을 층화(stratification)하여 무작위 배정하는 것이 도움이 될 수 있다.

4) 표본 수(Sample Size)와 연구 기간

OS, PFS 혹은 DFS와 같은 time-to-event endpoint를 사용하여 연구를 진행하는 경우, 연구의 전반적인 검정력(power)는 분석 시 관찰된 사건(event)의 발생 수에 의해 큰 영향을 받는다. 또한, 사건의 발생 수는 전체 표본 수, 각 군 사이의 표본 수 비율(sample size ratio), 등록 속도 및 추적관찰 기간에 영향을 받는다.

수행 중인 연구에서 사용되는 치료의 효능을 희석시킬 수 있는 요소들은 최대한 피해야 한다. 이러한 요소들 중에 중요한 한 가지가 최종 평가 전 추적관찰 중에 연구대상자가 소실되는 것이다. 특정 치료군에 배정된 연구대상자가 치료 종료 전에 조기 중단(drop-out)하게 되거나, 무작위배정 후 배정되지 않은 다른 치료를 받게 되는 경우(drop-in)도 임상시험을 통해 탐색 중인 치료법의 효능을 희석시키게 된다.

(1) 표본 수와 검정력의 계산

3상 종양 임상시험에서 표본 수와 검정력을 계산하는 가장 흔하면서 전형적인 방식은 가설 검정(hypothesis testing), 위양성(false-positive) 확률[type I error(제1종 오류; α)] 및 위음성(false-negative) 확률[type II error(제2종 오류; β)]을 평가하는 것이다. 즉, 귀무가설(H_0)은 연구자가 기각하기를 원하는 방식(예컨대, '새로운 치료법이 표준치료법에 비해 우수하지 않다')으로 설정하고, 대립가설(H_1)은 '새로운 치료법이 표준치료법과 다르다'고 정의를 하는 방식으로 진행된다. Type I error(α)는 귀무가설이 실제 옳은데도 불구하고 검정 결과가 대립가설을 선택하여 귀무가설을 기각하는 오류를 말한다. 반대로 type II error(β)는 대립가설이 참임에도 불구하고 대립가설을 기각하고 귀무가설을 옳은 것으로 받아 들이는 오류를 뜻한다. 검정력(1−β)란, 대립가설이 참일 때 귀무가설을 기각할 수 있는 확률을 말한다.

생존기간(OS, PFS 혹은 DFS)을 primary endpoint로 설정한 경우, 귀무가설과 대립가설은 다음과 같이 기술된다. S(t)는 특정시점 t에서의 생존함수를 뜻하며, $S_1(t)$는 표준치료군의 생존곡선 및 $S_2(t)$는 새로운 치료군에서의 생존곡선이다.

$$H_0 : S_1(t) = S_2(t) \text{ 및 } H_1 : S_1(t) \neq S_2(t)$$

대립가설(H1)을 위와 같이 부등호로 기술하는 것은 양측가설검증(two-sided hypothesis test)이라고 불리는데, 이는 두 치료군 사이에 차이가 어느 쪽 방향으로 나든지(즉, 새로운 치료법이 표준치료법보다 우수하건 열등하건) 관심이 있다는 뜻이다. 당연히 거의 대다수의 3상 임상시험은 새로운 치료법이 표준치료법에 비해 더 우수한 차이를 보이는 것을 확인하는 것을 목적으로 하며, 따라서, 이는 아래와 같은 단측검정에 해당한다.

$$H_0 : S_1(t) = S_2(t) \text{ 및 } H_1 : S_1(t) \leq S_2(t)$$

많은 의학 잡지와 미국 Food and Drug Administration(FDA)에서는 가설검정은 양측검정이어야 한다는 강한 관습이 있다. 하지만, type I error를 $\alpha/2$으로 단측검정을 시행하는 것은 type I error를 α로 양측검정을 시행하는 것과 동일한 통계적인 특성을 갖는다. 따라서, 일부 연구자들은 입증하고자 하는 방향으로의 단측검정을 하는 것을 선호하고 있다.

위음성의 확률인 type II error(β) 혹은 검정력을 계산하는 데에는 몇 가지의 가정이 필요하다. 이 중에서 우선 고려해야 할 사항은 새로운 치료법이 기존 표준치료법보다 얼마나 더 나을 것인가 하는 점으로, 이것은 위험 함수(hazard function; $\lambda(t)$) 및 비교 대상인 2군 사이의 위험 함수의 비율인 hazard ratio로 자주 표시되며, 위험 함수의 비율은 양 군 사이에 일정하다고 가정되는 경우가 많다. 따라서, 이러한 경우 아래와 같이 표시할 수 있다. 만약 아래 수식에서 $\triangle<1$인 경우, 낮은 사망확률, 즉 개선된 생존율을 의미하게 된다.

$$H_0 : \lambda_1(t) = \lambda_2(t) \text{ 및 } H_1 : \lambda_1(t) = \triangle\lambda_2(t)$$

만약, 생존 곡선이 지수 함수를 따른다면, $S_i(t) = \exp(-\lambda_i t)$로 표시를 할 수 있으며, hazard ratio는 λ_1/λ_2로 일정하게 된다. Hazard ratio가 일정하다는 가정은 지수 분포에만 국한된 것이 아니고, Weibull 분포를 따르는 생존 곡선 등 다른 모델에서도 적용되는 경우가 많다. 만약 생존 곡선이 지수 분포를 따른 경우에는 흥미롭게도 양군에서의 median survival의 비의 역수가 hazard ratio가 된다.

주어진 표본 수에서 검정력을 계산하거나, 주어진 검정력에서 표본 수를 계산하는데 있어서 추가로 필요한 변수는 예측되는 연구대상자의 등록 속도 및 마지막 연구대상자 등록 후의 추적관찰 기간의 길이이다. 상기와 같은 계산을 하는데 연구자들이 편리하게 사용할 수 있는 많은 프로그램들이 공개되어 있어서 편리하게 사용할 수 있다. 예컨대, 미국의 National Cancer Institute(NCI), Cancer Research And Biostatistics(CRAB) 및 Southwest Oncology Group(SWOG)에서 협력하여 개발하여 연구자들에게 공개하여 무료로 사용할 수 있는 웹사이트 등이 대표적이다(https://stattools.crab.org/Calculators/twoArmSurvivalColored.htm).

2. 3상 임상시험 분석 시 고려할 일반적 사항들

1) Intent-to-treat principle

3상 임상시험의 분석 시 중요한 개념이 'intent-to-treat(ITT) principle'이다. ITT 원칙이라 함은, 특정 치료군에 무작위로 이미 배정된 모든 환자들은 비록 배정된 치료가 아닌 다른 치료를 받은 경우가 있다고 할지라도 모두 배정된 원래의 치료군에 포함하여 분석을 시행해야 함을 이른다. 이렇게 분석을 하는 이유는, 원래의 무작위 배정 후에 예외 사항을 두거나 재배정(reassignment)을 하는 것은 무작위 배정 자체의 효과를 소멸시키거나 분석에서 비뚤림을 유발할 수 있기 때문이다. 아울러, 임상시험이란 것은 진료 시 발생하는 실질적인 의문에 대하여 시행을 하게 되는 것인데, 실제 진료 현장에서 원래 계획했던 치료와 맞지 않게 다른 치료가 시행되는 현상이 실제로 발생할 수 있다는 점도 ITT 원칙을 지지하는 측에서는 그들의 주장의 근거로 들고 있다.

변형된 ITT 원칙(Modified ITT principle)을 적용하는 경우도 종종 볼 수 있다. 변형된 ITT 원칙이라 함은, 무작위 배정된 환자들 중에서 원래 등록기준에 적합했던 환자들만을 분석하는 것을 일컫는다. 이러한 입장의 근거는, 연구 대상자의 등록기준은 연구의 결과가 일반화될 수 있는 환자군을 미리 정해 둔 것이고, 등록기준은 원칙적으로 무작위배정 시점에 알 수 있는 것이기 때문에 이에 위반된 일부 환자들을 제외하는 것이 비뚤림을 유발할 가능성이 낮다는 것이다. 하지만, 미국 FDA의 경우 modified ITT principle을 등록 임상시험(registration trial)에 사용하는 것에 대하여 부정적인 입장이다.

반면, 안전성 분석군(safety population)에는 치료를 시작한 연구대상자들만 포함하여 독성 분석을 시행하게 된다. 'As-treated population'은 ITT군에 의해서 도달된 결론에 대하여 민감도 분석(sensitivity analysis)을 하는데 사용될 수 있다.

2) 하위군 분석(Subgroup Analysis 혹은 Subset Analysis)

실패한 임상시험이건 성공한 임상시험이건 하위군 분석을 통해서 새로운 치료법이 특별히 효과가 있을 것 같은 하위군을 찾고자 하는 시도를 흔히 하게 된다. 하지만, 이러한 하위군 분석을 미리 계획하지 않은 상태로 시행하게 되면 두 가지의 중대한 문제가 발생하게 된다. 우선 대부분의 임상시험에서는 두 군 사이의 overall difference를 검증하기 위해 표본수가 결정되므로, 하위군 분석의 경우는 거의 대부분에서 표본 수가 적어져서 적절한 검정력을 갖추지 못하게 되어 false-negative의 결과가 발생할 가능성이 매우 높아진다. 반면, 하위군 분석을 시행할 경우 대부분의 경우에 많은 하위군들을 대상으로 적절한 조정 없이 multiple comparison를 하게 되므로 false-positive의 결과가 발생할 확률도 또한 높아진다. 따라서, 사전에 특정한 가설을 갖고 미리 정의를 해 놓은 후 적절한 검정력을 가진 표본 수를 갖추고 하위군 분석을 시행한 경우가 아니라면, 그러한 하위군 분석은 항상 탐색적 분석으로 간주되어야 하며 새로운 연구를 통해 확증이 되어야 한다.

3. 다중군 임상시험(Multi-arm trials)

1) 다중 시험군과 대조군 사이의 비교

때때로 실험적 치료군 몇 가지를 동시에 설정하여 대조군과의 차이를 비교하는 임상시험이 디자인되는데, 여러 개의 실험적 치료군 중에서 어느 한 개라도 대조군에 비교하여 우수한지를 비교하는 것이 연구 목적이 된다. 다중군 임상시험의 설계에서는 다중 가설(multiple hypothesis)을 검정할 때 관련되어 발생하는 검정력과 유의성이 문제가 된다. 다중 가설 중에 각각의 가설을 유의수준 α로 설정하여 검정을 하게 되면, 관련 임상시험 전체적으로 볼 때 false-positive가 발생할 가능성이 α보다 훨씬 커지게 된다. 이러게 발생할 수 있는 과도한 false-positive의 확률을 줄이기 위한 방법은 우선 전체적인 검증(global test)를 먼저 시행한 후, 만약 전체적인 검증에서 유의성이 있는 경우에만 개별적인 군별 검증을 순서대로 하는 것을 고려할 수 있다. 또 다른 방법은 multiple comparison을 고려하여 α를 조정하는 방법으로, 예컨대 n개의 가설이 검증되는 경우 본페로니 교정(Bonferroni correction)을 사용하여 α/n의 수준에서 각각의 가설을 검증하는 방식이다.

2) 요인 설계(Factorial Design)

다중군 임상시험의 특별한 형태가 factorial design 방법인데, 이는 새로운 치료법이 단독 혹은 다른 치료법과 병용되어 표준치료와 비교되는 방식이다. 예컨대, 가장 단순한 형태인 2×2 factorial design의 경우처럼 치료 방법이 2가지(A 혹은 B)가 있는 경우, 연구 대상자는 관찰군(O), 치료 A만 받은 군(A), 치료 B만 받은 군(B), 치료 A 및 B를 모두 받은 군(AB)으로 무작위 배정되어 연구가 시행된다. 이러한 설계 방식의 장점은 A 치료를 받은 군과 받지 않은 군의 비교(A + AB 대 B + O) 혹은 B치료를 받은 군과 받지 않은 군의 비교(B + AB 대 A + O)를 한 연구에서 동시에 시행할 수 있다는 점이다. 하지만, 이러한 분석은 A치료와 B치료 사이에 서로 영향을 미치는 상호작용(interaction)이 없어야 유효하다. 하지만, A치료와 B치료 사이에는 상호작용이 존재하는 경우가 많으므로 실제로 factorial design을 이용한 임상시험을 할 때에는 이를 유의하여야 하며, 이러한 상호작용을 어떻게 고려하여 분석할지에 대한 방법들도 제시되어 있다.

4. 비열등성 임상시험의 설계

1) 비열등성 임상시험이란?

인간을 대상으로한각종질환에서 '위약 효과(placebo effect)'가 존재함은 매우 잘 알려져 있다. 이러한 측면에서 대조군을 임상시험에 두는 것이 요구되는데, 암 관련 임상시험에서도 현재의 표준치료법에 새로운 약제를 병용하는 것과 표준치료법에 위약을 병용하여 서로 비교하는 연구설계를 자주 볼 수 있다.

비열등성 임상시험은 아래와 같은 경우에 설계된다.

- 어떤 새로운 약제가 대조군(= 대부분의 경우 표준치료법)과 비교하여 효능의 차이가 경미하며, 위약보다는 우수함을 입증하기 위함
- 새로운 약제의 효능을 위약 투약을 받는 대조군을 포함하지 않은 상태에서 입증하기 위함

위약대조군 임상시험을 시행하는 것이 비윤리적 혹은 비현실적인 경우에, 비열등성 디자인은 실험적 치료와 위약 투여 사이의 간접적 비교가 가능하게 한다. 새로운 치료법이 기존치료법보다 효능이 동등하거나 혹은 효능이 다소 떨어지더라도, 독성 측면에서 새로운 치료법이 기존치료법보다 우수한 특성을 보이는 것만으로도 충분한 가치가 있다고 판단되는 경우 비열등성 임상시험을 수행할 수 있는 상황이 된다.

비열등성 임상시험을 설계하는 일반적 방법은 실험적 치료가 기존의 표준치료법(대조군)에 비해서 과도하게 열등하지는 않으면서 위약보다는 우수하다는 점을 보이는 것이다. 예컨대, 실험군의 치료 효능을 T라 하고, 대조군의 효능을 C라고 하자. 이 경우 효능을 측정하는 것은 생존기간일수도 있고, 반응률(response rate)일 수도 있다. 치료 효능의 차이는 '△ = T − C'로 나타낼 수 있다. 미리 사전에 비열등성 경계(non-inferiority margin; δ)를 정해둔 상태에서 △가 δ보다 크다는 것을 입증하는 방식으로 비열등성을 입증하게 된다. 치료 효능의 차이 '△'의 신뢰구간의 하한의 경계가 δ보다 크다는 사실을 단측검정 α/2 수준의 가설검정을 시행함으로써 이루어진다.

그림 11-1은 비열등성 임상시험 후 양군의 차이를 비교 분석할 때 발생할 수 있는 상황을 보여주고 있다. ①의 경우 0보다 유의미하게 크므로, 미리 정해둔 α 수준에서 T가 C보다 우월하다는 것을 보여준다. ⑥의 경우는 δ보다 명확히 적으므로, T가 C보다 명확히 열등함을 보여 준다. ②와 ③은 신뢰구간의 하한값이 δ보다 크므로, 비록 점 추정치(point estimate)는 0보다 적으나 비열등성이 입증이 된 경우에 해당한다. ④와 ⑤의 경우는 △의 신뢰구간의 하한값이 δ보다 적으므로 비열등성을 입증하지 못한 경우에 해당한다.

생존분석을 시행할 때, 중도절단(censoring)과 추적관찰 기간이 충분하였는지 여부가 항상 중요한 문제가 된다. 우월성 검증을 위한 임상시험을 시행할 경우, 정보적 중도절단(informative censoring)은 비뚤림을 초래하여 분석결과에 영향을 줄 수 있는 반면, 비정보적 중도절단(non-informative censoring)은 양군의 치료효능의 차이를 희석하여

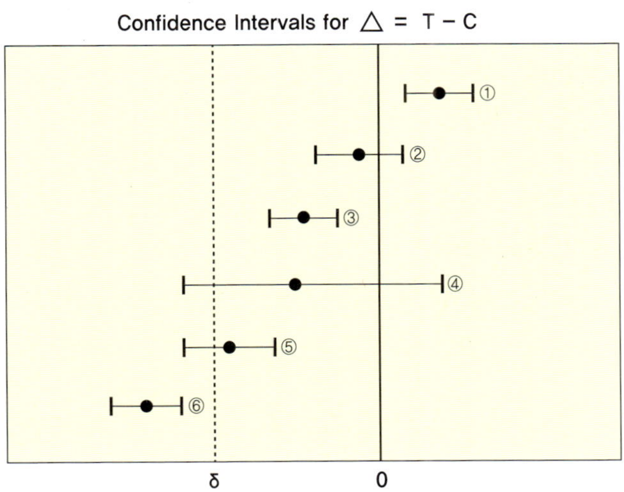

그림 11-1. 비열등성 임상시험에서 양군의 차이를 비교할 경우 발생할 수 있는 상황들

그 추정값을 비슷하게끔 만드는 영향을 준다. 따라서, 비정보적 중도절단은 우월성 검증을 위한 임상시험에서 새로운 치료법을 더 선호하는 방향으로 비뚤림을 유발하진 않는다. 물론, 비정보적 중도절단의 경우라 할지라도 중도절단 숫자가 과도할 경우에는 임상시험을 통해 충분한 정보를 얻지 못하게 되므로 연구에 문제를 초래할 수 있다.

반면, 비열등성 임상시험에서는 상황이 다른데, 만약 표본수가 충분히 커서 hazard ratio estimate의 분산을 충분히 축소시킬 수 있는 상황에서 만약 비정보적 중도절단의 숫자가 커진다면, hazard ratio가 1에 가까워지도록 유도될 수 있으며, 이를 통해 비열등성이 검증되게끔 그릇 유도할 수 있다. 이러한 현상은 비단 비정보적 중도절단에만 해당하는 것이 아니라, 양군 간에 치료 효능을 비슷하게끔 잘못 유도하게 할 수 있는 상황들 – 예컨대, 환자가 치료방법을 변경하는 경우 혹은 결측 자료로 처리되는 경우 등 – 을 통해서, 부적절하게 귀무가설을 기각하여 비열등성을 판정하게 되는 잘못된 방향으로 유도될 수 있다.

Time-to-event endpoint를 사용하여 시행되는 임상시험에서는 대다수에서 hazard ratio가 전형적인 비교항목으로 사용된다. Hazard ratio를 추정할 때 Cox proportional hazards 모델을 사용한 접근법이 가장 흔히 사용되며, 이러한 경우 적절한 비열등성 경계의 정의는 비례위험 가정(proportional hazards assumption)에 근거하여 결정되게 된다. 만약 비열등성 경계 결정의 근거로 사용된 과거의 임상시험의 결과가 proportional hazards assumption에 위반한다면, 이에 근거한 비열등성 경계 결정은 문제가 될 수 있다.

2) 비열등성 경계(Non-inferiority Margin)

비열등성 경계는 다음의 2가지 목표를 달성하기 위하여 설정된다.

– 목표 1: 실험적 치료법이 위약보다 더 효과적이다

– 목표 2: 실험적 치료법은 active control과 비교하여 수용하지 못할 만하지 않다.

비열등성 임상시험을 디자인하고 그 결과를 해석하는데 있어서 비열등성 경계를 결정하고 이해하는 것이 매우 중요하다. 만약 비열등성 경계가 부적절하게 크다면 효과가 없는 약제를 효과가 있다고 잘못 결정을 내리게 될 것이다. 반면, 비열등성 경계가 너무 보수적으로 작게 설정이 되면 임상시험에 필요한 표본숫자를 과도하게 증가시키게 될 것이다.

목표 1에서 실험적 치료법의 효과 T가 위약의 효과 P보다 더 우수하다는 사실은 귀무가설 '$H_0: \mu_T - \mu_P \leq 0$'을 기각함으로 입증될 수 있다. 여기서 μ_T와μ_P는 실험적 치료법과 위약의 mean response를 각각 의미한다. 설명을 간단히 하기 위해 양군의 평균의 차이를 비교하는 상황을 가정해 보자. 비열등성에 대하여 fixed margin approach를 이용할 경우, margin δ는 active control의 효과크기(effect size)에 의하여 사전에 미리 정해지게 되며, 이는 active control로 되는 치료법이 과거에 위약과 비교되었던 임상시험의 결과를 근거로 하여 추정하게 된다. Fixed margin approach에서는 가설 'K_0: $\mu_T - \mu_c \le \delta$(μ_c는 비열등성 임상시험의 대조군에서의 mean response를 말함)'을 기각할 때, 이를 통해 내재적으로 귀무가설 'H_0: $\mu_T - \mu_P \le 0$'를 기각하게 된다.

목표 1과 2를 달성하기 위해, margin은 δ값보다 크지 않은 값으로 사용되게 되는데, 이는 일반적으로 임상적 판단에 일부 의존하여 결정된다. 이러한 결정은 대상 질병의 심각성, 환자들이 선택할 수 있는 치료 방법들의 종류, active comparator들의 유용성, 새로운 치료법과 대조군에 사용되는 치료법의 안전성 프로파일 등을 감안하여 이루어진다.

비열등성 경계를 결정할 때 흔히 사용되는 방법은 대조군 치료법에 대한 과거의 정보를 이용하여 treatment effect를 추정하는 것이다. 일단 effect가 추정이 되면, margin은 실험적 치료군과 대조군 사이의 차이를 확보할 수 있도록 설정된다. 만약 수치가 δ보다 크다면, 실험적 치료법이 위약보다 열등할 가능성을 또한 배제해 준다.

많은 연구자들이 암환자를 대상으로 한 비열등성 임상시험에서 적절치 못하게 설정된 비열등성 경계를 사용하는 것에 대한 우려를 표명하고 있다. 예컨대, 비열등성 경계가 명확히 정당화되지를 못하는 경우들이 자주 있으며, 또한 넓게 설정된 비열등성 경계를 사용하여 심각한 방법론적인 문제를 초래하는 경우들이 드물지 않게 발견된다. 아래에서는 합리적인 margin을 선정하는데 흔히 부딪히게 되는 실제적인 문제점을 기술하였다.

(1) 제한된 historical 자료를 근거로 margin을 결정하는 경우

대조군의 효능을 추정하고 비열등성 경계를 결정하는데 근거가 되는 historical 자료가 부족한 경우가 이에 해당한다. 예컨대, 단지 1개의 무작위배정 임상시험 결과에 근거하여 대조군에 사용되는 치료법이 승인되었다든지, 혹은 심지어 무작위배정 없이 시행된 단일군 임상시험에 근거하여 대조군 약제가 승인된 경우들도 드물지 않다. 이러한 경우에는 대조군 치료의 효과크기에 근거하여 margin을 결정하는 것이 어려워진다. 즉, 대조군과 위약 사이의 효능의 차이를 추정하는 것이 어려워지고 이에 대한 분산도 커지게 되므로 margin의 폭이 작아지게 되어 매우 큰 규모의 비열등성 임상시험이 요구되는 상황이 벌어질 수 있다.

(2) Time-to-event endpoint를 위한 margin을 결정하는 경우

Time-to-event endpoint를 갖는 비열등성 임성시험에서 비열등성 경계를 결정하는 경우, 대부분 hazard ratio를 이용하게 된다. 하지만, 기존의 historical 자료가 time-to-event endpoint인 OS 혹은 PFS를 반영하는데 적절치 못한 경우들이 발생할 수 있다. 예컨대, 과거 임상시험 시행 당시와 현시점을 비교할 경우에 환자들의 특성이 이전과 다를 수 있고, supportive care가 그 사이에 많이 개선되었을 수 있으며, 중도절단 pattern이 변했을 수 있고, 연구 중 추적관찰 방법이 바뀌었을 수도 있다. 또한 종양평가를 하는 영상 기술이 발전하였을 것이며, 종양평가를 시행하는 간격이 이전 연구와 현재 시행코자 하는 연구에서 서로 다를 수 있으며, 종양 진행을 판정하는 기준도 변경되었을 수 있다. 위에서 언급한 proportional hazards model assumption이 맞지 않거나, 혹은 시간에 따른 hazard가 일정하지 않은 경우도 발생할 수 있다. 예를 들면, 대조군에 사용되는 표준치료법이 과거 연구에서 2년 추적관찰 후 중간 분석 결과에 근거하여 위약에 비하여 hazard ratio가 의미 있게 1보다 적음이 확인되었는데, 새로이 디자인하는 임상시험에서는 5년 추적관찰 후 평가를 할 계획이라면 기존의 짧게 추적 관찰된 자료를 이용하여 margin을 추정하는 것은 적절치 못할 가능성이 높다.

(3) 일관성 가정(Constancy Assumption)

비열등성 임상시험은 일관성 가정에 근거를 두어 디자인된다. 일관성 가정이라 함은, 시행을 하고자 하는 비열등성 임상시험과 과거에 시행된 historical trial 사이에 효과 크기는 동일하다는 가정을 말한다. 하지만 위에서 언급한 예들과 비슷하게, 일관성 가정에 영향을 미칠 수 있는 많은 요인들이 현실에는 존재한다. 예컨대, 시간에 따라 general health care 및 supportive care가 변하게 되고, 등록되는 환자들의 특성이 변화할 수 있고, 임상시험 시행 절차와 관련된 요소들(missing data pattern, primary endpoint 평가 방법 등)도 변할 수 있다. 따라서 이를 고려한 연구진행 방법도 새로이 제안되고 있다.

3) 그 외 고려해야 할 사항들

비열등성 검정(non-inferiority test)의 결과가 통계적으로 유의한 경우, 우월성 검정(superiority test)이 순차로 시행될 수 있다. 이는 closed test procedure에서는 hierarchical testing procedure의 경우처럼 제1종 오류확률(type I error rate)이 제어될 수 있기 때문이다. 하지만, 만약 비열등성을 확인한 이후에 우월성을 검정하는 것과 아울러 다른 secondary endpoint들을 검정하는 경우 많은 주의가 필요하다. Closed test procedure에서는 비열등성을 확인한 이후에 후속적인 추가 검정의 제1종 오류확률은 α의 수준에서 제어된다. 만약 우월성 검정이 실패하여 후속적인 다른 secondary endpoint들을 연속적으로 검정하는 것은 제1종 오류확률을 과장시킬 수 있다. 따라서 primary endpoint인 비열등성 검정이 성공한 경우 추가적인 검정의 순서를 명확히 명시해 놓거나, 혹은 우월성 검정 및 다른 secondary endpoint들 사이의 α를 분할하는 것을 고려해야 한다. 만약 어떤 검정의 결과가 성공적인 것으로 확인된 경우 후속적인 검정은 미리 작성된 목록의 순서를 따라 순차적으로 시행되어야 한다.

비열등성 임상시험에서 p value는 특정 비열등성 경계에 의존하므로 실제적으로 해석하기 어렵기 때문에, 비열등성 임상시험에서 p value의 사용은 종종 회피된다. 반면, 치료효과의 차이에 대한 신뢰구간을 사전에 설정된 margin과 비교하는 것이 비열등성 임상시험의 결과를 살펴보는데 더욱 도움이 된다. 비열등성 검정에서 p value는 양군의 치료 성적이 차이에 대한 분석 결과에서 직접 p value를 구하는 것이 아니라, 비열등성 경계를 고려하여 산출된다.

5. 임상시험의 모니터링

현재 진행 중인 3상 임상시험의 결과는 거의 항상 소수의 핵심 인사 혹은 완전히 독립된 데이터 및 안전성 모니터링 위원회에게만 접근이 가능하다. 이것은 연구 진행 중의 너무 이른 시점에 잘못된 판단을 내리는 것을 막기 위한 것이다. 중간 분석이 어떻게 시행이 될지에 대하여 미리 지침서에 기술이 되어 있어야 한다. 앞에서 언급한 하위군 분석 혹은 다중군 임상시험에서의 경우와 마찬가지로, 거듭되는 중간 분석은 multiple comparison 시 발생하는 동일한 문제가 발생한다. 이러한 우려를 최소화하는 가장 간단한 방법은 중간 분석에 대하여 매우 보수적인 검정 절차를 사용(즉, 매우 작은 제1종 오류를 허용)하면서 최종 분석에는 본페로니 교정을 이용하는 방식을 고려할 수 있겠다.

참고문헌

1. Green S, Benedetti J, Smith A, and Crowley J. (2016) Phase III trials. (In) Clinical Trials in Oncology (p. 87–128). Third edition. Boca Raton, FL: CRC Press.
2. Hoering A, Crowley J. (2018) Phase III Oncology Clinical Trials. In William Kevin Kelly & Susan Halabi (Eds.), Oncology Clinical Trials: Successful Design, Conduct, and Analysis (pp. 148–158). Second edition. New York: Demos Medical Publishing.
3. Nie L and Zhang Z. (2018) Design of Noninferiority Trials in Oncology. In William Kevin Kelly & Susan Halabi (Eds.), Oncology Clinical Trials: Successful Design, Conduct, and Analysis (pp. 159–164). Second edition. New York: Demos Medical Publishing.

Chapter 12

Biomarker-driven trials

임석아

요약

- 종양임상시험에서 사용되는 biomarker 종류는 암의 진단이나 재발에 이용하는 diagnostic biomarker, 환자의 예후를 예측하는 prognostic biomarker, 특정 약제에 대한 반응을 예측하는 predictive biomarker, 생체에서 나타나는 약제의 효과를 반영하는 pharmacodynamic biomarker 등이 있고, 해당 predictive biomarker를 이용하여 선별한 환자들에게 사용할 수 있는 약제와 함께 임상시험을 진행하여 특정 약제와 함께 승인되는 biomarker를 검사하는 방법은 동반진단법(companion diagnostics) 이라 한다.
- Biomarker driven clinical trial의 가장 대표적인 방법은 특정 biomarker가 양성인 환자만을 대상으로 특정약제와 표준치료를 비교하는 enrichment design이며, biomarker와 새로운 치료제 사이에 높은 연관성이 있을 때 시행한다. Biomarker stratified design 은 biomarker 양성, 음성 모두 혹은 전체의 환자에서 biomarker와 새로운 치료법의 유용성을 함께 확인하고자 하는 방법으로 sequential subgroup specific trial, biomarker positive and overall strategy, marker sequential test design(MaST)로 나눌 수 있다.
- 하나의 임상시험을 통해 '다수 암종'에 대하여 '다수 치료제'의 효과를 평가할 수 있는 연구 디자인을 master protocol이라 하며, 1) umbrella design, 2) basket design, 3) platform design이 포함된다

전통적인 임상 연구에서 새로운 치료법의 치료효과를 평가하기 위해 암의 원발 장기, 병리학적 진단, 병기(stage) 등의 임상 정보를 기준으로 환자를 분류하여 연구를 진행하였고 전통적인 항암제 임상시험은 조직학적인 진단을 통해 얻은 단일 암종에 대하여 병기에 따른 표준화된 치료법을 대조군으로 사용하였다. 전통적인 항암화학요법을 통해 치료 성적이 괄목할 만하게 향상되었지만 하나의 질병 군에 속한 모든 환자군에서 효과가 동일하지 않고 일부 환자 군에서만 치료 효과가 확인되어, 개별 환자의 질병 특성을 반영하지 않은 기성복 같은(one-size fits all) 과거의 치료에서 개개인에게 치료 효과를 볼 수 있는 맞춤 치료(tailored medicine)의 필요성이 대두되었고 이와 함께 특정 유전자 이상에 기반을 둔 정밀 의학(precision medicine)이 대두되었다.

맞춤 치료, 정밀 의학을 향한 흐름이 발전한 분자생물학 및 유전학 지식을 바탕으로 예후 및 치료와 관련된 여러 biomarker를 발견하고 이를 표적으로 한 약제를 이용하여 임상시험을 진행하여 종양임상시험의 주요 흐름을 바꾸게 되었다. 초창기 대표적인 사례는 BCR-ABL translocation이 있는 만성 골수성 백혈병 환자에서 BCR-ABL fusion 유전자 억제제로 imatinib을 투여하여 생존율을 높인 연구이고, 고형암의 경우 human epidermal growth factor receptor 2(HER2) 양성 유방암 환자에서 HER2 항체인 trastuzumab을 표준항암치료에 추가하여 전체 생존기간이 연장되고, C-KIT 유전자 돌연변이가 있는 위장관 기질종에서 imatinib과 epidermal growth factor receptor(EGFR) 유전자 돌연변이가 있는 비소세포폐암에서 gefitinib이 생존율 향상으로 이어지는 것이 밝혀지면서 가속화되었다

효율적인 표적치료제 개발을 위한 biomarker-driven clinical trial의 종류와 개념, 중요성과 한계점을 기술하고자 한다

1. Biomarker 생체 지표의 정의

1998년 National institutes of health biomarkers definition working group에서는 biologic marker의 줄인 말인 biomarker를 정상적인 생물학적 과정, 병적인 과정 그리고 약물치료의 반응을 객관적으로 측정하고 평가할 수 있는 물질이라 정의했다. 2001년 World Health Organization(WHO)에서는 biomarker를 인체를 구성하는 물질과 구조, 인체 내의 대사 과정에서 발생하는 물질, 그리고 병의 영향이나 결과를 예측할 수 있는 물질들을 총칭한다 정의하였다. 두 기관 모두 biomarker를 항암제 개발에 주로 사용되는 유전적 변화를 넘어선 폭넓은 개념으로 정의한 것이다. 전통적으로 사용되던 환자에 대한 임상 정보, 병리 소견, 영상 소견뿐만 아니라 최근 각광받고 있는 omics로 총칭되는 유전체학(genomics), 대사체학(metabolomics), 단백질체학(proteomics), 지질체학(lipidomics)을 포함한다. Biomarker는 암 진단과 분류, 예후 예측, 경과 감시, 치료 평가 등 의학에 폭넓게 이용되고 있으며 임상시험 계획 시부터 포함하여 진행함으로써 치료의 개별화, 정밀의학에 주춧돌 역할을 하고 있다

1) Biomarker의 종류

표 12-1. Biomarker 종류와 예

Biomarker 종류	설명	대표적인 예
Diagnostic Biomarker	암 진단 및 재발의 진단에 사용	종양 표지자
Prognostic Biomarker	암에 대한 치료법과는 무관하게 환자의 예후 추정	전이성 유방암 세포독성 항암제 치료에 대한 HER2 수용체 의미

Pharmacodynamic Biomarker	약제의 약동학적 효과가 생체에서 일어나는지 확인하여 용량과 치료 일정 결정을 도움	- 표적치료제의 해당 표적의 down-stream molecule 변화 - 치료제 전후 Ki-67 변화
Predictive Biomarker	항암 치료에 대한 반응을 할 수 있을지 예측 가능하게 하는 물질로 어떤 종류의 치료를 할지 결정	- 폐암의 EGFR 돌연변이 - 유방암의 호르몬 치료제 및 HER2 억제제에 대한 반응예측을 위한 에스트로겐 수용체와 HER2 수용체

2) Biomarker를 임상에서 사용하기까지의 과정 및 동반진단법(companion diagnostics)

관찰 연구/전임상 기초연구를 통해 유의미한 biomarker가 될 수 있는 후보 선정

- 해당 biomarker를 안정적으로 측정할 수 있는지, 해당 방법을 임상 연구에 적용할 수 있는지 입증(validation)
- 임상적 유용성을 밝히기 위해 임상 연구를 시행하면서 해당 biomarker 사용
- 최종적으로는 임상적 유용성까지 밝혀진 biomarker만이 임상에서 사용

최근 많이 연구되고 있는 predictive biomarker는 해당 biomarker를 이용하여 선별한 환자들에게 사용할 수 있는 약제와 함께 개발하게 되며, biomarker와 이에 짝이 지어진 약을 함께 개발하는 임상시험 흐름을 "Biomarker-Drug development pipeline 생

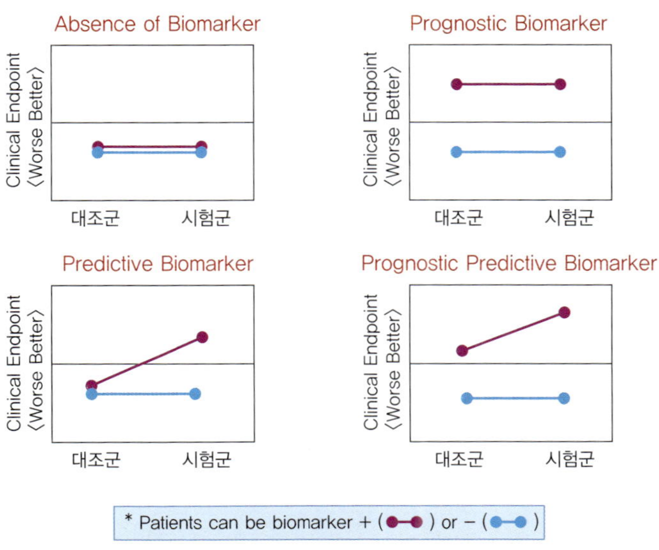

그림 12-1. Types of Biomarker: Prognostic vs. Predictive biomarkers

체 지표-약제 개발파이프라인)"이라 부르며 특정 약제와 함께 승인되는 biomarker를 검사하는 방법은 동반진단법이라 한다.

2. 생체 지표 기반 임상시험(Biomarker driven clinical trial)

기존의 임상시험은 특정 암 적응증의 전체 환자에서 평균적으로 가장 높은 치료 효과를 보기 위해 고안된 방법으로, biomarker를 기반으로 한 임상 연구에 접목하기 어렵기 때문에 새로운 형태의 연구 방법이 개발되었다. 가장 먼저 개발된 biomarker 기반 임상시험은 하나의 biomarker와 이에 대응하는 하나의 치료제에 대한 연구로 이루어졌으며 예상되는 biomarker와 치료제의 효과 사이의 연관성 정도에 따라 1) Enrichment design, 2) Biomarker stratified design, 3) Fall-back design으로 구분할 수 있다.

1) Enrichment Design(그림 12-2a)

가장 초기의 연구 방법이며 이후 발전한 연구 방법의 기본이 되는 연구 방법이다. Biomarker와 새로운 치료제 사이에 높은 연관성이 있을 때 시행하며, biomarker 양성/음성 여부에 따라 치료에 효과가 있을 것으로 예측되는 부분 집단(subpopulation)을 선택하여 해당 부분 집단에서 무작위배정 임상시험을 시행하는 방법으로 biomarker가 음성일 경우 치료제의 효과가 없을 것이라는 확신이 있을 경우 이용한다. 치료제에 대한 효과가 높을 것으로 예측되는 환자를 선별하여 임상시험을 진행함으로써 필요한 환자 수를 줄이고, 연구 기간을 단축할 수 있다는 점, 기존 치료와 비교할 수 있어 결과의 신뢰도가 높아진다는 점이 장점이다. 그러나 biomarker 양성인 환자만 대상으로 임상시험을 하여 biomarker 음성인 환자와 전체 환자에서 치료제의 효과를 알 수 없다는 단점이 있다.

2) Biomarker Stratified Design(그림 12-2b)

Enrichment design의 한계점으로 고안된 방법으로 biomarker by treatment interaction design이라고도 한다. Biomarker 양성, 음성 모두 혹은 전체의 환자에서 biomarker와 새로운 치료법의 유용성을 함께 확인하고자 하는 방법으로 크게 Sequential subgroup specific trial, Biomarker positive and overall strategy, Marker sequential test design(MaST)로 나눌 수 있다. Biomarker 양성 환자의 치료 효과의 결과에 따라 후속으로 biomarker 음성 환자를 대상으로 연구할지, 환자 전체로 연구할지 결정하는 법에 따라 다르다.

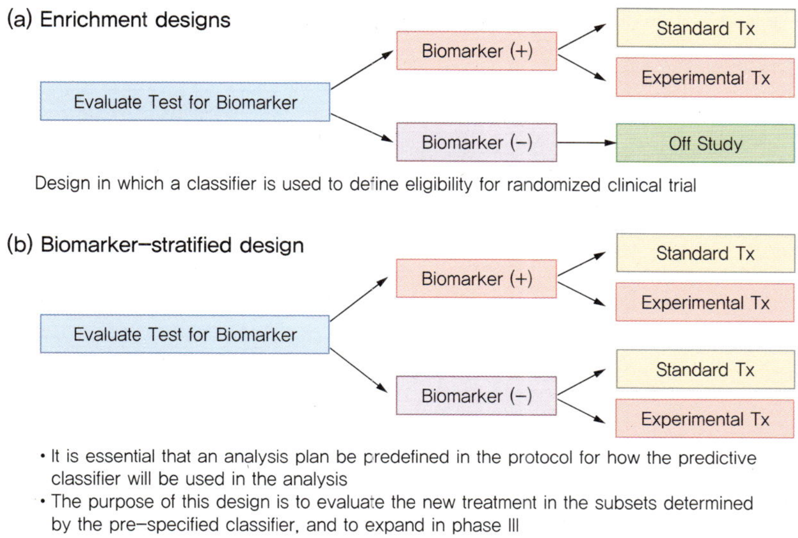

그림 12-2. Biomarker-driven clinical trial designs

우선, sequential subgroup-specific trial(**그림 12-3a**)은 biomarker 양성 환자에서 새로운 치료가 이득이 있을 때 biomarker 음성 환자에서 해당 치료제에 대해 임상시험을 진행하여 치료제가 biomarker 양성 환자에게만 이득이 있을지, 전체 환자에서 이득이 있을지 결론을 내리는 방법이다.

Biomarker 양성과 음성의 경우에 해당 치료제의 손익을 비교하고, 전체를 추정할 수 있는 이득이 있지만 전체 환자가 biomarker 양성과 음성이라는 세부 집단으로 나눠져 분석되면서 새로운 치료제가 전체 환자에 효과가 있을 때 그 효과가 평가저하 되는 단점이 있다. Biomarker-positive and overall strategies(**그림 12-3b**)는 이런 단점을 고려하여 biomarker 양성 환자에서 치료 이득이 있을 때 이후 전체 환자를 대상으로 연구를 진행하는 방법이다. 다만 이 경우에는 biomarker 양성 환자의 새로운 치료 효과가 너무 크면 biomarker 음성 환자에게 치료 개선이 없더라도 마치 전체 환자에서 이익이 있는 것으로 추정되는 단점이 있다.

3) Marker Sequential Test Design(MaST)

전자의 biomarker stratified trial의 한계점을 극복하기 위해 Marker sequential test design(**그림 12-4a**)이 고안되었다. Biomarker 양성 환자에서 새로운 치료에 이득을 증명할 때 좀 더 높은 수준의 유의성 기준을 두고 유의성이 증명되면, biomarker 음성 환자에서 일반 수준의 유의도 기준으로 치료효과를 증명한다. 또한, biomarker 양성 환자에

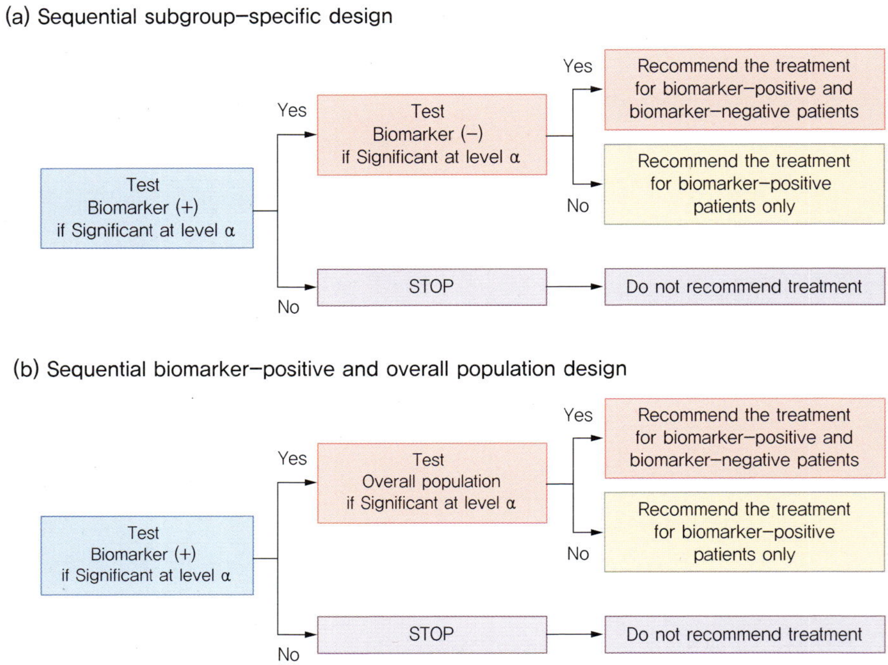

그림 12-3. Analysis strategies with biomarker-stratified clinical trials

서 이득이 없을 경우, 전체 환자에 대해 일반 수준의 유의도 기준을 가지고 치료의 유의성을 증명한다. 그러나 연구 시간도 길어지고 대상 환자수가 증가하는 단점이 있다.

4) Fall Back Design(그림 12-4b)

Biomarker와 새로운 치료 사이에 관련성이 상대적으로 낮을 것으로 생각될 경우 전체 환자를 대상으로 새로운 치료의 유의성을 연구하고, 유의성이 없을 경우에 biomarker 양성 환자에서 다시 연구를 시행하는 방법이다.

3. Master Protocol

유전체 분석 방법의 발달로 수많은 유전 변이가 다양한 암에서 발견되고 있다. 그러나 일반적인 임상시험을 통한 접근의 경우, '단일 암'에 대한 '특정 치료법'의 효과를 판단하기까지 상당히 오랜 시간이 필요하고, 많은 충족되지 않은 의학적인 질문들이 산재해 있으며, 특히 드문 유전 변이를 가진 드문 암의 경우에는 하나의 임상시험

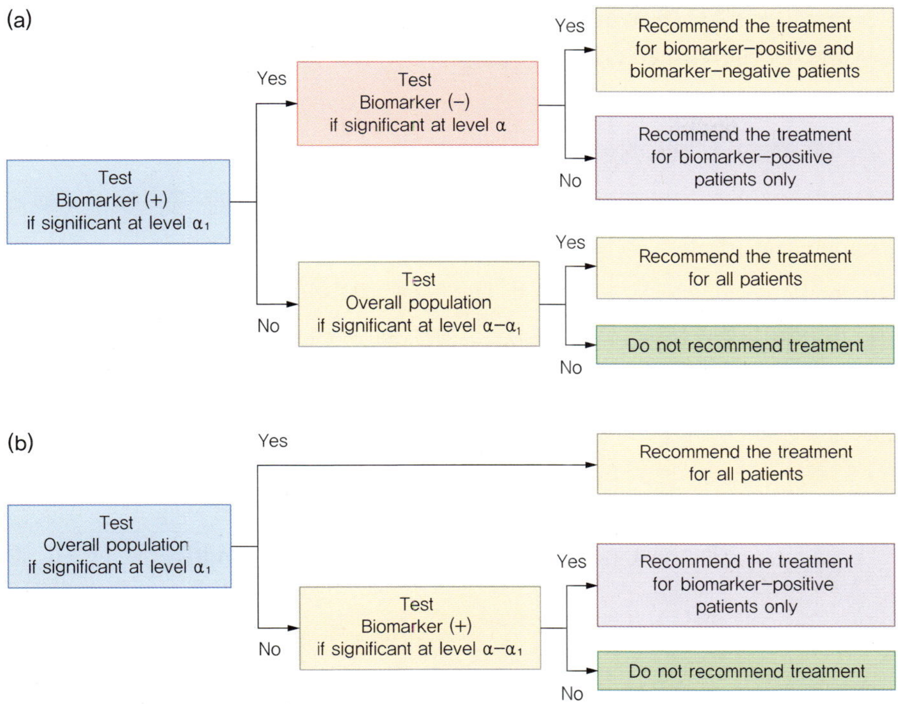

그림 12-4. Analysis strategies with biomarker-stratified clinical trials
(a) MaST design (b) Fall-back design

을 각각 구성하기에는 대상 환자 군 모집에 한계가 있다. 따라서 정밀의학의 분야에서 하나의 임상시험을 통해 '다수 암종'에 대하여 '다수 치료제'의 효과를 평가할 수 있는 연구 디자인을 설계할 수 있다. 이러한 연구 디자인을 master protocol로 명명하며 1) umbrella design, 2) basket design, 3) platform design이 포함된다.

1) Umbrella Trial(그림 12-5)

전통적으로 조직학적 소견에 따라 암을 세분하고, 추가적으로 유전적 변이를 이용하여 세분화 분류를 하고, 약제에 감수성이 있을 대상 환자군을 선정하여 진행하는 enrichment trial이 시간 및 비용이 많이 소요되고 드문 질환에 대하여는 대상 군 모집에 제한이 있어 다양한 암에서 다양한 유전 변이에 대한 다양한 약제의 역할을 규명하기에는 제한이 있다. Umbrella trial의 경우 하나의 조직학적 진단명에 대하여 다양한 유전 변이에 따라 층화하여 개별적으로 독립적인 enrichment trial을 시행하는 것을 의미한다. 이를 통하여 하나의 조직 형에 대하여 다양한 유전 변이에 따른 표적 치료제의 효과를 동시에 비교할 수 있어 보다 효율적인 연구 진행이 가능하다. 이 때 하나의 유전 변이에 대한 치료법의 효과가 불분명할 수 있어 phase 2/3로 나누어서 진행을 계획할 수 있고 single-arm으로 연구를 진행할 수 있다.

2) Platform Trial(그림 12-5)

하나의 조직학적 진단명에 대하여 다양한 유전 변이에 따라 층화하여 개별적으로 enrichment trial을 진행하는 점에서는 umbrella design과 동일하다. 그러나 대부분 umbrella design에서는 해당 유전 변이 군에 대하여 효과가 잘 알려진 표적 치료제를 사용하는 반면 platform trial에서는 해당 유전 변이에 대하여 다양한 표적 치료제의 효과를 무작위로 배정하여 비교하는 것이 차이다. 무작위 배정 과정 중, 특징적으로 해당 유전 변이 군 내에서 반응률이 좋은 군으로 비중을 높여 무작위 배정하는

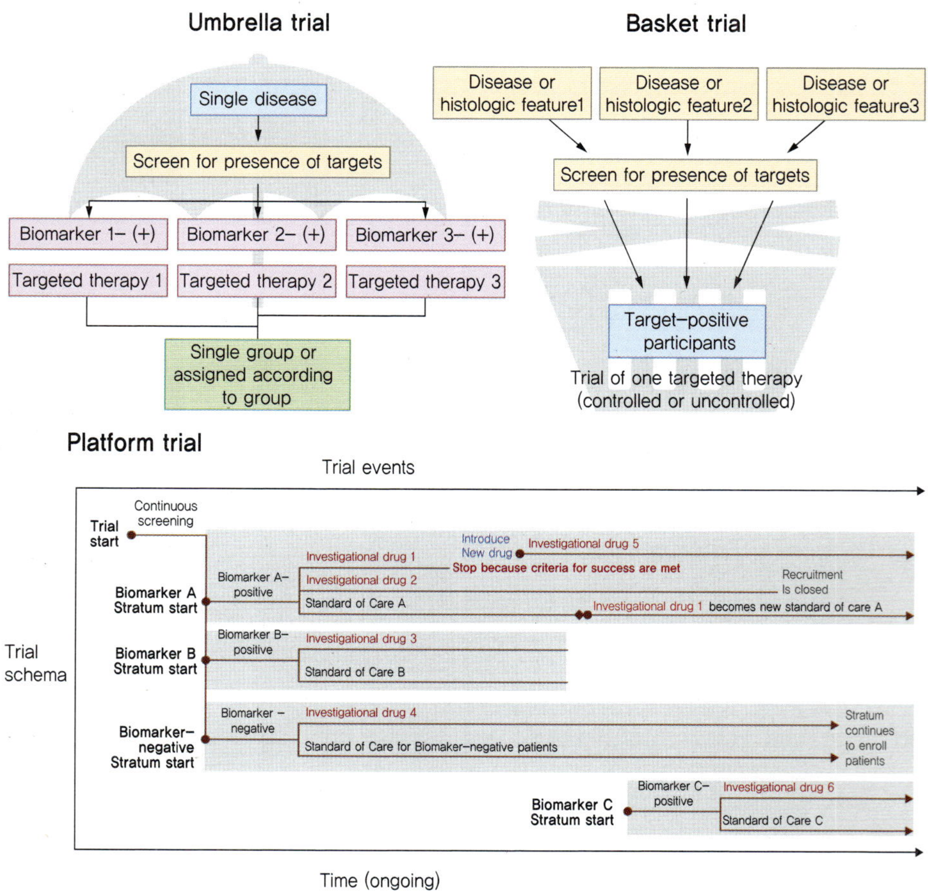

그림 12-5. Umbrella, Basket, Platform trial

response-adaptive randomization을 특징적으로 사용한다. 이에 따라서 8주 무진행(8 weeks of treatment without disease progression)과 같은 단기간의 결과값을 바탕으로 다양한 표적 치료제에 대한 효과를 비교할 수 있는 장점이 있고, 그로 인해 연구 진행 중 효과 없음이 밝혀지거나, 새로이 효과를 보이는 표적 치료제가 발견되는 경우 이를 빼거나, 새로이 treatment-arm을 추가하는 등의 자유로운 배정이 가능한 장점이 있다. 대표적인 연구로는 국소 진행 유방암 환자 군을 대상으로 하여 10개의 미리 선정된 유전 변이 군에 대하여 neoadjuvant treatment를 시행했을 시 병리학적 완전 관해율(pathologic complete remission)을 비교하는 I-SPY 2 trial이 현재 진행중에 있고 일부 치료 군에서의 성적이 하나씩 보고되고 있다.

3) Basket Trial(그림 12-5)

하나의 유전 변이를 공유하는 다양한 조직학적 진단의 암종에서 해당 표적 치료제의 효과를 비교하는 임상시험이다. 이전 임상시험 결과 해당 변이에 대하여 효과가 증명된 표적 치료제를 사용하여 이전 임상시험에서의 적응증이 아닌 다른 암종에서 효과를 확인하기 위한 임상시험이다. 특히 드문 조직학적 진단의 암에서 독립된 2상 임상시험을 수행하는데 한계를 보이는 암종에서 효과를 검증할 수 있는 방법이다. 대표적인 연구는 BRAF V600E mutation positive malignancies를 대상으로, 이미 흑색종에서 그 효과가 입증된 vemurafenib의 효과를 다양한 암에서 평가하는 연구가 수행이 되었고, 현재 precision medicine initiative의 일환으로 진행되고 있는 NCI-MATCH trial 역시 24개의 유전 변이 군을 선정하고 특정 유전자 변이가 있는 다양한 암에서 환자 군을 배정하여 각 유전 변이에 따른 표적 치료제의 효과를 다양한 조직 형에서 비교하고자 하는 연구가 진행 중에 있다.

4. Biomarker Driven Clinical Trial의 한계점

유전체 검사를 시행하는 조직이 충분하지 않아 유전체 검사를 시행하기 어려운 환자들이 있고, 조직 검사를 하여 유전체 검사를 해도 약제 사용이 가능한 표적 유전자 변이를 가진 환자가 적어 임상시험 참여에 제한이 있다. 또한, 특정 표적 유전자 변이가 있음을 발견해도 표적치료제의 off-label 사용이나, 임상시험을 위한 약제 공급에 한계가 있다.

변이가 있는 세포주나 전임상시험에서는 약제의 효과가 좋아도 biomarker가 있는 환자군에서의 반응률은 기대보다 낮을 수 있으며, 이는 보다 근본적으로 표적 치료제 자체의 효과에 한계가 있기 때문이다. 하나의 유전 변이에 대한 표적 치료제가 해당 신호 전달 체계를 부분적으로만 억제하는 경우가 대부분이며 용량을 증량하면 정상세포에도 존재하는 해당 유전자의 신호 전달 체계로 인하여 약물 관련 독성이 발생하게 된다. 즉, 허용 가능한 수준의 안전성을 확보하려면 표적 유전자의 억제가 불완전한 경우도 발생하여 효과가 떨어지게 된다. 또한, 암세포의 증식과 생존에 작용하는 신호체계의 경우 plasticity가 높아 하나의 신호체계를 억제하는 것이 다른 신호체계의 활성화로 이어질 수 있으며 tumor heterogeneity로 인해 driver mutation과 passenger mutation의 감별이 어렵고, 조직검사가 전체 종양을 다 대변하지 못할 수 있다. Circulating tumor DNA(ctDNA)와 같은 액체 생검(liquid biopsy)을 통해 여러번 조직검사해야 하는 필요성을 줄이고 tumor heterogeneity 한계를 극복할 수 있지 않을까 하는 기대도 있지만 그 유용성에 대하여는 추가적인 연구가 필요하다.

Basket trial을 통해 단일 유전 변이에 대한 치료의 효과를 다양한 암종에서 비교할 때, 조직학적 진단에 따라서도 결과가 다름을 확인할 수 있다. 이는 특정한 유전자의 신호체계가 암의 특정 병리학적 소견에 영향을 받을 수 있다는 한계점을 제시한다.

기관별 독립적인 임상시험을 하는 경우 보다는 여러 기관에서 하나의 목표로 협력연구를 한다면, 한정된 자원을 효율적으로 이용하는데 도움이 될 것으로 생각되며, 이를 위하여는 체계적인 국가 차원의 지원이 절실하다.

참고문헌

1. Gwise, T. (2018). Biomarkers in confirmatory trials. In W.K. Kelly & S. Halabi (2nd Eds), Oncology clinical trials: successful design, conduct, and analysis. New York (US): Springer publishing company.
2. Biomarkers Definitions Working G. (2001) Biomarkers and surrogate endpoints: preferred definitions and conceptual framework. Clin Pharmacol Ther, 69:89–95.
3. Conley BA, Doroshow JH (2014) Molecular analysis for therapy choice: NCI MATCH. Semin Oncol, 41:297–299.
4. Dancey JE, Dobbin KK, Groshen S, et al. (2010) Biomarkers Task Force of the NCIIDSC: Guidelines for the development and incorporation of biomarker studies in early clinical trials of novel agents. Clin Cancer Res, 16:1745–1755.
5. Freidlin B, Korn EL (2014) Biomarker enrichment strategies: matching trial design to biomarker credentials. Nat Rev Clin Oncol, 11:81–90.

6. Janiaud P, Serghiou S, Ioannidis JPA. (2019) New clinical trial designs in the era of precision medicine: An overview of definitions, strengths, weaknesses, and current use in oncology. Cancer Treat Rev, 73:20–30.
7. Rugo HS, Olopade OI, DeMichele A, et al (2016) Adaptive Randomization of Veliparib-Carboplatin Treatment in Breast Cancer. N Engl J Med, 375:23–34.
8. Simon R. (2017) Critical review of umbrella, basket, and platform designs for oncology clinical trials. Clin Pharmacol Ther, 102:934–941.
9. Woodcock J, LaVange LM (2017) Master protocols to study multiple therapies, multiple diseases, or both. N Engl J Med, 377:62–70.

Chapter 13

Adaptive design

김지현

요약

- 최근 분자종양학 분야의 발전과 진단 기술의 발전에 힘입어 새로운 암 유전자 이상을 발견하게 되었고 이를 겨냥한 항암 신약 개발에서 전통적인 무작위 배정 임상시험과는 다른 혁신적 임상시험 설계가 필요하게 되었다.
- Adaptive trial은 임상시험을 수행하며 얻어진 결과를 바탕으로 하여 전향적으로 수립된 계획에 따라 임상시험의 설계의 요소를 변화시키는 형태의 임상시험으로, 여러 질문을 한 임상시험을 통하여 해결할 수 있고 항암 신약 개발을 보다 효율적으로 빠르게 진행할 수 있다는 장점이 있다.
- Adaptation의 대상으로는 대상 환자군, 질병, 유효성 및 안전성 평가 방법, 치료군, 환자 수, 가설, 평가 변수 등 거의 모든 임상시험의 요소가 adaptation의 대상이 될 수 있다.
- Adaptive design의 대 전제는 모든 adaptation의 방법을 전향적으로 임상시험 수행 전에 계획해야 한다는 것이고, 제1종 오류(type I error(α))를 줄이기 위한 원칙을 지켜야 한다.
- 성공적인 adaptive design의 임상시험을 가능하게 하기 위하여 철저한 사전 계획, 임상시험 수행을 위한 마스터 프로토콜, 기반 시설이 필요하며 임상시험에 관련된 모든 이해 관계자들 간 적극적인 소통과 혁신이 필수이다.

1. Adaptive Trial 등장의 배경

최근 분자종양학 분야의 발전에 힘입어 개개인의 암을 일으키는 유전자 이상을 보다 빨리, 적은 비용에 찾아낼 수 있게 되었고 암의 해부학적 원발부위와 관계없이 발견된 유전자 이상에 대하여 약제를 개발하는 방향으로 신약 개발의 패러다임이 변화하고 있다. 발현 빈도가 낮은 유전자 이상을 대상으로 하는 신약 개발에 있어 전통적으로 시행되는 순차적인 1, 2, 3상 임상시험은 많은 수의 환자와 긴 시간을 요하며 막대한 비용과 높은 실패율의 위험으로 기존과는 다른 임상시험의 설계가 필요하게 되었다.

전통적인 임상시험에서는 대상 환자군, 질병, 유효성 및 안전성 평가 방법, 치료군, 환자 수, 가설, primary endpoint 등 임상시험의 모든 요소가 임상시험을 시작하기 전에 결정되는 fixed design을 취한다. 반면 adaptive design은 연구 설계 중의 하나 혹은 그 이상의 요소를 임상시험을 수행하면서 얻은 결과를 바탕으로 하여 전향적으로 수립된 계획에 따라 수정할 수 있도록 하는 설계로 급변하는 신약 개발 환경에서 보다 유연한 임상시험의 진행을 가능하게 한다.

2. Adaptive Design의 장점과 한계점

1) 장점

Adaptive design의 임상시험을 수행할 경우 고정된 형태의 임상시험에 비교하여 좀 더 약물의 진정한 효과를 발견할 확률이 높아질 수 있다. 고정된 환자수를 대상으로 하는 임상시험보다 환자수를 변형하는 adaptive design을 취하면 통계학적 검정력을 높이거나 소수의 환자로 같은 검정력을 도출할 수 있다. 효과를 보이기 힘들 것으로 판단되는 임상시험을 조기에 중단하면, 환자들이 효과가 없는 약제로 치료받는 확률을 줄어들고 다른 치료적 대안을 강구할 수 있어 보다 윤리적이다. 또한 adaptive design의 임상시험은 고정된 형태의 임상시험보다 좀더 다양한 질문을 해결할 가능성이 높다. 약제의 용량을 변형하는 adaptive design을 적용할 경우, 보다 용량-효과 관계를 잘 가늠할 수 있다.

2) 한계점

Adaptive design의 임상시험의 경우 최소의 예측되는 환자 수가 줄어들 수 있지만 고정된 형태의 임상시험에 비교하여 최대 환자수가 증가할 수도 있다. 또한 설계의 변형을 미리 계획해야 하기 때문에 임상시험 설계의 단계에서 보다 준비 기간이 많이 걸리고 연구의 계획과 실제 수행 사이에 간극이 커질 수 있다. 또한 adaptive design은 양질의 임상시험을 수행하기 위하여 행정 절차상 극복해야 할 난관이 더 많을 수 있다. 특히 중도 분석 결과에 대한 제한적으로 접근을 허용하는 방법에 있어 복잡하고 임상시험의 가격을 높일 수 있다. 임상시험 설계에 adaptation에 의하여 변화를 가져가는 경우 adaptation 이전의 설계와 비슷하지 않은 결과로 유도할 수 있다. 이는 결과의 일반화에 제한을 가져오고 해석에 어려움을 가져올 수 있다.

3. Adaptive Design의 유형

Adaptive design을 크게 분류하면 순수하게 무비교성(non-comparative) 데이터의 분석에만 의존하여 adaptation을 시행하는 설계와 비교성(comparative) 데이터의 중간 분석 결과에 근거하여 임상시험의 설계를 변형하는 설계 두 가지로 나눌 수 있다.

무비교성 데이터에 근거한 adaptive design과 달리, 비교성 데이터에 근거한 adaptive design은 치료군에 따른 데이터를 분석하기 때문에 일반적으로 제1종 오류(type

I error)가 발생할 확률을 증가시키고 치료의 효과 추정에 비뚤림을 가져온다. 그렇기 때문에 적절한 임상시험의 수행을 보장하기 위하여 추가적인 과정이 필요할 수 있다. Adaptation 혹은 임상시험 종료 규칙은 치료 효과의 추정치, 고정된 sample p value, 임상시험 성공의 조건부 확률, 약물의 효과가 있다는 것에 대한 Bayesian posterior probability, 임상시험 성공에 대한 Bayesian predictive probability 등 여러 가지의 다른 잣대에 따라 결정지어질 수 있다.

1) Group Sequential Design

Group sequential design에서는 미리 정해진 종료 기준을 가지고 한 번 혹은 그 이상의 전향적으로 계획된 데이터의 중간 분석을 시행한다. 순차 분석을 포함시킴으로써 예상되는 피험자 수와 임상시험에 걸리는 시간을 줄여 보다 빠르게 효과적인 신약의 허가를 가능하게 함으로써 윤리적, 효율적인 우위를 점할 수 있다. 한 가지 예로, group sequential design으로 한번의 중간 분석을 하고 유효성 평가에 흔히 사용되는 stopping boundary를 적용할 경우 고정된 형태의 임상시험보다 대략 15% 정도의 표본 수를 감소시킬 수 있다.

Group sequential design에는 허가에 대한 의사 결정을 할 수 있을 정도로 약제의 효능에 대한 충분한 증거가 있을 때에, 혹은 유효성을 증명하기 어려울 것이라고 판단할 만한 근거가 있을 때에(stopping for futility) 임상시험을 중지할 수 있도록 하는 중단 기준에 대한 규칙을 포함할 수 있다. 제1종 오류의 확률이 적절하게 통제될 수 있도록 중간분석과 최종 분석에서 적절한 stopping boundary를 설정하는 여러 가지 방법(O'Brien and Fleming, Pocock 등)이 존재한다. 중간 분석의 횟수나 시기, 특정한 표본 수, 또는 목표 사건의 발생 수를 전향적으로 미리 계획하여야 하며, 미리 정해 둔 종료기준을 만족할 때에만 임상시험을 종료해야 한다. 조기에 종료된 임상시험의 경우 신약의 안전성이나 잠재적으로 중요한 secondary endpoint를 평가하기에는 표본 수가 적을 수 있다. 따라서 유효성으로 인하여 임상시험을 조기 종료할 때에는 일차 평가 변수가 생존율 혹은 비가역적 질병 등으로 윤리적으로 강력한 이유가 있거나 치료 효과의 정도나 그 근거에 있어 매우 강력한 조기 종료 기준을 만족한 경우로 한정해야 한다.

2) 표본 수에 대한 Adaptation

비교성 데이터의 중간분석에 의거하여 표본 수를 변형하는 adaptive design으로, Unblinded sample size adaptation 혹은 unblinded sample size re-estimation으로도 불린다. Group sequential design에서와 마찬가지로 제1종 오류의 확률이 증가할 수 있

어 이에 대한 적절한 수정이 요구된다. 추가로 고려해야 할 것으로 adaptation 계획에 대한 준수, 안전성의 평가, 치료 효과의 산정 등 group sequential design에 해당하였던 점들이 모두 해당된다. 전향적으로 계획을 세워야 하는 사항 중 통계적인 가설을 미리 정해 놓아야 하는 것 외에도 표본 수 변경에 대한 특정한 규칙을 미리 세워놓아야 한다는 것이다. Adaptation 규칙과 분석 계획을 따르는 것 또한 중요하다.

3) 환자 집단에 대한 Adaptation(Adaptive Enrichment)

많은 경우에서 치료의 효과가 임상시험 참여 대상 중 특정한 하위집단(subgroup)에서 더 크게 나타날 수 있다. 이러한 하위집단은 인구학적 특징, 유전적 혹은 약제의 작용 기전과 관련된 병리생리학적 표지자 등에 의하여 정의될 수 있다. 이러한 상황일 때 중간 분석 결과에 따라 환자 집단을 adaptive modification 할 수 있는 설계를 고려할 수 있다. 예를 들어 중간 분석까지는 전체 환자 집단을 대상으로 모집을 지속하다가, 중간 결과를 분석하여 미리 정하여 놓은 기준에 따라 전체 환자 집단을 대상으로 임상시험을 지속할지 아니면 특정 하위집단을 대상으로 그 이후의 환자 모집을 제한할 지를 결정할 수 있다. 중간 분석 이전과 이후의 결과를 모두 특정 하위집단의 최종 분석에 사용할 수 있다. 이러한 임상시험 설계를 종종 adaptive enrichment design이라고 명명하며, 전체 집단을 대상으로 한 고정된 임상시험 설계에 비하여 같은 환자 수를 대상으로 할 때에 더 큰 검정력을 가질 수 있다. 처음부터 표적이 있는 특정 집단을 대상으로 임상시험을 하는 것보다 adaptive design을 적용하면 표적이 없는 집단에서의 실험적 치료의 효과를 평가할 수 있다는 장점이 있다.

Adaptive enrichment 설계에서 대상 환자군에 대한 adaptive modification은 과거 임상시험의 결과와 이득-위험의 개요가 특정한 하위집단에서 가장 유리할 것이라는 강력한 생물학적 타당성에 바탕해야 한다. 치료의 효과를 변화시킬 수 있다고 여겨지는 기저 성질이 자연적으로 이분법적으로 나뉠 수 있는 것이 아니라면 치료에 효과를 볼 수 있는 아형을 정의하는 역치가 정당화될 수 있어야 한다. 표적이 있는 하위집단을 정의할 때 *in-vitro* 동반진단법에 의존할 수 있다. 이때에 사용되는 동반 진단법은 충분한 performance characteristics를 지녀야 한다. 특정 biomarker를 발현하지 않는 상보 집단에 대한 약제의 효과를 평가하기 위한 임상시험을 설계해야 할지는 enrichment에 대한 병리생리학적 또는 경험적인 근거와 약제의 독성, 하위집단을 정의하는 biomarker의 기저 발현의 분포, 하위집단을 정의하는 biomarker 발현의 역치 등 여러 요소를 고려하여 결정해야 한다.

4) 치료군 선정의 Adaptation

또 다른 형태의 adaptation으로 중도분석 결과에 따라 임상시험에 포함된 치료군을 변경하는 계획을 전향적으로 설계하는 방법이 있다. 이러한 adaptation에는 치료군을 추가하거나 종료하는 것을 포함할 수 있으며, 조기 탐색적 dose-ranging 임상시험에서 종종 사용되었다. Adaptive dose-ranging 임상시험은 여러 용량군을 가지고 시작하였다가 중도 분석 후 개발을 지속할 용량을 선택하여 진행할 수 있는데, 이때 용량-반응 관계를 보다 더 잘 평가하고 향후 확증적 임상시험에서 사용할 최적 용량을 선택할 수 있다. 예를 들어 continual reassessment method(CRM) 조기 임상시험에서 새로운 약제의 maximum tolerated dose(MTD, 최대 내약 용량)를 효율적으로 결정하기 위해 관찰된 독성의 결과에 따라 용량 증량을 adaptive design으로 수행하는 방법이다.

Adaptive treatment arm selection은 신약의 효과의 근거를 마련하기 위한 임상시험에도 적용 가능하다. 이때 통계적인 가설 검증 방법은 임상시험에서 평가한 여러 용량 중에서 최적의 용량의 선택을 설명할 수 있어야 하고 조기에 임상시험을 중단하거나 차후의 피험자 수를 변경하는 등의 추가적인 adaptive modification을 설명할 수 있어야 한다. 다른 경우와 마찬가지로 전향적인 계획이 중요하며 치료군 선정에 관한 그리고 다른 잠재적 변형에 대한 특정 adaptation 규칙, 검증 방법에 대한 계획을 포함하여야 한다.

Adaptive treatment arm selection의 특별한 형태로 하나 이상의 실험치료군을 적절한 대조군에 비교하는 adaptive platform trial의 형태가 있는데, adaptive platform trial의 두 가지 특징은 공통의 대조군을 사용한다는 점과 가장 효과가 좋은 치료군을 선별하기 위한 중간 분석을 시행하여 전향적으로 계획된 규칙에 따라 adaptation을 시행한다는 점이다.

Adaptive platform trial의 대표적인 예로 I-SPY2 연구가 있다. I-SPY2는 유방암에서 새로운 약제의 개발을 앞당기기 위하여 계획된 공통의 대조군을 가지는 여러 군으로 형성된 다중, 평행, 2상, 환자 중심의 임상시험으로 환자들은 반응이 높을 것으로 계산된 군으로 adaptive randomization 된다. 이 연구에서는 조기 유방암에서 신뢰할 수 있는 대리 변수로 알려진 선행항암화학요법 후 병리학적 완전 관해율을 primary endpoint로 설정하였다. I-SPY2는 동시에 12개까지의 치료군을 공통 대조군에 비교하는 2상 임상시험으로 환자는 biomarker 발현에 따라 10개의 아형으로 분류되고 Bayesian 방법에 따라 반응이 높을 것으로 예측되는 치료군으로 adaptive randomization 된다. 특정 아형의 환자들에서 효과를 보인 약제는 그 아형의 환자들이 점점 더 많이 배정이 되어 일정 조건 이상의 효과를 보이면 2상 임상시험을 졸업을 하는 구조인데, 300명 환자를 대상으로 한 확증적 3상 임상시험에서 성공할 확률이 85% 이상으로 예측될 때에 졸업을 하게 되며, 3상 임상시험에서의 성공 예측율이 10% 이하일 때에는 futility로 중단된다(그림 13-1).

이러한 adaptive platform trial은 유방암의 I-SPY2 외에도 폐암의 BATTLE 연구, 교모세포종의 GBM-AGILE 연구 등이 있으며 종양 외의 영역에서도 활발하게 시도되고 있다.

5) 환자 배정의 Adaptation

(1) Covariate–adaptive Treatment Assignment: Adaptation Based on Comparative Baseline Characteristic Data

환자의 치료군 배정이 부분적 혹은 온전히 환자의 기저 특징과 이전에 모집된 환자들의 기저 특징, 치료군 배정에 의하여 결정되는 형태이다. 이러한 방법은 치료군 간의 기저 공변량의 균형을 촉진하기 위하여 사용된다. 잘 알려진 형태로 minimization이 있는데 순차적인 환자를 각 치료군으로 배정할 때 예후에 영향을 미칠 수 있는 잠재적 공변량의 치료군 간의 차이가 최소화되도록 하는 것이다. Covariate-adaptive treatment assignment 방법은 적절한 방법으로 분석하면 직접적으로 제1종 오류의 확률을 높이지 않는다.

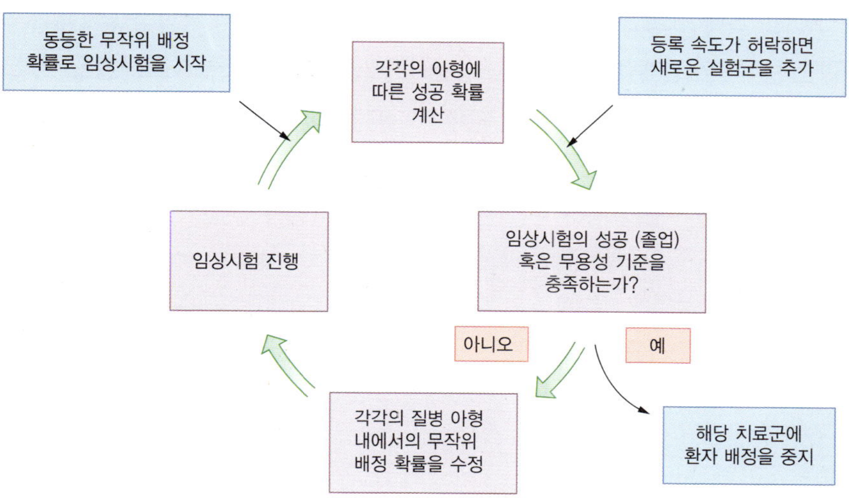

그림 13-1. I-SPY2 연구의 진행 흐름

(2) Response–adaptive Randomization: Adaptation Based on Comparative Outcome Data

새로이 임상시험에 참여한 피험자가 치료군으로 배정되는 확률이 이전에 모집된 환자들의 축적된 임상시험 결과 데이터에 근거하여 변화하게 되는 임상시험의 형태이다. 통계학적으로 response-adaptive randomization은 어떤 경우에는 test statistics의 분산을 최소화하여 임상시험의 기간을 단축하고 표본 수를 감소시킬 수 있으며 통계적 검정력을 높일 수 있다. 윤리적 관점에서 response-adaptive randomization은 더 많은 임상시험 피험자가 좀 더 유망한 치료군으로 배정될 수 있다. 실용적 관점에서 이러한 형태의 임상시험은 피험자들의 참여를 이끌어 내는 것에 유리하여, 환자 모집 기간을 단축시킬 수 있다. 그러나 이와는 상반된 견해를 보이는 연구자들도 있고, 확정적이지 않은 중간 분석의 결과를 진행중인 임상시험의 무작위 배정을 변경하는데 사용해서는 안된다는 주장도 있어서 적용에 주의를 요한다. 적절한 통계적 분석 방법을 사용한다면 일반적으로 response-adaptive randomization 단독으로는 제1종 오류의 확률을 증가시키지는 않는다. 다른 adaptive technique과 마찬가지로, response-adaptive randomization은 상대적으로 단기적 결과의 확인에 가장 적합하다.

6) 평가 변수 선정의 Adaptation

이 형태의 임상시험 설계는 중도 분석 결과에 따라 primary endpoint의 adaptive modification을 가능하게 한다. 규제 기관에 의하여 primary endpoint로 인정받을 수 있는 환자의 다양한 결과물에 대한 치료 효과의 정도에 대하여 불확실성이 있을 때 사용된다. 다른 적응 설계와 마찬가지로 임상시험 시작 전에 adaptation 규칙을 미리 정해야 하고 통계학적 가설 검증 방법이 adaptive endpoint 선정을 설명할 수 있어야 한다.

7) 다중의 설계 요소에 대한 Adaptation

임상시험의 여러 요소들 중 두가지 이상에 대하여 adaptive design을 복합하는 복잡한 형태의 임상시험을 설계할 수 있다. 일반 원칙은 간단한 adaptive design과 동일하며 제1종 오류의 확률을 추정하기가 특히 더 힘들 수 있다. 임상시험의 simulation이 종종 필요할 수 있다.

4. Adaptive Trial을 설계할 때 지켜야 할 원칙

1) 잘못된 결론을 도출할 위험에 대한 통제

임상시험의 설계가 약제의 안전성이나 효과에 대하여 부정확한 결론에 이르게 할 확률을 평가해야 한다. Adaptive trial에서는 제1종 오류의 확률을 증가시킬 위험이 존재하는데, 다중 통계적 가설 검증을 시행할 때에 특히 그렇다. 예를 들어 group sequential study 설계에서 계획된 환자의 50%가 임상시험을 완료하였을 시점에 중간 분석을 통해 유효성을 평가하여 임상시험 중단 여부를 결정한다고 가정할 때 임상시험이 조기 종료되지 않고 진행된다면 최종 분석은 100%의 계획된 피험자가 임상시험을 완료하였을 때에 이루어진다. 만약 두 번의 평가가 각각 통상적인 0.025의 유의 수준으로 단측 검증이 이루어지고 약제가 효과가 없다면, 전체 임상시험의 제1종 오류의 확률은 2.5%를 넘게 된다. 이는 잘 알려져 있는 문제이기 때문에, 제1종 오류가 2.5%를 넘지 않도록 하기 위한 중간과 최종 분석의 적절한 유의 수준을 설정하는 다양한 방법이 존재한다.

환자 집단을 adaptive design 방법으로 선정하는 임상시험의 경우에도 유사한 문제가 발생할 수 있다. 임상시험 절반 정도 진행된 시점에 전체 환자 집단과 소집단에서의 결과를 분석하여 효과가 더 큰 집단을 선택하여 임상시험을 지속한다고 가정할 때 최종 분석을 선택된 집단에서 0.025의 유의 수준으로 임상시험을 지속할 환자 집단을 선정하기 위하여 사용한 같은 결과를 포함하여 시행한다면 제1종 오류는 2.5%를 상회하게 된다. 다른 adaptive design의 임상시험도 제1종 오류의 확률의 부풀림을 가져올 수 있다. 이를 극복하기 위하여 통계학적 이론을 이용하여 제1종 오류를 원하는 수준에서 통제할 수 있는 유의 수준을 설정하거나, Bayesian adaptive design의 경우에서는 시뮬레이션을 이용하여 결론의 오류를 범할 확률을 평가하게 된다.

2) 치료 효과의 산정

위에서 언급한 제1종 오류의 부풀림은 비뚤어진 평가에 대한 잠재적 위험이 될 수 있다. Adaptive design를 고려하지 않고, 통상적으로 시행하듯이 임상시험 종료 후에 표본 평균(sample mean)을 이용하여 치료 효과를 산정하는 것은, 진정한 모집단에서의 치료 효과를 과대 평가하는 경향이 있다. 이것은 primary endpoint뿐만 아니라 primary endpoint와 연관된 secondary endpoint의 산정에도 영향을 미칠 수 있다. 일부 임상시험 설계에는 adaptive design로 인한 비뚤림을 최소화하기 위해서 추정치를 조정하는 방법들이 알려져 있다. 이들 방법들은 전향적으로 계획하여 수행한 후 결과를 보고할 때 사용되어야 하며, 이러한 방법이 존재하지 않는 경우 결과를 보고할 때 치료 효과의 산정에 비뚤림이 있을 수 있음과 그 정도를 보고하여야 한다.

3) 임상시험 계획

다른 모든 임상시험의 설계와 마찬가지로 adaptive design에 있어서도 임상시험의 모든 세부 사항들을 임상시험 시작 전에 완전히 설계하고 기록해야 한다. 전향적인 계획은 중간 분석의 시기와 횟수를 미리 정하여 명시해야 하고, adaptation의 종류, 통계적으로 사용할 방법, adaptation 결정을 좌우할 특정 알고리즘 등을 포함해야 한다. 성공적인 adaptive trial을 위하여 주의 깊은 설계와 연구 계획, 독립적인 모니터링 위원회의 역할이 중요하다.

4) 임상시험 수행과 진실성의 유지

Adaptive design은 임상시험의 수행에 있어 추가적인 복잡성을 만들어 낼 수 있다. 축적된 임상시험의 결과를 알고 있는 것이 임상시험의 경과와 수행에 영향을 미칠 수 있고, 의뢰자와 연구자, 피험자들의 행동에 영향을 미칠 수 있다. 따라서 중간 분석의 결과는 임상시험을 수행하고 관리하는 사람들과 독립된 적절한 전문가들에게만 접근 가능하도록 하는 것이 권장된다.

중간 비교분석 결과에 대한 비밀을 지키는 것은 임상시험이 adaptive design을 포함하고 있을 때 특히 어렵다. 예를 들어 우산형 임상시험에서 연구자들이 초기 중간 분석의 결과를 알게 될 경우, 아직 믿을 수 없는 결과를 가지고 치료 효과가 적을 것으로 예상한다면, 환자 치료의 순응도가 떨어지거나 환자들을 대상으로 임상시험을 지속하려는 노력을 덜 하게 되거나 데이터 수집을 덜 할 수 있는 등의 위험이 있다. 또한 만약 분석 결과에 의하여 피험자 수를 재계산 하였을 때 환자 수가 늘어나면, 연구자들은 중간 치료 효과가 예상보다 적을 것이라고 추측하고 더 이상의 환자 모집을 주저할 수 있으며 이는 임상시험의 성공을 저해할 수 있다.

따라서 임상시험 진행에 있어 위와 같은 경우들을 최소화하기 위하여 데이터와 결과 문건에 대한 접근의 허용을 잘 조절하는 방법을 미리 기술해 두어야 한다.

5. Adaptive Trial 수행의 실제

성공적인 adaptive trial을 수행하기 위해서는 1) 잘 설계된 마스터 프로토콜 외에도 2) 임상시험 행정 절차의 효율적 운영 3) 양질의 데이터를 생산, 수집, 공유하기 위한 체계를 갖춘 임상시험 인프라와 네트워크를 필요로 한다. 비교 데이터의 중간 분석 결과는 임상시험의 수행에 관여하는 연구자들, 환자들, 의뢰자들에게 열람이 허용되어서는 안되며, 이들로부터 독립적인 적절한 전문가들에게만 한정적으로 제공되어야 한다. Data monitoring committee(DMC, 데이터 모니터링 위원회) 외에 독립적으로 adaptation을 수행하는 기구체를 설립하거나 adaptation에 대한 결정을 하는 역할을 DMC에 위임할 수도 있다. 누가 adaptation 관련된 결정을 담당하든 간에, 통계학자를 포함하여 적절한 전문성을 지닌 위원을 섭외하여야 하고 연구의 설계 단계부터 의뢰자와 여러 가설 관련 경우의 수를 놓고 활발한 의견 교환을 시행함이 바람직하다. 연구의 복잡성을 고려하여 연구의 계획 초기단계부터 의뢰자는 규제기관과 상호작용을 하는 것이 권장된다.

참고문헌

1. Berry DA (2011) Adaptive clinical trials in oncology. Nat Rev Clin Oncol, 9(4):199-207.
2. Gerralda E, Dienstmann R, Piris-Gimenez A, et al. (2019) New clinical trial designs in the era of precision medicine. Mol Oncol, 13(3): 549-557.
3. Pallmann P, Bedding AW, Choodari-Oskooei B, et al. (2018) Adaptive designs in clinical trials: why use them, and how to run and report them. BMC Med, 16(1):29.
4. The Adaptive Platform Trials Coalition. (2019) Adaptive platform trials: definition, design, conduct and reporting considerations. Nat Rev Drug Discov, 18(10): 797-807.
5. Woodcock J, LaVange LM. (2017) Master protocols to study multiple therapies, multiple disease, or both. N Eng J Med, 377(1): 62-70.
6. Adaptive design clinical trials for drugs and biologics. Guidance for Industry. FDA, CDER, CBER [Accessed November 1, 2019] Retrieved from https://www.fda.gov/media/78495/download

Chapter 14

Bayesian Continual Reassessment Method(BCRM)

한서경/최윤희

요약

- 항암제 1상 임상시험의 고전적 디자인인 3+3 디자인은 maximum tolerated dose(MTD, 최대내약용량) 결정 용량에서 3~6명만 시험되기 때문에 MTD 추정에 대한 불확실성이 높고, 실제 MTD보다 낮은 용량에서 MTD가 결정될 확률 또한 높다.
- Continual reassessment method(CRM, 연속재평가방법)에서는 용량-독성 반응식을 가정하고, 자료를 얻으면서 자료에 포함된 용량-독성 반응 정보를 반영하여 그 반응식을 추정한다. 특히, baysian 기법을 이용하여 각 단계까지 관찰된 모든 자료를 이용하여 최적의 MTD를 추정하는 것이 가능하다.
- CRM 디자인은 시험 용량, 용량-독성 반응 모델, 용량-독성 반응 모델 모수에 대한 사전 분포, 시험 용량 결정 방법, stopping rule, 코호트 크기 및 대상수 결정을 포함하며, 디자인을 적용하기 전에 시뮬레이션을 이용하여 디자인의 robustness를 평가한다.

1. 항암제 1상 임상시험 디자인

1상 임상시험은 시험 약제를 인간에게 처음 적용하는 단계로, 내약용량의 범위 결정을 위해 낮은 용량에서 시작하여 용량증강에 따른 안전성을 탐색한다. 항암제는 고용량에서 독성이 치명적일 수 있고 저용량에서는 치료 효과가 없으므로, 항암제로 인한 독성을 통제하면서 치료 효과가 있는 MTD를 결정하는 것이 중요하다. MTD를 구체적으로 정의하기 위해 먼저 다음의 두 가지가 정의되어야 한다.

1) dose-limiting toxicities(DLT, 용량제한독성): 용량 증강이 불가능한 정도의 심각한 부작용
2) target toxicity level(TTL, 목표독성수준): 허용 가능한 DLT 발생 확률

MTD는 DLT 발생 확률이 TTL을 초과하지 않을 것으로 기대되는 최대 용량으로 정의된다. 일반적으로 항암제 임상시험에서 사용하는 TTL은 20~33% 사이지만, DLT 종류 혹은 질병의 중증도 등을 고려하여 40%로 설정하기도 한다.

MTD 결정을 위한 항암제 1상 임상시험의 고전적인 설계로는 '3+3' 설계를 생각할 수 있다. 3+3설계는 전임상 결과를 근거로 몇 개의 시험 용량을 결정한 후 가장 낮은 용량부터 연구를 진행하게 된다. 각 용량에서 3명의 대상자를 시험하는데, 이 중 0명에서 DLT가 발생하면 용량을 증량하여 시험을 진행하고, 2명에서 DLT가 발

생하면 이전 단계 시험 용량을 MTD로 결정한다. 만약, 1명에서 DLT가 발생하면 현재 용량에서 3명의 또 다른 대상자를 시험하며, 이 중 0명에서 DLT가 발생하면(총 6명 중 1명) 용량을 증량하고, 1명 이상에서 DLT가 발생하면(총 6명 중 2명 이상) 전 단계 시험 용량을 MTD로 결정한다. 이와 같이, 3+3 설계는 MTD 용량에서 3~6명을 시험하기 때문에, MTD 추정에 대한 불확실성(통계적 표준오차)이 크고, 낮은 용량에서 시험을 시작한 경우 실제 MTD보다 낮게 MTD가 결정될 가능성이 높다. 또한, 각 용량에서의 독성률 추정도 어렵다. 이와 같은 3+3 설계의 단점을 보완하여 제안된 방법이 CRM이다.

2. BCRM을 이용한 설계

1) Baysian 기법을 이용한 MTD 추정

CRM은 용량과 DLT 발생 확률 간의 관련성을 식으로 나타낸다. 예를 들어, 용량 d에서 DLT 발생확률, π_d,은 다음과 같이 정의될 수 있다.

$$\text{logit}(\pi_d) = \log(\alpha) + \beta\log(d),\ \alpha > 0,\ \beta < 0 \quad \cdots (1)$$

식 (1)에서 α, β가 결정된다면, 용량 d에서의 DLT 발생 확률 π_d 를 계산할 수 있으므로, 용량-독성 관련성을 확립하기 위해 α, β를 추정해야 한다. 고전적인 통계기법(frequentist approach)에서는 α, β에 대한 실제 값이 존재함을 가정하고, 각 용량 d에서 관찰된 독성 자료에 가장 적합한 $\hat{\alpha}, \hat{\beta}$를 결정할 수 있을 것이다. 한편, CRM에서 baysian 기법을 이용할 수 있는데, baysian 기법에서 α, β는 상수(constant)가 아닌 변수(variable)로 정의되어 분포를 갖는다. 예를 들어, 다음과 같이 가정할 수 있다.

$$(\alpha, \beta) \sim \text{BVN}\left(\begin{pmatrix}\mu_1\\ \mu_1\end{pmatrix}, \begin{pmatrix}\sigma_1 & \rho\sigma_1\sigma_2\\ \rho\sigma_1\sigma_2 & \sigma_2\end{pmatrix}\right) \quad \cdots (2)$$

식 (2)는 α, β가 각각 평균 μ_1, μ_2 표준편차 σ_1 σ_2를 가지며, α, β 사이의 상관계수가 ρ인 이변량 정규 분포를 가정한다는 의미이다. CRM을 이용하여 MTD를 결정하기 위해 (1)과 같은 용량-반응 관계식과, 관계식을 결정하는 α, β와 같은 모수에 대한 사전 분포(prior distribution)를 (2)와 같이 특정하여 가정하는 것이 필요하다.

임상시험이 진행되면서 각 용량에서 독성반응 자료가 수집되면, 이를 반영하여 용량-독성 관련성을 결정하는 모수 분포인 (2)가 업데이트되는데, 이를 모수의 사후 분포(posterior distribution)라고 한다. 즉, 임상시험을 통해 관찰된 자료로 모수 α, β에 대하여 포함하고 있는 정보에 추가되어 α, β의 분포를 결정하는 값(μ_1, μ_2, σ_1 σ_2 , ρ)이 수정되는 것이다. 수정된 사후 분포를 반영하여 용량–독성 관련성도 업데이트 하게 된다. 이와 같이 업데이트된 용량–독성 반응식을 이용하여 TTL에 해당되는 용량을 역으로 계산하고, 이에 기반하여 다음 시험용량을 결정하게 된다.

예를 들어, (2)의 사후분포에서 계산된 α, β의 평균 $\widehat{\mu_1}$, $\widehat{\mu_2}$을 이용하여 (1)의 용량–반응식에서 TTL = 33%일 때의 용량 d를 다음과 같이 계산할 수 있다.

$$d = \frac{\text{logit}(0.03) - \log(\widehat{\mu_1})}{\widehat{\mu_2}}$$

이와 같이, 사후 분포에서 결정된 α, β의 평균을 단순히 직접 대입하는 방식(plug-in mean)을 통해 다음 시험 용량을 결정할 수도 있으나, (α, β)의 사후 분포 자체를 반영하여 TTL에 해당되는 용량에 대한 사후평균(posterior mean)을 얻고 이를 이용하여 다음 시험 용량을 결정할 수 있다.

요약하면, baysian 기법을 이용한 CRM은 전임상 자료를 포함한 사전 지식(용량–독성 관련성과 용량–독성 관련성을 결정하는 모수의 사전 분포)과 각 단계까지 관찰된 자료를 근거로 그 단계까지 최적의 MTD를 결정해 준다.

2) CRM을 이용한 1상 임상시험 설계

시험 용량, 용량–독성 반응 모델, 용량–독성 반응 모델 모수에 대한 사전 분포, 시험 용량 결정 방법, stopping rule, 코호트 크기 및 대상수를 결정하는 CRM 설계에 대한 이해를 돕기 위하여 아래와 같이 항암제 용량결정 임상시험 설계 과정을 예시하였다. 본 예제에서는 TTL=33%로 설정하였다.

(1) 시험 용량 설정

MTD 결정을 위한 시험 용량을 사전에 결정한다. 시험용량 범위 내에 참 MTD가 포함되도록 설계할 수 있다면 가장 효율적일 것이다. 본 예시에서는 전임상 결과를 근거로 독성이 발생하지 않을 것으로 기대되는 최저 용량(mg/kg) 0.3부터 MTD일 것으로 예상되는 용량 8을 최고 용량으로 설정하고, 두 용량 0.3과 8 사이의 1, 2, 3, 5를 포함하여 시험용량으로 설정하였다. 따라서, 본 예시 임상시험에서 고려하는 시험용량(mg/kg)은 {0.3, 1, 2, 3, 5, 8}이다.

시험 용량 간격은 실용적인 측면을 고려하여 결정하기도 한다. 예를 들어, 경구용인 경우, 용량 증가는 알약의 개수와 관련되므로 시험 약 한 알 증가에 대한 용량 증가 단위로 실험 용량 간격을 결정할 수 있다. 1997~2008년 사이에 게재된 197개의 1상 임상시험 논문을 리뷰한 연구결과에 따르면, 시험에 포함된 용량이 최소 2개에서 최대 12개로 리뷰에 포함된 전체 연구의 50% 정도에서는 시험 용량이 5개 이하로 설정되었다.

(2) 용량–독성 반응식

CRM에서는 (1)과 같이 시험약제의 용량과 DLT 발생 확률의 관련성을 특정 관계식으로 가정한다. 이와 같이 용량–독성 반응을 식으로 표현할 수 있어, 시험되지 않은 용량에서도 DLT 발생 확률 추정이 가능하다. 항암제 임상시험에서 용량이 증가하면서 DLT 발생 확률이 꾸준히 증가함을 가정할 때, 이와 같은 가정을 만족시키는 식을 사용할 수 있다. 일반적으로 사용하는 식은 검정력 모델, 1–parameter logistic 모델, 2–parameter logistic 모델 등이다. 이와 같은 모델들은 관련성을 구체화하는 모수를 포함한다. 앞서 제시한 식 (1)은 2–parameter logistic 모델로 두 개의 모수 (α, β)를 결정해야 용량–독성 관련성이 완성됨을 알 수 있다. **그림 14-1**에서 보듯, 동일한 2–parameter logistic 모델이라도, 모수 α, β값에 어떻게 정해지는지에 따라 용량 증가에 따른 DLT 발생 확률 증가 패턴이 다름을 확인할 수 있다. 본 예시 항암제 임상시험에서는 용량–독성 반응 관계로 2–parameter logistic 모델을 가정하였다.

(3) 용량–독성 반응 모델 모수에 대한 사전 분포

Baysian 방법을 이용하여 용량–독성 반응식의 모수를 추정하기 위해 모수에 대한 사전 분포를 가정한다. 본 예시에서는 2–parameter logistic 모델에서의 모수 (α, β)에 대하여 (2)에서와 같이 이변량 정규분포를 사전 분포의 형태로 가정하였다. CRM을 구현하기 위해서는 사전 분포인 이변량 정규분포를 결정하는 모수들(μ_1, μ_2, σ_1 σ_2, ρ)의 구체적인 값을 가정해야 하는데, 이를 위해서 임상 지식 및 전임상자료를 이용할 수 있다. 예를 들어, 전임상자료를 근거로, 최저 용량 0.3 mg/kg에서 DLT 발생 확률은 1%, MTD일 것으로 예상되는 용량 8 mg/kg에서는 DLT 발생확률이 33%임을 가정하고, 그 사이 용량에서는 용량–독성 관련성이 식 (1)과 같음을 가정하면, 해당 식을 통해 사전 결정된 각 용량{0.3, 1, 2, 3, 5, 8}에서의 DLT 발생률을 계산할 수 있게 된다. 이와 같이 임상시험 전에 각 시험용량에서 가정된 DLT 발생률을 'skeleton'이라고 한다. 그리고 skeleton에 가장 적합한 사전분포의 모수를 결정할 수 있는데, 본 예시 임상시험에서의 설계를 통해서 계산된 사전분포의 모수인 (μ_1, μ_2, σ_1 σ_2, ρ)는 (−0.743, −0.0016, 2.033, 0.737, −0.424)의 값으로 결정될 수 있다.

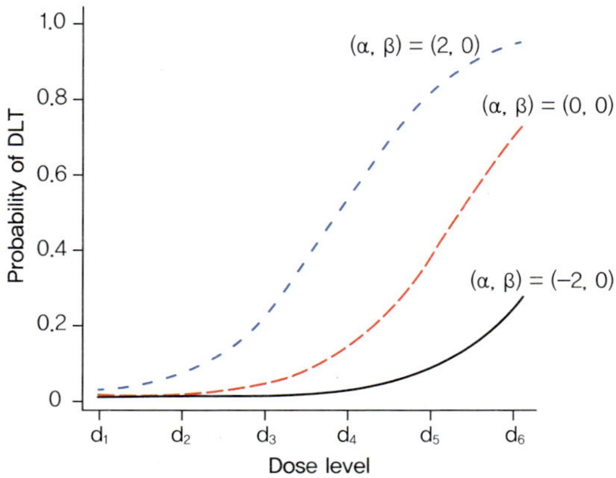

그림 14-1. parameter logistic 모델로 가정한 용량-독성 관련성

(4) 다음 시험 용량 결정 방법

MTD에 대한 사전 지식의 불확실성이 크기 때문에, 첫 시험 용량은 전임상시험 자료에 기반하여 안전하다고 알려진 낮은 용량에서 시작한다. 임상시험을 진행하면서 누적되는 용량–독성 반응 자료를 이용하여 용량–독성 반응식이 업데이트되면, 해당 반응식으로부터 다음 시험 용량을 결정하게 된다. 고려된 시험 용량들 중 TTL에 가장 근접한 용량 혹은 TTL을 넘어서지 않는 DLT 발생 확률을 주는 용량 중 최대 용량으로 결정하는 등 다양한 방법이 가능하다. 전자의 경우 참 MTD값에 빨리 도달할 수 있는 반면, MTD보다 높은 용량에 대상자가 노출될 위험이 커지므로, 보수적으로 후자의 방법을 더 많이 사용한다. 이와 같은 보수적인 접근으로 Escalation with Overdose Control(EWOC) 방식을 고려할 수 있다. 또한, 임상시험 초기에는 자료 수가 적기 때문에 참 MTD 값보다 큰 용량으로 결정되어 연구대상자들이 DLT에 노출될 위험이 높아질 수 있으므로 이러한 상황이 우려되는 경우에는 CRM에서 다음 시험용량으로 결정된 MTD를 참고하되, dose skipping(두 단계 이상 용량 증강 허용)은 허용하지 않도록 계획하기도 한다.

본 예시 임상시험에서는 EWOC 방식을 적용하여, 각 용량에서 DLT 확률이 33%일 사후확률분포(즉, 각 용량이 MTD가 될 사후확률의 분포)를 계산한 후 해당 분포의 25% 백분위수 이하에 해당되는 용량들을 EWOC을 만족하는 용량으로 고려하고, EWOC을 만족시키는 용량들 중 목표독성 구간(0.2, 0.35)에 포함될 확률이 가장 큰 용량을 다음 용량으로 결정하도록 설계하였다. 여기에서 EWOC의 의미는 다음 코호트에서 환자가 MTD 이상의 용량에서 치료받게 될 가능성을 25% 이하로 통제하여 MTD보다 높은 용량에 대상자가 노출될 위험을 낮추고자 하는 것이다.

(5) Stopping Rule

참 MTD가 결정될 때까지, 특정 용량에서 임상시험을 수행한 후 그 시점까지 누적된 자료를 반영하여 다음 시험 용량을 결정하고, 그 결정된 용량에서 다음 코호트 임상시험을 진행하는 것이 반복된다. 따라서, 언제까지 임상시험을 진행할지에 대한 기준, 즉 stopping rule을 결정해야 한다. Stopping rule로 사용하는 기준은 다음과 같이 제시될 수 있다.

1) 계획된 총 대상수가 임상시험을 완료
2) 특정 용량에서 이미 충분히 (예를 들어, 2회) 임상시험이 수행되었는데, 다음 시험용량으로 해당 용량이 다시 결정되면 임상시험을 종료
3) 다음 시험 용량이 결정되면, 나머지 대상자들이 동일 용량에서 시험될 확률이 최소 일정 수준이상 될 때 (예를 들어, 90%) 임상시험 종료
4) MTD 추정에 대한 정밀도(95% credible interval의 너비)가 적정 수준에 도달하면 임상시험을 종료

2)3)의 경우는 DLT 발생 확률이 TTL에 근접한 용량을 다음 시험 용량으로 권고될 때, 특정 용량이 여러 번 시험용량으로 결정된다면 그 용량이 MTD일 가능성이 높을 것을 고려한 것이고, 4)의 경우는 MTD 결정에 대한 정보를 충분히 얻었음을 고려하는 것이다.

위에 제시된 stopping rule들은 혼합하여 사용하기도 하는데, 현 항암제 임상시험 예시에서 사용한 stopping rule은 다음과 같이 설정하였다. 다음 시험 용량으로 결정된 용량에서 최소 6명의 대상자들이 이미 평가되었거나 최소 33명의 대상자가 임상시험에 참여하였다면 임상시험은 중단되고 그 시점의 시험 용량을 MTD로 선언한다.

(6) 연구 대상수 결정

각 용량에서 시험에 참여하는 대상자의 집합을 코호트라고 하며, 임상시험 설계 단계에서 코호트 크기와 임상시험을 위한 총 대상수를 결정해야 한다. 이때 계획되는 대상수는 통상적인 유효성 시험과 같이 통계적 오류나 특정 가설에 대한 검정력에 기반하는 것이 아니라, 일반적으로 참여 기관이나 환자 모집률 등에 기반하여 실용적이고 현실적인 고려를 통해 결정된다. 본 예시 항암제 임상시험 설계에서 코호트 크기는 3명, 총 대상자는 33명으로 설정하였다.

3) CRM 설계 운영 특성 평가

CRM을 이용한 항암제 1상 임상시험은 DLT에 노출되는 대상자 수는 낮추면서 MTD를 빠르게 찾아갈 수 있는 방법으로서 설계에 고려되나, 앞서 살펴본 바와 같이 설계의 많은 부분을 임상적 지식이나 전임상자료를 근거로 한 추측에 의존하여 가정하게 된다. 따라서, 설계 시 가정했던 내용이 실제 임상시험에서 관찰된 자료와 달랐다 할지라도 현재 설계가 참 MTD를 찾아내는데 얼마나 효율적인지, 대상자가 DLT에 노출될 위험을 얼마나 낮추는지 등의 측면에서 검토가 필요하다. 이를 위해 실제 자료에서 관찰될 수 있는 다양한 용량–독성 반응 식을 가정하고, 그 가정을 따르는 시뮬레이션 자료를 생성한 후, 그러한 시뮬레이션 자료에서 현 설계가 어떻게 MTD를 찾아가는지 확인하는 탐색을 수행한다.

현 항암제 임상시험 설계 예제에서는 시험 용량이 0.3, 1, 2, 3, 5, 8(mg/kg)이고, 용량–독성 반응식은 (1)에서 제시된 2모수–logistic 모델이며, 용량–독성 반응식의 모수에 대한 사전 분포는 $(\mu_1, \mu_2, \sigma_1\ \sigma_2, \rho) = (-0.743, -0.0016, 2.033, 0.737, -0.424)$ 값으로 설정하였다. 이때, 다음의 5가지 용량–독성 반응에 대한 예상 시나리오를 고려하였다(그림 14-2).

1) 시나리오1: 현 설계에서 가정한 대로 용량과 DLT의 관련성이 존재함
2) 시나리오2: MTD=10 mg/kg로 현 설계에서 가정한 8 mg/kg보다 높지만, 용량 증가에 따른 DLT 증가가 설계에서 가정한 DLT 증가 변화와 비슷함
3) 시나리오3: MTD=10 mg/kg로 설계에서 가정한 8 mg/kg보다 높고, 용량 증가

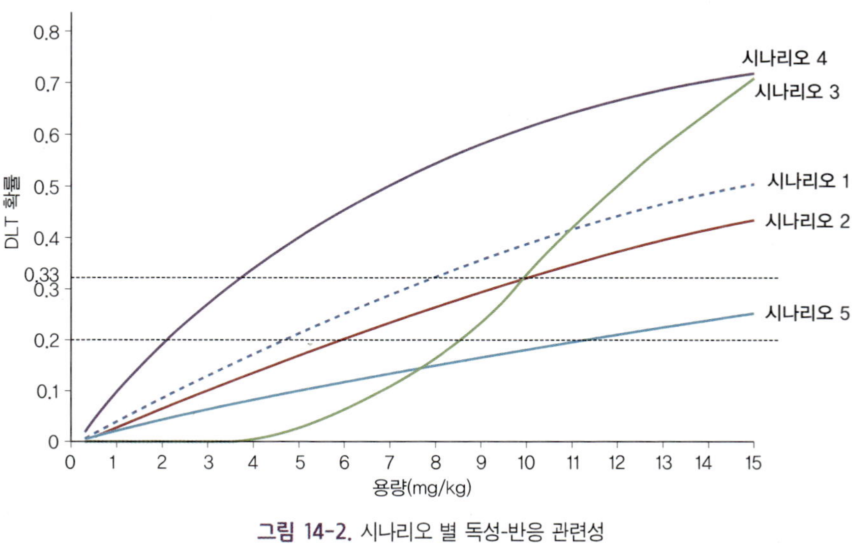

그림 14-2. 시나리오 별 독성-반응 관련성

에 따른 DLT 증가가 설계에서 가정한 DLT변화보다 가파름
4) 시나리오4: MTD=3 mg/kg 로 설계에서 가정한 8 mg/kg보다 낮지만, 용량 증가에 따른 DLT 증가가 설계에서 가정한 DLT변화와 비슷함
5) 시나리오 5: 용량 15 mg/kg 내에 MTD가 존재하지 않음

위의 시나리오 중 시나리오 1은 설계 시 가정한 내용들이 옳았음을 가정한 것이고, 시나리오 2~5는 설계 시 가정한 내용들이 옳지 않았던 다양한 상황들을 가정한 것이다. 시나리오 2, 3, 5에서는 실제 MTD가 설계에서 가정한 8 mg/kg보다 높을 것을 가정하였으므로, 시뮬레이션 과정에서의 탐색 시험용량의 범위를 8 mg/kg보다 높은 10 mg/kg, 12 mg/kg, 15 mg/kg까지 추가하여 포함하였다.

각 시나리오에 따른 시뮬레이션 자료를 생성한 후(본 예시에서는 시나리오당 500개씩 시뮬레이션 자료 생성) 각 자료에 설계를 적용하였을 때, 어떻게 MTD를 찾아가는 지와 얼마나 DLT에 노출되는지 계산하였다. 즉, 각 시나리오에 따른 시뮬레이션 자료에 현 설계를 적용하였을 때 MTD로 선언된 용량과 특정 DLT 발생 확률에서의 MTD 선언 비율 등을 확인하였다(**표 14-1, 14-2**).

시나리오 1의 경우, 현재 설계를 적용하여 시험할 때, 참 MTD(=8 mg/kg)를 MTD로 결정할 확률이 28.6% 정도임을 확인할 수 있다. 시나리오 2-4의 경우, 참 MTD는 각각 10 mg/kg, 10 mg/kg, 3 mg/kg이었고 참 MTD를 MTD로 선언할 확률은 각각 21% 46.2%, 33%임을 확인할 수 있었다.

참 MTD 용량이 낮고 용량 증가에 따른 DLT 발생 기울기가 컸던 시나리오 4의 경우에는, 현 설계를 적용할 경우 상대적으로 MTD보다 큰 용량 5 mg/kg을 MTD로 결정할 확률도 30% 정도 되었다(**표 14-1**). 또한, 500개의 시뮬레이션 자료 중 34.6%에서 DLT 확률이 35 이상인 용량을 MTD로 선언하였다(**표 14-2**). 따라서, 실제 자료가 시나리오 4와 같다면, 임상시험 중반에 초기 용량에서의 독성 반응에 따라 용량 2~3 mg/kg 사이 시험 용량을 추가하는 것을 고려할 수 있을 것이다.

표 14-2에서 시나리오당 500개의 자료에서 MTD를 선언하기까지 사용한 자료수의 분포를 제시하였는데, 평균적으로 29명 이내에서 MTD를 찾을 수 있었음을 확인할 수 있다. 참고로, MTD 선언하기까지 최대 42명까지 필요할 수 있었던 경우는, 참 MTD에 비하여 시작용량이 상대적으로 낮으면서 dose skipping을 허용하지 않은 결과로 보인다.

설계에 대한 운영 특성 평가에 대한 개념 이해를 위해 현 예시 임상시험에서의 시뮬레이션 결과를 간략하게 제시하였지만, 실제에서는 좀 더 자세한 시뮬레이션 결과를

도출하게 될 것이다. 즉, 시나리오별 각 용량에서의 MTD 선언 비율과 특정 DLT 구간에서 MTD 선언 비율 외에 각 용량에 노출된 대상자의 비율 및 DLT에 노출된 비율, 예상 연구 기간 등을 전반적으로 검토하여 여러 상황에서도 설계가 안전하고 효율적으로 MTD를 찾아가는지 확인하고, 좀 더 효율적이고 안전한 임상시험이 되도록 설계를 수정할 수 있다.

표 14-1. 시뮬레이션 결과: 각 용량에서 MTD 선언 비율

용량(mg/kg)	0.3	1	2	3	5	8	10	12	15
시나리오 1 Prior guess	0.002	0.010	0.024	0.142	0.366	0.286	0.108	0.0460	0.016
시나리오 2	0.000	0.006	0.010	0.068	0.254	0.276	0.210	0.1040	0.072
시나리오 3	0.000	0.000	0.000	0.000	0.020	0.266	0.462	0.244	0.0080
시나리오 4	0.014	0.11	0.20	0.330	0.300	0.042	0.004	0.000	0.000
시나리오 5	0.000	0.000	0.006	0.004	0.104	0.126	0.200	0.152	0.408

표 14-2. 시뮬레이션 결과: DLT 확률 구간에서 MTD 선언 비율

시나리오	(0, 0.2]	(0.2, 0.35)	(0.35, 1)	자료 수[1] 평균(min, max)
1	0.178	0.652	0.170	22.6(6, 42)
2	0.338	0.486	0.176	24.8(12, 42)
3	0.286	0.462	0.252	27.8(21, 36)
4	0.324	0.330	0.346	18.72(6, 30)
5	0.440	0.560	0.000	28.34(15, 42)

[1] MTD 선언까지 필요한 자료수의 분포

4) CRM 설계를 적용한 용량 추정

DLT 발생 확률이 33% 이하인 용량 들 중 최대 용량으로 MTD를 정의하고, 코호트당 3~6명의 환자를 대상으로 진행한 4개의 코호트로부터 얻은 용량반응 결과를 반영하여 각 용량이 MTD 일 사후확률을 계산하였고**(그림 14-3)**, 이로부터 MTD일 가능성이 가장 높은 용량은 8로 추정되었으나, 다음 코호트를 위한 권고 용량은 EWOC 조건을 만족하는 용량들 중 결정하였다.

EWOC 조건으로서 MTD일 가능성이 하위 25% 이내의 용량이어야 함을 설정하여, 다음 코호트에서 환자가 MTD 이상의 용량에서 치료받게 될 가능성을 25% 이하

로 통제하였을 때, 현재까지의 코호트 결과를 이용하고 EWOC 원칙을 만족하는 최대 용량은 5.9 mg/kg으로 추정되고(**그림 14-3, 좌**), 임상시험에서 고려된 용량 중 최대용량에 근접한 용량은 5 mg/kg였다.

EWOC 원칙을 만족하는 각 용량에서 기대되는 DLT 발생 확률을 계산하였을 때(**그림 14-3, 우**) DLT 발생이 목표독성 구간(0.2 초과 0.35 이하)에 포함될 확률이 가장 큰 임상시험 용량은 5 mg/kg으로 이를 다음 시험 용량으로 선정한다. 용량 5 mg/kg에서 목표 독성률은 33.8%이고, 과도한 독성률(0.35 초과)이 관찰될 확률은 14.4%이었다.

이때, 5 mg/kg 용량에 최소 6명의 대상자가 이미 평가되었다면 동일한 용량이 다음 코호트의 용량으로 권고되었으므로, stopping rule에 따라 해당용량을 MTD 용량으로 선언하고 임상시험을 종료하게 될 것이다(종료기준: "다음 코호트를 위한 권고 용량 수준에서 적어도 6명의 피험자들이 이미 평가되었거나, 최대 피험자가 임상시험에 참여하였다면 임상시험은 중단되고 그 용량을 MTD로 선언한다").

전임상 결과에 기반하여 용량 8 mg/kg에서 MTD일 것으로 예상하되 정보의 불확실성을 높게 두어 신용구간의 폭이 매우 넓은 DLT 사전 확률 곡선을 사전 정보로 가정하고 출발하여, 4개의 코호트 자료가 축적되며 업데이트된 DLT 사후 확률의 곡선 변화는 **그림 14-4**와 같이 얻었음을 알 수 있다.

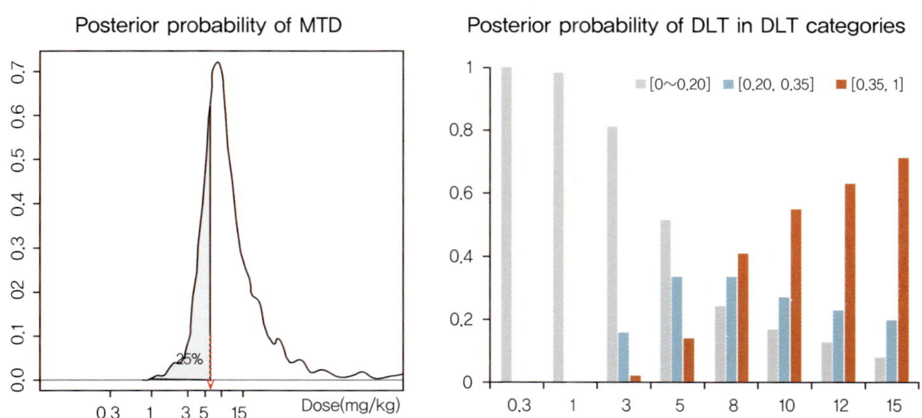

Dose(mg/kg)

The maximum dose satisfying the EWOC criteria

Posterior probability of DLT in DLT categories: [0~0.20] under-dosing, [0.20-0.35] targeted dose and [0.35-1] over-dosing

그림 14-3. 용량별 MTD일 확률 분포 및 용량별 독성 구간 확률

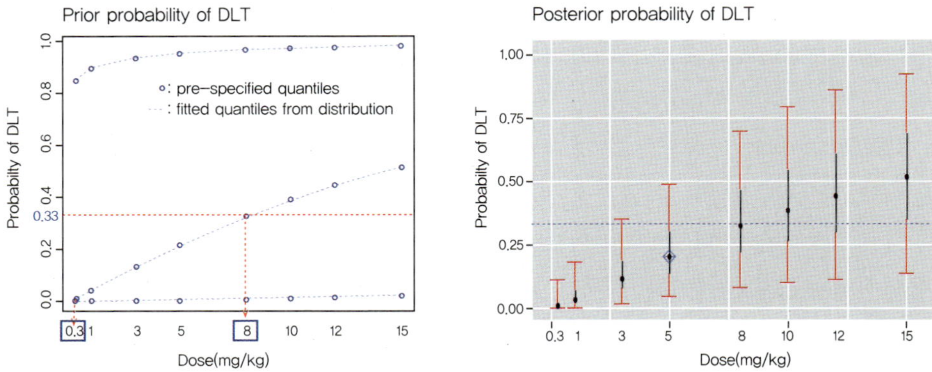

그림 14-4. 용량에 따른 사전 및 사후 DLT 확률 곡선

3. 결론

3+3 설계에서는 현재 용량에서의 독성 반응 자료만을 근거로 다음 시험 용량이 결정되지만, CRM에서는 현재까지 시험된 용량에서의 모든 독성 반응자료를 누적해 가며 TTL에 해당하는 가장 근접한 용량을 다음 시험 용량으로 결정하여, MTD를 찾아가는데 효율적이다. 동일한 맥락으로, 3+3 설계에서는 그 용량에서 시험된 대상자 3~6명의 반응만을 정보로 MTD를 결정하지만, CRM에서는 누적 정보를 모두 사용하여 MTD를 결정하므로 MTD 추정의 정밀성 확보가 3+3 설계보다 용이하다. 이와 같이 CRM은 이전 시험 용량에서의 독성 반응을 근거로 TTL에 해당되는 가장 근접한 용량이 다음 시험 용량으로 결정되어 효율적이고, 용량과 독성률과의 관련성이 함수식으로 표현되므로 모든 용량에서의 독성률 추정이 가능하다. 또한, 여러 가능한 용량–독성 반응 상황에서 설계의 특징을 평가하여 설계를 확인하는 작업이 필요하고 이에 따른 수정이 가능하다.

참고문헌

1. Heyd JM, Carlin BP. (1999) Adaptive design improvements in the continual reassessment method for phase I studies. Stat Med, 18(11):1307–1321.
2. Q'Quigley, J., Pepe, M and Fisher, L. (1990) Continual reassessment method: A practical design for phase I clinical trial in cancer. Biometrics, 46: 33–48.
3. Sweeting M, Mander A, Sabin T. (2013) bcrm: Bayesian continual reassessment method designs for phase I dose-finding trials. J Stat Softw, 54:1–26.
4. Tighiouart M, Rogatko A, Babb JS. (2005) Flexible Bayesian methods for cancer phase I clinical trials. Dose escalation with overdose control. Stat Med, 24(14):2183–96
5. Wheeler GM, Mander AP, Bedding A, et al. (2019) How to design a dose-finding study using the continual reassessment method. BMC Med Res Methodol, 19(1):18

Chapter 15

면역항암제 임상시험

김태민

요약

- 면역항암제의 1상 임상시험의 maximal tolerated dose(MTD, 최대내약용량) 결정은 기존 항암제와 달리 minimal immunologically active dose를 결정하는 것이 목표이다.
- 면역항암제의 2상 임상시험은 반응평가를 위해 pseudo-progression을 반영한 면역관련반응평가 기준인 iRECIST 및 면역관련부작용을 고려해서 결정해야 한다.
- iRECIST 기준은 새로운 병변을 종양 부담(tumor burden)에 포함하여 평가하며 iCPD/iUPD에 대한 정의를 명확하게 숙지하여 endpoints를 결정해야 한다.
- 면역항암제의 독성평가는 irAE 시작 및 종료시기와 irAE 치료에 대한 내용을 포함하여 자세히 기록한다.
- 면역항암제 반응 예측인자로 PDL1 amplification, PD-L1 overexpression, mismatch repair deficiency, tumor mutation burden(TMB)를 포함하며 다양하게 존재한다.

1. 임상시험 디자인

1) 1상 임상시험

전통적인 1상 임상시험은 새로운 약제의 안전성 및 내약성을 고려하여 2상 임상시험의 권장용량을 결정하는 것이나, 면역항암제의 경우 대부분 암세포에 직접적인 역할이 없기 때문에 MTD를 결정하는 데 어려움이 있다. MTD를 결정하기 위해 dose-limiting toxicity(DLT, 용량제한독성)를 정의해야 하며 대개의 경우 새로운 치료와 관련된 3/4등급의 비혈액학적 혹은 4등급의 혈액학적 독성을 1주기에 경험하였을 때로 하는데, 면역항암제의 경우 immune-related adverse events(irAEs, 면역관련부작용)가 30일 이후에 나타나기 때문에 1주기 이상의 기간 연장이 필요하다. 이러한 이유로, 면역항암제 1상 임상시험의 목표가 사전 지정된 약동학 및 약역학에 도달하는 minimal immunologically active dose를 결정하는 것으로 이동하고 있다. 대부분의 면역항암제는 비슷한 IgG backbone을 가지고 있기 때문에 반감기는 16일(9~21일)로 비슷하며 IgG1(ipilimumab, atezolizumab, durvalumab), IgG2(tremelimumab), IgG4(pembrolizumab, nivolumab)가 예이다.

2) 2상 임상시험

1상 임상시험에서 결정된 2상 임상시험의 권장용량을 바탕으로 새로운 약제의 반응 및 독성을 평가하는 것으로 면역항암제의 경우는 pseudo-progression의 독특한 반응양상이 나타나서 기존 RECIST1.1이 적합하지 않아 새로운 평가기준이 사용된다(2.1 반응평가 참조). 독성은 US National Cancer Institute's Common Terminology Criteria for Adverse Events(CTCAE)에 따라 등급을 결정하고 immune-related adverse events(irAE, 면역관련부작용)를 따로 정의하고 있으며 이에 대한 치료 가이드라인을 NCCN, SITC, ASCO에서 다루고 있다. 또한, 정밀의료시대에 면역항암제 임상시험도 biomarker를 기반으로 한 연구들을 디자인할 수 있다.

2. 면역항암제 임상시험의 고려사항

1) 반응평가

면역항암제의 반응평가는 WHO criteria에 기반을 둔 irRC와 RECIST1.1에 기반을 둔 iRECIST이 있으며 최근의 임상시험은 후자의 기준을 따른다. 면역항암제의 사용 후 pseudo-progression이 흑색종의 약 10%에서 나타나고 비소세포폐암 및 두경부암에서는 드물게(1~5%) 관찰되어 새로운 병변을 종양 부담에 포함하여 반응평가를 고려하게 되었다**(표 15-1, 그림 15-1 참조)**.

표 15-1. 면역항암제 반응평가 기준 비교

	RECIST 1.1	irRC	iRECIST
Tumor burden	Unidimensional SLD_{index}	Bidimensional $SPD_{index}+SPD_{new}$	Unidimensional $SLD_{index}+SLD_{new}$
Measurability	≥10 mm(LN≥15 mm)	≥5 x 5 mm	≥10 mm(LN≥15 mm)
TL number	5(2/organ)	10(5/organ)	5(2/organ)
PD definition	≥20% SLD_{nadir} (≥5 mm)	≥25% SPD_{nadir}	≥20% SLD_{nadir} (≥5 mm)
Confirmed PD	No required	Required	4–8 weeks after iUPD
iCPD	NA	NA	iUPD + $SLD_{new\ TL}$ ≥5 mm, unequivocal PD(new NTL), or new lesion

* irRC, immune-related response criteria; iRECIST, a modified RECIST1.1 for immune-based therapeutics; SLD, sum of longest diameters; SPD, sum of the products of two largest perpendicular diameters; LN, lymph node; TL, target lesion; PD, progressive disease; iCPD, immune confirmed PD; iUPD, immune unconfirmed PD; NTL, non-target lesion

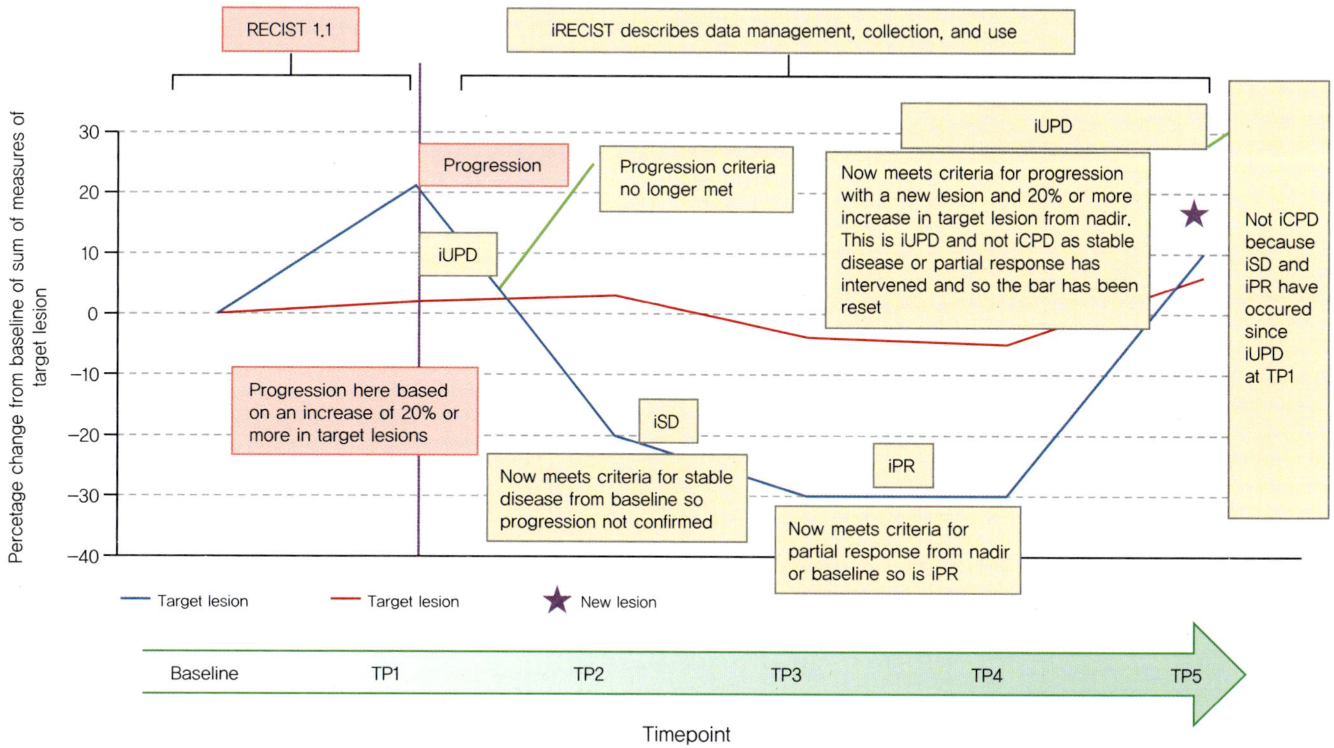

그림 15-1. 시점에 따른 반응평가 예시

면역항암제의 반응평가를 기술하는데 있어 기존 waterfall plot은 치료 후 반응의 시간관계를 반영하지 못하여 적절하지 않으며, spider/swimmer plots이 적합하다. Hyperprogressive disease는 흑색종에서 9%, 비소세포폐암에서 8~21%, 두경부암에서 29%로 관찰되는데 면역항암제 치료 전후의 tumor growth rate(TGR)를 고려하여 정의하기도 한다.

2) 독성평가

면역항암제의 독성은 irAE 혹은 adverse events of special interest(AESI)를 흔히 사용하며 면역항암제 임상시험에서는 이를 따로 보고한다. 보고하는 내용에는 irAE의 시작 및 종료시기와 irAE 치료에 대한 내용을 포함하여 자세히 기록한다**(표 15-2 참조)**.

표 15-2. 독성의 임상경과에 대한 보고

	Patients Who Experience Toxicity								
Adverse Event	Dose Delay (No. and proportion of patients)	Dose Discontinuation* (No. and proportion of patients)	Timing of Toxicity Onset (median and range) †	Use of High-Dose‡ Steroids (No. and proportion of patients)	Duration of High-Dose Steroid Use (median and range)	Duration of Dose Tapering § (median and range)	Additional Immune-Suppressing Agents (No. and proportion of patients who required escalation beyond steroids; specify drugs)	Time to Resolution of Toxicity II (median and range, percent of patients with unresolved toxicity)	Emergency Center Visit/ Hospitalization (No. and proportion of patients)
Adverse event 1 (e.g., colitis)									
Adverse event 2									
Adverse event 3									
Adverse event 4									

3) Biomarkers

면역항암제에 반응이 좋은 biomarker로 PD-L1 overexpression, mismatch repair deficiency, tumor mutation burden(TMB) 등이 있으나 3상 임상시험에서 입증된 biomarkers는 제한적이다**(표 15-3 참조)**.

표 15-3. 면역항암제 치료에 반응을 예측하는 인자

Factors	Outcomes	Phase III validated	Predictive vs prognostic	Cancer type	Tissue vs blood
TMB	Favorable	Yes	Predictive	Multiple	Both
PD-L1 expression	Favorable	Yes	Predictive	Multiple	Tissue
Copy number variation	Unfavorable	TBD	Both	Multiple	Tissue

HLA MHC class I diversity	Favorable	TBD	Predictive	Melanoma, NSCLC	Blood
LOH at HLA class I alleles	Unfavorable	TBD	Predictive	Melanoma	Tissue
T cell repertoire clonality change	Favorable	TBD	Predictive	Melanoma	Both
T cell–inflamed microenvironment	Favorable	TBD	Both	Multiple	Tissue
SERPINB3/4 mutations	Favorable	TBD	Predictive	Melanoma	Tissue
Gut microbial diversity	Favorable	TBD	Predictive	Melanoma	Oral/gut
Specific gut microbial species	Both	TBD	Predictive	Melanoma	Oral/gut
TGF–β expression	Unfavorable	TBD	Predictive	Colon/ urothelial	Tissue
β–catenin pathway mutations	Unfavorable	TBD	Predictive	Melanoma	Both
JAK2 mutations	Unfavorable	TBD	Predictive	Melanoma	Both
B2M mutations	Unfavorable	TBD	Predictive	Melanoma	Both
STK11 mutations	Unfavorable	TBD	Predictive	NSCLC	Both

*TBD = To be determined

3. 결론

면역항암제 임상시험을 수행하는 데 고려사항으로, 기존 항암제와 달리 MTD 정의가 다를 수 있으며 면역관련 반응 및 독성평가가 다르다는 점을 기억하며 디자인해야 한다. 또한, 면역항암제 치료 반응을 예측하는 인자는 다양하며 복합적이라는 점을 고려해야 한다.

참고문헌

1. Havel J, Chowell D, Chan T. (2019) The evolving landscape of biomarkers for checkpoint inhibitor immunotherapy. Nat Rev Cancer, 19(3): 133–150.
2. Postel-Vinay S, Aspeslagh S, Lanoy E, et al. (2016) Challenges of phase 1 clinical trials evaluating immune checkpoint-targeted antibodies. Ann Oncol, 27(2): 214–224.
3. Seymour L, Bogaerts J, Perrone A, et al. (2017) iRECIST: guidelines for response criteria for use in trials testing immunotherapeutics. Lancet Oncol, 18(3) : e143–152.
4. Tsimberidou AM, Levit LA, Schilsky RL, et al. (2019) Trial Reporting in Immuno-Oncology (TRIO): An American Society of Clinical Oncology-Society for Immunotherapy of Cancer Statement. J Clin Oncol, 37(1): 72–80.
5. Wolchok J, Hoos A, O'Day S, et al. (2009) Guidelines for the Evaluation of Immune Therapy Activity in Solid Tumors: Immune-Related Response Criteria. Clin Cancer Res, 15(23): 7412–7420.

Chapter 16

암임상시험에서의 Endpoints

김범석

요약

- 임상시험에서 새로운 치료법의 효과를 평가하기 위해서는 객관적으로 측정할 수 있는 변수 또는 지표가 있어야 하며, 이러한 객관적인 결과변수를 endpoint라고 한다.
- 임상시험에서 임상적 유익성을 직접 평가하기 비현실적인 경우 임상적 유익성에 대한 적절한 예측치라고 알려진 endpoint를 대리 평가변수(surrogate endpoint)로 사용할 수 있다.
- 임상시험에서 endpoint를 설정할 때에는 그 임상시험이 확증적 임상시험인지 탐색적 임상시험인지를 고려해야 한다.
- endpoint의 예로는 survival, 삶의 질 향상, 증상완화 및 종양의 감소 등이 있으며, 종양임상시험에서 가장 강력하고 중요한 endpoint는 overall survival(OS, 전체 생존)이다.
- OS는 관찰기간이 길어야만 하므로 OS 대신에 대리 endpoint를 사용할 수 있다.
- 각각의 endpoint의 장단점을 이해하고, 임상시험의 성격에 맞는 endpoint를 선정하여 연구목표를 정확히 반영하여야 한다.

1. Endpoint란

임상시험을 통해서 새로운 암치료법과 항암화학요법을 개발하는 궁극적인 목적은 '생존 연장'과 '삶의 질 개선'이다. 임상시험을 수행하는데 있어서 '생존 연장'과 '삶의 질 개선'을 어떻게 객관적으로 평가할 것인가는 임상시험을 디자인하는 데 가장 중요한 항목이 된다. 이렇게 임상시험의 효과나 부작용 등을 객관적으로 평가할 수 있는 지표 또는 변수를 평가변수(endpoint)라고 한다.

임상시험에서 새로운 치료법이 효과적인지 여부를 평가하기 위해서는 객관적으로 측정할 수 있는 지표 또는 변수가 있어야만 하며, 이러한 객관적인 변수를 endpoint라고 한다. endpoint의 예로는 생존, 삶의 질 향상, 증상완화 및 종양의 감소 등이 있다. 임상시험에서 endpoint는 임상시험의 목표를 정확히 반영하여야 한다.

2. 다양한 Endpoints

1) Surrogate Endpoint

임상시험에서 임상적 유익성을 직접 평가하는 것이 비현실적인 경우가 있다. 가령 수년에 걸쳐 너무 오랜 기간을 추적 관찰해야만 하는 경우에는 OS를 평가하기가 쉽지 않다. 이런 경우 임상적 유익성에 대한 적절한 예측치라고 알려진 endpoint를 surrogate endpoint로 사용할 수 있다.

surrogate endpoint를 사용할 때에는 두 가지 한계점을 중요하게 염두에 두어야 한다. 첫째, surrogate endpoint가 연구 대상의 임상적 유익성을 정확히 반영하는 실질적 지표가 아닐 수 있다. 예를 들어 surrogate endpoint가 특정 약리학적 작용기전을 반영하여 측정한다고 하더라도, 그 작용기전이 직접적인 약리학적 효과로 이어지지 않을 수 있다.

둘째, surrogate endpoint가 직접 평가될 수 있는 임상적 유익성과 비례하는 정비례 관계를 갖지 못할 수 있다. surrogate의 타당성을 평가하는 통계적 기준들은 많이 제안되어 왔으나, 그 한계점들이 있다. 따라서 surrogate endpoint는 탐색적 목적의 임상시험에서는 사용가능하나, 일반적으로 확증적 임상시험에서 사용하기에는 어렵다.

AIDS 환자에서 surrogate로서 CD4 세포 수나 심혈관 질환에서의 혈압 또는 콜레스테롤은 잘 확립되어 잘 사용하는 surrogate endpoint인 반면, 항암제 임상시험 분야에서는 surrogate endpoint들이 상대적으로 잘 확립되어있지 않다. 전립선암의 PSA나 다발골수종의 M-단백 정도가 종양부담을 잘 반영하는 것으로 비교적 확실하게 입증된 surrogate endpoint이다.

2) Endpoint의 종류

Endpoint는 크게 '환자 중심의 평가변수(patient-centered clinical endpoint)'와 '종양 중심의 평가변수(tumor-centered clinical endpoint)'로 나눌 수 있다. 환자 중심의 endpoint로는 OS와 삶의 질(quality of life)이 있고, progression-free survival(PFS, 무진행 생존)이나 반응률(response rate)과 같은 나머지 endpoint는 모두 종양 중심의 endpoint에 해당한다.

표 16-1. 다양한 endpoint의 정의

	정의
전체 생존 (Overall survival)	무작위 배정 혹은 치료 시작일부터 원인에 관계없이 사망까지의 시간*
삶의 질 (Quality of life)	전반적인 개개인의 well-being과 암이 일상적인 활동도에 미치는 영향(임상시험에서는 주로 삶의 질 평가 도구를 이용하여 측정한 삶의 질 척도를 의미한다)
무진행 생존 (Progression-free survival)	무작위 배정 혹은 치료 시작일부터 질병의 진행 또는 원인에 관계없이 모든 사망까지의 시간
종양진행까지의 기간 (Time to progression)	무작위 배정 혹은 치료 시작일부터 질병의 진행까지의 시간**
무질병생존 (Disease-free survival)	무작위 배정 혹은 치료 시작일부터 질병의 재발 또는 원인에 관계없이 사망까지의 시간***
무사건생존 (Event-free survival)	무작위 배정부터 사건까지의 시간(사건은 질병의 진행, 독성 등으로 인한 치료 중단, 질병의 재발 또는 원인에 관계없이 모든 사망 등 연구자가 정한 사건을 지칭)
반응유지기간 (Duration of response)	종양의 반응이 처음 확인된 시점부터 진행까지의 시간
반응률 (Response rate)	종양의 크기가 미리 정해 놓은 기준(예: RECIST1.1)에 따라 일정 비율 이상 줄어든 환자의 비율
완전 반응 (Complete response)	검출 가능한 종양의 증거가 없는 상태

* 암과 관련이 있는 사망만을 다룰 때에는 암특이생존(cancer-specific survival)이라고 한다.

** 종양진행까지의 기간에서는 암의 진행과 무관한 사망은 사건으로 간주되지 않는다. 즉, 진행이 안된 채 사망한 경우는 progression-free survival(PFS)에서는 사건이지만, 종양진행까지의 기간에서는 중도절단(censoring)이다.

*** disease-free survival은 수술 후 암이 없는 상태에서 보조항암화학요법 임상시험에서 흔히 사용된다. 반면, PFS는 암이 있는 상태에서 고식적 항암화학요법 임상시험에서 사용된다.

3) 다양한 Endpoint의 장단점

앞에서 언급되었던 endpoint들은 각각 장단점을 갖는다. 연구자는 이러한 장단점을 잘 이해하고 임상시험을 디자인하거나 해석해야 한다.

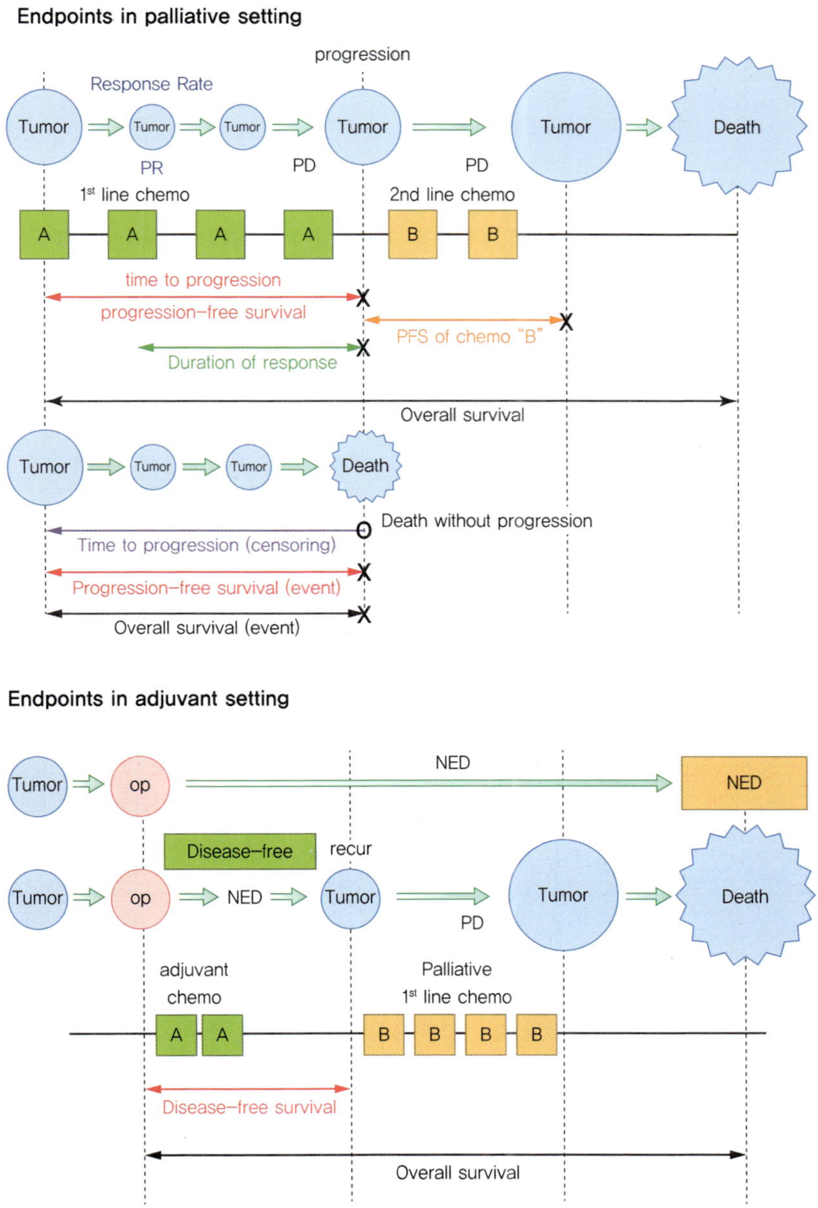

그림 16-1. Endpoint 정의에 대한 개념도

표 16-2. endpoint들의 장단점

평가변수	장점	단점
Overall survival	- 쉽고 정확하게 측정 가능 - 객관적이고 정량적으로 평가 가능	- 장기간의 추적관찰 기간이 필요 - 후속 치료에 의해 영향을 받음 - 비암성 사망을 포함
Quality of life, patients reported outcome,	- OS에 비해 적은 환자 숫자로 조기에 평가 가능	- 눈가림이 중요하게 됨 - 공개임상시험의 경우 연구대상자의 주관이 작용하여 비뚤림의 원인이 됨 - 연구마다 정의가 다를 수 있음 - 평가 도구의 검증이 중요
Disease-free survival (DFS)	- OS에 비해 적은 환자 숫자로 조기에 평가 가능 - 객관적이고 정량적으로 평가 가능	- 연구마다 정의가 다를 수 있음 - 치료군의 평가 시기를 통일 시켜야 함 - 비암성 사망을 포함
Response rate	- OS에 비해 적은 환자 숫자로 조기에 평가 가능 - 객관적이고 정량적으로 평가 가능 - 종양에 대한 직접적인 영향을 평가 가능	- 연구마다 정의가 다를 수 있음 - 연구자마다 측정값이 달라지기도 함 - 방사선학적 평가를 자주 해야 함 - OS나 PFS와 연관이 잘 안 되는 경우도 있음 - 안정병변(Stable disease)이 제외됨
Progression-free survival	- OS에 비해 적은 환자 숫자로 조기에 평가 가능 - 객관적이고 정량적으로 평가 가능 - 안정병변(stable disease)의 환자를 포함하게 됨	- 비암성 사망을 포함 - OS과 연관이 잘 안 되는 경우도 있음 - 방사선학적 평가를 자주 해야 함 - 공개임상시험의 경우 연구자의 주관이 작용하여 비뚤림의 원인이 됨

4) Endpoint의 설정

임상시험에서 endpoint를 제대로 설정하기 위해서는 그 임상시험이 어떠한 성격의 임상시험인지를 고려해야 한다. 임상시험의 성격은 크게 1) 확증적(confirmatory) 임상시험과 2) 탐색적(exploratory) 임상시험으로 나눌 수 있다.

확증적 임상시험과 탐색적 임상시험은 몇 상 임상시험이냐에 따라 달라진다. 전통적인 의미에서 1상, 2상, 3상 임상시험의 의미가 최근에 많이 변하고 있지만, 전통적인 의미에서 1상과 2상은 탐색적 성격이 강하고, 3상은 확증적 성격이 강하다.

표 16-3. 1상, 2상, 3상 임상시험의 성격과 주요 endpoint

	개요	목표	주요 endpoint
1상 임상시험	부작용 및 안전하게 투여할 수 있는 약물의 적정 용량을 정하는 임상시험	2상 시험의 권장용량 또는 최대 내약 용량을 결정	독성(용량제한독성)
2상 임상시험	환자군에서 치료적 유효성을 탐색하여 가능한 용량과 투여기간 설정 등 다양한 정보수집을 목적으로 하는 임상시험	유효성 탐색	종양반응, PFS 등
3상 임상시험	기존의 표준치료와 비교하여 유효성을 확정하는 임상시험	유효성을 확증 표준치료와의 비교	OS(또는 PFS, DFS 등)

확증적 임상시험은 시험약의 임상적 유익성(clinical benefit)을 검증하는 임상시험이다. 확증적 임상시험에서는 평가하는 치료가 명백하게 임상적 이익이 있음을 입증해야 한다. 따라서 선택한 endpoint가 임상적 이익을 나타내는 유효하고 신뢰할 수 있는 결과들을 제시할 수 있다는 것을 보여 주는 충분한 증거가 있어야 한다. 확증적 임상시험에서는 안전성 또는 유효성에 대한 확실한 증거를 제시하기 위하여 미리 연구가설을 제시하고, 임상시험의 주요 목적을 미리 정의한다. 확증적 임상시험에서는 연구 대상이 되는 치료 효과의 크기를 적절한 통계적 유의성을 가지고 추정하고, 임상적 유의성과 연관시키게 된다.

확증적 임상시험에서 primary endpoint는 연구대상자 군에 대한 임상적 유익성을 확실하고 유의하게 나타낼 수 있어야 하며 주로 사용되는 primary endpoint로는 OS와 PFS, DFS 등이 있다. PFS, DFS이 primary endpoint로 선정될 경우 전체 생존은 secondary endpoint로 설정되어야 하고, OS가 primary endpoint인 경우는 그 반대로 적용된다. 확실하게 증명된 OS의 향상은 임상시험의 가장 설득력 있는 결과이기 때문에 확증적 임상시험에서는 OS를 primary endpoint로 사용하게 된다. Response rate와 같은 변수는 확증적 임상시험에서 primary endpoint로 사용되기에 적절치 않다.

탐색적 임상시험은 비교적 초기의 임상시험으로 자료를 탐색하는 것이며, 이 과정을 통해 자료에 근거한 새로운 가설을 형성하게 된다. 탐색적 임상시험에서 도출된 결과들에 기반하여 추후에 확증적 임상시험이 설계된다. 탐색적 임상시험이 아무리 탐색적 목적이라고 하더라도, 다른 모든 임상시험과 마찬가지로 탐색적 임상시험 역시 분명하고 정확한 목적을 가져야 한다. 그러나 탐색적 임상시험의 주요 목적은 확증적 임상시험과 달리 미리 정의된 가설을 단순히 검정하는 것이 아닐 수 있으며, 축적되는 결과에 따라 분석의 내용이나 관점이 유동적으로 바뀔 수 있도록 하기 위하여 임상시험을 계획하는 과정에서 유연성을 가지게 된다. 따라서 이러한 탐색적 시험의 결과만으로 유효성을 확증하기에는 한계가 있을 수 있다. 항암제에 대한 탐색적 임상시험에서는 주로 response rate, surrogate endpoint, PFS 등이 primary endpoint로 사용된다.

5) Primary Endpoint의 설정

Primary endpoint는 임상적 연관성이 가장 높고 임상시험의 주요 목적과 가장 직접적으로 연관되는 endpoint이다. 하나의 임상시험에서는 가장 중요한 하나의 primary endpoint를 정하는 것이 일반적이다. 최근에는 primary endpoint 두 개를(co-primary endpoints) 함께 정하고 통계적 유의성과 알파값을 다중 비교(multiple comparison)로 보정하는 3상 임상시험도 유행하고 있다. 대부분 확증적 임상시험의 주요 목적은 유효성에 대한 과학적 증거를 제시하는 것이기 때문에, primary endpoint는 대부분 유효성 endpoint이다. 하지만, 안전성, 내약성도 때로는 primary endpoint가 될 수도 있으며, 연구의 목적과 성격에 따라 달라진다. 삶의 질도 잠재적으로 primary endpoint가 될 수 있다.

Primary endpoint를 선정할 때에는 널리 인정받고 표준으로 알려진 기준에 근거해야 하며, 기존의 연구에서 얻어진 믿을 만하고 정당화된 endpoint를 사용해야 한다. Primary endpoint는 임상시험 대상자 집단에서 임상적 치료 효과를 타당하고 신뢰성 있게 측정한다는 충분한 근거에 따라 선정해야 하고, 재현성 있고 명확하게 정의될 수 있어야 한다. 또한 primary endpoint는 임상시험 대상자 수를 추정하는 데 이용된다. primary endpoint는 연구 가설을 직접적으로 반영하기 때문에 임상시험이 연구 가설을 만족했는지 여부도 primary endpoint에 의해 좌우된다.

Primary endpoint의 정의 및 선정은 이론적 근거와 함께 임상시험계획서에 기술한다. 주요 목적으로부터 정의된 임상 효과가 하나 이상의 방법으로 측정될 경우에는 임상시험계획서에 임상적 관련성, 중요성, 객관성 및 다른 관련된 특성 등에 근거하여 가능하면 하나의 primary endpoint로 규정한다. 종양 임상시험에서는 전체 생존이 가장 신뢰받고 강한 근거의 primary endpoint가 된다.

유방암이나 대장암과 같이 생존기간이 비교적 긴 암종의 경우 OS증명에 많은 시간이 걸리고 후속 치료에 의한 영향을 배제하기 어려우므로, PFS을 primary endpoint로 삼아 확증적 3상 임상시험이 진행될 수 있다. 하지만 이 경우 PFS이 OS와 비례하는 관계에 있어야 하며, 의미 있는 PFS 연장이 삶의 질 개선과 같은 유의미한 결과를 동반해야 한다.

6) Secondary Endpoint의 설정

Secondary endpoint는 일차적 목적과 관련된 보조적인 측정치이거나 이차적 목적과 관련된 효과의 측정치이다. Secondary endpoint도 임상시험 결과 해석 시 상대적 중요성 및 역할 등을 명시함과 동시에 임상시험계획서에 정의한다.

Primary endpoint는 가장 중요한 한 가지를 선정하는 것이 권장되는 데 비해서, secondary endpoint는 여러 가지가 선정될 수 있다. 다중비교에서 오는 통계적 오류를 피하기 위해서는 임상시험계획서에 통계적 분석에 사용될 secondary endpoint에 대한 정확한 정의를 명시하여야 한다. secondary endpoint의 임상적 의의 및 측정 과정에 대한 타당성, 통계분석 계획 등도 임상시험계획서에서 언급되고 정당화되어야 한다.

OS이 primary endpoint로 보고된 경우, PFS에 대한 효과에서도 일관성이 있을 것으로 기대된다. 만약 그렇지 않을 경우가 예상되면 이 점은 이미 연구계획서에 분명하게 기술되어야 한다.

치료시작 전에 종양관련 증상이 있는 환자의 경우, 만약 증상 조절(symptom control)이 항암효과와 관련이 있다면 증상 조절을 치료 효과에 대한 유효한 측정 변수로 사용할 수 있다. 특정한 완화의료를 대상으로 하는 임상시험의 경우 승인된 도구를 사용하는 건강관련 삶의 질(health-related quality of life)이나 환자성과보고(patient-reported outcomes)가 endpoint로 사용될 수 있다.

3. 결론

임상시험을 수행하면서 임상시험의 특징을 가장 잘 반영하는 적절한 endpoint를 설정하여야 한다. endpoint의 예로는 OS, PFS, 삶의 질, response rate 등이 있으며, 가장 강력하고 중요한 endpoint는 OS이다. 각각의 endpoint의 장단점을 이해하고, 임상시험의 성격에 맞는 endpoint를 선정하여 연구 목표를 정확히 반영하여야 한다.

참고문헌

1. Fiteni F, Westeel V, Pivot X, et al. (2014) Endpoints in cancer clinical trials. J Visc Surg, 151(1): 17–22.
2. Johnson JR, Williams G, Pazdur R. (2003) Endpoints and United States Food and Drug Administration approval of oncology drugs. J Clin Oncol, 21(7): 1404–1411.
3. Rock EP, Kennedy DL, Furness MH, et al. (2007) Patient-reported outcomes supporting anticancer product approvals. J Clin Oncol, 25(32): 5094–5099.
4. Clinical Trial Endpoints for the Approval of Cancer Drugs and Biologics Guidance for Industry [Accessed April 20, 2019] Retrieved from https://www.fda.gov/downloads/Drugs/Guidances/ucm071590.pdf
5. NCI Dictionary of cancer terms, [Accessed April 20, 2019] Retrieved from https://www.cancer.gov/publications/d ictionaries/cancer-terms/def/endpoint

Chapter 17

통계적 고찰과 대상수(sample size) 산출

최윤희

요약

- 확증 임상시험에서는 통계적 가설 검정(p value)을 통해 연구가설을 입증한다.
- 통계적 가설 검정 결과는 대상수에 따라 달라지는데, 대상수가 많을수록 통계적으로 의미 있는 결과를 얻을 확률이 크다.
- 임상시험 자료에서 의미 있는 자료가 관찰되었을 때 통계적으로도 의미 있는 결과를 얻기 위한 최소 대상수를 산출한다.
- 대상수는 연구 설계, 평가변수의 종류, 연구 가설(우월성/비열등성), 검정통계량, 유의수준, 검정력, 탈락률, 기대 효과 등을 고려하여 산출한다.
- 연구 계획서에 대상수 산출 내용을 상세하고 구체적으로 기술해야 한다.

1. 연구 대상수 산출의 필요성

특정 치료법의 효과는 그 치료 대상이 되는 모든 환자(모집단)로부터 평가되어야 할 것이다. 하지만, 모집단을 대상으로 연구하는 것은 현실적으로 불가능하므로 모집단에 포함되는 일부 환자인 표본집단을 대상으로 연구를 수행하고, 유효성 및 안전성 자료를 수집한다. 이와 같이 연구로부터 얻어진 표본집단 자료는 모집단에서의 효과를 추정하고 검정하는 데 사용된다. 특히, 연구 가설이 명확한 확증 임상시험은 통계적 가설 검정 결과인 p value를 근거로 연구 가설을 입증한다.

연구가설이 참일 때, 실제 임상시험에서도 그 연구가설이 참임을 입증해야 하는데, 이를 위해 필요한 조건이 적절한 연구 대상수이다. 예를 들어, 복합항암화학요법의 response rate(RR, 반응률)이 기존항암화학요법 RR 70%보다 큰 80%임을 입증하는 임상시험을 가정하자. 임상시험 수행 결과, 복합항암화학요법의 RR이 임상적으로 의미 있는 80%로 관찰되었어도, 치료에 대한 환자 반응이 다양하다면 적은 수의 대상수로 추정된 80%는 신뢰할 수 없을 것이고, 따라서, 유의하지 않은 p value를 얻게 될 것이다. 이와 같이, 임상적으로 의미 있는 결과가 연구에서 관찰되었을 때, 통계적으로도 유의한 결과를 얻기 위한 적절한 연구 대상수 결정은 임상시험의 목적 달성을 위해 매우 중요하다.

2. 확증 임상시험에서의 연구대상수 산출

확증 임상시험은 연구가설 입증이 목적이므로 연구가설 입증을 위해 요구되는 최소 대상수를 계산한다. 이를 위하여 통계적 가설 검정 논리를 이해하는 것이 필요하다

1) 통계적 가설 검정

(1) 통계적 가설

통계적 가설 검정은 귀무가설(null hypothesis)과 대립가설(alternative hypothesis)을 정의하고 연구 자료가 어느 가설을 지지하는지 결정한다. 연구에서 입증하고자 하는 연구가설이 대립가설이 되고, 귀무가설은 대립가설의 반대되는 가설이다. 예를 들어, 복합항암화학요법의 효과가 기존항암화학요법보다 우월함을 입증하는 연구에서 primary endpoint가 RR일 때, 연구가설은 '복합항암화학요법은 기존항암화학요법보다 RR이 높다'가 되며 이는 대립가설이 된다. 단 통계적 가설 검정은 RR에 대한 구체적인 정보를 포함한다. 이 경우, 기존항암화학요법의 RR은 70%이고 복합항암화학요법의 RR은 기존항암화학요법 RR보다 큰 80%를 가정할 때, 통계적 가설은 다음과 같다.

통계적 가설 ①

- 귀무가설: 복합항암화학요법의 RR은 70%이다.
- 대립가설: 복합항암화학요법의 RR은 70%보다 크다.(=80%)

만약, 복합항암화학요법의 RR은 70%와 다르다(크거나 혹은 작다)가 연구가설이 되면, 통계적 가설은 다음과 같다

통계적 가설 ②

- 귀무가설: 복합항암화학요법의 RR은 70%이다
- 대립가설: 복합항암화학요법의 RR은 70%와 다르다.

통계적 가설 ①의 대립가설은 RR이 70%보다 큰 쪽만 고려하므로 이를 단측검정이라 하고, 통계적 가설 ②의 대립가설은 RR 70%보다 큰 쪽 혹은 작은 쪽을 모두 고려하므로 이를 양측검정이라고 한다.

(2) 검정통계량과 검정통계량의 분포

연구 자료로부터 endpoint에 대한 요약 통계량(연속형 endpoint는 평균, 범주형 endpoint는 비율, 생존자료의 경우 생존곡선 혹은 생존율)을 계산하고, 그 요약통계량을 귀무가설과 비교한 것이 검정통계량이다. 구체적으로 검정통계량은 연구자료로부터 추정된 요약통계량과 요약통계량의 추정오차, 귀무가설하 수치로 구성되는데, 위

의 예에 적용하면, 추정된 RR과 RR의 표준오차, 귀무가설 하 RR 0.7로 구성된다. $\hat{p}$: 요약 통계량, $SE(\hat{p})$: 요약통계량의 표준오차, p_0: 귀무가설 하 수치 일 때, 검정통계량은 다음과 같다.

검정통계량: $z = \dfrac{\hat{p}-p_0}{SE(\hat{p})}$

일반적으로 표준오차는 자료의 표준편차(SD)를 대상수(n)로 나눈 형태이다: $SE(\hat{p}) = SD(\hat{p})/\sqrt{n}$.

검정통계량의 분자($\hat{p}-p_0$)는 표본통계량이 귀무가설에서 가정하는 수치와 얼마나 다른지의 정도를 나타내며, 검정통계량의 분모는 표본통계량의 표준오차로, 대상수가 커질수록 표준오차가 작아져서 검정통계량이 커짐을 알 수 있다. 귀무가설이 참이라는 가정하에서, 검정통계량(z)는 표준정규분포를 따른다(그림 17-1).

(3) p value, 제 1/2종 오류, 검정력

연구가설인 대립가설이 참일 때, 검정통계량은 귀무가설을 기각할 수 있도록 충분히 커야 한다. 검정통계량의 크기는 검정통계량의 분포에서의 상대적 위치로 가늠할 수 있는데, 자료가 귀무가설을 지지하지 않고 대립가설을 지지할수록 검정통계량은 검정통계량 분포의 꼬리부분에 위치할 것이다. 예를 들어, 30명으로부터 계산된 복합항암화학요법의 RR이 0.78이라고 할 때, $SE(\hat{p}) = \sqrt{0.78 \times (1-0.78) / 30} = 0.08$ 이므로, z=(0.78−0.7)/0.08=1.06이 된다.

귀무가설이 참이라는 가정 하에서, 검정통계량이 1.06보다 클 확률은 p(z>1.06) =

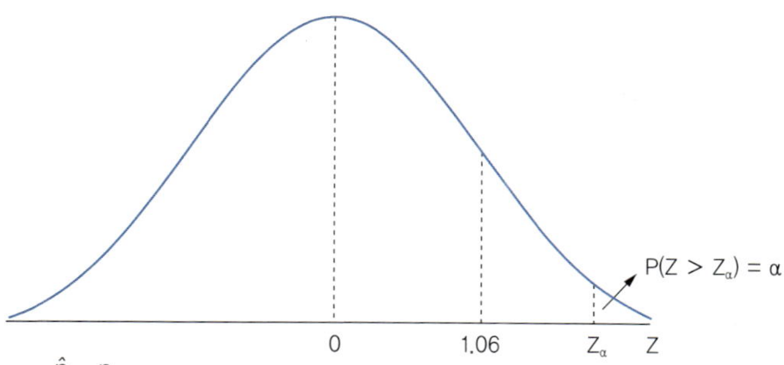

$Z = \dfrac{\hat{p}-p_0}{SE(\hat{p})}$ 곡선 아래 면적 = p(−∞ < z < ∞) = 1.

1. 복합항암제 임상시험 검정통계량: 단측 p-value = P(z > 1.06) =0.15, 양측 p-value = P(z < −1.06 or z > 1.06) = 0.3
2. P(z > 1.96) = 0.025 $z_{0.025}$ = 1.96

그림 17-1. 검정통계량 분포: 표준정규분포

0.15이다**(그림 17-1)**. 즉, 귀무가설(RR = 0.7)이 참일 때, 대상수 30명인 단일 표본에서 복합항암화학요법의 RR이 0.78보다 클 확률은 14% 정도로, 100번의 임상시험 중 14번 정도에서 표본 RR은 0.78 이상임을 의미한다. 이때, 14%를 p value(유의확률)라고 한다. p value란 귀무가설이 참일 때 단일 표본에서 얻어진 검정통계량보다 큰 결과를 얻을 확률이다. 동일 예제에서, p value가 '0'이었다고 가정하면, 표본 RR이 0.78 이상일 가능성은 0%로 귀무가설하에서는 나올 수 없는 결과임을 의미하게 되고, 대립가설을 확증하게 된다. 이와 같이, p value가 클수록 귀무가설을 지지하며, p value가 작을수록 대립가설을 지지한다. p value가 어느 정도로 작아야 대립가설을 채택할지에 대한 기준을 유의수준이라고 하는데, 국제적으로 합의된 유의수준은 5%이다. 따라서, p value가 5%보다 작을 때 귀무가설을 기각하고 대립가설을 채택한다.

유의수준 5%라는 의미는 귀무가설이 참일 때 귀무가설을 잘 못 기각할 확률(제1종 오류, type I error)을 5% 이내로 허용한다는 의미이다. 한편, 대립가설이 참일 때, 귀무가설을 기각하지 못할 오류도 가능한데, 이러한 오류는 제2종 오류(type II error)라고 한다**(표 17-1)**.

표 17-1. 제1/2종 오류, 검정력

		귀무가설	
		참	거짓
검정 결과 귀무가설	채택	옳음	제2종 오류(=β)
	기각	제1종 오류(=α)	옳음(=검정력)

한편, 연구 가설인 대립가설이 참일 때, 대립가설을 채택할 확률을 검정력이라고 한다.

2) 검정력 확보를 위한 대상수 산출

연구를 통해 입증할 가설인 대립가설이 참일 때, 통계분석에서도 대립가설을 채택하는 것이 타당하므로, 연구 계획 단계에서 검정력이 일정 수준 이상 되게 디자인한다. 앞서 [동 chapter 2. 1)-(2) 검정통계량과 검정통계량 분포]에서 언급하였듯이, 검정통계량의 구성 수치 중 연구자가 통제할 수 있는 부분은 대상수(n)로, 대상수가 클수록 검정통계량이 커져서 귀무가설을 기각할 수 있다. 자료 타입에 따라 검정통계량의 구성 수치가 달라지므로, 대상수 산출 공식에 대한 근거 수치도 자료 타입에 따라 달라진다. 예를 들어, 치료 반응여부와 같이 이분형 자료가 endpoint일 때, 각 치료군의 효과평가는 RR로 요약될 것이고, 대상수 산출을 위해 귀무가설 하의 RR과 대립가설

하의 RR이 있어야 한다. 확증 임상시험의 통계적 가설검정에서 허용하는 제1종 오류(α)는 5%(양측검정 $Z_{0.025}$=1.96, 단측검정 $Z_{0.05}$=1.645), 검정력(=1−β)은 일반적으로 80%($Z_{1-0.2=0.8}$ =0.8416) 이상이다. 최종 연구 대상수는 연구 등록은 되었지만, 여러 상황으로 일차평가 분석에 사용되지 못하는 대상자의 비율(탈락률)을 고려하여 결정한다.

임상시험의 성공 여부는 primary endpoint의 통계적 유의성 확보이므로 대상수 산출은 primary endpoint에 대하여 수행한다. 항암제 임상시험에서 주로 설정되는 primary endpoint 종류에 따른 대상수 산출 식이다.(표 17-2).

(1) 단일군 임상시험 대상수 산출

복합항암화학요법의 효과 입증 예제를 이용하여 대상수를 산출해보자.

귀무가설: 복합항암화학요법의 RR은 70%(p=0.7)

대립가설: 복합항암화학요법의 RR은 70%보다 크다(p=0.8)

RR이 0.7보다 큰 쪽만을 고려하므로 단측검정이고, α=0.05, 1−β=0.8을 가정할 때 필요한 대상수는 다음과 같다.

$$n = \frac{(Z_\alpha + Z_\beta)^2\, p_1(1 + p_1)}{(p_1 - p_0)^2} = \frac{(1.645 + 0.8416)^2\,(0.8 \times 0.2)}{(0.8 - 0.7)^2} = 98.9$$

필요한 대상수는 99명이고, 10% 탈락률을 고려한다면 99/0.9=110명이 필요하다.

만약, 대립가설이 복합항암화학요법의 RR은 70%와 다르다(p=0.8)인 양측검정이라면, $Z_{0.05}$=1.645 대신 $Z_{0.05/2}$=1.96을 사용하게 된다.

$$n = \frac{(Z_{\alpha/2} + Z_\beta)^2\, p_1(1 + p_1)}{(p_1 - p_0)^2} = \frac{(1.96 + 0.8416)^2\,(0.8 \times 0.2)}{(0.8 - 0.7)^2} = 110$$

필요한 대상수는 110명이고, 10% 탈락률을 고려한다면 110/0.9=123명이 필요하다.

만약, 복합항암화학요법의 RR이 5% 내에서 비열등하여도 충분하다면, 대립가설은 복합항암화학요법 RR은 65%(=70−5)보다 크다(p=0.8)가 된다.

귀무가설은 대립가설의 반대이므로, 통계적 가설은 다음과 같이 정의된다.

귀무가설: 복합항암화학요법의 RR은 65%(p=0.7)

대립가설: 복합항암화학요법의 RR은 65%보다 크다.(p=0.8)

비열등성 임상시험은 항상 인정한계 내에서 차이가 있어야 하므로 단측검정이 된다.

대상수 산출은 다음과 같다.

$$n = \frac{(Z_\alpha + Z_\beta)^2\, p_1(1-p_1)}{(p_1 - p_0)^2} = \frac{(1.645 + 0.8416)^2\,(0.8 \times 0.2)}{(0.8 - (0.7-0.05))^2} = 55.8$$

필요한 대상수는 56명이고, 10% 탈락률을 고려한다면 56/0.9 = 63명이 필요하다.

비열등성 임상시험은 시험군이 대조군보다 나쁘지 않음을 입증하는 연구임으로 시험군의 효과가 대조군과 동일하거나 혹은 비열등성인정한계 내에서 나쁜 정도로 가정한다. 하지만, 본 예제의 경우, 시험군의 효과가 더 좋으면서 동시에 비열등한 정도로만 입증해도 되기 때문에 차이성(혹은 우월성) 연구에 비해 필요한 대상수가 작았다.

RR을 primary endpoint로 하는 단일군 임상시험 중 Simon's two stage 디자인이 있는데, 이는 RR 평가를 2단계로 구성하여 1단계에서 시험약의 무효성 입증 시 연구 조기 종료를 허용하는 디자인이다.

1단계에서 N_1의 대상자 중 R_1 이하 비반응이면 연구는 종료한다. 만약, R_1보다 많은 대상자에서 반응하면 2단계로 진행하고, 2단계까지 총 N_t명의 환자에서 R_t보다 많이 반응하면 시험약의 유의성이 입증된다. 따라서, Simon's two stage 디자인을 한다는 것은 귀무가설과 대립가설 하에(N_1, R_1, N_t, R_t)를 결정한다는 것이다. 실제 귀무가설과 대립가설, 사전 정의된 유의수준과 검정력에 해당하는(N_1, R_1, N_t, R_t)의 조합은 여러 개이므로, 적절한 한 개의 조합을 선택하게 된다. 이때, 두 종류의 선택 기준이 있는데, 시험약의 효과가 없어서 1단계로 연구가 종료됨을 감안할 때, 평균적으로 대상수가 가장 적게 필요한 조합(N_1, R_1, N_t, R_t)을 선택하는 것을 optimal 디자인이라 하고, N_t가 최소인 조합(N_1, R_1, N_t, R_t)을 선택하는 것을 minimax 디자인이라고 한다. 위의 복합항암화학요법의 예를 적용하면, 유의수준을 5%로 통제하면서 검정력 80%가 되도록 하는 optimal 디자인은(N_1, R_1, N_t, R_t) = (48, 35, 146, 110)으로 1단계에서 복합항암화학요법의 무용성으로 종료하게 되면 대상자수는 48명이 필요하지만, 2단계까지 진행하는 경우, 총 대상자는 146명이 필요하다. 동일한 가설이지만, 중간분석 없이 디자인하는 경우에 필요했던 110명보다 총 대상자 수는 더 많아진다.

Minimax 디자인 시(N_1, R_1, N_t, R_t) = (89, 66, 118, 90)이며, 2단계까지 진행하는 경우, 총 118명이 필요하고, optimal 디자인과 비교할 때, 1단계에서 필요한 대상수가 매우 큼을 알 수 있다.

(2) 무작위배정 임상시험 대상수 산출

복합항암화학요법이 단독항암화학요법에 비해 우월함을 입증하는 무작위배정 임상시험을 가정하자. primary endpoint는 overall survival(OS, 전체 생존)이며, 단독항암화학요법군의 5년 생존율이 40%일 때, 복합항암화학요법군의 5년 생존율은 50%를 가정한다. 따라서, 대립가설의 HR = ln(S1)/ln(S2) = HR = ln(0.5)/ln(0.4) = 0.76가 된다.

통계적 가설은 다음과 같다.

귀무가설: 복합항암화학요법과 단독항암화학요법의 생존은 동일하다.(HR = 1)

대립가설: 복합항암화학요법과 단독항암화학요법의 생존은 다르다.(HR = 0.76)

HR = ln(0.5)/ln(0.4) = 0.76이므로, 유의수준 양측 5%, 검정력 80%를 확보하기 위해 필요한 사망 건수는 다음과 같다.

$$E = \frac{(Z_{\alpha/2} + Z_{1-\beta})^2 (1 + HR)^2}{(1 - HR)^2} = \frac{(1.96 + 0.8416)^2 (1 \times 0.76)^2}{(1 - 0.76)^2} = 422.1$$

필요한 사망 건수 423건이고, 연구에서 423건의 사망을 관찰하기 위해 필요한 대상자 수 계산은 연구기간에 따라 달라질 것이다. 연구기간이 길수록 관찰되는 사망이 많아지므로 대상자 수가 적게 필요하다. 본 연구의 경우, 연구 기간이 5년이고, 5년 생존율이 각각 40%, 50%이므로 이를 적용하면, 필요한 대상자 수는 총 743명이 필요하다.

$$N = \frac{2E}{2 - S_A - S_B} = \frac{2 \times 409}{2 - 0.4 - 0.5} = 770$$

무작위배정 비율이 1:1인 경우, 각 군당 최소 385명이 필요하다. 생존분석에서 검정력 확보는 사건 수에 달려 있으므로, 770명의 대상자로 5년 연구를 수행하였어도 관찰된 사망 건수가 423건보다 작다면, 검정력은 80%보다 낮게 된다. 따라서, 사망 건수 423건 관찰을 위해 연구기간을 연장하기도 한다.

(3) 대상수 산출 기술

대상수가 어떤 근거로 결정되었는지 연구계획서에 상세하게 기술해야 한다. 귀무가설과 대립가설, primary endpoint 정의, 귀무가설과 대립가설에서 기대되는 근거 수치, 유의수준, 검정력 그리고 탈락률에 대한 정보가 명확하게 제시되어야 한다. 대상수 산출에 가장 큰 영향을 미치는 정보는 귀무가설과 대립가설에서 기대되는 근거수치이다. 특히 확증 임상시험에서 근거 수치는 임상시험에서 기대하는 효과이므로 왜 그 정도의 효과를 기대하는지 근거를 제시하여야 한다. 근거 수치는 엄밀히 말하면, 연구에서 추정해야 할 결과 값이므로 연구 계획 단계에서 가정해야 하는 것이 어려울 수도 있다.

초기 임상시험에서 추정된 효과 크기 혹은 비슷한 치료제에 대한 연구 결과를 산출 근거로 사용할 수 있다. 또는 대상수 산출 근거를 가늠하기 위해 파일럿 연구를 계획하여 그 결과를 이용하기도 하고, 임상적으로 의미 있다고 생각되는 치료효과로 가정하기도 한다. 어떤 근거를 사용하든, 계획하고 있는 임상시험에서 대상수 산출 근거대로 재현되었을 때, 검정력이 확보되어 통계적으로 유의한 결과를 얻을 수 있음을 염두에 두어야 한다. 대상수 산출은 입증해야 할 가설대로 임상시험 자료가 관찰되어도 대상수가 적어서 통계적으로 입증하지 못하는 경우를 막기 위한 것이므로 대상수 산출을 근거 없이 결정한다면 임상시험 실패 가능성이 매우 높아질 것이다.

3. 연구 대상수 결정 시 추가 고려 사항

지금까지 연구대상수 산출은 단일군 혹은 두 군 비교 임상시험에서 primary endpoint가 한 개 임을 가정한 것이다. 드물기는 하지만, primary endpoint가 2개라면, 대상수 산출은 어떻게 하는 것일 좋을까? 예를 들어, 항암제 임상시험에서 primary endpoint가 RR과 progression-free survival(PFS, 무진행 생존) 두 개로 설정되었다면, RR에 대한 대상수 산출과 PFS에 대한 대상수 산출을 각각 수행하여 이 중 더 큰 대상수를 연구대상수로 결정하면 될 것이다. 이때, 주의할 점은 primary endpoint가 두 개라면 통계적 가설 검정도 두 번 하게 되고, 각각의 통계적 가설 검정에 제1종 오류를 5%까지 허용하면, 두 개의 통계적 가설 검정에 대한 제1종 오류는 5%보다 커지게 된다는 것이다. 이는 유효성 평가에 대한 연구 결론에도 제1종 오류가 5%보다 커지도록 한다. 따라서, 일차유효성 평가 결과의 1종 오류를 5% 미만으로 제한하기 위해서 1종 오류 5%를 RR 2.5%, PFS 2.5%로 나누어 사용한다. 이를 대상수 산출 식에 반영하면, 양측 검정 시 $Z_{0.025}=1.96$가 아닌 $Z_{0.0125}=2.24$를 대입하여 대상수를 산출하고 결과적으로는 더 많은 대상수가 필요하다.

한편, 세 군(A, B, C)을 비교하는 임상시험의 경우, primary endpoint가 한 개로 설정되었어도, 연구 결과를 위해 A vs. B, A vs. C, B vs. C 세 번의 통계적 가설 검정이 필요하다. 이 경우에도 세 개의 가설 검정에 각각 5%의 1종 오류를 허용하면 전체 결과의 1종 오류는 5%보다 커지게 되므로, 이때에도 각 검정에 5%/3 = 1.6%의 1종 오류만 허용하고 대상수 산출을 한다. 이를 양측검정 대상수 산출 식에 반영하면, $Z_{0.008}=2.41$을 사용하여 대상수를 산출한다. 이와 같이 일차평가와 관련된 통계적 가설 검정의 수가 증가하면 이에 따른 제1종 오류도 증가하므로 이를 5% 미만으로 통제하기 위해 더 많은 대상수가 필요하다. 따라서, 대부분의 임상시험에서는 목적 달성에 가장 부합하는 한 개의 primary endpoint를 정의하고, 한 개의 비교군을 설정한다.

대상수 산출은 임상시험에서 기대하는 효과를 근거로 계산한다. 따라서, 근거가 불확실하면 목표 검정력 확보도 어려울 것이다. 따라서, 대상수 산출 근거가 불확실한 경우, 여러 가능한 근거들을 이용하여 대상수 산출을 해 보고 그중 가장 많은 대상수로 선택하는 보수적인 접근이 임상시험 성공을 위해 유리하다.

마지막으로, 유효성에 대한 중간분석을 계획하는 경우, 중간분석 디자인에 따라 정도의 차이는 있지만, 1종 오류를 어느 정도 사용하게 되므로 중간분석을 계획하지 않을 때보다 더 많은 대상수가 필요하다.

표 17-2. 항암제 임상시험을 위한 대상수 산출 공식(α : 제1종 오류, β : 제2종 오류)

평가 변수 종류	예제	검정방법	귀무가설(H_0) vs. 대립가설(H_1)	근거 수치	군 당 대상수 산출 식(양측검정)$
연속형 자료	삶의 질 점수	독립 t-검정	$H_0: \mu_A - \mu_B = \delta^*$ $H_1: \mu_A - \mu_B \neq \delta$	평균(μ_A, μ_B), 표준편차(σ_A ,σ_B) δ	$n = \frac{2(Z_{\alpha/2} - Z_{1-\beta})^{2\sigma 2}}{(\mu_A - \mu_B - \delta)^2}$
범주형 자료	치료반응여부	단일군 카이제곱 검정	$H_0: p = p_0$ $H_1: p = p_1$	반응율 p_0 p_1 δ	$E = \frac{(Z_{\alpha/2} + Z_{1-\beta})^2 p_1(1-p_1)}{(p_1 - p_0 + \delta)^2}$
		두 군 비교 카이제곱 검정	$H_0: p_A - p_B = \delta^*$ $H_1: p_A - p_B \neq \delta^*$	반응율(p_A, p_B) δ	$n = \frac{2(Z_{\alpha/2} - Z_{1-\beta})^2 (p_A(1-p_A) + (p_B(1-p_B))}{(p_A - p_B - \delta)^2}$
생존 자료	OS PFS DFS	Log-rank test	$H_0: HR = 1$ $H_1: HR \neq 1$	위험비(HR) ¢ó	$E^{\#} = \frac{(Z_{\alpha/2} - Z_{1-\beta})^2 (1+HR)^2}{(1- HR)^2}$, $N = \frac{2E}{2 - S_A - S_B}$

*: 차이성 검정: δ=0, 비열등성 검정: δ=비열등성 인정한계

$: 단측 검정인 경우 $Z_{\alpha/2}$ –> Z_{α}

†: HR=λ_B/λ_A= ln(S_A)/ln(S_B)=M_A/M_B; 특정 시점의 생존율(S_A, S_B), 중앙생존시간(M_A, M_B), 위험율(λ_A λ_B)이 주어졌을 때, HR

#: 사건 수 E를 얻기 위해 연구기간 동안의 생존율(S_A, S_B)을 고려하여 최종 대상수 결정

DFS=Disease-free survival

참고문헌

1. 강승호 (2010) 신약개발에 필요한 의학통계학. 경기도 파주: 자유아카데미
2. 유근영 외 공저 (2014) 의학연구방법론. 서울 관악구: 서울대학교출판문화원
3. Julious S. (2004) TUTORIAL IN BIOSTATISTICS: Sample sizes for clinical trials with Normal data. Statist. Med, 23:1921-1986
4. Simon R. (1989) Optimal two-stage designs for phase II clinical trials. Control Clin Trials. 10(1):1-10.
5. ICH E9 (1998). Statistical principles for clinical trials. [Accessed October 20, 2019] Retrieved from https://www.ema.europa.eu/en/ich-e9-statistical-principles-clinical-trials

Chapter 18

연구계획서 작성

김태용

요약

- 임상연구계획서는 임상연구의 시작으로 체계적으로 작성되어야 하며, 윤리성과 과학성이 뒷받침되어야 한다.
- 임상시험의 일차목적은 연구결과의 해석이 중요하므로 과학적, 통계적 타당성에 기반하여 작성하도록 한다.
- 임상시험의 원활한 수행을 위해 선정/제외기준, 임상시험의 방법, 임상시험약제의 투여방법 및 일정, 용량변경 및 투여중단, 병용 투여 금지약물, 방문일정, 그리고 평가방법 등이 구체적으로 기술되도록 한다.
- 임상시험의 윤리 확보를 위해 동의서, 설명서, 기밀유지의 방법, 보험 및 보상규약, 그리고 인체유래물의 보관 및 폐기방법 등이 구체적으로 기술되도록 한다.

1. 총론

임상연구계획서는 연구수행의 기본이 되며, 연구의 윤리성 및 과학성을 확보하는데 가장 기초가 된다. 또한 참여연구자들에게 공통된 기준을 제시하는 역할도 한다. 따라서 연구계획서는 임상시험 수행에 대한 모든 과정이 상세히 반영되어야 하며, 좋은 연구계획서의 작성은 좋은 임상연구의 시작이다.

2. 임상연구계획서에 포함되어야 할 내용

임상연구계획서는 임상연구의 종류, 목적, 그리고 치료의 종류 등에 따라 다양하게 작성될 수 있으나 공통적으로 아래의 내용을 포함한다. 임상연구계획서의 구성요소는 절대적 기준이 있지 않고 연구의 종류 및 목적에 따라 다양하므로 해당 연구에 맞게 구성하면 된다.

표 18-1은 공통적으로 많이 포함되는 구성요소이다.

표 18-1. 임상시험 계획서의 일반적인 구성요소

- 서론
  - 연구의 배경
  - 연구의 근거
- 임상시험의 목적
- 임상시험의 디자인
  - 임상연구의 단계
  - 시험대상자
- 임상시험약제
- 주요선정제외 기준
  - 선정기준
  - 제외기준
- 임상시험의 방법
  - 통계
  - 목표대상자 수
  - 무작위배정방법
  - 시험대상자 모집계획
  - 분석방법
- 임상시험약의 투여 방법 및 일정
- 용량 변경 및 투여 중단
- 병용 허용 또는 병용 투여 금지 약물
- 방문일정 및 평가일정
- 평가항목(유효성 및 독성 평가)
- 이상반응
- 안정성 모니터링, 평가 및 보고방법
- 윤리적 고려

3. 각 구성요소의 작성

1) 서론

(1) 연구의 배경

대상이 되는 질병 또는 암종에 대한 개요를 자세히 기술하고, 현재까지의 치료 발전 또는 개발의 개요, 현재의 표준치료 등을 기술한다.

(2) 연구의 근거

임상시험약제에 대한 선행연구결과를 기술한다(선행연구결과에 대한 자세한 내용은 [동 chapter 3. 4) 임상시험약제]에 기술할 수도 있다). 특히 초기 임상시험이면 해당연구의 이론적 근거를 제시하는 것이 매우 중요한데, 약제의 기전작용 및 그 효과가 전임상 시험의 결과에 비추어 합리적이고 타당해야 한다. 복합요법이라면 해당 약제를 복합요법으로 사용하는 이론적 근거, 해당 약제들의 시너지에 대한 근거, 그리고 용량

선택에 대한 근거를 제시하여야 한다.

또한 이전에 "연구의 배경"에서 기술한 기존의 치료 또는 연구가 가지는 한계를 설명하고, 현재까지 해결되지 않은 문제점 등을 기술하며, 본 연구를 통해 현재의 문제점을 어떻게 해결할 수 있을지 과학적으로 타당하게 기술한다.

2) 임상시험의 목적

임상시험의 디자인과 일치되는 임상시험의 목적을 기술한다. 여기에는 primary endpoint 및 모든 secondary endpoint가 포함된다. 임상시험의 목적, 특히 일차 목적은 해당 임상시험 결과의 해석에 매우 중요하므로 통계적 타당성까지 고려하여 분명하고 자세히 기술되도록 한다.

3) 임상시험의 디자인

(1) 임상연구의 단계(Phase)

임상시험의 디자인 파트에는 해당 임상시험의 단계, 무작위 배정 여부, 위약-대조 또는 공개라벨, 다기관 여부 및 다국적 여부 등의 정보가 잘 나타나도록 기술한다. 특히 임상시험의 단계는 임상시험의 목적 및 임상시험 대상자의 숫자 등과 밀접한 관계가 있으므로 정확히 기술하도록 한다. 만약, 어느 단계에도 속하지 않는 탐색적(pilot) 연구나 proof-of-concept의 연구라면 연구 디자인에 탐색적 연구 또는 proof-of-concept라는 연구임을 기술하는 것이 좋다.

(2) 시험대상자(Study Population)

해당 임상시험의 시험대상자가 누구인지를 구체적으로 기술한다. 여기에는 암종, 이전 치료력, 특정 유전자 변이 또는 증폭 여부 등을 기술한다. 다만, 상세한 내용은 선정/제외 기준에 기술하도록 한다.

4) 임상시험약제(Drug Information)

investigational new drug(IND, 임상시험약)에 대한 자세한 정보가 기록되어 한다. 여기에는 임상시험약의 개요, 세포주 또는 동물실험의 전임상시험 결과 및 선행 임상시험 결과가 반드시 기술되어야 한다. 선행 임상시험 결과로는 해당 임상시험 전 단계의 결과도 포함되어야 하며, 또한 다른 암종에서의 선행 임상시험 결과도 포함하는 것이 좋다. 또한 안전성 및 내약성이 기술되어야 하며, 임상약동학의 결과도 있으면 같이 기술한다.

5) 선정/제외 기준

임상시험에 참여가 가능한 기준과 제외되어야 하는 기준을 자세하게 기록한다.

(1) 선정기준

연구마다 차이가 있지만 아래의 항목은 기술되도록 한다

성별 및 연령, 병리적 또는 세포학적 진단(분자유전학적 진단 포함), 이전 치료에 대한 내용, 측정 가능 병변 존재 유무, 적절한 신체활동도(performance status), 적절한 골수기능 및 실험실 평가, 적절한 심장 기능 등

(2) 제외기준

중추신경계 전이 유무, 임상약제 또는 성분에 대한 과민반응, 각종 감염 질환(HBV, HCV 감염, 결핵 등), 이전 악성 질환의 병력 유무, 해당 임상약제에 대한 특이 부작용을 이미 경험하거나 취약한 병력 유무, 이전에 해당 임상약제와 동일 또는 유사한 약제 투여 유무, 특정 기간 이내에 대수술 등을 받은 병력, 표적 병변에 대한 방사선 치료 유무, 이전 치료에 독성이 회복되었는지 유무, 임신 및 수유 유무, 적절한 피임의 동의 유무(배우자 포함)

중추신경계 전이 기술 시 단순한 유무 외에 적절한 치료를 통해 안정적으로 잘 유지되는 경우 선정이 가능한지, steroid 투여가 필요한 경우 선정 가능 여부 등을 구체적으로 기술하는 것이 좋다. HBV, HCV 감염의 기술 시에는 제외기준을 구체적으로 기술하는 것이 좋다. 예를 들어 HBV 감염의 경우 HBsAg 양성이라도 적절한 항바이러스제 복용으로 HBV DNA titer가 기준 이하로 유지될 경우 선정이 가능한지, HCV 감염의 경우 항체양성이라도 RNA titer가 기준 이하로 유지되는 경우 선정이 가능한지 등을 구체적으로 명시하는 것이 추후 임상 진행에 많은 도움이 된다.

6) 임상시험의 방법

(1) 통계

여기에는 귀무가설, 대립가설, 제1종 오류, 제2종 오류 및 탈락률 등을 자세히 기술한다. 귀무가설, 대립가설, 제1종 오류, 제2종 오류는 아래와 같다.

- 귀무가설(H_0): 신약 임상시험에서는 "기존 치료 효과와 차이가 없다"가 된다.
- 대립가설(H_1): 신약 임상시험에서는 "기존 치료 효과보다 우수하다"가 된다.
- 제1종 오류(α-error): 귀무가설이 참(true)인데 거짓으로 판단할 확률
- 제2종 오류(β-error): 귀무가설이 거짓이지만(false), 참으로 채택하는 오류

(2) 목표대상자 수

임상시험 목표, 단계 및 연구가설에 따라 과학적인 방법으로 목표대상자 수를 추정한다. 목표대상자 수는 임상시험의 결과에 영향을 미치고 비용, 시간 등을 결정하는 중요한 요소이므로 정확한 통계적 가정 및 방법 하에 계산되어야 하며, 그 과정 또한 연구계획서에 상세히 기술되어야 한다.

(3) 무작위 배정방법

무작위 배정은 연구의 객관성을 유지하는 요소로 연구자와는 무관한 제3자에 의해 시행되는 것이 좋다. 따라서 다음과 같은 요소가 기술되어야 한다.

- 무작위 배정의 주체
- 무작위 배정의 방법
- 무작위 배정 후 시험대상자가 탈락하였을 때 다음 무작위 배정 방법

(4) 시험대상자 모집계획

시험대상자를 어떠한 방법으로 모집할 것인지 구체적으로 기술한다. 여기에는 시험대상자를 간단히 기술하고 "설명과 동의의 과정"을 거쳐 모집함을 기술하여야 한다. 또한 특정 대상자를 선택 또는 배제할 경우 윤리적인 문제가 발생하지 않도록 그 이유를 상세히 기술한다. 또한 포스터, 공고문, 광고, 웹사이트에 배너광고 등을 통해 모집하는 경우에는 모든 모집방법을 상세히 기술하며, 해당 내용은 별도문서로 하여 윤리위원회의 승인을 득하도록 한다.

(5) 분석방법

전체 생존기간 또는 무진행 생존기간 등 생존기간의 정의에 대한 기술이 필요하다. 만약 2개 이상의 치료군을 비교 및 biomarker 및 임상인자에 대한 상관관계 분석 등을 시행할 경우 각 항목의 분석방법을 기술하도록 한다. 또한 분석대상군, 예를 들어 intention-to-treatment 군에서 분석을 시행할 것인지 아니면 per-protocol 군에서 분석을 할 것인지에 대한 기술이 필요하다. 기타 통계방법에 대해서도 상세히 서술한다.

7) 임상시험약의 투여 방법 및 일정

임상시험약의 투여 방법은 약제의 효과 및 연구의 일관성에 매우 중요한 요소이고 환자의 안전과 밀접한 관계가 있으므로 최대한 자세히 기술한다. 그리고 해당 임상약제가 동일하다면 다른 연구계획서와도 일치시키는 것이 좋으며, 만약 통상 인정되는

투여 방법과 다르게 투여된다면 그 이유도 같이 기술하는 것이 좋다. 임상시험약 외에 동반 투여되는 약제에 대해서도 상세히 기술하는 것이 필요하며, 시험치료 외에 대조치료가 있다면 대조치료에 대해서도 시험치료와 동일하게 투여방법, 일정 등을 상세히 기술하도록 한다. 여기에는 다음과 같은 항목이 포함된다.

임상시험약 또는 대조약의 투여일정, 용량

임상시험약 또는 대조약의 조제 및 교부

임상시험약 또는 대조약의 포장 및 라벨링

임상시험약 또는 대조약의 공급 및 보관

8) 용량 변경 및 투여 중단

임상시험 중 독성 등 문제가 발생할 경우 원활한 임상시험 진행 및 시험대상자에 대한 안정성 확보를 위해 약물 관련 독성에 대한 용량 변경 및 투여 중단의 지침이 연구계획서에 상세히 기술되어 있어야 한다. 이와 같은 용량 변경 및 투여 중단에 대한 지침은 전체적인 원칙 외에 호중구 감소증, 혈소판 감소증 등 혈액학적 독성, bilirubin, AST/ALT 및 creatinine 등 실험실적 독성, 오심, 구토, 피부반응 및 폐렴 등 예측 가능한 독성 하나 하나에 대한 구체적이고 자세한 변경 및 중단 지침이 기술되도록 한다.

또한 임상시험 치료의 중단의 내용도 포함되어야 하는데 여기에는

- 임신
- 환자 및 보호자의 중단결정
- 연구자의 중단결정
- 사망
- 질환의 진행
- 치료 이상반응(adverse events)
- 임상시험 치료에 불순응
- 임상시험계획서 위반

등의 내용이 포함된다.

9) 병용 허용 또는 병용 투여 금지 약물

임상시험약의 대사과정 등에 근거하여 병용 투여가 가능한 약제 또는 병용 투여가 금지되는 약제의 리스트를 명시해야 한다.

10) 방문일정 및 평가일정

방문일정 및 평가일정에 대해 상세한 기술이 필요하다. 통상 아래와 같이 구분하여 기술하는 것이 좋다

- 스크리닝기: 스크리닝 때 평가되는 항목을 기술한다. 대개 동의서/설명서 서명 여부, 선정/제외기준, 기본 인구학적 내용, 신체검사, 생체활력징후 및 기본 영상학적 자료 등이 포함된다.
- 치료기: 실험실 검사 일정, 종양평가 일정, biomarker 평가(또는 수집) 일정, 독성자료 수집 일정 등이 포함된다.
- 추적조사기: 안정성 모니터링 기간 및 질병의 진행추적 조사 기간이 포함된다. 특히 안정성 모니터링 기간은 투약 종료 후 언제까지 할 것인지 구체적으로 기술하는 것이 좋다. 종양임상연구의 목표에는 생존기간이 들어가는 경우가 많으므로 질병의 진행추적 조사에 대한 구체적인 기술이 필요한 경우가 많다.

방문일정과 관련해서는 아래의 표처럼 만들어 이용하는 경우 편리하다.

(예시)

		Treament Phase					Follow-up Phase	
Visit Name	Screening	C1D1	C2D1	C3D1	C4D1	EoT	28day safety	Survival
Informed Consent	×							
선정/제외 기준	×							
무작위 배정	×							
현병력, 과거력	×							
신체검진	×	×						
신체수행능력	×	×	×	×	×	×		
신장	×	×						
체중	×	×	×	×	×	×		
체표면적 평가	×	×	×	×	×	×		
활력징후 평가	×	×	×	×	×	×		
삶의 질 평가	×	×	×	×	×	×		
일반혈액검사	×	×	×	×	×	×		
일반화학검사	×	×	×	×	×	×		

종양표지자	×	×	×	×	×	×		
흉부X선	×							
임신검사(소변)	×					×		
혈액응고검사	×					×		
ECG	×					×	×	
영상검사(CT, MRI 및 PET 등)	×					×		

11) 평가항목(유효성 및 독성 평가)

이 파트에는 유효성 및 독성 평가를 위해 수집되는 항목이 구체적이고 자세히 기술되어야 한다. 아울러 연구계획서에 수집되는 항목의 내용은 임상증례기록지에 기술된 항목의 내용과 정확히 일치되어야 한다.

(1) 유효성 평가

치료의 유효성을 평가하는 방법을 구체적으로 기술한다. 평가기준(예, RECIST 1.1 및 irRC 등), 영상학적 평가 방법(CT, MRI, bone scan 및 PET 등)에 대해 기술하고 각 평가방법에 대해서도 구체적으로 기술한다.

(2) 독성 평가

독성평가에는 독성평가의 기준(예, NCI CTCAE version 5.0 등)이 기술이 되어야 하며, 독성의 종류, 치료기간, 누적용량, 투여 감소 등의 항목이 포함되어야 한다.

12) 이상반응

임상시험약에 대하여 선행연구를 통해 현재까지 발생가능한 부작용이 있다면 이를 모두 상세히 기술한다. 만약 선행연구를 통해 부작용 발생율까지 알려져 있다면 %에 따라 기술하는 것도 좋은 방법이다. 또한 대조약이 있는 경우 대조약에 대한 부작용도 상세히 기술한다. 이러한 부작용은 "설명서"에 기술한 내용과 일치되어야 한다.

10% 이상에 관찰되는 부작용
Gr3 이상의 호중구 감소증
Gr2 이상의 혈소판 감소증

5% 이상에서 관찰되는 부작용
오심, 구토
가려움증, 발진

13) 안전성 모니터링, 평가 및 보고방법

이 파트에는 이상반응의 정의 및 그리고 보고 체계가 기술되어야 한다.

(1) 이상반응의 평가 및 보고

이상반응에 대한 보고 시 아래와 같은 내용이 포함되도록 연구계획서에 기술한다.

- 이상반응의 종류
- 중등도[11) 독성평가에 기술된 독성평가의 기준에 따라 평가]
- 임상시험약제와의 연관성
- 해당 이상반응과 관련되어 시행된 치료
- 이상반응의 최종결과(회복/회복 중/회복되지 않음/사망 등)

(2) 중대한 이상반응의 평가 및 보고

임상시험 과정 중 발생하는 중대한 이상반응은 임상시험의 지속여부에 매우 중요하므로 연구계획서에 아래와 같은 내용을 반드시 포함하여야 한다.

- 중대한 이상반응의 정의: 연구마다 중대한 이상반응은 차이가 있을 수 있으나 미국 FDA에서는 아래와 같은 항목을 정의하고 있다(https://www.fda.gov/safety/reporting-serious-problems-fda/what-serious-adverse-event).
  - Death
  - Life-threatening
  - Hospitalization(initial or prolonged)
  - Disability or Permanent Damage
  - Congenital Anomaly/Birth Defect
  - Required Intervention to Prevent Permanent Impairment or Damage(Devices)
- 보고체계 및 과정: 보고주체, 서식, 방법, 보고 대상, 보고 시기에 대해 구체적으로 기술하도록 한다.

(3) 자료안전성 모니터링 계획(Data Safety Monitoring Plan)

최근 자료안전성 모니터링이 강화되는 추세이므로 이 부분에 대한 상세한 기술이 필요하다. 대개 임상시험은 Data Safety Monitoring Board(DSMB, 자료안전성 모니터링 위원회)를 필요로 하는 경우가 많으므로 이에 대한 구체적인 기술이 연구계획서에 필요하다. 이와 관련하여 위원회의 구성(최소 3인 이상, 1인의 통계전문가 포함), 진행계획(회의 주기, 공개 및 비공개 여부) 등이 구체적으로 기술되어 있으면 좋다.

14) 윤리적 고려

(1) 시험대상자에 대한 연구 윤리 확보를 위한 기본방안

시험대상자에 대한 동의과정이 기술되어야 한다. 여기에는 시험대상자가 이해할 수 있는 언어로 작성되며, 연구자가 시험대상자에게 충분한 정보를 제공할 것임이 기술되어야 한다. 또한 서명된 동의서의 사본 제출, 그리고 임상시험 절차의 변경에 따른 동의서 개정 시 재동의 여부에 대해서도 기술되어야 한다.

(2) 기밀유지

해당 임상연구의 모든 정보는 순수 연구목적으로만 활용할 것이라는 기술 외에 시험대상자의 비밀 유지방법에 대해서도 구체적으로 기술되어야 한다. 또한 시험대상자의 참여중단 시 수집된 정보의 처리방안에 대해서도 기술되어야 한다.

(3) 보험 및 보상규약

보험 및 보상규약이 있을 경우 관련 내용을 기술한다.

(4) 인체유래물의 보관 및 폐기방법

인체유래물의 수집, 보관 및 폐기는 “생명윤리 및 안전에 관한 법률”에 따라 이루어질 것임을 기술한다.

참고문헌

1. 한서경. (2009) 임상시험의 안전성 관리를 위한 Data Safety Monitoring Board (DSMB)의 구성과 역할, 약물역학위해관리학회지, 2:26-29
2. Al-Jundi A, Sakka S. (2013) Protocol Writing in Clinical Research. J Clin Diagn Res, 10(11): ZE10-ZE13.
3. What is a Serious Adverse Event? , FDA [Accessed December 1, 2019]. Retrieved from https://www.fda.gov/safety/reporting-serious-problems-fda/what-serious-adverse-event

Chapter 19

동의서 작성

최인실

요약

- Informed consent란 임상시험 대상자(subject/trial subject)가 임상시험 참여 유무를 결정하기 전에 대상자를 위한 설명서를 통해 해당 임상시험과 관련된 모든 정보를 제공받고, 서명과 서명 날짜가 포함된 문서(이하 '동의서'라 한다)를 통해 본인이 자발적으로 임상시험에 참여함을 확인하는 절차를 말한다.
- 시험책임자는 관련 규정 및 윤리 기준에 따라 임상시험을 시작하기 전 동의서 서식, 시험대상자 설명서 및 그 밖에 대상자에게 제공되는 문서화된 정보에 대해 Institutional Review Board (IRB)의 승인을 받아야 한다. 서면 동의는 '전자서명법'에 따른 전자서명이 기재된 전자문서를 포함한다.
- 동의서 서식, 시험대상자 설명서 및 그 밖에 대상자에게 제공되는 문서화된 정보 작성 시에는 대상자가 임상시험 참여 여부를 결정하는 데 필요한 임상시험에 관련한 모든 정보를 관련 규정 및 기준에 따른 필수 내용을 포함하여 대상자 또는 대상자의 대리인이 이해할 수 있는 간단하고 쉬운 용어 및 서식을 사용하여 명확하게 기술하는 것이 필요하다.
- 임상시험 수행에 서면 동의는 필수적인 요소이지만, IRB에서 대상자 동의 면제(waiver of informed consent) 또는 동의의 문서화 면제(waiver of documentation of informed consent)를 허용하는 특수한 경우가 있다. 이러한 경우에도 시험책임자는 임상시험을 시작하기 전에 동의 면제 또는 동의의 문서화 면제 절차에 대해서 IRB의 승인을 받아야 한다.

1. Informed consent의 기본 원칙

Informed consent란 임상시험 대상자가 임상시험 참여 유무를 결정하기 전에 대상자를 위한 설명서를 통해 해당 임상시험과 관련된 모든 정보를 제공받고, 서명과 서명 날짜가 포함된 문서(이하 '동의서'라 한다)를 통해 본인이 자발적으로 임상시험에 참여함을 확인하는 절차를 말한다. Informed consent는 대부분의 임상시험을 위한 법적이고 규제적이며 윤리적인 필수 요소이며, 윤리적인 임상시험의 수행을 위한 중요한 요소이다. 현재의 여러 연구 윤리 가이드라인들은 자발적인 informed consent의 필요성을 강조하고 있다.

Informed consent의 과정은 다음을 포함한다.

(a) 시험자는 임상시험과 관련한 모든 정보를 대상자가 이해하기 쉬운 용어를 사용, 설명하여 제공하여야 한다, (b) 대상자는 충분한 시간을 갖고 임상시험의 세부사항에

대한 질문과 대답을 하는 과정을 통해 제공된 정보에 대한 이해 및 동의서를 검토하는 과정이 필요하다, (c) 대상자는 자발적인 자유의사에 따라 임상시험에의 참여 여부를 결정하고 동의서에 서명한다. 이러한 동의 과정에는 대상자, 대상자의 대리인, 또는 참관인이 참여할 수 있다. 대상자의 대리인은 대상자의 친권자, 배우자 또는 후견인으로서 대상자를 대신하여 대상자의 연구 참여 유무에 대한 결정을 내릴 수 있는 사람을 말한다. 생명윤리 및 안전에 관한 법률 및 약사법에 따른 대리인의 동의 순서는 법정 대리인, 배우자, 직계존속, 직계비속 순으로 하고 다수일 경우 협의로 정하며 협의가 안 될 경우 최고 연장자로 한다. 참관인은 해당연구와는 무관하고 연구에 관련된 자들에 의해 부당하게 영향을 받지 않을 수 있는 자로서, 대상자 또는 대상자의 대리인이 동의서, 설명서 및 그 밖의 문서화된 정보를 읽을 수 없는 경우에 참관인이 동의를 받는 모든 과정에 참석하여야 한다.

IRB에 제출되는 연구계획서 등에는 이러한 동의 과정이 기술되어야 하며, 다음과 같은 내용을 포함하여야 한다.

(a) 대상자에게 설명하고 동의를 취득할 연구자, (b) 동의의 대상자(대상자 또는 대리인), (c) 연구 설명 과정과 동의 취득 과정 사이에 충분한 시간을 줄 것, (d) 강제 또는 부당한 영향의 가능성을 최소화시킬 방법, (e) 대상자 또는 대리인이 이해할 수 있는 언어로 설명할 것, (f) 대상자 또는 대리인에게 제공되는 정보와 동의서 서식[6,7]

의약품 임상시험 관리기준(KGCP)에 따른 informed consent에 관한 기본 원칙은 다음과 같다.

1) 대상자의 동의는 의약품 등의 안전에 관한 규칙 제30조제1항제4호, 헬싱키 선언에 근거한 윤리적 원칙 및 이 기준에 따라 이루어져야 하며, 임상시험을 시작하기 전에 시험책임자는 동의서 서식, 시험대상자 설명서 및 그 밖에 대상자에게 제공하는 문서화된 정보에 대해 IRB의 승인을 받아야 한다.
2) 대상자 동의에 영향을 줄 수 있는 새로운 연구 관련 정보를 취득한 경우에는 동의서 서식, 시험대상자 설명서 및 그 밖의 문서화된 정보를 이에 따라 수정하고, 대상자에게 이를 제공하기 전에 IRB의 승인을 받아야 한다. 이 경우 시험책임자는 적시에 대상자 또는 대상자의 대리인에게 이를 알리고, 고지 대상자, 고지 일시 및 고지 내용을 기록하여야 한다.
3) 시험책임자나 시험담당자는 대상자의 임상시험 참여를 강요하거나 부당한 영향을 미쳐서는 안 된다.
4) 시험책임자 또는 시험책임자의 위임을 받은 자는 IRB 승인을 받은 서면 정보와 그 밖에 임상시험의 모든 측면에 대한 정보를 대상자에게 충분히 알려야 한

다. 이 경우 대상자가 동의를 할 수 없는 경우에는 대상자의 대리인에게 이를 알려야 한다.

5) 대상자의 동의를 얻기 전에 시험책임자 또는 시험책임자의 위임을 받은 자는 대상자 또는 대상자의 대리인이 임상시험의 세부사항에 대해 질문하고 해당 임상시험에의 참여 여부를 결정할 수 있도록 충분한 시간과 기회를 주어야 하며, 임상시험과 관련한 모든 질문에 성실하게 답변하여야 한다.
6) 대상자의 임상시험 참여 전에 대상자 또는 대상자의 대리인과 동의를 받은 시험책임자 또는 시험책임자의 위임을 받은 자는 동의서에 서명하고, 해당 날짜를 자필로 적어야 한다.
7) 시험책임자 및 시험담당자는 임상시험에 참여하기 전에 동의서의 사본 및 대상자에게 제공된 그 밖의 문서화된 정보의 사본을 대상자 또는 대상자의 대리인에게 주어야 하며, 임상시험 도중에 동의서 서식이 변경된 경우 대상자나 대상자의 대리인에게 변경동의서의 사본을 주어야 하고, 이미 대상자에게 제공된 문서 정보의 변경이 있는 경우에는 변경된 문서의 사본을 주여야 한다.
8) 대상자의 이해능력, 의사표현 능력의 결여 등으로 대리인의 동의를 받아야 대상자의 임상시험 참여가 가능한 임상시험인 경우, 시험책임자 및 시험담당자는 대상자에게 대상자 자신이 이해할 수 있는 정도까지 연구에 관한 정보를 주여야 하며, 가능하면 대상자는 동의서에 자필로 서명하고 날짜를 적도록 하여야 한다.
9) 대상자 또는 대상자의 대리인이 동의서 서식, 시험대상자 설명서 및 그 밖의 문서화된 정보를 읽을 수 없는 경우에는 참관인이 동의를 얻는 전 과정에 참석하여야 한다. 이 경우 대상자 또는 대상자의 대리인은 대상자의 임상시험 참여를 말로 동의하고 가능하면 동의서에 자필로 서명하고 해당 날짜는 적고, 참관인이 동의서에 자필로 서명하고 해당 날짜를 적어야 한다. 참관인은 동의서에 서명하기 전에 문서화된 정보가 정확하게 설명되었는지 여부, 대상자나 대리인이 해당 사실을 이해하였는지 여부, 동의를 받는 과정이 대상자나 대리인의 자유의사에 따라 시행되었는지 여부를 확인하여야 한다.
10) 사전에 대상자로부터 동의를 받는 것이 불가능한 응급 상황의 경우에는 동석한 대상자의 대리인의 동의를 받아야 하며, 대리인이 동석하지 않은 경우에는 IRB로부터 문서로 이에 대한 승인을 받아야 한다. 이 경우 시험책임자 및 시험담당자는 대상자나 대상자의 대리인에게 가능하면 빨리 임상시험에 대해 알려야 하며, 임상시험에 계속 참여하는 것에 대하여 동의를 받아야 한다.

2. 서면 동의

시험책임자는 관련 규정 및 윤리 기준에 따라 임상시험을 시작하기 전 동의서 서식, 시험대상자 설명서 및 그 밖에 대상자에게 제공되는 문서화된 정보에 대해 IRB의 승인을 받아야 한다. 서면 동의는 '전자서명법'에 따른 전자서명이 기재된 전자문서를 포함한다. 동의서 서식 및 임상시험과 관련한 정보(구두 또는 서면에 의한 정보 포함)에 사용하는 용어는 대상자, 대상자의 대리인 또는 참관인이 이해할 수 있는 쉬운 용어를 사용하여야 한다. 또한 동의서 서식 및 임상시험과 관련한 정보에는 대상자나 대상자의 대리인의 권리를 제한하거나 또는 이를 암시하는 내용 및 시험자, 임상시험 실시기관, 의뢰자 또는 의뢰자의 대리인의 책임을 면제하거나 이를 암시하는 내용이 포함되어서는 안된다. 시험책임자는 동의서 서식, 시험대상자 설명서 및 기타 대상자에게 제공되는 문서화된 정보 작성 시 대상자가 임상시험 참여 여부를 결정하는 데 필요한 임상시험에 관련한 모든 정보를 대상자 또는 대상자의 대리인이 이해할 수 있는 간단하고 쉬운 용어 및 서식을 사용하여 명확하게 기술하여야 하며 관련 규정 및 기준에 따른 필수 내용을 포함하여야 한다. 대상자의 임상시험 참여 전에 대상자 또는 대상자의 대리인과 동의를 받은 시험책임자 또는 시험책임자의 위임을 받은 자는 동의서에 서명하고 해당 날짜를 자필로 적어야 한다. 시험책임자 및 시험담당자는 동의서의 사본 및 대상자에게 제공된 그 밖의 문서화된 정보의 사본을 대상자 또는 대상자의 대리인에게 주어야 한다.

1) 시험대상자 설명서 등에 포함되어야 하는 사항

동의를 받는 과정에서 대상자 또는 대상자의 대리인에게 제공되는 정보, 동의서 서식, 시험대상자 설명서 및 그 밖의 문서화된 정보에는 다음과 같은 사항이 포함되어야 한다.

(1) 약사법/의료기기법 관할 하의 임상시험

- 임상시험이 연구를 목적으로 수행된다는 사실
- 임상시험의 목적
- 임상시험용 의약품/의료기기에 관한 정보 및 시험군 또는 대조군에 무작위배정될 확률
- 침습적 시술을 포함하여 임상시험에서 대상자가 받게 될 각종 검사나 절차
- 대상자가 준수하여야 할 사항

- 검증되지 않은 임상시험이라는 사실
- 대상자에게 미칠 것으로 예상되는 위험이나 불편
- 임상시험을 통하여 대상자에게 기대되는 이익이 있거나 이익이 없을 경우에는 그 사실
- 대상자가 선택할 수 있는 다른 치료방법이나 종류 및 그 치료방법의 잠재적 위험과 이익
- 임상시험과 관련한 손상이 발생하였을 경우 대상자에게 주어질 보상이나 치료방법
- 대상자가 임상시험에 참여함으로써 받게 될 금전적 보상이 있는 경우 예상 금액 및 이 금액이 임상시험 참여의 정도나 기간에 따라 조정될 것이라고 하는 것
- 임상시험에 참여함으로써 대상자에게 예상되는 비용
- 대상자의 임상시험 참여 여부 결정은 자발적이어야 하며, 대상자가 원래 받을 수 있는 이익에 대한 손실 없이 임상시험의 참여를 거부하거나 임상시험 도중 언제라도 참여를 포기할 수 있다는 사실
- 임상시험 진행 중 종료 후에도 모니터 요원, 점검을 실시하는 자, 심사위원회 및 식품의약품 안전처장이 관계 법령에 따라 임상시험의 실시 절차와 자료의 품질을 검증하기 위하여 대상자의 신상에 관한 비밀이 보장되는 범위에서 대상자의 의무기록을 열람할 수 있다는 사실과 대상자 또는 대상자의 대리인이 서명한 동의서에 의해 이러한 자료의 열람이 허용된다는 사실
- 대상자의 신상을 파악할 수 있는 기록은 비밀로 보호될 것이며, 임상시험의 결과가 출판될 경우 대상자의 신상은 비밀로 보호될 것이라는 사실
- 대상자의 임상시험 계속 참여 여부에 영향을 줄 수 있는 새로운 정보를 취득하면 제때에 대상자 또는 대상자의 대리인에게 알릴 것이라는 사실
- 임상시험과 대상자의 권익에 관하여 추가적인 정보가 필요한 경우 또는 임상시험과 관련된 손상이 발생한 경우에 연락해야 하는 사람
- 임상시험 도중 대상자의 임상시험 참여가 중지되는 경우 및 그 사유
- 연구대상자의 임상시험 예상 참여 기간
- 임상시험에 참여하는 대략의 대상자 수

(2) 생명윤리 및 안전에 관한 법률 관할하의 인간대상 연구

- 인간대상 연구의 목적
- 연구대상자의 참여기간, 절차 및 방법
- 연구대상자에게 예상되는 위험 및 이득

- 개인정보보호에 관한 사항
- 연구 참여에 따른 손실에 대한 보상
- 개인정보 제공에 관한 사항
- 동의의 철회에 관한 사항
- 그 밖에 기관위원회가 필요하다고 인정하는 사항

(3) 생명윤리 및 안전에 관한 법률 관할하의 인체유래물 연구

- 인체유래물 연구의 목적
- 개인정보의 보호 및 처리에 관한 사항
- 인체유래물의 보존 및 폐기 등에 관한 사항
- 인체유래물과 그로부터 얻은 유전정보의 제공에 관한 사항
- 동의의 철회, 동의 철회 시 인체유래물 등의 처리, 인체유래물 기증자의 권리, 연구목적의 변경
- 인체유래물 연구를 비정상적으로 종료할 경우 인체유래물 등의 폐기 또는 이관에 관한 사항
- 인체유래물 연구 결과의 보존 기간 및 정보공개에 관한 사항

3. 동의 면제와 동의의 문서화 면제

임상시험 수행에서 서면 동의는 필수 요소이지만, IRB에서 대상자 동의 면제(waiver of informed consent) 또는 동의의 문서화 면제(waiver of documentation of informed consent)를 허용하는 특수한 경우가 있다. 이러한 경우에도 시험책임자는 임상시험을 시작하기 전에 동의 면제 또는 동의의 문서화 면제 절차에 대해서 IRB의 승인을 받아야 한다. 동의 면제는 대상자에 대한 충분한 정보 제공, 자세한 설명, 대상자 또는 대리인의 동의서 서명 등 모든 동의 과정에 대한 면제를 의미한다. 동의의 문서화 면제는 동의서 서명에 대한 면제만을 의미한다.

대상자 동의 면제를 위해서는 연구가 다음과 같은 요건을 모두 충족할 경우 IRB의 승인을 받아 동의를 면제할 수 있다.

(a) 대상자의 동의를 받는 것이 연구 진행과정에서 현실적으로 불가능하거나 연구의 타당성에 심각한 영향을 미친다고 판단되는 경우, (b) 대상자의 동의 거부를 추정할 만한 사유가 없고, 동의를 면제하여도 대상자에게 미치는 위험이 극히 낮은 경우.

단, 대리인의 동의를 받아야 하는 대상자를 대상으로 하는 연구의 경우에는 대리인의 동의를 면제하지 않는다. 동의의 문서화 면제를 위해서는 연구가 다음과 같은 요건 중 한 가지를 충족할 경우 IRB의 승인을 받아 동의의 문서화를 면제할 수 있다. (a) 동의서에만 대상자가 연구에 참여했다는 사실이 기록되며, 연구 기록의 비밀이 유지되지 않으면 대상자에게 중대한 피해를 미친다고 판단되는 경우, (b) 연구가 최소한의 위험만을 안고 있고 일반적으로 서면 동의를 필요로 하는 절차를 포함하지 않는 연구. 이 경우에도 동의 과정을 위해 제공되는 문서화된 정보 등은 IRB에 제출하여 심의 및 승인을 받아야 한다.

4. 결론

Informed consent는 임상시험 참여 전에 시험자가 대상자에게 임상시험과 관련한 모든 내용을 설명 제공하고 대상자가 서명을 통해 본인이 자발적으로 임상시험에 참여함을 확인하는 절차로, 윤리적인 임상시험의 수행을 위한 중요한 요소이다. 시험책임자는 관련 규정 및 윤리 기준에 따라 임상시험을 시작하기 전 동의서 서식, 시험대상자 설명서 및 그 밖에 대상자에게 제공되는 문서화된 정보에 대해 IRB의 승인을 받아야 한다. 동의서 서식, 시험대상자 설명서 및 그 밖에 대상자에게 제공되는 문서화된 정보 작성 시에는 대상자가 임상시험 참여 여부를 결정하는 데 필요한 임상시험에 관련한 모든 정보를 관련 규정 및 기준에 따른 필수 내용을 포함하여 대상자 또는 대상자의 대리인이 이해할 수 있는 간단하고 쉬운 용어 및 서식을 사용하여 명확하게 기술하는 것이 필요하다.

참고문헌

1. 생명윤리 및 안전에 관한 법률 제16조. [Accessed October 1, 2019] Retrieved from http://www.law.go.kr/법령/생명윤리및안전에관한법률/
2. 생명윤리 및 안전에 관한 법률 제37조, 생명윤리 및 안전에 관한 법률 시행규칙 제34조. [Accessed October 1, 2019] Retrieved from http://www.law.go.kr/법령/생명윤리및안전에관한법률/
3. 약사법 제34조2 제3항 제2호, 제3호. [Accessed October 1, 2019] Retrieved from http://www.law.go.kr/법령/약사법/제34조
4. 연구대상자보호프로그램 표준운영지침서 ver. 3.4. (2019.06.12.) [Accessed October 1, 2019] Retrieved from hrpp.snuh.org (문의 hrppedu@gmail.com)
5. 의료기기법 시행규칙 [별표 3] 의료기기 임상시험 관리기준 제7호. [Accessed October 1, 2019] Retrieved from http://www.law.go.kr/법령/의료기기법%20시행규칙
6. 의약품 등의 안전에 관한 규칙[별표 4] 의약품 임상시험 관리기준(KGCP). [Accessed October 1, 2019] Retrieved from http://www.law.go.kr/법령/의약품등의안전에관한규칙
7. AAHRPP Elements II.3.G. [Accessed October 1, 2019] Retrieved from https://www.aahrpp.org/apply/web-document-library/domain-ii-institutional-review-board-or-ethics-committee
8. AAHRPP Elements II.4.C. [Accessed October 1, 2019] Retrieved from https://www.aahrpp.org/apply/web-document-library/domain-ii-institutional-review-board-or-ethics-committee
9. International Conference for Harmonization (ICH) Harmonised Tripartite Guideline, Guidelines for Good Clinical Practice, E6 (R1) June 1996, and Integrated addendum (R2). [Accessed October 1, 2019] Retrieved from https://database.ich.org/sites/default/files/E6_R2_Addendum.pdf
10. World Medical Association, Declaration of Helsinki, Ethical principle for medical research involving human subjects [Accessed October 1, 2019] Retrieved from https://www.wma.net/what-we-do/medical-ethics/declaration-of-helsinki/

Chapter 20

Case report form 개발과 작성

이대원

요약

- Case report form(CRF, 증례기록서)은 피험자별로 임상시험에서 수집되는 모든 정보를 기록하기 위해 개발된 서식이다. 계획서에 규정된 수집 항목은 임상시험마다 다르며, 객관적인 임상시험 결과를 도출하기 위해서 데이터를 정확하고 빠짐없이 수집해야 한다.
- 수집하는 데이터의 양이 늘어날수록 오류의 위험성이 높아지므로 적절한 CRF 항목을 선정하는 것이 중요하다. 프로토콜 수정에 따라 CRF에 포함된 항목도 변경될 수 있으며 임상시험 진행 중 필요한 데이터 항목이 추가되면 CRF에 기입할 항목도 늘어날 수밖에 없다.
- 과거에는 종이 CRF가 주로 사용되었으나 최근에는 웹에 기반한 electronic CRF(eCRF, 전자 CRF)가 많이 사용되고 있다.

1. Case Report Form이란

임상시험을 수행하는 동안 다양한 정보들이 수집되며 임상시험의 올바른 결과를 도출하기 위해서는 적절한 자료가 수집되어야 한다. Case report form(CRF, 증례기록서)이란 임상시험에서 수집되는 모든 정보를 기록하는 양식이다. 연구 목적에 따라 수집되는 정보는 다르며 연구마다 고유의 CRF를 작성해야 한다. CRF에 기록되는 기본 정보는 (1) 환자 병력, 선정기준/제외기준 등 임상시험 등록 시 수집되는 정보와 (2) 시험약의 효과와 이상반응 등 임상시험수행 중에 수집되는 정보가 있고, (3) 임상시험 종료 후에도 후속 치료 및 생존 분석을 위한 정보가 수집된다. 연구 책임자로 임상시험을 계획하는 데 가능한 많은 정보를 수집하고 싶을 수도 있겠으나 실제로 수집하는 정보양이 많아지면 수행자가 수집하는 정보의 질은 떨어지게 마련이고 전체 일의 효율은 낮아질 수밖에 없다. 연구 책임자는 다양한 자료의 수집을 원할 수 있지만, 개개의 피험자에게서 수집해야 하는 정보는 연구 목적에 꼭 필요한 항목들로 제한되어야 한다. 그렇다고 너무 적은 정보를 수집하다 보면 연구 진행 혹은 분석 과정에서 여러 번의 시행착오를 겪어야 한다. 증례기록서의 개발과 표준화에 충분한 주의를 기울여 중대한 문제가 야기되지 않도록 해야 하며, 이를 위한 기본 원칙에 대해 설명하고자 한다.

2. Case Report Form 개발시점

임상시험을 할 때, 잘 구성된 CRF를 사용하는 것은 중요하다. 임상시험을 준비하게 되면 가설 선정과 연구 설계를 시작하며 연구계획서를 많은 시간을 들여 작성하게 된다. 통상적으로 CRF는 연구계획서가 완성된 이후에 작성하게 되며 연구계획서가 완성된 이후 CRF를 작성할 경우 연구계획서 교정 작업에 따른 CRF 수정을 최소화할 수 있는 장점이 있다. 특히나 웹 바탕의 eCRF는 연구자가 직접 항목을 수정할 수 없어서, 계획서 수정에 따른 간단한 eCRF 교정에도 오랜 시간이 걸린다. 따라서 많은 연구자들은 연구 계획서가 거의 완성된 단계에서 CRF를 준비하려 한다.

그러나 연구 계획서 완성 후에 CRF 설계를 시작하면 연구 개시가 지체된다. 또한, CRF 설계 과정에는 정보를 입력하는 연구 코디네이터의 재현성과 연구 결과를 분석하는 통계학자의 의견도 고려되어야 한다. CRF 개발을 연구 초기에 시작하면 중요한 연구 구성원들 간의 의견을 반영하여, 개선 횟수를 줄이고 실제 사용에 적합한 형식을 갖출 수 있다는 장점이 있다.

또한 연구별로 CRF의 세세한 항목은 다르지만, 종양 임상시험을 위한 기본 정보수집은 공통적인 부분이 있다. 예를 들어 임상시험 등록 시/치료 중 활력징후 및 혈액수치, 반응 평가, 약제 이상반응 및 치료 종료 후의 추적 관찰 등은 종양 임상시험의 자료 수집에 공통적으로 포함되는 항목이다. 따라서 이러한 공통 항목에 대한 CRF 개발은 연구 초기부터 준비할 수 있으며 연구별 항목은 연구 프로토콜을 개발하면서 동시에 진행하는 것이 좋겠다.

3. Case Report Form의 종류: Paper vs. Electronic

CRF는 종이 CRF와 eCRF로 구분된다. 종이 CRF는 누구든 쉽게 만들 수 있고, 수정이 쉽고 가격이 저렴하다. 단일 기관에서 복잡한 연구를 진행할 때, 여러 번 항목을 수정해야 하다면 종이 CRF가 편리하다. 그러나 다기관 연구에서는 정보 관리에서 종이 CRF의 단점이 부각된다. 종이 CRF는 수기로 정보를 입력하므로 피시험자 수가 많거나 조사 항목이 많으면 오기/오타의 위험성이 높고, 한 피시험자가 중복 등록될 수 있다. 종이 CRF의 분실에 대한 우려도 있으며 다기관 연구의 경우 업데이트가 바로 이루어질 수 없다. 개인정보 보호 측면에서도 누가 종이 CRF에 접근했는지 알 수 없고 접근을 통제하기도 쉽지 않아 개인정보 유출 가능성이 있다.

다기관 연구에서 웹 기반의 eCRF는 종이 CRF의 좋은 대안이 될 수 있다. 동시에 여러 기관에서 피시험자를 등록해도 환자 번호가 중복되지 않는다. 최근의 built-in edit 디자인을 통해 누락되어 있는 항목이나 잘못 입력된 정보(입력 오류로 판단되는 너무 높거나 낮은 수치)에 대한 검열도 가능하다.

임상시험 전문기관(contract research organization)-스폰서 측면에서도 정보를 쉽게 통합할 수 있으며 임상시험 참여 기관과의 의사소통도 빠르고 편하게 이루어질 수 있다. 또한 웹 시스템을 통해 누가 eCRF에 접근했는지 기록되므로 개인정보 유출 위험성이 낮아진다. 다국적-다기관 연구가 주를 이루는 종양 임상시험에서는 eCRF가 이미 대세를 이루고 있다. eCRF의 단점은 초기 비용이 많이 들고, 회사별로 통일되지 않은 eCRF형식을 사용한다는 것, 그리고 일반적으로 각각의 electronic data capture(eDC)를 통해 교육 과정을 밟은 이후에나 사용할 수 있다는 점이다. 능숙하게 사용하기 위해서는 별도의 교육이 필요하다는 점이다. 또한 연구 중간에 CRF의 수정이 필요한 경우 eCRF팀과의 논의가 필요하여 시간이 지체된다.

4. 암임상시험에서 표준 Case Report Form의 개발

종양 임상시험의 보편적인 목적은 '생존연장'과 '삶의 질 개선'이다. 따라서, 수집되는 데이터 중 중요한 것은 '생존연장' 혹은 '삶의 질 개선'에 영향을 미칠 수 있는 독립 변수들이다. 대부분의 종양 임상시험 목적이 같기 때문에, 각 임상시험에서 수집되는 공통항목이 있고, 그 외 암종별로 다른 추가 항목들이 수집된다. 따라서 과거 같은 암종의 임상시험에서 사용되었던, 잘 개발된 CRF를 참조한다면 CRF개발에 드는 수고를 줄일 수 있다. 가장 좋은 CRF는 최소한의 정보 수집으로 임상시험 가설을 입증하는 것이다. CRF개발에서 데이터 수집 항목을 시간에 따라 구분한다면 중복이나 누락을 최소화할 수 있다. 일반적으로 임상시험 등록 과정, 임상시험 진행 과정, 임상시험 종료 이후로 데이터 수집 시기를 나눌 수 있다. CRF에 포함되어야 할 기본 항목을 Table 1에 나열했다. 이를 CRF개발 중 체크리스트로 활용할 수 있다.

1) 임상시험 등록 과정

임상시험 등록 과정에서 가장 중요한 부분은 적절한 대상 환자를 피시험군으로 등록하는 것이다. 연구자는 임상시험 계획서에 명시된 선정기준/제외기준을 숙지하고 CRF를 설계해야 한다. 환자의 성별, 나이, 키/몸무게, 신체 활동도(performance status) 등의 기본 정보는 모든 CRF에 공통적으로 포함된다. 제외기준에 흔히 포함되는 만성질환(B형 간염, C형 간염, 조절되지 않는 당뇨, 자가면역 질환), 과거 수술력, 다른 종양의 유무도 조사해야 한다. 혈액 검사를 통한 혈액 이상 유무 및 말단 장기(간, 콩팥) 기능에 대한 정보도 수집된다.

연구 대상 질환(종양)에 대한 상세한 데이터 수집도 중요하다. 종양 진단일, 병리학적 소견, 현재 병기, 과거 치료병력은 자세히 조사해야 한다. 필요에 따라 최초 진단일이 아닌 특정 병기 진단일도 수집해야 한다. 진행성/전이성 종양의 1차 치료에 대한 연구일 경우, 수술이나 보조 항암 치료 등의 마지막 치료일부터 진행/전이 진단일까지의 무병 생존기간에 대한 정보도 결과 분석에 중요하다. 추후 결과 해석에 있어서 교란 변수로 작용할 수 있는 질병 특이적 예후인자, 예측인자, 층화 요인에 대한 정보도 확인해야 한다. 만약 측정가능한 병소가 있을 경우, 이에 대한 객관적인 기록이 중요하며, 별도의 종양반응평가 기록지(tumor measurement sheet)에 기록한다. 종양반응평가에 대해서는 항종양반응 평가 챕터에서 자세히 다루도록 한다. 간략히 언급하면, 종양반응평가 기록지 작성시 처음부터 표적 병변(target lesion)과 비표적 병변(non-target lesion)에 대해 명확히 구분하는 것이 중요하다.

2) 임상시험 진행 과정

임상시험 진행 과정에서 꼭 포함되어야 할 CRF 항목은 크게 세 가지로 나눌 수 있다. 연구 약제 투약에 대한 항목, 이상 반응에 대한 항목, 마지막으로 반응평가에 대한 항목이다. 연구 약제 투약 항목에서는 약제 투약 주기와 투약일에 대해 기록해야 하며 피시험자의 키, 몸무게에 따른 용량을 기록한다. 또한 연구 약제의 지연, 용량 감량, 일시 중지 여부도 기록해야 한다. 약제 중단 시 중단 날짜만 기술하는 것이 아니라 중단 이유도 기입해야 한다.

이상반응 평가 및 보고 챕터에서 자세히 다루겠지만, 이상반응 평가에서 꼭 확인하여야 할 항목은 중대한 이상반응의 유무이다. 중대한 이상반응일 경우 별도의 기록지를 작성해서 제출해야 하며 자세한 내용은 이상반응 평가 및 보고 챕터를 참고하길 바란다. 중대한 이상반응 기록지뿐 아니라 CRF에도 기록해 두어야 하며 이상반응 발생 날짜, 종류, 등급, 약제와의 연관성, 종료 날짜에 대해서 기록해야 한다. 만약 연구 종료 이후에도 이상 반응이 남을 경우 연구 종료 이후에도 지속적으로 CRF에 기록해야 한다.

마지막으로, 종양 반응평가에 대한 항목을 수집해야 한다. 종양 반응평가에 대한 항목은 연구 목적에 따라 그 수집 시기가 달라질 수 있다. 만약 보조항암치료에 대한 임상시험을 수행한다면 연구 시작 시점에 종양은 이미 제거된 상태이다. 이럴 경우 임상시험 등록 및 진행 시점에서 종양 크기 측정은 필요 없으며 재발 여부만 확인하면 된다. 반면에 종양이 임상시험 시작 시점부터 측정 가능하다면, 임상시험 등록 시 작성했던 종양반응평가 기록지에 정보를 입력하게 된다.

3) 임상시험 종료 이후

임상시험 종료 이후 수집할 데이터는 연구의 목적에 따라 다르다. 1상 임상시험은 연구 종료 후 데이터 수집이 반드시 필요한 것은 아니다. 2상, 3상 임상시험은 대부분 전체 생존 기간이 primary endpoint 혹은 secondary endpoint이므로, 임상시험 종료 후에도 지속적으로 피시험자의 건강상태 및 생존을 확인하게 된다. 피시험자가 사망하면, 질병의 상태 및 사망 원인을 CRF에 기술해야 한다. 임상시험 종료 후에도 약제 관련 이상 반응이 지속될 경우 이에 대한 추적 관찰이 필요하다. 이상 반응에 대

표 20-1. Case Report Form 체크리스트

	항목	예시
연구 등록 과정	기본 정보	성별, 나이, 키/체중, 신체 활동도(performance status)
	질병 정보	진단일, 병기, 과거 치료력
	질병 특이 정보	병리 소견, 암종에 따른 예후/예측 인자, 층화 요인에 대한 정보(stratification factor)
	이외 질환	B형 간염, C형 간염, 만성질환 수술의 과거력, 종양 과거력
	기저 상태 평가	피검사 결과, 신체 검사(physical examination)
	복용 약물	
연구 진행 과정	연구 약제	투약 주기, 투약 날짜, 약제의 지연/감량/일시 중지
	상태 평가	피검사 결과, 신체 검사
	이상반응	종류, 중대한 이상반응 여부, 약제와의 연관성, 발생 날짜, 등급, 회복 날짜
	종양반응 평가	별도의 종양반응평가 기록지 활용. 혹은 추적 관찰
	연구 이외 약제	연구 약제 이외 투약력
	연구 종료	종료 이유, 종료 날짜
연구 종료 이후	생존 분석	마지막 추적 관찰 시기, 사망 여부, 사망 이유
	이상반응	연구 종료 이후에도 지속된다면 회복 시기까지 기록
	연구 종료 후 치료	치료 종류, 시작 날짜/종료 날짜

한 추적 관찰 기간 혹은 종료 판단은 임사시험 계획서에 명시된 기준을 따라야 한다. 일반적으로는 grade 3 이상의 이상반응을 추적 관찰 하며 grade 2로 회복되면 추적을 중단한다. 또한 진행성/전이성 환자를 대상으로 하는 임상시험에서는 후속 치료가 전체 생존 기간에 영향을 미치므로 이를 확인해야 한다.

5. 결론

임상시험을 과학적으로 수행하기 위해선 올바른 CRF 개발이 필수적이다. CRF는 임상시험 목표에 필요한 항목을 포함해야 한다. 종이 CRF, eCRF의 장단점과 각 임상시험의 특성에 맞는 형식을 선택해야 한다. 데이터를 입력하는 코디네이터, 데이터를 분석하는 통계학자와 충분한 논의를 거쳐야 한다. 대부분의 종양 임상시험의 목표는 '생존연장'과 '삶의 질 개선'으로 어느 정도 정형화된 CRF를 이용하게 된다. 따라서, 같은 암 종에서 사용된 CRF와 이번 챕터의 체크리스트를 참고하면 CRF 개발의 완성도를 높일 수 있겠다.

참고문헌

1. Bellary S, Krishnankutty B, Latha MS. (2014) Basics of case report form designing in clinical research. Perspect Clin Res, 5(4):159–66.
2. Rorie DA, Flynn RWV, Grieve K, et al. (2017) Electronic case report forms and electronic data capture within clinical trials and pharmacoepidemiology. Br J Clin Pharmacol, 83(9):1880–1895

Chapter 21

삶의 질(Quality of Life) 평가

방수미

요약

- 암 환자의 생존률 및 생존 기간이 향상 되면서 생존 자체가 아닌 삶의 질 유지 혹은 향상이 중요한 치료 목표가 되었다.
- 삶의 질을 평가하는 다양한 도구를 위한 임상시험에 앞서 핵심 질문을 적절히 설정하고, 이를 충족할 연구 설계, 설문 도구 선정, 비순응률을 최소화하는 실행방법 적용, 적절한 분석, 표준화된 결과 제시를 순차적으로 시행해야 한다.
- 삶의 질 변화에 관련된 minimal clinical important difference(MCID)는 임상적 의의를 가지는 최소한의 변화 혹은 차이를 의미하며 통계적 유의성 보다는 설문 별로 정한 기준을 따르는 것이 통상적이다.

1. 삶의 질 평가가 중요한 이유

암은 가장 중요한 사망 원인의 하나이나, 임상시험을 통한 새로운 치료법의 발전으로 많은 환자들이 완치되거나 암을 가지고도 오래 살게 되었다. 그러나 생존이나 치료 반응, 독성 감소만이 치료의 목표가 아니라, 완치 후 혹은 암을 가지고도 상당 기간 살아가는 환자들에게는 삶의 질을 유지하거나 적어도 저하되지 않게 하는 것이 치료의 중요한 목표이다. 삶의 질 평가는 통상 환자 스스로 설문을 답하는 형식이다. 본인이 주관적으로 느끼는 암과 치료로 인해 육체적, 정신적 그리고 사회적 활동도에 끼치는 영향을 다각도로 평가하는 설문으로 구성된다.

본 챕터에서는 (1) 무작위 배정 임상시험의 endpoint로 삶의 질을 설계하는 법, (2) 삶의 질 평가 결과물의 분석법과 해석에 대해 다룰 예정이다.

2. 삶의 질을 반영한 임상시험의 설계

1) 삶의 질 평가를 포함하는 무작위 배정 임상시험

무자위배정 임상시험에서는 잘 정의된 목표가 있어야 하고 삶의 질 평가 역시 마찬가지이다. 삶의 질 평가의 목표를 정확히 구성하기 위해 다음의 질문을 검토해야 한다. (1) 연구에 대한 질문이 구체적인가? (2) 이에 관련된 삶의 질 평가 영역을 적절히 선택하였는가? (3) 이를 증명할 수 있는 검증된 설문을 채택하였는가? (4) 대상 연구 기간 및 조사 간격을 적절히 정하였는가? (5) 예상되는 치료효과의 방향성, 정도, 및 기간을 명시하였는가?

2) 평가 도구

연구 목표가 구체적으로 정해지면, 이에 따라 적절하고 검증된 평가 도구가 선택되어야 한다. 많은 삶의 질 평가도구는 단순하고 정적인 질문들로 구성되어 있다. 연구자들은 연구에 적합한 질문을 개발하고자 하는 의욕을 가질 수 있는데 전문적인 지도하에 개발하지 않는 경우 가장 나쁜 선택이 된다. 검증된 설문지에 좀 더 구체적인 질문을 추가하고 싶은 경우 European Organization for Research and Treatment of Cancer(EORTC) Item Library와 같이 여러 언어로 번역되고 검증된 기존의 질문에서 찾는 것이 추천된다. 일반적인 내용의 질문 외에도 암종별 그리고 증상별 특화된 질문들이 개발되어 있다.

설문 내용을 정한 이후에는 어떻게 시행할지 고민해야 한다. 예를 들어 고령 환자에게 순응도를 높이기 위해서는 짧은 질문이 선호되며, 통증이 주요 연구결과인 경우 brief pain inventory와 같이 통증 및 통증 관련 삶의 질 평가 영역이 포함된 설문을 추가해야 한다.

데이터를 모으고 점수화하는 방법이 명확한 것이 설문 도구의 필수 조건이다. 환자의 답변이 수치화되어야 하며, 이를 해석하기 위해 minimal clinical important difference(MCID)가 정의되어야 한다. 이는 임상적 의의를 가지는 최소한의 변화 혹은 차이를 의미한다. 예를 들면 EORTC QLQ-C30 설문에서는 최소 10점을 MCID로 정의한다.

3) 점수화

설문마다 고유의 점수화 체계를 가지는데, EORTC QLQ-C30를 예를 들어보면 개별 질문들을 영역별로 모아서 0부터 100점까지의 표준화 점수로 선상 전환하는 방식을 가진다. 여기서 활동도 점수는 높은 것이 활동도가 좋은 것이고, 증상 점수는 높을수록 증상이 심한 것이다.

4) 연구 기간 및 설문 간격

연구 구성의 다음 단계는 적절한 설문 간격을 정하는 것이다. 각 환자의 삶의 질은 시간에 따라 변하므로, 연구 목적에 맞게 그리고 환자의 부담을 최소화하며 수행하기 쉽게 설문 간격을 정해야 한다. 아울러 특정일에 모든 환자가 설문을 완료하는 것은 불가능하므로, 특정일 전후의 시간대(time window)를 허용해야 한다.

설문을 적용할 회상 시간(recall time)도 반드시 환자에게 설명해야 한다. 예를 들면 EORTC QLQ-C30에서는 회상 시간이 2주여서 설문 당시 2주 이내의 증상과 활동도에 대한 답변을 하도록 유도한다.

마지막으로 순응도를 올리기 위해 설문 날짜를 외래 방문일 등과 맞추거나, 우편 혹은 이메일 등으로 대체한 방법을 도입하는 것도 고려한다.

5) 환자수

연구 구성의 마지막 단계는 목표를 달성할 수 있는 충분한 환자수를 정하는 것이다. 삶의 질이 2차 연구 목표이더라도 총 환자 수는 삶의 질 연구를 정당화할 수 있어야 하며, 탈락 비율, 설문 비순응 및 임상적 유의한 차이 등을 고려해서 정한다.

3. 삶의 질 데이터 분석

1) 누락 데이터

암 임상시험에서 누락데이터는 매우 흔히 발생한다. 삶의 질 설문도 전체 혹은 부분 질문이 누락되며, 환자의 사망이나 질환 진행으로 인한 탈락이 원인 중 하나다. 빠른 악화 경과를 갖는 환자는 설문을 작성하기 어렵고 이로 인한 설문 누락은 연구 결과의 주요한 비뚤림을 가져온다. 따라서 누락 데이터를 다룰 때 신중히 접근해야 하며, 기초 환자 특성과 치료 효과를 비교하여 포함 및 배제를 결정한 후 분석해야 한다.

2) 순응도

누락 데이터의 양은 순응률(완료된 설문지 수/예상한 환료 설문지 수)로 평가한다. 아울러 설문이 완료되었더라도 부분적으로 질문들이 누락되거나 유효하지 않게 답변된 경우가 있어 일부 활동도나 증상 점수가 계산이 어려울 수 있으므로 영역별로 순응률을 세부화하여 제시하는 것이 중요하다. Intention-to-treat 원칙을 적용하는 경우에는 적어도 한 개의 유효 설문을 완료한 모든 환자를 포함한다.

3) 분석법

설문 분석하기 전, 유효 데이터의 량, 순응률 및 전체 연구 설계 등을 검토하여 분석 가능한지 먼저 가늠해보아야 한다.

Cross-sectional analysis(특정 지점의 환자의 삶의 질 분석)과 summary statistics(전체 삶의 질 데이터 중에서 개인 환자의 데이터를 추출)를 이용하면 분석이 용이하다. Longitudinal modeling을 이용하면 연구 전 기간의 데이터 분석에 유리하나 누락 데이터의 처리에 신경을 써야 한다. 최근에는 time-to-event based summaries를 적용하여 시간에 따른 변화를 분석하기도 하며 Kaplan-Meier curve 및 위험도로 결과가 도출되어 임상의에게 친숙한 결과물을 제시한다.

이런 방법들은 누락데이터로 인한 비뚤어진 결과를 가져올 수 있고, 치료군의 전체 변화와 개개 환자의 삶의 질 변화는 다를 수 있다(예, 절반이 호전되고 절반이 악화된 경우 총 합은 변화 없음으로 나옴). 따라서 평균 점수의 변화와 호전, 악화군의 비율을 함께 제시하는 것이 중요하다. 누락데이터에 대해서는 sensitivity analyses를 추가로 시행해서 결과물을 검증해야 한다.

다양한 논문에서 제시되는 삶의 질 평가 관련 분석법과 결과 제시가 상이하여 비교가 어려운 난점을 극복하기 위해 Setting International Standards in Analyzing Patient-Reported Outcomes and Quality of Life Endpoints Data(SISAQOL)가 시작되었으며 이에 대한 표준화 방법이 제안되었다.

4) 결과 해석

설문 결과를 해석할 때는 통계적 유의성 및 설문 점수의 임상적 타당성을 모두 고려해야 한다. 대규모의 임상 연구에서는 통계적으로는 유의하나 임상적으로 타당하지 않는 차이가 관찰될 수 있다. 이 경우 설문 도구에서 정한 혹은 연구 전 미리 합의한 MCID를 이용해야 한다. 아울러 시간에 따른 삶의 질 변화를 관찰할 경우 개인별로는 전체 변화의 추이에 따르지 않는 결과가 나올 수 있음도 연구자가 명심해야 한다.

5) 결과 작성 및 평가

다양한 암종에서의 삶의 질 관련 논문을 검토하여 이를 보고하는 표준화된 방안을 제시한 종설에 따르면, 가설의 중요성, 신뢰할 만한 도구의 적용, 데이터의 적절한 분석 및 해석, 임상의의 흥미를 유발한 임상적 유의성 등을 순서대로 제시하며 보고하는 것을 권장한다.

4. 결론

수십 년간 임상의들은 삶의 질의 평가를 시행해왔으나, 경험에 바탕을 둔 가이드라인을 이용해 공식적으로 임상시험에 도입해 사용한 것은 최근의 일이다.

본고에 소개된 삶의 질 평가에 대한 구성, 해석 방법이 임상연구자들의 임상시험 설계 및 계획에 도움이 되길 바란다.

참고문헌

1. Aaronson NK, Ahmedzai S, Bergman B, et al. (1993) The European Organization for Research and Treatment of Cancer QLQ-C30: a quality-of-life instrument for use in international clinical trials in oncology. J Natl Cancer Inst, 85:365 – 376.
2. Anota A, Hamidou Z, Paget-Bailly S, et al. (2015) Time to health-related quality of life score deterioration as a modality of longitudinal analysis for health-related quality of life studies in oncology: do we need RECIST for quality of life to achieve standardization? Qual Life Res, 24(1):5 – 18.
3. Bottomley A, Pe M, Sloan J, et al. (2016) Analysing data from patient-reported outcome and quality of life endpoints for cancer clinical trials: a start in setting international standards. Lancet Oncol, 17(11) : e510–e514.
4. Efficace F, Bottomley A, Osoba D, et al. (2003) Beyond the development of Health-Related Quality of Life (HRQOL) Measures: a checklist for evaluation HRQOL Outcomes in Cancer Clinical Trials– Does HRQOL evaluation in prostate cancer research inform clinical decision making. J Clin Oncol, 21(18):3502 – 3511.
5. Fairclough DL. (2004) Patient reported outcomes as endpoints in medical research. Stat Method Med Res, 13(2):115 – 138.
6. Eortc Quality of Life Item Bank. Andrew Bottomley. [Accessed October 1, 2016] Retrieved from https://www.academia.edu/18887750/Eortc_Quality_of_Life_Item_Bank
7. European Medicines Agency. Appendix 2 to the guideline on the evaluation of anticancer medicinal products in man: The use of patient-reported outcome (PRO) measures in oncology studies. [Accessed October 1, 2016] Retrieved from http://www.ema.europa.eu/docs/en_GB/document_library/Other/2016/04/WC500205159.pdf

Chapter 22

연구자주도 임상시험에서 등록, 허가, 급여 신청의 실제

김은경

요약

– 연구자주도 임상시험을 진행하기 위해서는 연구 시작 전에 반드시 식약처(식약처 승인대상인 경우)와 기관생명윤리위원회의 승인을 받아야 하고, 임상시험에 통상적 요양급여를 적용하고자 한다면 임상연구 시작일 이전에 CRIS 등록번호와 함께 요양급여 적용 결정신청을 해야 한다. 전체의 진행 과정은 다음 **그림 22-1**과 같다.

그림 22-1. 연구자주도 임상시험의 진행 과정

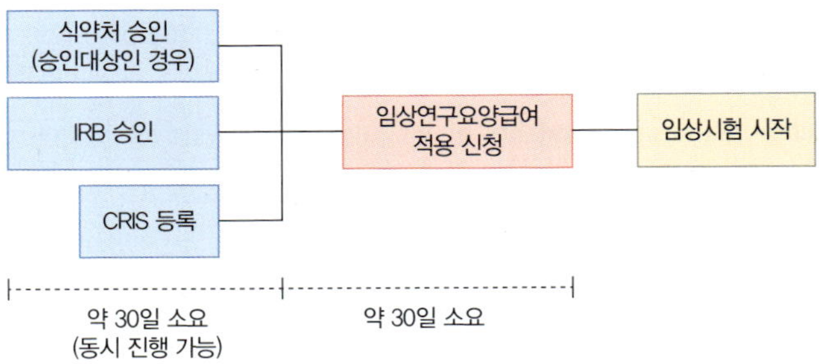

1. 식약처 승인

「약사법」 제34조 제1항에 따라 의약품 등으로 임상시험을 하려는 자는 그에 관한 계획서를 작성하여 식품의약품안전처장의 승인을 받아야 하며, 승인받은 사항을 변경하려는 경우에도 총리령으로 정하는 바에 따라 변경승인을 받아야 한다. 다만, 임상시험 계획서 중 총리령으로 정하는 사항을 변경하려는 경우에는 식품의약품안전처장에게 보고하여야 한다.

1) 임상시험계획 승인

「의약품 등의 안전에 관한 규칙」 제24조 제8항의 승인대상 제외인 경우가 아니라면, 그 외의 모든 임상시험계획은 식약처의 승인을 받아야 한다.

표 22-1. 임상시험의승인대상, 승인제외대상

승인 대상	승인제외 대상
1. 개발 중인 신약 2. 신조성의약품, 신투여경로의약품, 신효능의약품, 신용법 · 용량의약품 3. 그 외의 「의약품 등의 안전에 관한 규칙」 제24조 제8항에 해당하지 않는 경우 4. 「의약품 등의 안전에 관한 규칙」 제28조에 따라 임상시험용의약품의 치료목적 사용승인 신청 등	1. 판매 중인 의약품 등의 허가사항에 대한 임상적 효과관찰 및 이상반응 조사를 위하여 실시하는 시험 2. 판매 중인 의약품등의 허가된 효능 · 효과 등에 대한 안전성 · 유효성 자료의 수집을 목적으로 하는 시험 3. 대체의약품 또는 표준치료법 등이 없어 기존의 치료방법으로는 만족할 만한 효과를 기대하기 어려워, 생명에 위협을 주는 질환인 말기암 또는 후천성면역결핍증 등의 치료법을 개발하기 위하여 판매 중인 의약품 등을 사용하는 시험 4. 의약외품을 사용하는 시험 5. 그 밖에 판매 중인 의약품등을 사용하는 경우에 안전성과 직접적으로 관련되지 아니하거나 윤리적인 문제가 발생할 우려가 없는 경우로서 식품의약품안전처장이 정하는 경우 「의약품 등의 안전에 관한 규칙」 제24조 제8항

2) 임상시험계획 심의 과정

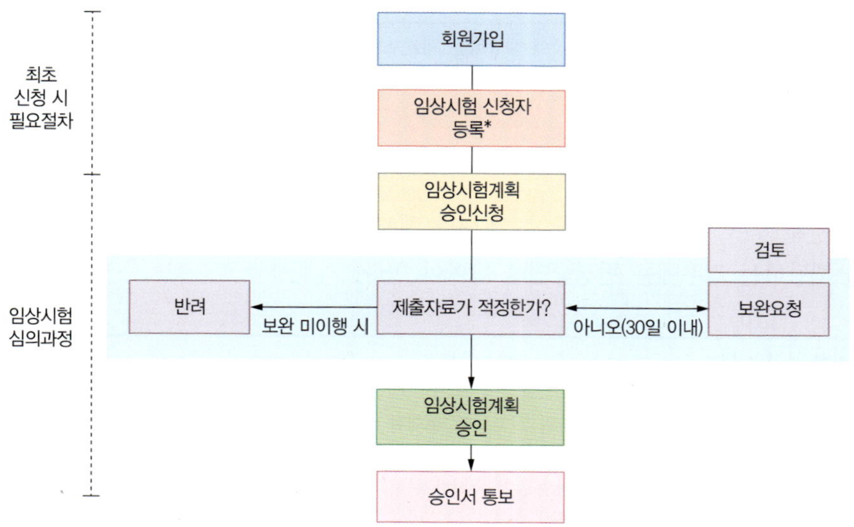

그림 22-2. 임상시험계획 심의진행 과정

임상시험 신청자 등록을 신청하면 책임연구자마다 개인사업체로 등록되어 수 일 후에 허가번호와 사업자번호가 부여된다. 임상시험 신청자 등록 완료 후에 민원신청 가능하고, 동일한 사업체에 소속된 연구담당자에게 업무를 위임할 수 있다.

3) 임상시험계획 승인 신청 시 제출 자료

임상시험계획 승인 신청서와 「의약품 등의 안전에 관한 규칙」 제24조 제1항에서 정한 자료를 첨부한다.

표 22-2. 임상시험계획 승인 신청 시 제출 자료

	제출자료	참고사항
1	임상시험계획 승인 신청서(별지 제23호 서식)	전자문서로 작성함
2	임상시험 계획서	
3	개발계획	
4	의약품 제조 및 품질관리기준, 임상시험용의약품 제조 및 품질관리기준에 맞게 제조되었음을 증명하는 서류 또는 자료	허여서로 대체 가능함.*
5	임상시험용의약품 관련 제조 및 품질에 관한 자료	
6	비임상시험성적에 관한 자료	
7	시험약의 과거 임상적 사용경험에 관한 자료(제출할 수 있는 경우만)	
8	임상시험 관련 실시기관, 시험자 및 수탁기관 등에 관한 자료	
9	임상시험 피해자 보상에 관한 규약	
10	시험대상자 동의서 서식	
11	임상시험자자료집	

*연구자주도 임상시험의 경우에는, 4~7에 해당하는 제출자료를 대신하여 임상시험용의약품의 개발사(일반적으로 제약사)로부터 이미 승인된 임상시험계획의 자료 공유 허여서를 발급 받아 제출할 수 있다.

4) 임상시험계획 변경승인

「의약품 등의 안전에 관한 규칙」 제24조 제4항에 따라, 임상시험계획의 변경 중 다음에 해당하는 경우에는 변경승인을 받아야 한다.

1. 시험 목적의 변경
2. 신청인의 변경
3. 시험대상자의 안전 또는 시험결과의 신뢰성에 중대한 영향을 미치는 변경으로서 다음의 어느 하나에 해당하는 변경
   가. 시험모집단의 변경으로서 대상자수의 유의한 변경, 대상자 선정기준의 변경, 대상자 제외기준의 변경 또는 중도탈락 기준의 완화
   나. 시험설계의 변경으로서 시험군 또는 대조군의 추가 또는 제외
   다. 시험 종료 및 조기중단 기준의 변경
   라. 임상시험용의약품 정보의 변경으로서 기준의 완화, 시험항목의 삭제 또는 제조원의 변경
   마. 시험의 방법 및 투약계획 등의 변경으로서 투약방법 또는 투약기간의 변경
   바. 안전성 · 유효성 평가기준의 변경으로서 endpoint 또는 평가방법의 변경
   사. 그 밖에 식품의약품안전처장이 정하는 변경

5) 임상시험계획 변경승인 신청 시 제출 자료

임상시험계획 변경승인 신청서와 「의약품 등의 안전에 관한 규칙」 제24조 제1항 제2호부터 제4호까지 자료의 일부 및 제24조 제2항 각 호의 사항 중 변경하려는 사항에 관한 변경사유서 및 근거서류를 제출하여야 한다.

표 22-3. 임상시험계획 변경승인 신청 시 제출 자료

	제출자료	참고사항
1	임상시험계획 변경승인 신청서(별지 제23호 서식)	전자문서로 작성함
2	임상시험 변경계획서	
3	변경사유서	
4	변경사항에 해당하는 서류 또는 자료	

6) 식약처 보고

임상시험 실시 중에 식약처의 사전승인을 받아야 하는 것 외에도, 「약사법」과 「의약품 등의 안전에 관한 규칙」에 따라 **그림 22-3**에 해당하는 임상보고를 반드시 해야 한다.

(1) 임상시험 실시상황 보고

「의약품 등의 안전에 관한 규칙」 제30조 제1항 제10호에 따라 임상시험 계획 승인을 받은 자는 매년 해당 임상시험의 실시상황에 대하여 다음해 3월 말까지 임상시험 실시 상황을 보고해야 한다.

(2) 임상시험 변경 보고

「의약품 등의 안전에 관한 규칙」 제24조 제5항에 해당하는 변경이 있을 경우에는 임상시험 변경 보고를 해야 한다.

1. 실시기관의 변경
2. 시험책임자의 변경
3. 제4항제3호 각 목의 어느 하나에 해당하는 변경으로 시험대상자의 안전 또는 시험결과의 신뢰성에 중대한 영향을 미치지 아니하는 변경
4. 기타 탐색적 endpoint의 변경
5. 그 밖에 식품의약품안전처장이 정하는 변경

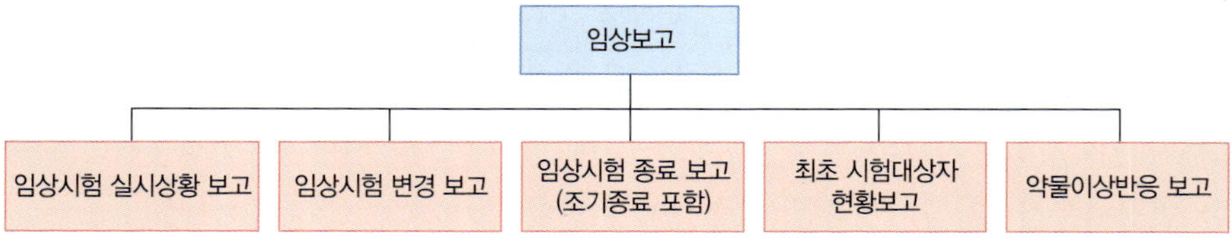

그림 22-3. 임상보고 종류

(3) 임상시험 종료 보고

「의약품 등의 안전에 관한 규칙」 제30조 제1항 제10호에 따라 임상시험계획승인을 받은 자가 임상시험을 마쳤을 때(마지막 시험대상자 관찰종료)에는 20일 이내에 임상시험 종료보고서를 제출해야 한다(임상시험 조기종료, 일지중지, 재개 시에도 해당 보고를 한다).

(4) 최초 시험대상자 등록 보고

「의약품 등의 안전에 관한 규칙」 제30조 제1항 제10호에 따라 임상시험계획승인을 받은 자는 해당 임상시험에 대한 최초 시험대상자(1인) 현황을 최초 시험대상자를 선정한 날로부터 30일 이내에 보고하여야 한다. 다기관 임상시험의 경우, 가장 먼저 대상자가 등록된 기관에 대한 최초 시험대상자 등록상황을 보고한다.

(5) 약물이상반응 보고

「의약품 등의 안전에 관한 규칙」 제30조 제1항 제13호에 따라 임상시험계획승인을 받은 자는 중대하고 예상하지 못한 약물이상반응이 발생한 경우에는 식품의약품안전처장에게 보고해야 한다.

7) ‘의약품안전나라(https://nedrug.mfds.go.kr)’ 전자민원신청과 전자보고

(1) 임상시험신청자등록

[전자민원/보고] > [전자민원] > [임상시험 신청자 등록] >필수항목 작성하여 신청

(2) 업무 위임 및 위임자관리

[마이페이지] > [위임관리] > [임상보고위임관리], [위임관리]

(3) 임상시험계획 승인 신청

[전자민원/보고] > [전자민원] > [전자민원신청] > 민원사무검색: ‘임상시험계획 승

인' 검색 > 민원사무분류: 1차 분류명 [연구자(학술연구용)] 선택 > 2차 분류명 [임상시험] 선택 > [민원신청] > 신청서 작성 및 구비서류 첨부하여 [민원신청]

(4) 임상시험계획 변경승인 신청

[전자민원/보고] > [전자민원] > [전자민원신청] > 민원사무검색: '임상시험계획변경승인' 검색 > 민원사무분류: 1차 분류명 [임상시험계획변경승인-연구자(학술연구용)] 선택 > 2차 분류명 선택 > [민원신청] > 하단의 [임상시험계획승인 조회]에서 기승인된 연구를 조회, 선택하여 불러옴 > 신청서에 변경사항만 수정작성 및 구비서류 첨부하여 [민원신청]

(5) 임상시험계획 임상보고

[전자민원/보고] > [전자보고] > [전자보고신청] > 해당 보고서 검색하여 선택 > [보고서 작성] > 임상시험정보의 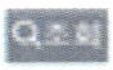 또는 임상시험승인번호  조회하여 기승인된 임상시험 정보 불러오기 > 해당 내용 작성하여 [저장] > [보고완료]

2. Institutional Review Board(IRB) 승인

「생명윤리 및 안전에 관한 법률」 제15조에 따라 인간대상 연구를 하려는 자는 인간대상 연구를 하기 전에 연구계획서를 작성하여 기관생명윤리위원회의 심의를 받아야 한다.

1) IRB 심의 진행 과정(그림 22-4)

2) IRB 심의 신청 시 제출 자료(표 22-4)

3) e-IRB(https://cris.snuh.org/ncris) 심의 신청

(1) 책임연구자 로그인

IRB 심의의뢰서 작성 및 제출은 책임연구자가 한다. 그러나 책임연구자가 해당 연구에 참여하는 공동연구자에게 권한 위임을 하면, 위임 받은 연구자는 본인의 계정에서 IRB 심의현황을 확인하고 보고서를 작성할 수 있다. 단, 의뢰서 제출은 책임연구자만 가능하다.

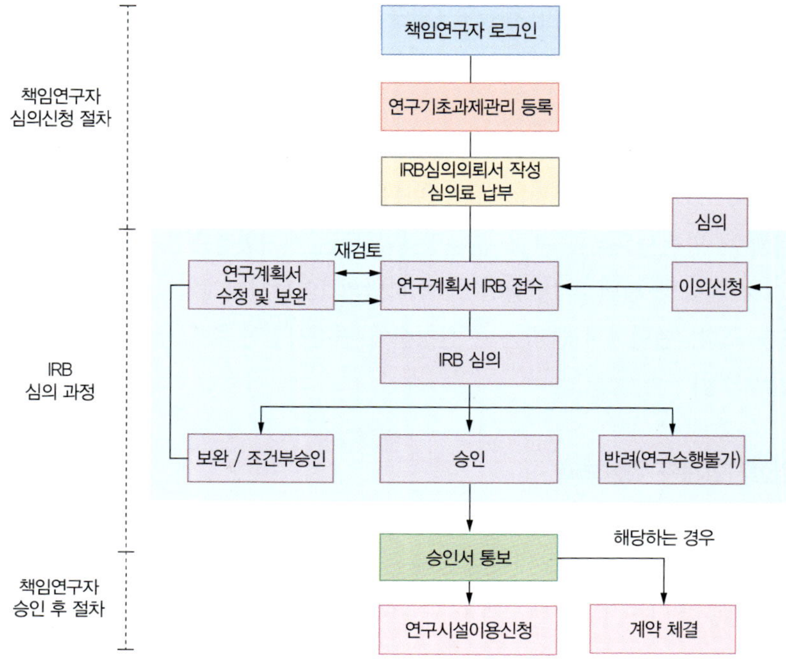

그림 22-4. IRB 심의 진행 과정

표 22-4. IRB 심의 신청 시 제출 자료

○-필요, X-불필요, △-해당하는 경우

	제출자료	임상시험	
		의약품, 의료기기	기타
1	연구계획서	○	○
2	연구동의서	○	○
3	증례기록서	○	○
4	임상시험자자료집*	○	△
5	임상시험식약처승인서**	○	X
6	책임연구자 이력	○	○
7	연구대상자 제공서류	△	△
8	대상자 모집문건	△	△
9	대상자 보상규약	○	X
10	연구비 내역서	△	△

* 허가 받은 의약품 및 의료기기 임상시험의 경우 제품설명서로 대체 가능하다.

** 식약처 승인 전(IRB, 식약처 승인 동시 진행하는 경우)이라면, 반드시 '식약처승인서미제출사유서'를 함께 제출해야 한다.

(2) 연구기초과제관리 등록

[연구기초 과제관리] > 하단의 [신규] 선택 > [연구계획명] 국문/영문 입력 > 연구형태 [17-IRB 신청과제]선택 > [저장]

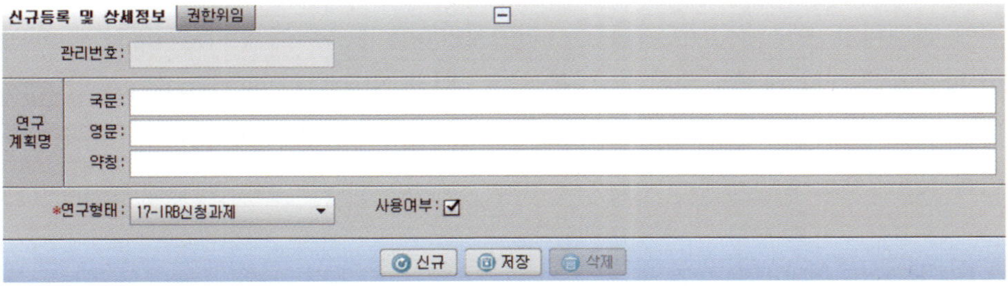

(3) 심의의뢰서 작성 및 심의료 납부

[IRB 심의의뢰] > [IRB 심의의뢰 및 현황] - 하단의 [연구계획심의 의뢰서(신규)] 선택 > [신규작성]* > 제출자료 모두 첨부하여 [저장] > [연구자 확인 및 제출] > [IRB 심의 현황]에서 [미납]을 눌러 심의료 납부**

*과제명: 검색하여 불러오기 > 연구자: 참여연구진은 눌러 등록하기 > 심의의뢰서 내 작성법 참고하여 항목 작성하기

- (참여연구진 전체에 대한) 공동연구자의 GCP 교육이수기한 반드시 확인 필요
- 의약품/의료기기 임상시험의 경우 반드시 관리약사/의료기기관리자 지정 필요

** 심의료를 납부한 과제만 심의 접수가 된다.

(4) 연구원시설이용신청

[연구원시설이용신청] > [연구원시설이용신청] > 해당과제 검색하여 연구원, 이용시설 등록

IRB 승인 후 연구계약이 이루어져서 과제번호가 부여되면, 개시모임 전 [연구원시설이용신청]을 해야 임상시험센터 시설을 이용할 수 있다. 만약 계약서가 작성되지 않는 과제라면, [연구원시설이용신청]을 통해 과제번호를 부여 받아 임상시험센터 시설을 이용할 수 있다.

3. Clinical Research Information Service(CRIS, 임상연구정보 서비스) 등록

헬싱키 선언에 따라 인간을 대상으로 하는 모든 연구는 첫 연구대상자를 모집하기 전에 공개되어 누구나 접근 가능한 데이터베이스에 등록해야 한다. 다양한 clinical trials registry platform이 있지만, 대표적으로 미국 NIH의 ClinicalTrials.gov와 한국 질병관리본부의 CRIS가 있다. CRIS 등록은 연구자주도 임상시험의 요양급여 신청을 위해서는 필수로 해야 한다.

1) CRIS 등록 진행 과정

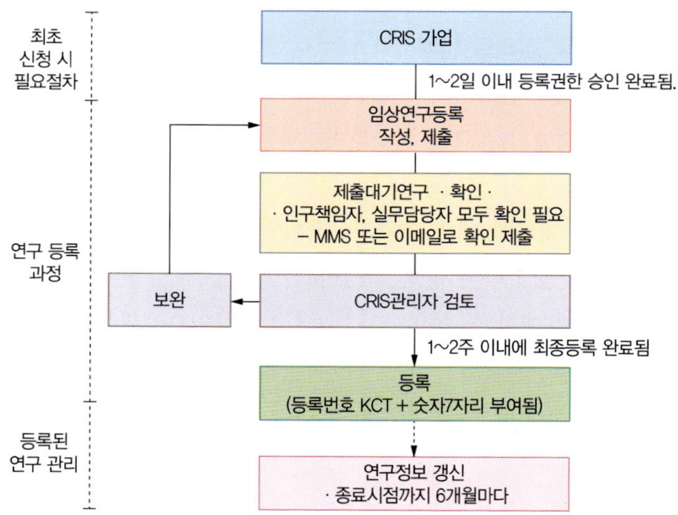

그림 22-5. CRIS 등록 진행 과정

2) CRIS 등록 시 필요한 자료

다음의 항목들과 관련된 구체적인 연구정보를 한글/영문 모두 작성해야 한다. 따라서 한글/영문 연구계획서가 모두 필요하다.

1.	연구개요	7.	연구설계
2.	임상연구 윤리심의	8.	대상자 선정기준
3.	연구자	9.	결과변수
4.	연구현황	10.	연구결과 및 발표
5.	연구비지원기관, 연구책임기관	11.	연구공유
6.	연구요약		

3) CRIS(https://cris.nih.go.kr/cris) 임상연구등록 신청

[임상연구등록] > [임상연구정보서비스 등록 동의서] 동의 > 연구정보 작성 > [제출] > MMS 또는 전자우편을 통해 연구책임자와 실무담당자 모두 [확인] > 최종 제출 완료

등록된 연구 관리 시: [My 서비스] > [My 임상연구] > 나의 연구 조회, 연구정보 갱신 가능

4. 임상연구의 요양급여 적용 승인

「국민건강보험 요양급여의 기준에 관한 법칙」 제5조 제2항 및 별표 1「임상연구의 요양급여 적용에 관한 기준」제1호자목에 따라 요양급여를 적용하고자 하는 임상연구는 임상연구 시작일 이전에 해당 임상연구에 대한 요양급여 적용 결정신청을 하여야 한다.

1) 임상연구의 요양급여 적용신청 진행 과정(그림 22-6)

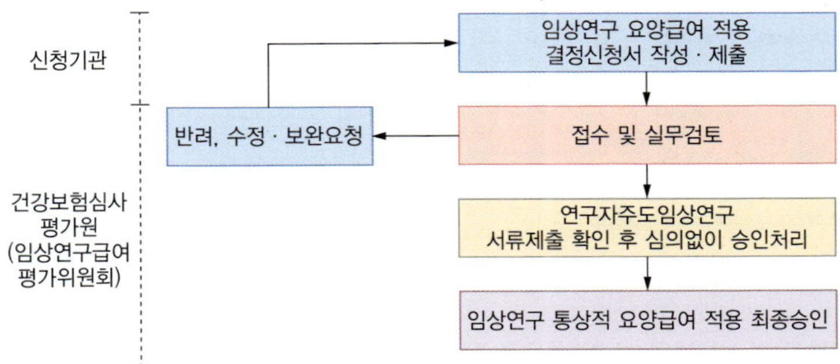

그림 22-6. 임상연구의 요양급여 적용신청 진행 과정

2) 임상연구의 요양급여 적용 신청 시 제출 자료(표 22-5)

표 22-5. 임상연구의 요양급여 적용 신청 시 제출 자료

	제출자료	참고사항
1	임상연구 요양급여 적용 결정신청서 작성(별지 제1호 서식*)	CRIS 등록번호 기재 필요
2	IRB 심의의뢰서	심의의뢰서, 심의통보서, 심의제출자료 일체를 모두 제출한다.
3	기타 보건복지부장관이 필요하다고 인정하여 제출을 요청하는 자료	

* 별지 제1호 서식

3) 다기관 임상연구의 요양급여 적용 결정신청

연구수행기관 연구자의 개별신청과 대표기관 연구자의 단일신청이 모두 가능하다. 그러나 수행기관별로 보험과 협의하는 문제 및 요양급여 적용신청의 진행 상황이 다를 수 있어, 대표기관이 모두 수집하여 보고하기는 어려우므로 수행기관마다 개별신청으로 진행하고 있다. 개별신청 시 신청서에 동일한 CRIS 등록번호를 기재한다.

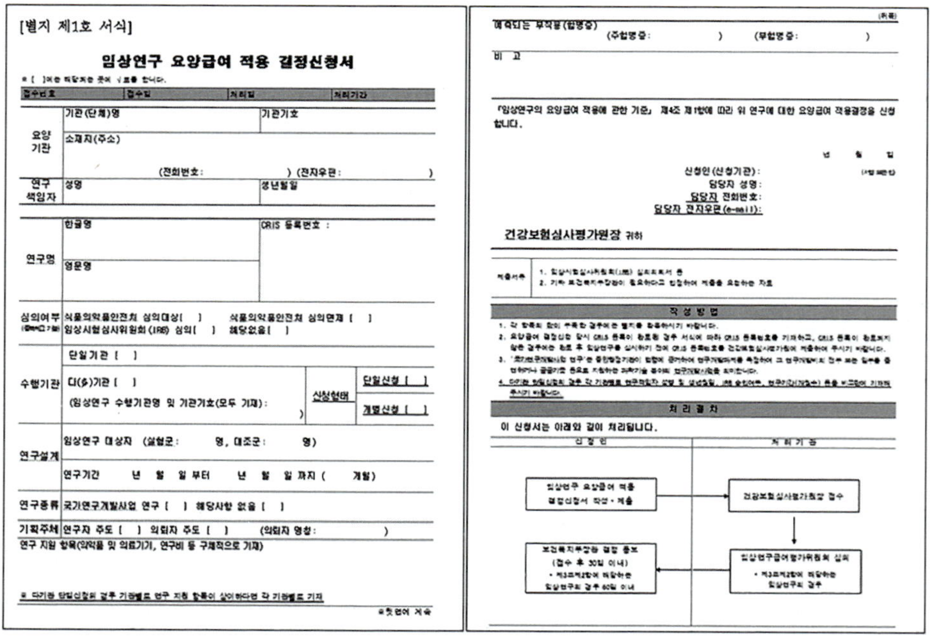

[별지 제1호 서식]

임상연구 요양급여 적용 결정신청서

접수번호	접수일	처리일	처리기간

요양기관	기관(단체)명	기관기호
	소재지(주소) (전화번호:) (전자우편:)	
연구책임자	성명	생년월일
연구명	한글명	CRIS 등록번호 :
	영문명	
심의여부	식품의약품안전처 심의대상[ ] 식품의약품안전처 심의면제 [ ] 임상시험심사위원회(IRB) 심의[ ] 해당없음[ ]	
수행기관	단일기관 [ ]	
	다(多)기관 [ ] (임상연구 수행기관명 및 기관기호(모두 기재):)	신청형태: 단일신청 [ ] 개별신청 [ ]
연구설계	임상연구 대상자 (실험군: 명, 대조군: 명)	
	연구기간 년 월 일 부터 년 월 일 까지 (개월)	
연구종류	국가연구개발사업 연구 [ ] 해당사항 없음 [ ]	
기획주체	연구자 주도 [ ] 의뢰자 주도 [ ] (의뢰자 명칭:)	

연구 지원 항목(의약품 및 의료기기, 연구비 등 구체적으로 기재)

예측되는 부작용(합병증) (주합병증:) (부합병증:)

비 고

「임상연구의 요양급여 적용에 관한 기준」 제4조 제1항에 따라 위 연구에 대한 요양급여 적용결정을 신청합니다.

년 월 일

신청인(신청기관):
담당자 성명:
담당자 전화번호:
담당자 전자우편(e-mail):

건강보험심사평가원장 귀하

작 성 방 법

처 리 절 차

이 신청서는 아래와 같이 처리됩니다.

4) 임상연구의 요양급여 적용 및 보고

(1) 적용

승인 통보 받은 날 이후의 연구 시작일부터 요양급여 적용이 가능하다. 다만, 조건부승인(IRB 승인 및 CRIS 등록번호 제출 시 임상연구에 요양급여 적용 가능함)을 통보를 받은 경우에는 조건을 만족한 이후 임상연구를 시작한 날부터 요양급여 적용이 가능하다.

요양급여가 승인된 연구는 원내 보험심사팀에 협조전, 임상연구 요양급여 승인통보서, 임상연구 요양급여 결정신청서를 입원환자의 경우 건당 퇴원 전까지, 외래환자는 매월 첫째 주까지 전월 연구대상자 전체에 대해 제출해야 한다.

제출방법은 [그룹웨어] > [문서기안] > [작성함] > 협조전(수신자: 보험심사팀장)을 작성한다.

(2) 변경사항 보고

별지 제1호 서식의 내용(연구 중요사항 등)에 해당하는 임상연구계획 변경이 있을 경우, 본원 IRB 승인 후 변경사항을 보고하여야 한다.

(3) 종료 보고

임상연구 종료 시 임상시험 종료보고서를 제출하고, 1년 이내에 CRIS에 연구결과를 등록하여야 한다.

(4) 적용중단 보고

다음의 경우에 적용중단을 보고하여야 한다.

- IRB가 해당 임상연구의 중지를 결정한 경우
- 식약의약품안전처장이 임상시험의 중지를 명한 경우

(5) 전자우편(clinicaltrial@hira.or.kr) 임상연구의 요양급여 적용신청과 보고

임상연구 요양급여 적용 결정신청서(보고 시에는 해당 보고서)와 제출자료를 첨부하여 전자우편 clinicaltrial@hira.or.kr으로 신청한다. 초기신청 시 접수번호가 해당 연구의 고유번호로 사용된다. 이후 보고 시에 접수번호를 사용하면 업무처리가 용이하다.

그 외에도 팩스(02-6710-5847), 우편(서울특별시 서초구 효령로 267, 건강보험심사평가원 위원회 운영실 위원회운영부, 우: 06653, 전화번호 02-705-6948/6799/6263)으로 신청이 가능하다.

참고문헌

1. 국가법령정보센터 [Accessed October 30, 2019] Retrieved from http://www.law.go.kr
2. 의약품안전나라 의약품통합정보시스템 [Accessed October 30, 2019] Retrieved from https://nedrug.mfds.go.kr/index
3. 질병관리본부 임상연구정보서비스(CRIS) [Accessed October 30, 2019] Retrieved from https://cris.nih.go.kr/cris/index.jsp
4. SNUH e-IRB [Accessed October 30, 2019]. Retrieved from https://cris.snuh.org/ncris
5. SNUH New-CRIS 시스템사용매뉴얼_연구자 및 의뢰자용 [Accessed October 30, 2019] Retrieved from http://hrpp.snuh.org/irb/eirb/_/multicont/0/view.do
6. SNUH 임상연구윤리센터 [Accessed October 30, 2019] Retrieved from http://hrpp.snuh.org/pub/_/singlecont/view.do

PART III

암임상시험의 수행

Chapter 23

무작위배정 및 눈가림

안소연

요약

- 임상시험에서 발생하는 비뚤림(bias)을 줄이는 중요한 설계 요소는 무작위배정(randomization)과 눈가림(blinding)이다.
- 무작위배정 계획은 크게 일정배정확률 무작위배정과 역동적 무작위배정으로 나뉜다.
- 무작위배정은 무작위배정 서열생성－무작위배정 서열은폐－시행으로 이루어진다. 무작위배정은 임상시험의 운용 전반 및 분석에 영향을 미치므로 배정계획과 시행 방법을 신중하게 선택한다.
- 눈가림은 시험대상자가 어떤 군에 배정되었는지 모르게 감추는 방법으로, 시험대상자, 의료진, 자료수집가, 자료평가자 측면을 모두 고려하여 최대한 눈가림이 가능하도록 설계할 수 있다.

1. 무작위배정과 눈가림이란

임상시험의 통계방법은 비뚤림을 최소화하고 정밀도를 최대화하는 원칙을 따른다. 비뚤림은 임상시험의 계획, 수행, 분석 그리고 결과 해석 등의 과정에서 치료 효과의 추정치를 참값에서 벗어나게 만드는 요소들의 계통적인 경향성으로 정의된다.

만약 시험대상자가 모두 동질하다면 암치료법의 효과만을 객관적으로 평가할 수 있을 것이다. 그러나 현실에서는 시험대상자는 모두 다르다. 어떤 암치료법에 배정될지 동전던지기와 같이 무작위로 결정하는 방법이 무작위배정이다. 무작위배정은 군의 이질성을 통제하는 데 효과적이며, 암임상시험 결과를 객관적으로 평가할 수 있는 기초 방법론이 된다. 한편, 눈가림(blinding 또는 masking)은 시험대상자가 어떤 군에 배정되었는지 모르게 감추는 방법이다. 무작위배정과 눈가림은 임상시험에서 발생하는 비뚤림을 줄이는 중요한 설계 요소이다.

1) 무작위배정의 목적

첫째, 군배정이 개인의 특성에 독립적이므로 선택 비뚤림(selection bias)을 줄일 수 있다. 환자 특성이나 임상의의 소견에 따라 특정 치료군에 배정되지 않으며, 관찰된 요인뿐만 아니라 관찰되지 않은 요인도 균형을 맞춰준다. 무작위배정이 매순간 치료군 간 특성을 똑같이 맞춰주진 않지만, 장기적으로 군간 특성을 평균적으로 비슷하게 만든다. 둘째, 무작위 샘플에 가깝기 때문에 통계 검정법을 적용할 수 있는 기반을 제공한다. 군 배정이 우연에 의해 결정되므로, 군 간 차이는 우연히 발생한 것으로 여길 수 있어, 확률분포에 따라 통계량을 계산할 수 있는 것이다. 셋째, 무작위배정을 눈가림과 함께 시행할 경우 군배정 이후 발생하는 비뚤림 역시 줄일 수 있다.

2) 무작위배정의 고려사항

무작위배정 임상시험이 치료법을 평가하는 표준 방법이지만, 항상 무작위배정을 시행할 수는 없다. 이는 윤리적 측면과 현실적 측면을 검토해야 하기 때문이다. 무작위배정 임상시험이 윤리적이기 위해서는 어떤 치료법이 적절한지 임상적으로 확신이 없는 상황을 일컫는 clinical equipoise을 만족해야 한다. 특히 위약이 포함된 무작위배정 임상시험이라면, 위험-이익 평가를 통해 이러한 연구설계가 타당한 지 여부가 충분히 검토되어야 한다. 한편 무작위배정 임상시험을 운용하려면, 다음과 같은 현실적 측면을 고려해야 한다.

(1) **무작위배정 시행 시점:** 시험대상자가 시험에 적격(eligible)한지 확인되고 동의서에 서명한 후에야 무작위배정을 시행할 수 있다. 한편 무작위배정 이후 치료법이 너무 늦게 도입되면 noncompliance나 탈락이 일어날 수 있으며 이로 인한 결측자료(missing data)는 비뚤림의 주요 원인으로 시험결과를 해석하기 어렵게 만든다. 그러므로 동의서 서명-무작위배정-치료법 도입 시 각 시간 간격을 잘 조정해야 한다.

(2) **Intention-to-Treat(ITT) 원칙:** ITT 원칙은 무작위배정된 치료군을 기본 분석군으로 삼는다. 실제 치료군(as-treated)이 아닌 원래 배정군으로 분석하는 ITT 원칙을 따르는 이유는 무작위배정 정보에 충실하며, 모든 시험대상자의 정보를 활용할 수 있고, 현실의 임상 상황을 반영하며, 일반적으로 보수적인 판단이 가능하기 때문이다.

예를 들어, 신약과 위약에 무작위배정하는 임상시험에서 시험대상자가 신약군에 배정받았지만 시험 도중 약효과가 없어 탈락한 상황을 가정해 보자. 분석군은 두 방법으로 정할 수 있다.

첫째, 이러한 시험대상자를 분석군에서 제외하는 것이다. 즉 per protocol 군(PP, 연구계획에 순응한 군)만 대상으로 한 분석이다. 이 경우 분석군 숫자가 줄어들어 검정력이 작아지게 된다. 더 심각한 문제는 신약의 효과가 원래 값보다 크게 측정되는 것이다. 둘째, 해당 시험대상자를 원래 배정된 신약군으로 분류한 ITT 원칙에 따른다면, 분석군 숫자가 유지되고 신약의 효과를 보수적으로 판단할 수 있게 된다. 일반적으로 ITT 원칙에 따른 군을 일차 통계분석결과로, PP군을 이차 통계분석결과로 정한다.

3) 무작위배정의 시행

첫째, 랜덤 절차에 따라 무작위배정 서열을 생성한다. 무작위배정 서열은 재현 가능하도록 seed 번호를 지정하여 컴퓨터로 생성하게 된다. 둘째, 무작위배정 서열은폐는 무작위배정 시행 전까지 무작위배정 서열을 감추는 것이다. 이는 임상시험 전반에 걸쳐 군배정을 감추는 눈가림과는 구분된다. 눈가림은 불가능한 경우도 있지만, 무작위배정 서열은 은폐될 수 있고 실제로 은폐되어야만 한다. 중앙 무작위배정센터를 이용할 수도 있고, 배정서열정보를 "일련번호"가 붙은 "불투명"한 봉투에 "밀봉"할 수도 있다. 셋째, 실제적으로 무작위배정 시행하려면, 시험대상자를 등록하여 군배정 확인한 후 실제 처치에 배정하는 과정을 구체적으로 마련해야 한다. 특히 무작위배정이 눈가림과 같이 시행될 경우 각 일련의 과정이 세심하게 준비되어야 한다.

4) 눈가림 목적 및 시행

눈가림은 특히 무작위배정과 같이 시행하면, 결과변수 평가에 미치는 비뚤림을 줄일 수 있다. 그러나 윤리적, 현실적 이유로 무작위배정을 시행하기 힘든 경우가 있듯이, 눈가림도 시행하기 어렵거나 아예 시행이 불가능한 경우가 있다. 예를 들어 혈액검사의 통증을 비교하는 목적으로 귀와 엄지손가락 채혈군에 각각 배정하는 임상시험에서는 의료진이나 시험대상자는 눈가림될 수 없다. 하지만 자료를 수집하거나 평가하는 사람은 눈가림이 가능하다. 그러므로, 시험대상자, 의료진, 자료수집가, 자료평가자 측면을 모두 고려하여 최대한 눈가림 되도록 설계하는 것이 바람직하다. 예를 들어 시험약과 기존약을 비교하는 임상시험에서 임상약사만이 눈가림이 해제된 상태에서 약을 제조하도록 계획할 수 있다. 눈가림이 잘 이루어질수록 시험대상자는 순응 비뚤림(adherence bias), 시험자는 선택 비뚤림을, 자료수집가 또는 평가자는 평가 비뚤림(assessment bias)을 줄일 수 있어 임상시험의 과학성이 높아진다.

2. 무작위배정 종류

무작위배정은 크게 배정확률이 일정한 경우(fixed allocation randomization)와 배정확률이 역동적으로 바뀌는 경우(adaptive randomization)로 나눠진다(**그림 23-1**).

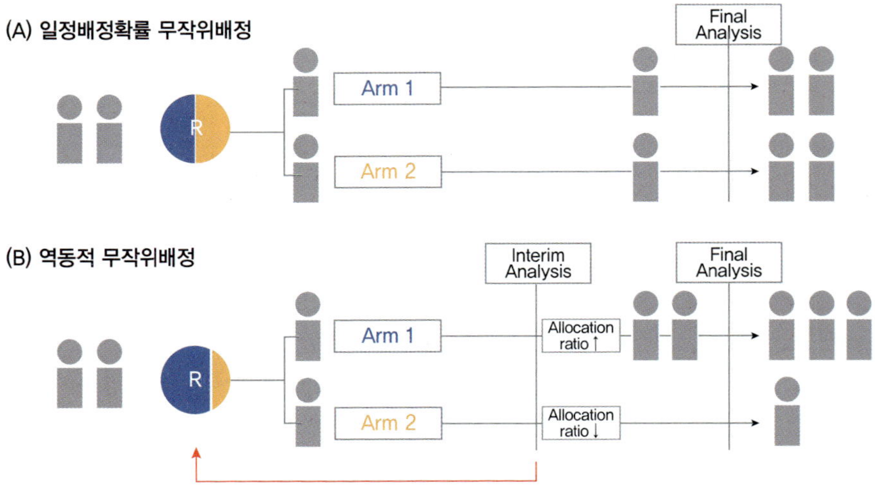

그림 23-1. 무작위배정 종류

1) 일정배정확률 무작위배정

평행설계 두 군 균형 연구설계(parallel two-group balanced design)와 일정배정(fixed allocation) 무작위배정을 기준으로 설명한다. 평행설계이면서 세 군 이상이거나, 치료군 간 배정비율이 다른 비균형 연구설계(unbalanced design)는 다음 예에서 확장할 수 있다.

(1) 단순 무작위배정

동전던지기 또는 주사위던지기와 같이 가장 간단한 무작위배정이다. 공평한 동전을 던진다면, 앞면(또는 뒷면)이 나올 확률은 1/2이며, 그 순간 앞면이 나올 지 뒷면이 나올 지 예상할 수 없지만 계속 던지면 장기적으로 앞면과 뒷면 비율은 1:1로 수렴한다. 단순 무작위배정의 큰 단점은 배정비율이 일정하게 이루어지지 않는 데 있다. 그림 23-2는 단순 무작위배정을 통해 12명이 5:7로 배정된 예를 보여준다.

(2) Permuted 블록 무작위배정

Permuted 블록 무작위배정은 배정비율이 일정하게 유지되도록 고안되었다. 블록크기 배수만큼 배정비율은 일정하게 유지되며, 두 군 간 시험대상자 수 최대 차이는 블록크기의 절반이 된다. 예를 들어 블록크기가 K = 4라면 가능한 블록은 총 6종류(AABB, ABAB, ABBA, BAAB, BABA, BBAA)이다. 총 12명을 등록하기 위해 [ABAB, ABBA, AABB] 서열을 이용하였는데 실제로 10명이 등록되었다면 6:4로 배정되어,

4÷2=2명만큼 차이가 난다. 일정한 중복 블록을 사용할 경우 배정이 은폐되지 않을 수 있으므로 블록크기를 바꿔 군배정을 예측 못하도록 한다. 그림 23-2는 블록크기 2와 4를 이용한 permuted 블록 무작위배정의 예이다.

(3) 층화 무작위배정

무작위배정을 장기적으로 시행할 경우 관찰된 요인뿐만 아니라 관찰되지 않은 요인도 균형을 이루게 된다. 그러나 시험대상자 수가 작은 경우, 특정 공변량이 균형을 맞추도록 미리 고려할 수 있다. 예를 들어 종양의 크기가 큰 경우와 작은 경우로 나눈 후 신약과 위약으로 배정한다면, 신약과 위약 두 군간 종양 크기 분포는 비슷해질 것이다(그림 23-2). 일반적으로 중요한 예후인자(예: 중증도, 나이, 성별)를 층화요인으로 설정하며, 임상시험 실시기관을 층화요인으로 설정할 수도 있다. 층화요인에 포함된 시험대상자 특성은 무작위배정이 이루어지기 전 수집하고 평가할 수 있어야 한다. 지나치게 많은 층화요인을 설정하여 복잡하게 운용되지 않도록 주의해야 한다. 예를 들어, 연령(60세 미만, 60세 이상), 중증도(중증, 경증), 성별로 3개의 층을 설정했다면 총 8개(2×2×2)의 무작위배열 서열을 준비하여야 한다. 또한 층별로 배정비 불균형이

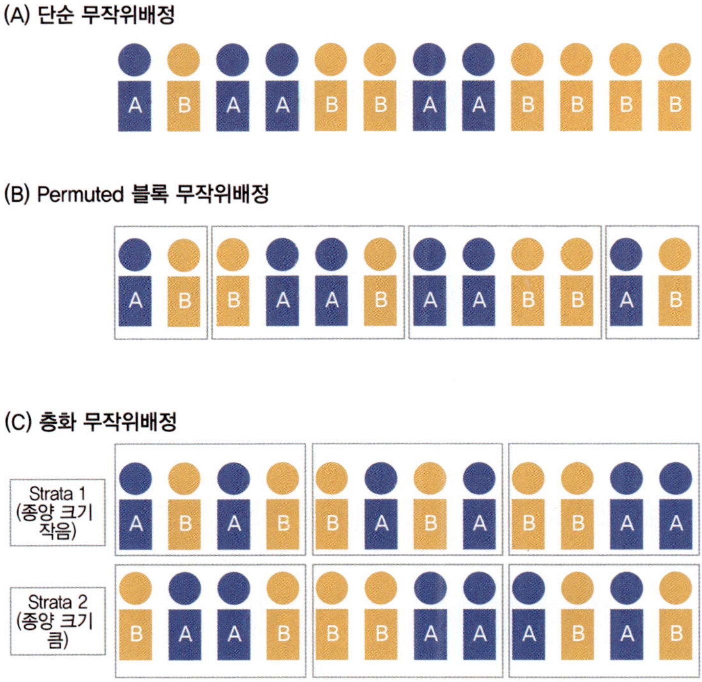

그림 23-2. 일정배정확률 무작위배정 종류

일어날 수 있으므로 많은 기관이 참여하는 임상시험에서 기관을 층화요인으로 둔 경우라면 블록 무작위배정도 같이 계획하는 것이 바람직하다.

표 23-1. 일정배정확률 무작위배정 장단점

	장점	단점
단일 무작위배정	간단하고 선택 비뚤림이 없음	배정비가 일정하지 않을 수 있음
Permuted 블록 무작위배정	배정비 어느 정도 일정하게 유지	눈가림이 이루어지지 않고 블록 크기가 동일할 경우, 무작위배정이 은폐되지 않음
층화 무작위배정	군간 층화요인은 균형을 유지	층화요인에 포함될 공변량은 배정 전 수집 및 평가가 쉽게 가능해야 하며, 층화 숫자가 많아질수록 시행하기 복잡하고 배정비 불균형이 일어날 수 있음

2) 역동적 무작위배정

역동적 배정계획은 임상시험 시행 도중 치료군 배정 확률이 변화하게 된다. 이러한 역동적 무작위배정(adaptive randomization)은 임상시험 방법에 변화를 주는 adaptive design의 한 종류로 볼 수 있다. 시험운영이 복잡하고 무작위배정 서열을 미리 확정하지 못하기 때문에, 임상시험 시행자 입장에서 이런 불확실한 요소는 불편할 수 있다. 그러나 역동적 무작위배정은 기존 일정배정 임상시험에 비해 임상시험자를 보다 효율적으로 배정하여 윤리적이고, 효과 있는 치료법을 보다 빨리 발견하여 불필요한 비용을 줄일 수 있어 경제적일 수 있다.

크게 제한 무작위배정(restricted randomization), 공변량조정 역동적 무작위배정(covariate-adaptive randomization), 결과변수조정 역동적 무작위배정(response-adaptive randomization), 공변량보정 결과변수조정 역동적 무작위배정(covariate-adjusted response-adaptive randomization)으로 나눌 수 있다.

(1) 제한 무작위배정(Restricted Randomization)

역동적 배정계획은 특정 시점까지 등록된 배정 정보를 이후 배정확률에 반영하는 것이 가장 큰 특징이다. 제한무작위배정은 특정 시점까지 배정된 시험대상자 수의 균형을 맞추도록 배정확률을 조정하게 된다. 비슷한 목적을 가진 블록 무작위배정에 비해 선택 비뚤림에 영향을 덜 받는 것으로 알려져 있다. 최대화방법(maximal procedure)과 바이어스된 동전 방법(biased coin design) 등이 있다. 1971년 Efron이 소개한 바이어스된 동전 방법은, 두 군 차이가 미리 정한 수(D)보다 커지면, 다음 배정 시 배정 확률(p)을 1/2이 아닌 다른 수, 예를 들어 1/3로 바꾸게 된다. 상대적으로 쉽게 구현할 수 있고 선택 비뚤림이 없는 것이 장점이다.

(2) 공변량조정 역동적 무작위배정(Covariate–adaptive Randomization)

치료군 간 공변량의 균형을 맞추는 목적으로 개발되었다. 공변량조정 역동적 무작위배정은 임상시험 진행 중 치료군 간 공변량의 비율 또는 통계량을 매번 계산하고 비교하여 적절한 치료군으로 배정하게 된다. 예를 들어 1970년대 Taves와 Pocock and Simon이 소개한 최소화방법(minimization)은 가중치를 고려하여 계산된 공변량 합산값의 차이(covariate margins)가 최소화되도록 배정을 변경한다. 층화무작위배정과 비교하면 더 많은 공변량을 설정하여 균형을 이루도록 한다. 그러나 여전히 공변량 숫자가 많을 경우 정보 수집 및 평가로 인해 수행이 복잡하고, 공변량으로 인한 선택 비뚤림이 존재하는 것이 단점이다.

(3) 결과변수조정 역동적 무작위배정(Response–adaptive Randomization)

무작위배정은 clinical equipoise, 즉 어느 치료법이 더 우수하다는 확신이 없는 상황에서 정당화된다. 하지만 임상시험 도중 얻어지는 치료효과를 평가할 수 있고 더 우수한 치료법을 판단할 수 있다면, 이러한 우월한 치료군에 시험대상자를 더 많이 배정하는 것이 윤리적으로 타당할 것이다. 그러므로 결과변수조정 역동적 무작위배정은 검정력을 최대화하되 두 군간 시험실패를 최소화하여 배정확률을 조종하는 것을 목표로 한다. 단, 특정 치료법이 월등히 뛰어나면 군간 숫자의 불균형이 발생할 수 있고, 선택 비뚤림에 취약하다. 결과변수조정 역동적 무작위배정은 중간분석을 통해 치료효과를 빠르고 명확하게 판단할 수 있는 특수한 상황에서 시행 가능하므로, 장기생존을 평가하는 암임상시험에는 적절하지 않을 수 있다.

(4) 공변량보정 결과변수조정 역동적 무작위배정(Covariate–adjusted Response–adaptive Randomization)

공변량보정 결과변수조정 역동적 무작위배정은 공변량조정 역동적 무작위배정과 결과변수조정 역동적 무작위배정을 포함한 계획이다. 정밀의학이 대두됨에 따라 유전자형처럼 여러 공변량을 고려하여 최선의 치료를 선택하려는 요구가 높은데, 공변량보정 결과변수조정 역동적 무작위배정은 이에 부합하는 방법으로 주목받고 있다. 이는 공변량과 결과변수간 상호작용이 존재할 때, 즉 특정 공변량 값에 따라 결과변수 효과가 다르게 나타날 때 효과적이기 때문이다. 예를 들어, 특정 유전자형에서 치료효과가 월등히 좋은 경우라면 공변량보정 결과변수조정 역동적 무작위배정이 효율적인 설계 요소가 된다. 항아리모델 기반 공변량보정 결과변수조정 역동적 무작위배정, 타깃 기반 공변량보정 결과변수조정 역동적 무작위배정, 유틸리티 기반 공변량보정 결과변수조정 역동적 무작위배정 등의 방법이 제시되었다. 결과변수조정 역동적 무작위배정처럼, 결과변수를 시험 도중 빨리 판단할 수 있는 경우(예: late stage)에 적합하다. 시간이 지나면서 시험대상자군 특성이 바뀔 여지가 있다면 해당 공변량에 따라 군배정확률을 바꾸는 공변량보정 결과변수조정 역동적 무작위배정이 결과변수조정 역동적 무작위배정에 비해 효율적으로 알려져 있다.

3. 무작위배정 및 눈가림과 관련된 시험운영 요소

무작위배정과 눈가림은 비뚤림을 방지하는 중요한 장치이면서, 동시에 임상시험 설계와 시험 운영에 직접적으로 관여하게 된다. 단편적인 주제이지만, 중앙 무작위배정 센터, 클러스터/스텝웨지드 무작위배정, blinded independent central review, adaptive platform trials 등을 소개한다.

1) 중앙 무작위배정센터

무작위배정 서열을 은폐하기 위해서 중앙 무작위배정 센터를 운용할 수 있다. 특히 다기관 임상시험 또는 다양한 층화요인을 설정한 임상시험은 중앙 무작위배정 센터를 운용하는 것이 편리하다. 역동적 배정 계획을 사용한다면 중앙 무작위배정 센터가 필수이다.

2) 클러스터 무작위배정과 스텝드웨지 클러스터 무작위배정 (Stepped Wedge cluster Randomization)

일반적으로 개인 단위에서 무작위배정이 이루어진다. 하지만 치료법 특성상 대규모로 이루어져야 하는 서비스이거나 집단 내 파급력이 커서 개인 단위에서 무작위배정을 시도하기 어려울 수 있다. 이 경우 집단(cluster)이 무작위배정의 단위(unit)가 될 수 있다. 예를 들어 병동, 병원을 클러스터로 설정하여 군에 배정할 수 있다. 개인 특성이 균형을 이루지 않을 수 있어, 클러스터를 매칭하거나 층화하는 등의 제약조건을 둘 수 있다. 클러스터 무작위배정의 단점은 분석이 복잡해지고, 클러스터 내 급내상

관계수(intracluster correlation)로 인해 통계적 검정력이 낮아지는 것을 보완하기 위해 시험대상자 숫자가 증가하는 데 있다.

스텝드웨지 무작위배정은 무작위배정의 단위가 클러스터로 클러스터 무작위배정의 한 종류로 볼 수 있다. 그러나 일반 클러스터 무작위배정과 다른 점은, 한 클러스터가 동일 치료법을 받지 않고 시간에 따라 다른 치료법을 받게 된다. 이런 시간적 차이로 클러스터 내 비교와 클러스터 간 비교를 가능케 한다. 방법적으로 복잡하고, 시간이 잠재적 공변량으로 작용할 수 있고, 클러스터 내 상관관계가 바뀌기 때문에 분석이 어려워지고, 클러스터 내 정보가 오염될 수 있는 등 고려사항이 많다. 그렇지만 새로운 정책, 시스템, 헬스케어 서비스를 도입하고 평가할 때 유용한 연구설계이다.

3) Blinded Independent Central Review

Progression-free-survival(PFS, 무진행 생존)이 주요 3상 임상시험의 endpoint로 설정되는 일이 빈번해지면서 보다 신뢰성 높게 PFS를 평가하기 위해 blinded independent central review(BICR)를 운영하기도 한다. 눈가림된 평가자가 일관성 있게 결과변수를 평가하다는 면에서 큰 장점을 갖는다. 하지만, BICR에서 치료효과를 평가하는 시점보다 먼저 로컬 평가자가 평가하여 시험대상자를 탈락시킬 경우, 이 시험대상자는 다른 시험대상자와 비교하면 예후정보가 균등하지 않으므로 정보를 주는 중도절

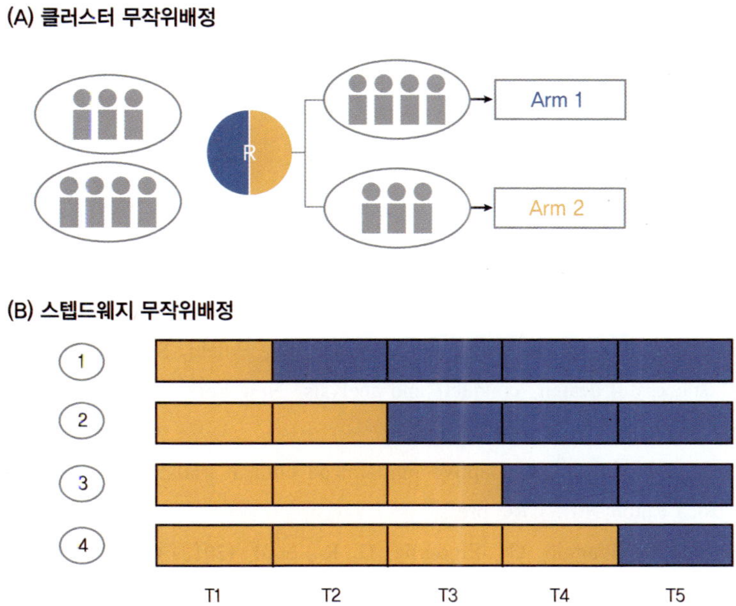

그림 23-3. 클러스터 무작위배정과 스텝드웨지 무작위배정

단(informative censoring)이 일어날 수도 있다. FDA 역시 눈가림이 잘 이루어진 임상시험에서의 BICR 운영을 필수로 요구하진 않는다.

4) Adaptive platform trials

FDA는 2018년 adaptive design과 master protocol 안내서를 발간하였다. Adaptive platform trial은 이 두 연구설계요소가 중첩된 개념이다. FDA 안내서는 공변량조정 역동적 무작위배정과 결과변수조정 역동적 무작위배정이 언급하면서 이러한 역동적 무작위배정계획이 통계적으로 무리가 없으면서 제1종 오류(Type I error)를 높이지 않으면서 검정력을 극대화시킬 수 있음) 다양한 연구목적을 가진 혁신적인 연구의 고려요소로 소개하고 있다.

4. 결론

임상시험에서 무작위배정과 눈가림은 임상시험의 과학성을 높이고 비뚤림을 줄이는 매우 중요한 장치이다. 배정확률이 일정한 무작위배정 방법을 많이 사용하나, 윤리적인 이유와 다양한 연구목적을 고려하기 위해 역동적 무작위배정이 기반된 임상시험도 도입되고 있다.

시험대상자, 의료진, 자료수집가, 자료평가자 측면을 모두 고려하여 최대한 눈가림이 가능하도록 설계하도록 한다.

참고문헌

1. Stephanie Green, Jacqueline Benedetti, Angela Smith, John Crowley (2016) The Design of Clinical Trials. (In) Clinical trials in oncology. Boca Raton, FL: CRC press.
2. Susan Groshen (2018). Randomization. Kelly, W. K., Halabi, S. (Eds), Oncology clinical trials: successful design, conduct, and analysis. New York (US): Springer Publishing Company.
3. Sverdlov O. (2015) Modern adaptive randomized clinical trials: statistical and practical aspects. Boca Raton, FL: CRC press.
4. Campbell, M. K., Piaggio, G., Elbourne, D. R., et al. (2012) Consort 2010 statement: extension to cluster randomized trials. BMJ, 345: e5661.
5. Gupta, S. K. (2011) Intention-to-treat concept: A review. Perspect Clin Res, 2(3): 109–

112.

6. Hemming K, Taljaard M, McKenzie JE, et al. (2018) Reporting of stepped wedge cluster randomized trials: extension of the CONSORT 2010 statement with explanation and elaboration. BMJ, 363:k1614.
7. Moher D, Hopewell S, Schulz KF, et al. (2010) CONSORT 2010 explanation and elaboration: updated guidelines for reporting parallel group randomised trials. BMJ, 340:c869.
8. Thorlund K, Haggstrom J, Park JJ, et al. (2018) Key design considerations for adaptive clinical trials: a primer for clinicians. BMJ, 360:k698.
9. FDA Guidance for industry: adaptive design clinical trials for drugs and biologics [Accessed June 23, 2019] Retrieved from https://www.fda.gov/regulatory-information/search-fda-guidance-documents/adaptive-design-clinical-trials-drugs-and-biologics
10. FDA Guidance for industry: Master Protocols – Efficient clinical trial design strategies to expedite development of cancer drugs and biologics [Accessed June 23, 2019] Retrieved from https://www.fda.gov/regulatory-information/search-fda-guidance-documents/master-protocols-efficient-clinical-trial-design-strategies-expedite-development-oncology-drugs-and
11. ICH E9 (1998). Statistical Principles for Clinical Trials. [Accessed June 23, 2019] Retrieved from 임상시험의 통계 원칙, 식품의약품안전처 https://www.mfds.go.kr/brd/m_615/view.do?seq=23444

Chapter 24

연구 대상자의 모집 및 동의 절차

이정옥

요약

- 임상시험에서 연구 대상자 모집방법은 연구디자인과 대상자 군에 따라 다를 수 있다.
- 피험자 동의는 피험자가 설명서를 통해 임상시험과 관련된 모든 정보를 제공받고, 서명과 서명 날짜가 포함된 동의서를 통해 본인이 자발적으로 임상시험에 참여함을 확인하는 절차이다. 동의서를 취득하기 전에는 임상시험과 관련된 어떠한 행위를 해서도 안 된다.
- 취약한 환경의 연구대상자, 즉 임상시험 참여와 연관된 이익에 대한 기대 또는 참여를 거부하는 경우 받게 될 불이익을 우려하여 자발적인 참여 결정에 영향을 받을 가능성이 있는 연구대상자는 특별한 보호가 필요하다.
- 연구대상자의 동의절차에 있어 대리인 및 참관인의 정의와 역할을 알아야 한다.
- 응급상황의 임상시험의약품 사용 혹은 피험자의 의학적 상태로 인해 임상시험 전 동의서 취득이 불가능한 경우에 한해 institutional review board(IRB)로부터로부터 동의서 취득 면제 승인을 받을 수 있다.

1. 연구 대상자 모집

계획된 시점까지 목표한 연구 대상자수를 모집하는 것은 임상시험 성공 여부를 좌우하는 중요한 요인 중 하나이다. 지연이 될 경우 연구기간 연장에 따른 비용 증가, 새로운 치료법 적용의 지연, 신약 시판 허가 기회 상실 등이 발생할 수 있다.

1) 대상자 모집 방법

임상시험의 디자인과 모집해야 하는 대상자 군에 따라 모집방법은 다를 수 있다.

(1) 진료 환자 상담

특정 질병을 대상으로 하는 임상연구의 경우 시험자가 주치의로 평소 진료하고 있는 환자들을 대상으로 진료 상담 중 모집하는 경우가 많다.

(2) 타기관으로부터의 의뢰

건강한 성인 대상 1상 임상시험을 제외하고, 해당 임상시험을 실시하지 않는 타 기관으로부터 환자를 의뢰 받는다. 연구자 간 학회, 연구회, 학술대회 등을 통해 임상시험 정보가 공유된다.

(3) 실시기관의 환자 데이터베이스

(4) 편지/이메일 발송

(5) 지원자 모집 공고

건강인 지원자가 필요한 임상시험의 경우에 주로 이용된다. IRB로부터 승인을 받은 대상자 모집 공고문을 병원 또는 관련기관 홈페이지에 게시하고, 신문이나 방송 등의 대중매체를 이용하기도 한다.

2) 대상자 모집 공고 시 주의사항

과장된 결과 혹은 다른 이익을 진술하거나 암시하는 내용, 지급에 대한 내용이나 지급액수를 강조하는 표현, 연구대상자를 현혹시키는 문구, 정부의 허가 없이 '신치료법' '신약' 등의 용어, '무료치료'라는 용어, 임상시험용 의약품/의료기기의 제조 및 수입회사의 이름 및 상품명은 연구대상자모집 공고문에 포함되어서는 안 된다.

3) 성공적인 대상자 모집을 위한 개선방안

(1) 신속한 응답 체계

연구 참여를 원하는 대상자로부터 전화나 이메일을 통해 질문을 받고 신속하게 응답을 하는 시스템이 필요하다. 연락처에 대한 책임을 특정 연구자에게 부여하고 질문에 대한 응답을 위한 별도의 시간을 할애하는 것에 있어 현실적인 어려움이 있다.

2. 동의 절차

KGCP 정의에 따르면, 피험자 동의라 함은 피험자가 임상시험의 참여여부를 결정하기 전에 피험자를 위한 설명서를 통해 해당 임상시험과 관련된 모든 정보를 제공받고, 서명과 서명 날짜가 포함된 동의서를 통해 본인이 자발적으로 임상시험에 참여함을 확인하는 절차를 말한다. 설명(informed)과 자발적(voluntarily) 참여가 중요하고, 동의서를 취득하기 전에는 임상시험과 관련된 어떠한 행위를 해서도 안 된다.

1) 동의서 취득과정

임상시험 적합 가능성 확인

↓

임상시험 관련 정보 제공

- ✓ 관련 규정 및 법규에서 요구하는 동의 관련 모든 사항을 연구대상자/법적 대리인에게 설명

↓

동의서 취득

- ✓ 동의일, 성명, 서명 등을 자필 작성
- ✓ 연구대상자/대리인 ->연구자 순으로 동일한 날짜에 서명
- ✓ 진행 중인 모든 피험자에게 개정된 동의서를 새로 취득

↓

동의서/설명문 사본 제공

- ✓ 동의서 취득 과정(연구 설명 및 동의과정, 참여 동의 및 서명, 사본 제공 등)을 자세히 문서로 기록

↓

근거기록 작성 및 원본 보관

2) 동의서 취득 과정에서 주의할 점

- 동의서는 시험책임자 또는 시험책임자의 위임을 받은 의사, 치과의사, 한의사만 받을 수 있다.
- 피험자에게 질문사항이 있는지 확인하고 답변은 정확하고 진실되게 한다.
- 피험자가 임상시험에 참여하도록 설득하려 하지 않는다.
- 동의서 내용에 대한 몇 가지 질문을 함으로써 피험자가 설명한 내용을 얼마나 잘 이해하고 있는지 확인한다.
- 충분한 시간을 가지고 진행한다. 대상자가 가족들과 상의가 필요한 경우 동의서 양식을 제공하고 피험자가 결정을 하기 위해 그 내용을 평가하고 논의할 만한 충분한 시간을 가지도록 한다.

3) 취약한 환경에 있는 연구대상자의 동의 취득

(1) 취약한 환경의 연구대상자의 정의

- 정보를 이해하고 처리할 수 있는 지적 능력이 없거나, 임상시험 참여와 연관된 이익에 대한 기대 또는 참여를 거부하는 경우 받게 될 불이익을 우려하여 자발적인 참여 결정에 영향을 받을 가능성이 있는 연구대상자이다.
- 인지 또는 의사소통/권위에 대한/의학적/재정적 취약성이 있는 대상자이다.
- 의과/한의학/약학/치과/간호대학의 학생, 의료기관 및 연구소 근무자, 제약회사의 직원, 군인, 불치병에 걸린 사람, 집단시설 수용자, 실업자, 빈곤자, 응급상황

에 처한 환자, 소수인동, 부랑인, 노숙인, 난민, 미성년자 및 자유의지에 따른 동의를 할 수 없는 대상자가 포함된다.

- 취약한 연구대상자를 대상으로 연구를 수행하는 경우는 보다 강화된 연구 참여기준과 보완된 동의 과정이 필요하며 연구 대상자의 복지와 권리를 보장하고 연구윤리가 확보될 수 있도록 노력해야 한다. 실제 취약한 연구대상자는 연구참여가 제한되는 경우가 많다.

(2) 연구대상자의 대리인

- 정의: 위임을 받지 않고도 직접 법률의 규정에 의하여 대리권의 효력이 발생하는 자로 연구대상의 친권자, 배우자, 후견인으로서 연구대상자를 대신하여 연구대상자의 임상연구 참여 유무에 대한 결정을 내릴 수 있는 자, 즉 법적으로 유효한 대리인을 말한다.
- 연구대상자의 이해능력, 의사표현능력의 결여 등의 사유로 동의를 받을 수 없는 경우에 대리인의 동의를 받을 수 있으며, 이러한 경우에도 연구자는 연구 대상자에게 연구대상자가 이해할 수 있는 정도까지 임상시험에 관한 정보를 제공해야 하며, 가능하다면 연구대상자는 동의서 서식에 서명하고 자필로 날짜를 기재하여야 한다. 또한, 연구대상자의 대리인임을 확인할 수 있는 근거자료 등을 확보하고, 연구대상자 동의 설명서 등에 대리인의 동의 사유를 구체적으로 기술할 것을 권장한다.

(3) 참관인

- 정의: 해당 연구와는 무관하고, 연구에 관련된 자들에 의해 부당하게 영향을 받지 않을 수 있는 자로서, 연구대상자나 대리인이 동의서, 설명서 및 그 밖의 문서화된 정보를 읽을 수 없는 경우에 동의 과정에 입회하여 동의서 및 연구대상자에게 제공되는 모든 서면정보를 대신하여 읽게 되는 자를 말한다.
- 연구대상자 또는 대리인이 연구대상자의 연구 참여를 구두로 동의하면 가능하다면 동의서에 자필로 서명하고 해당 날짜를 적고, 입회자가 동의서에 자필로 서명하고 해당 날짜를 적어야 하며, 공정한 입회자는 동의서에 서명하기 전에 동의서와 연구대상자설명서 및 그 밖의 문서화된 정보가 정확하게 연구대상자나 대리인에게 설명되었는지 여부, 이들이 해당 사실을 이해하였는지 여부 및 동의를 얻는 과정이 연구대상자나 대리인의 자유의사에 따라 진행되었는지 여부를 확인해야 한다.

(4) 특수 상황들

① 피고용인이나 학생

연구자의 학생, 연구자의 연구원 혹은 수련생, 연구기관/책임이관/의뢰자 등의 피고용인

IRB는 연구책임자와 직접적인 관련이 있는 학생이나 고용자를 연구대상자로 하는 시험은 원칙적으로 승인하지 않지만, 대상자가 자기 의지에 따라서 자율적으로 연구에 참여하는 것에 동의한 경우 승인할 수도 있다.

② 미성년자

미성년자(만 19세미만)가 연구에 참여할 때는 법정 대리인의 동의와 본인의 승낙이 필요하다.

승낙: 연구 참여에 관하여 충분히 이해할 수 있을 때 대상자 본인의 승낙이 필요하며, 승낙은 연구 참여에 대한 적극적인 동의의 표현으로서, 반대의 의사를 밝혔거나 반대의사를 밝히지 않았더라도 확실히 동의하지 않은 경우에는 승낙하지 않은 것으로 간주된다. 7세부터는 문서화된 승낙을 받아야 한다.

③ 외국인

연구 대상자가 이해할 수 있는 모국어로 쓰여진 설명문 및 동의서를 사용해야 한다.

한국어로 의사소통이 불가능한 대상자의 경우, 동의서 서식 설명문을 포함한 문서화된 정보는 IRB에 사전 승인된 전문 번역본을 사용해야 한다. 필요한 경우 한국어와 연구대상자의 모국어에 능통한 통역자가 동의과정에 참여해야 한다.

한국어를 의사소통이 원활하더라도, 동의 시 참관인이 동의를 얻는 전 과정에 참석해야 한다. 연구자는 책임연구자 또는 책임연구자의 위임을 받은 자는 동의서 서식 연구대상자 설명서 및 그 밖의 문서화된 정보를 연구대상자 또는 연구대상자의 대리인에게 읽어 주고 설명하여야 한다. 그리고 연구대상자 또는 대리인은 연구대상자의 연구 참여를 구두로 동의하고 가능하다면 동의서에 자필로 서명하고 해당 날짜를 적고 참관인이 동의서에 자필로 서명하고 해당 날짜를 적어야 하며 참관인은 동의서에 서명하기 전에 동의서와 연구대상자 설명서 및 그 밖의 문서화된 정보가 정확하게 연구대상자나 대리인에게 설명되었는지 여부 이들이 해당 사실을 이해하였는지 여부 및 동의를 얻는 과정이 연구대상자나 대리인의 자유의사에 따라 진행되었는지 여부를 확인하여야 한다.

④ **문맹인**

연구대상자의 대리인의 동의를 통하여 참여가 가능하며, 대리인도 문서화된 정보를 읽을 수 없는 경우에는 입회자가 동의를 얻는 전 과정에 참석하여야 한다.

4) 동의서 취득 면제

(1) 동의서 취득이 면제될 수 있는 경우

- 응급상황에서의 임상시험의약품의 사용
- 피험자의 의학적 상태가 임상시험 전에 동의서를 취득하는 것이 실제 불가능한 경우

(2) 면제 승인 요건

IRB로부터 승인을 받아야 하며, IRB로부터 사전 동의 취득 면제 또는 예외를 결정하기 위해 다음 사항이 문서화되어야 한다.

① 피험자가 생명에 위협을 받는 상황에 놓여 있고, 사용 가능한 치료법은 증명되지 않거나 효과가 없다는 사실. 특정 치료, 시술 등의 안정성과 유효성을 결정하기 위해 유효한 과학적 증거를 수집할 필요가 있다는 사실

② 동의서 취득이 다음 사항 때문에 가능하지 않다는 사실

A. 피험자가 동의서를 작성할 만한 건강 상태에 있지 않음

B. 연구 중인 치료, 시술 등이 피험자의 법적 대리인으로부터 동의서를 얻기 전에 반드시 실시되어야 함

C. 피험자가 임상시험에 적합할 것인지를 판단할 기회가 있을지를 예상할 수 있는 방법이 없음

③ 임상시험 참여가 피험자에게 즉각적인 이익을 줄 것이라는 확인

- 이전의 비임상시험, 임상시험 결과를 근거로 판단할 때 치료 또는 시술이 피험자에게 즉각적인 이익을 제공할 가능성이 있고, 피험자의 의학적 상태에 관해 현재 알려져 있는 지식, 표준 치료의 위험 및 이익, 실험적인 치료 또는 시술에 관해 알려져 있는 사항을 기초로 판단해 볼 때 치료 또는 시술에 연관되는 위험을 감수하고도 사용해 볼 만한 가치가 있음

④ 임상시험이 예외 조항 없이 실제 수행될 수 없음

참고문헌

1. Gantz C (2018) Recruitment of research participants. In Kelly, W. K., Halabi, S. (Eds), Oncology clinical trials: successful design, conduct, and analysis. New York (US): Springer Publishing Company.
2. 의약품 임상시험 관리기준 [Accessed December 1, 2019] Retrieved from http://www.law.go.kr/법령/의약품등의안전에관한규칙/(20191212,01576,20191206)/제30조.
3. Good Clinical Practice (GCP) [Accessed December 1, 2019] Retrieved from https://www.ich.org/page/efficacy-guidelines

Chapter 25

부작용 평가 및 보고

김진수

요약

- 임상시험 관련된 이상 반응을 평가하는 것은 통용되는 국제 기준에 따라 진행하게 되며 심각도와 연관성에 대해서 결정해야 한다.
- 이상 반응 보고는 기관별 표준 운영 지침에 따라 기관내 보고를 해야 하며, 국내외의 법규에 따른 규제기관에의 보고도 진행해야 한다.

1. 부작용이란

임상시험에서 사용되는 치료는 관련성 여부를 따로 평가해야 하긴 하지만 여러 가지 새로운 증상/징후를 일으킬 수 있다. 의뢰자는 임상시험에 참여하는 대상자의 안전과 권익 보호를 위해 임상시험과 관련한 안전성 정보를 지속적으로 모니터링하고 평가, 관리해야 할 책임이 있다. 이러한 안전성 정보 평가는 임상시험의 학술적인 목적을 달성하는 것뿐만 아니라, 허가 또는 규제 당국과의 적절한 의사 소통에도 중요하며, 최악의 경우에는 임상시험에 관한 법률에 근거한 법적인 책임을 결정할 수도 있기 때문에 연구자가 반드시 숙지하여야 할 내용이다. 이러한 안전성 정보 평가를 통해, 시험대상자의 안전을 위협하거나 임상시험의 실시 여부에 영향을 미치는 등 중요한 안전성 정보를 취득한 경우에 식품의약품안전처장에게 신속하게 보고하며, suspected, unexpected, serious adverse reaction(SUSAR, 중대하고 예상하지 못한 약물이상반응)이 발생한 경우에도 약사법령에서 정한 기한 내에 식약처장에게 보고해야 할 책임이 있다. 이러한 약물이상반응 등 안전성 정보 보고 의무는 임상시험 의뢰자로 하여금 중대한 안전성 정보를 조기에 감지하고 규제당국으로 보고함으로써 임상시험에 참여하는 시험대상자의 안전과 권익 보호를 증대하기 위함이다.

연구 계획서 작성 시에는 이러한 이상반응의 분류와 보고 절차에 대해서 명확히 기술되어 있어야 하며, 이는 연구가 진행되는 기관 내 규정 및 국내 식약처 규정, 그리고 다국가 연구인 경우에는 외국 규제 당국의 규정에도 어긋나지 않도록 만전을 기해야 한다.

2. 기본 원칙

「약사법」 제34조 및 「의약품 등의 안전에 관한 규칙」(총리령) 제30조 제1항 제13호에 따라 임상시험계획승인을 받은 자는 중대하고 예상하지 못한 약물이상반응을 식약처장에게 보고하여야 한다. 따라서, 임상시험계획을 승인 받은 자는 약물감시(pharmacovigilance) 분야 담당인력을 두고 관련 업무를 수행하도록 하여야 한다.

1) 이상반응 용어 정의

(1) Adverse Event 또는 Adverse Experience(AE, 이상반응)

임상시험용 의약품을 투여한 시험 대상자에게 발생한 모든 유해하고 의도하지 않은 증후(sign, 실험실 실험 결과의 이상 등을 포함한다), 증상(symptom) 또는 질병을 말하며, 해당 임상시험용 의약품과 반드시 인과관계를 가져야 하는 것은 아니다.

(2) Adverse Drug Reaction(ADR, 약물이상반응)

임상시험용 의약품의 임의 용량에서 발생한 모든 유해하고 의도하지 않은 반응으로써 임상시험용 의약품과의 인과관계를 부정할 수 없는 경우를 말한다.

표 25-1. CTCAE Grades v.5.0

Grade 1	경증(mild)	무증상 또는 가벼운 증상; 임상적 또는 진단적으로 관찰만 하는 경우; 처치가 필요 없는 경우
Grade 2	중등증(moderate)	최소한의 국소적 또는 비침습적 처치가 필요한 경우; 나이에 맞는 도구를 이용한 일상생활(instrumental ADL*)에 제한이 있을 수 있음
Grade 3	중증(severe) 또는 의학적으로 의미 있으나 즉각적으로 생명을 위협하지는 않는(medically significant but not immediately life-threatening)	입원 또는 입원 연장이 필요한 경우; 장애를 일으키는 경우; 자기 돌봄 일상생활(Self care ADL*)에 제한이 있을 수 있음
Grade 4	생명을 위협(life-threatening consequences)	즉각적인 처치가 필요한 경우
Grade 5	사망(death)	사망을 초래하는 이상반응

*Activities of Daily Living(ADL)

- Instrumental ADL refer to preparing meals, shopping for groceries or clothes, using the telephone, managing money, etc.
- Self care ADL refer to bathing, dressing and undressing, feeding self, using the toilet, taking medications, and not bedridden.

표 25-2. 이상반응 등급 분류의 예시 v.5.0

Grade	1	2	3	4	5
Nausea	Loss of appetite without alteration in eating habits	Oral intake decreased without significant weight loss, dehydration or malnutrition	Inadequate oral caloric or fluid intake; tube feeding, TPN, or hospitalization indicated	–	–
Diarrhea	Increase of <4 stools per day over baseline; mild increase in ostomy output compared to baseline	Increase of 4~6 stools per day over baseline; moderate increase in ostomy output compared to baseline; limiting instrumental ADL	Increase of >=7 stools per day over baseline; hospitalization indicated; severe increase in ostomy output compared to baseline; limiting self care ADL	Life-threatening consequences; urgent intervention indicated	Death
Neutrophil count decreased	<LLN*–1,500/mm^3	<1,500~1,000/mm^3	<1,000~500/mm^3	<500/mm^3	–
Alanine aminotransferase increased	>ULN** – 3.0 x ULN if baseline was normal; 1.5 – 3.0 x baseline if baseline was abnormal	>3.0 – 5.0 × ULN if baseline was normal; >3.0 – 5.0 × baseline if baseline was abnormal	>5.0 – 20.0 × ULN if baseline was normal; >5.0 – 20.0 × baseline if baseline was abnormal	>20.0 × ULN if baseline was normal; >20.0 × baseline if baseline was abnormal	–

* LNL: lower limit of normal
** UNL: upper limit of normal

(3) 중대한 이상반응 · 약물이상반응(Serious AE · ADR)

임상시험용 의약품의 임의 용량에서 발생한 이상반응 또는 이상약물반응 중에서 다음의 어느 하나에 해당하는 경우를 말한다.

1) 사망하거나 생명에 대한 위험이 발생한 경우
2) 입원할 필요가 있거나 입원 기간을 연장할 필요가 있는 경우
3) 영구적이거나 중대한 장애 및 기능 저하를 가져온 경우
4) 태아에게 기형 또는 이상이 발생한 경우
5) 1)부터 4)까지의 사례 외에 약물 의존성이나 남용의 발생 또는 혈액질환 등 그 밖에 의학적으로 중요한 상황이 발생하는 사례

의뢰자 또는 시험자 모두 "중대한" 사례인지 그 여부를 결정할 수 있다. 시험자의 관점은 실제 사례를 관찰함으로써 얻어진 것이며, 의뢰자는 해당 사례의 중요성에 대한 평가를 하기 위해 약물과 약물의 효과에 대해서 더 많은 정보를 가지고 있을 수 있다.

안전성 문제의 중요성을 식별하는데 있어 중대한 이상사례는 매우 중요하므로 의뢰자와 시험자의 평가 모두를 고려하는 것이 중요하다. 따라서, 의뢰자 또는 시험자 중 어느 하나가 해당 사례가 중대하다고 판단한다면 그 사례는 "중대한" 것으로 분류되어야 한다.

(4) 예상하지 못한 약물이상반응(Unexpected ADR)

임상시험자 자료집 또는 의약품의 첨부 문서 등 이용가능한 의약품 관련 정보에 비추어 약물이상반응의 양상이나 위해의 정도에서 차이가 나는 것을 말한다.

예를 들어 임상시험자 자료집에 '간염(hepatitis)'과 '간효소의 상승(elevated hepatic enzymes)'만 언급되어 있다면, '간괴사(hepatic necrosis)'는 그 중증도가 더 크다는 점에서 "예상하지 못한(unexpected)" 것으로 간주될 수 있다.

"예상하지 못한"이라는 정의는 동일 계열 약물(a class of drugs) 투여 시 발생하거나 또는 약물의 약리작용 특성으로부터 예상된다고 임상시험자 자료집에 언급되지만, 임상시험 중인 특정 약물 투여 시 발생한다고 구체적으로 언급되지 않은 이상사례 또는 의심되는 이상반응에 사용된다. 즉, 동일 계열 약물에서 발생하거나 해당 약물의 약리학적 특성으로부터 예상되는 것으로 임상시험자 자료집에 기재된 이상사례는 임상시험 중인 약물에서 발견하기 전까지는 "예상하지 못한" 것으로 여겨진다. 예를 들어 epidermal growth factor receptor (EGFR)에 대한 항체 치료제 계열의 약물을 투여한 일부 환자들에서 피부 발진 발생이 예상되며 피부발진이 계열 효과(class effect)로 임상시험자 자료집에 기재되어 있더라도, 임상시험자 자료집에 임상시험 중인 약물에서 발생하는 것으로 포함되기 전까지는 "예상하지 못한" 것으로 간주되어야 한다. 임상시험에서 새롭게 얻거나 또는 다른 출처로부터 보고된 정보가 "예상하지 못한" 것인지 아닌지를 결정하는 근거는 임상시험 중인 특정 약물에 대한 임상시험자 자료집에 기재된 이상사례와 의심되는 이상반응에 의존한다. 이는 임상시험 중인 특정 약물에 대한 임상시험자 자료집에 기재되지 않은 사례는 "예상하지 못한"으로 간주되며 임상시험자 자료집에 기재되면 "예상되는"으로 여겨진다. 새로운 이상사례 정보가 입수되면, 임상시험용 의약품의 안전성 보고 목적에서의 "예상하지 못한" 사례인지를 판단하는 것은 의뢰자의 책임이다.

표 25-3. 이상반응 인과관계 등급

인과관계 용어	평가 기준
Certain	• Event or laboratory test abnormality, with plausible time relationship to drug intake • Cannot be explained by disease or other drugs • Response to withdrawal plausible(pharmacologically, athologically) • Event definitive pharmacologically or phenomenologically(i.e. an objective and specific medical disorder or a recognised pharmacological phenomenon) • Rechallenge satisfactory, if necessary
Probable/ Likely	• Event or laboratory test abnormality, with reasonable time relationship to drug intake • Unlikely to be attributed to disease or other drugs • Response to withdrawal clinically reasonable • Rechallenge not required
Possible	• Event or laboratory test abnormality, with reasonable time relationship to drug intake • Could also be explained by disease or other drugs • Information on drug withdrawal may be lacking or unclear
Unlikely	• Event or laboratory test abnormality, with a time to drug intake that makes a relationship improbable(but not impossible) • Disease or other drugs provide plausible explanations
Conditional /Unclassified	• Event or laboratory test abnormality • More data for proper assessment needed, or • Additional data under examination
Unassessable /Unclassifiable	• Report suggesting an adverse reaction • Cannot be judged because information is insufficient or contradictory • Data cannot be supplemented or verified

2) 이상반응의 평가

다양한 이상반응에 대한 평가는 객관적이고 공통으로 적용되는 기준에 의해서 평가되어야 한다. 초기 임상시험에서는 용량결정을 위해 필수이지만, 허가용 임상시험의 경우에는 결과를 검토하고 다른 연구 결과와 비교하는 데 매우 중요하다. 이를 위해서 다양한 이상반응 평가 기준이 도입되었으나, 가장 널리 사용되는 것은 National Cancer Institute(NCI) Common Terminology Criteria for Adverse Events(CTCAE)이다. 1984년에 처음으로 제정되어 계속 수정 보완되어 왔으며, 현재 진행 중인 대부분의 임상시험은 2010년 발표된 version 4.03을 사용하고 있지만, 2017년 11월 version 5.0이 발표되었으므로 개정 전까지는 주로 사용될 것이다. 연구자는 연구계획서에서 지정하고 있는 version을 이용하여 평가 및 보고를 시행하여야 한다.

일반적으로 이상반응의 정도는 아래 표와 같이 Grade 1에서 Grade 5로 나눠져 있다. 세부 기준은 version에 따라서 약간씩 다를 수 있으므로 주의를 요한다.

이상반응을 보고할 때 적합한 용어를 결정하는 것이 매우 중요하다. 가능하다면, 현재 대상자의 상태를 가장 잘 표현하는 이상반응을 정하는 것이 당연하겠지만, 보고 시점에는 명확하지 않은 경우도 많이 있다. 예를 들어 대상자가 심한 호흡곤란을 증상으로 입원을 하였고, 추후 검사 결과 심부전이 원인이었다고 할 경우, Grade 4의 호흡곤란으로 보고하는 것은 충분하지 않다. 표적 항암제나 면역관문억제제를 사용할 경우 종종 나타나는 폐침윤의 경우도 여러 가지 원인의 감염을 배제하고 진단하여야 하지만 언제나 가능한 것도 아니고, 배양결과가 음성이라고 해서 감염을 완전히 배제할 수 있는 것도 아니다. 따라서, 연구자는 이상반응의 용어 선정에 있어서 신중을 기해야 한다.

약제 유발성 간손상에 대해서는 Hyman Zimmerman이 제시한 Hy's law가 널리 쓰이고 있다. 담즙정체성 손상이 아니라 황달을 동반하는 간세포 손상을 유발하는 약물을 투여한 경우 치명적인 간손상의 위험이 높다는 경험 법칙이다. 연구계획서에 따라서 이 기준을 만족하는 경우에 따로 신속보고를 하도록 하는 경우도 있다.

1. The drug causes hepatocellular injury, generally shown by a higher incidence of 3-fold or greater elevations above UNL of ALT or AST than the(nonhepatotoxic) control drug or placebo.
2. Among trial subjects showing such aminotransferase(AT) elevations, often with ATs much greater than 3xULN, one or more also show elevation of serum total bilirubin to 〉2xULN, without initial findings of cholestasis(elevated serum ALP).
3. No other reason can be found to explain the combination of increased AT and total bilirubin, such as viral hepatitis A, B, or C; preexisting or acute liver disease; or another drug capable of causing the observed injury.

3) 이상반응의 인과관계

이상반응이 시험약과의 인과관계가 있는지 평가하는 것이 반드시 필요하다. 약물투여와 이상반응 발생의 연관 정도는 임상적 평가에 근거하여 시험책임자 혹은 공동연구자가 판단한다. 인과관계에 대한 시험자의 최종 결정이 명확하지 않거나 연구자가 이상반응의 원인을 정확하게 모르는 경우에는 그 이상반응은 "관련가능성 있음"으로 취급된다. 그러나, 만약 인과관계 평가가 명확하지 않지만 임상시험 치료와 관련이 없는 것이 맞다면 "관련없음"으로 기록되고 그 사유가 명확하게 기록되어야 한다.

"관련있음"이라고 평가하기 위하여 다음의 기준들을 고려해야 한다.

- 시험약 투여와 타당한 시간적 연관성이 있는 경우
- 의심되는 약물에 대해 이미 알려진 것과 같은 양상의 반응을 보이는 경우
- 투여를 중지하거나 용량을 감소시켰을 때 증상이 소실 또는 경감되는 경우
- 재투여 시 증상이 다시 발현되는 경우

"관련없음"이라고 평가하기 위하여 다음의 기준들을 고려해야 한다.

- 시험약 투약과 타당한 시간적 연속성(temporal sequence)이 없는 경우
- 이상반응이 대상자의 임상적 상태, 환경이나 독성요인, 또는 대상자에게 시행된 다른 형태의 치료에 의해 쉽게 발생하는 것인 경우
- 재투여 시 증상이 재발하거나 악화되지 않는 경우

또한, 연구 계획서에 따라 WHO-UMC에서 제안한 인과성을 구분하는 방법도 자주 사용된다.

이상의 평가를 통해 시험약이 상당한 위해를 나타낼 경우 임상시험계획서, 동의서, 임상시험자 자료집에서 안전성과 관련이 있는 사항을 변경(이러한 문서들의 정기적인 업데이트는 제외)하거나 임상시험 수행의 변경 등 필요한 조치를 취하여야 한다. 예를 들어, 필요한 조치는 동의서의 즉시 개정, 시험대상자 모니터링의 강화, 선정 제외 기준(eligibility criteria) 또는 스크리닝 절차(screening procedures)의 변경, 환자 등록 중단, 임상시험의 중단 고려 등이 포함된다. 필요 시, 의뢰자는 임상시험 관련 안전성 보고 외에 임상시험계획서 또는 관련 문서들의 변경 사항을 기재한 개정된 임상시험 계획서의 제출이 요구될 수 있다.

4) 이상반응의 보고 절차

연구자는 이상반응을 인지했을 때 기관 IRB의 표준 운영지침에 따라 기관내 보고를 해야 한다. 일반적으로는 SUSAR에 해당하는 이상반응이거나, 연구자의 판단에 따라서 심각성(severity)과 상관없이, 연구의 위험과 잠재적 이익에 대한 IRB의 평가를 변경시킬 수 있으며 그 결과 계획서나 동의 과정의 변경이 고려되는 경우에 진행하여야 한다.

각 기관 표준 운영지침에 따라 다를 수 있지만, 현재 서울대학교 의과대학과 서울대학교병원 계열에서 통합 운영하는 지침에는 다음과 같은 SUSAR는 연구자가 인지한 뒤에 정해진 기한 내에 신속히 보고하여야 하는 것으로 되어 있다. 사망을 초래하거나 생명을 위협하는 경우에는 연구자가 이 사실을 보고받거나 알게 된 날로부터 근무일 기준 7일 이내에 보고하고, 상세한 정보를 최초보고일로부터 근무일 기준 8일 이내에

추가로 보고하여야 한다. 사망사례를 보고한 경우 부검보고서(부검을 실시한 경우)와 사망진단서 등의 추가적인 정보를 제공할 수 있다.

다른 모든 중대하고 예상하지 못한 이상약물/의료기기 반응보고의 경우에는 연구자가 이 사실을 보고받거나 알게 된 날로부터 근무일 기준 15일 이내에 보고하여야 한다. 보고한 이상약물/의료기기 반응의 추가 정보가 있는 경우에는 해당 이상약물/의료기기반응이 종결(이상약물/의료기기 반응이 사라지거나 추적조사가 불가능하게 되는 것을 말함)될 때까지 보고하여야 한다.

그 외에도 임상시험계획서나 임상시험자 자료집에서 즉시 보고하지 않아도 된다고 정한 사항 외의 기타 이상반응 및 기타 안전성과 관련된 모든 정보에 대해서는 안전성 관련 정보보고서를 통해 보고하여야 한다. 사례가 있다면 개별 건이 아닌 축적된 데이터 요약본의 형태로 최소한 6개월에 1회 이상 모아서 보고하여야 한다. 추가적인 정보가 있는 경우에는 해당 이상약물반응이 종결(이상약물반응이 사라지거나 추적조사가 불가능하게 되는 것을 말함)될 때까지 보고하여야 한다.

연구자 주도 임상이 아닌 경우에는 의뢰자에게 이상반응 보고를 하는 것도 필요하다. 역시 연구계획서 또는 의뢰자의 표준 운영지침에 따라 보고를 진행하면 되는데, SUSAR는 아니지만 SUSAR에 준한 보고를 해야 하는 AE of special interest(AESI)가 지정된 경우가 있다.

법령에 따라 임상시험에서 발견된 이상반응은 식품의약품안전처에도 보고를 해야 하는데 아래와 같은 기준에 따른다.

「의약품 등의 안전에 관한 규칙」 [별표 4] 의약품 임상시험 관리기준 제8호 러목 〈개정 2018. 10. 25.〉

1) 의뢰자는 중대하고 예상하지 못한 모든 약물이상반응을 시험자, 식품의약품안전처장 및 필요한 경우 심사위원회에 다음의 구분에 따른 기한까지 보고하여야 한다.
   가) 사망을 초래하거나 생명을 위협하는 경우: 의뢰자가 해당 사실을 보고받거나 알게 된 날부터 7일 이내. 다만, 의뢰자는 약물이상반응명, 최종 관찰 결과, 약물이상반응 요약서 등 별지 제77호서식 약물이상 반응 보고서에 따른 정보가 모두 보고되지 않은 경우 최초로 해당 약물이상반응에 대한 사실을 보고받거나 알게 된 날부터 15일 이내에 해당 약물이상반응에 대한 상세한 정보를 포함하여 추가로 보고하여야 한다.
   나) 그 밖의 중대하고 예상하지 못한 약물이상반응의 경우: 의뢰자가 해당 사실을 보고받거나 알게 된 날부터 15일 이내
2) 의뢰자는 1)에 따라 보고한 약물이상반응의 추가적인 정보가 있는 경우에는 해

당 약물이상반응이 종결(해당 약물이상반응이 사라지거나 추적조사가 불가능하게 되는 것을 말한다)될 때까지 보고하여야 한다.

3) 의뢰자가 식품의약품안전처장에게 1)에 따라 약물이상반응을 보고하려는 경우에는 별지 제77호서식의 약물이상반응 보고서에 CIOMS-I서식 등 약물이상반응 요약서를 첨부하여 제출하여야 한다.

3. 결론

임상시험을 실제로 진행하면서 치료 효과에 대한 평가도 중요하지만, 대상자의 안녕과 복지 측면에서 안전성에 대한 평가도 그에 못지 않게 중요하다. 현재 통용되는 이상반응 평가 방법 및 기준을 숙지하고, 특히 국내 약사법 등의 법령에 어긋나지 않도록 주의할 필요가 있다. 특히, 초기 임상시험에서는 시험약과 관련된 이상반응이 충분히 연구되지 않은 상황이 대부분이고, 예상치 못한 이상반응이 발현하는 경우도 종종 있기 때문에 주의 깊은 관찰이 필요하다. 또한, 이러한 이상반응이 치료 효과를 예측하는 biomarker를 발굴하는 데에도 직간접적으로 영향을 주는 사례도 있기 때문에 임상시험을 수행하는 것뿐만 아니라 탐색적 연구에도 기여할 수 있음을 고려해야 한다.

참고문헌

1. 연구대상자보호프로그램 표준운영지침서 ver. 3.0. (2016.11.11.) [Accessed October 1 2019] Retrieved from hrpp.snuh.org (문의 hrppedu@gmail.com)
2. 약사법 제34조, 『의약품 등의 안전에 관한 규칙』 [시행 2019. 10. 26.] [총리령 제1492호,2018. 10. 25., 일부개정]. [Accessed October 1 2019] Retrieved from from http://www.law.go.kr/법령/의약품등의안전에관한규칙
3. Drug-Induced Liver Injury: Premarketing Clinical Evaluation (US FDA, JULY 2009). [Accessed October 1, 2019] Retrieved from https://www.fda.gov/regulatory-information/search-fda-guidance-documents/drug-induced-liver-injury-premarketing-clinical-evaluation
4. NCI Cancer Therapy Evaluation Program (CTEP). Common Terminology Criteria for Adverse Events (CTCAE). [Accessed October 1, 2019] Retrieved from https://ctep.cancer.gov/protocolDevelopment/electronic_applications/ctc.htm
5. The use of the WHO-UMC system for standardized case causality assessment. [Accessed October 1, 2019] Retrieved from https://www.who.int/medicines/areas/quality_safety/safety_efficacy/WHOcausality_assessment.pdf?ua=1

Chapter 26

항종양반응 평가

서경진

요약

- 임상시험약제의 효과를 평가하고 다른 임상시험결과와 비교하기 위해 객관적이고 표준적인 평가 기준이 필요하며, 이에 따라 여러 항종양반응 평가 기준이 개발되어 쓰이고 있다.
- 일반적인 고형종양의 임상시험에서 가장 널리 쓰이는 RECIST와 더불어, 면역항암제 임상시험에서 사용되는 iRECIST, 고등급 신경교종의 임상시험에서 널리 사용되는 RANO criteria 등 여러 반응평가기준이 존재한다.
- 각각의 항종양반응 평가 기준을 이해하여, 임상시험의 성격에 맞는 평가기준을 선정하고 이에 따라 정확히 평가하여야 한다.

1. 서론: 항종양반응 평가의 필요성 및 반응평가 기준의 발전

임상시험에서 종양부담(tumor burden)의 변화를 정확히 측정하는 것은 임상시험약제의 효과를 평가하는 데 매우 중요하다. 임상시험약제의 항종양반응을 평가하고 다른 임상시험결과와 비교하기 위해 객관적이고 표준적인 평가기준의 필요성이 대두되었는데, 1981년 World Health Organization(WHO, 세계보건기구)에서 종양반응평가의 구체적인 기준(WHO Criteria)을 정립하여 전 세계적으로 널리 쓰이게 되었다.

WHO criteria는 전체적인 종양부담을 이차원 측정(bidimensional measurement)을 통해 평가하는 것이 특징인데, 이후 이러한 이차원 측정 대신 종양병변의 일차원 측정(unidimensional measurement)을 통해 반응률을 도출할 수 있는 모델이 제시되면서 WHO criteria의 여러 제한점을 개선하여 2000년 Response Evaluation Criteria in Solid Tumors(RECIST) 가이드라인이 수립되었고, 2009년 수정을 거쳐 현재까지 널리 쓰이고 있다.

최근 면역치료제의 발전으로 인해 pseudoprgression 등 종양반응의 양상이 일반적인 세포독성 항암화학치료에서와 다른 경우가 많이 발생하게 되었다. 이에 면역항암제 임상시험에 특이적인 항종양반응평가 가이드라인의 필요성이 대두되면서 2009년 Wolchok 등이 immune-related response criteria(irRC)를, 2013년 Nishino 등이 irRECIST를 제안한 바 있으며, 2017년에는 RECIST working group에서 iRECIST 가이드라인을 발표하여 임상시험에서 적용되고 있다. 뇌종양의 경우에는 RECIST 반응평가기준을 사용하지 않고 MacDonald Criteria 및 RANO criteria를 사용하고 있다.

본 단원에서는 일반적인 고형종양의 반응평가기준으로 가장 널리 쓰이고 있는 RECIST criteria version1.1과 더불어, 면역항암제 및 뇌종양 임상시험에서 사용되는 반응평가기준에 대해 다뤄보고자 한다.

2. RECIST 1.1

RECIST는 2000년에 개발되었으며(version 1.0), 2009년에 표적 병변의 개수, 병적 림프절과 정상 림프절의 구분 및 측정방법, CR과 PR 정의의 명확화 등 몇 가지 중요한 변화를 포함하여 version 1.1(RECIST 1.1)로 개정되었다. 본 챕터에서는 2009년 개정된 RECIST 1.1의 내용만 다루고자 한다.

1) 종양 병변의 정의

(1) 측정 가능 병변(Measurable Lesion)의 정의

종양 병변

- CT에서 장경 10 mm 이상인 병변
- 신체검진에서 caliper로 측정 시 10 mm 이상인 병변
- X-ray에서 20 mm 이상인 병변

림프절 병변

- CT scan에서 단경 15 mm 이상인 병변(단경 10 mm 미만인 림프절의 경우 정상 림프절로, 10~15 mm 사이인 경우 측정불가능병변으로 간주)

(2) 측정 불가능 병변(Non-Measurable Lesion)의 정의

측정은 가능하지만 측정가능함의 정의에 부합하지 않는 다른 모든 병변은 측정 불가능 병변으로 정의된다(10 mm 미만의 종양 또는 단경 10~15 mm인 림프절). 그 외 연수막전이(leptomeningeal disease), 복수, 흉막삼출 또는 심낭삼출, 피부 또는 폐의 림프관성 전이, 신체검진으로 확인되는 복부종괴 또는 장기비대 등도 측정 불가능 병변이다.

(3) 특수한 상황에서의 고려

뼈전이의 경우 뼈스캔, 양전자단층촬영(PET), X-선 단순촬영은 측정에 정확한 방법이 아니므로 사용하지 않아야 한다. Lytic lesion(융해성 병변) 혹은 융해성/조골세포성 혼합병변(mixed lytic-blastic lesion)의 경우, CT 혹은 MRI에서 연조직성분(soft tissue component)가 있다면 측정 가능 병변이 될 수 있으나, blastic lesion은 항상 측정 불가능 병변으로 간주해야 한다.

낭성병변의 경우 측정 가능 병변의 정의에 부합한다면 측정 가능 병변으로 볼 수는 있으나, 비낭성병변이 있는 경우에는 비낭성 병변을 표적 병변으로 선정하는 것이 바람직하다. 이전에 방사선 치료 등 국소 치료를 받은 병변의 경우, 해당 병변이 악화되지 않았다면 측정 가능 병변으로 볼 수 없다.

(4) 측정 방법

임상병변(clinical lesion)은 체표면에 존재하며 caliper로 측정하여 10 mm 이상인 경우에만 측정 가능 병변으로 볼 수 있다. 그 외 종양 병변의 경우 Chest X-ray/CT/MRI 검사로 측정 가능하나, 그중 CT가 가장 선호된다. 만약 CT slice thickness가 5 mm 이상인 경우, 측정 가능한 병변의 최소 크기는 CT slide thickness의 2배 이상이어야 한다. 그 외 초음파, 내시경, 복강경검사, tumor marker, 세포학적 검사(cytology), histology 등은 측정방법으로 권고되지 않는다.

2) 종양 반응 평가 기준

임상시험치료 후 항종양반응을 객관적으로 평가하려면, baseline에 전반적인 종양부담을 측정하여 기록하고 이를 후속 측정값과 비교하여야 한다. 객관적 반응(objective response)이 endpoint인 임상시험의 경우, 측정 가능 질병(measurable disease)을 가진 환자들만이 등록되어야 한다. 측정 가능 질병이란 적어도 하나 이상의 측정 가능 병변을 가지는 것을 말한다.

(1) 표적 병변(Target Lesion) 및 비표적 병변(Non-target Lesion)의 선정

표적 병변은 관련된 모든 장기를 대표하는 최대 5개 병변(기관별 최대 2개 병변)을 설정한다. 크기가 큰 병변, 반복되는 검사에서 재현성이 있는 병변을 선정하는 것이 권고된다. 비표적 병변은 표적 병변이 아닌 다른 모든 병변을 의미하며, 숫자로 측정/표시하지 않고 'present', 'absent', 'unequivocal progression'으로 평가한다.

모든 표적 병변들의 직경의 합(종양병변의 장경과 림프절 병변의 단경의 합)을 구하여 'baseline sum diameter'로 기록한다. RECIST 1.1을 포함한 여러 반응평가기준에서 사용되는 표적 병변의 측정방법에 대해서는 **그림 26-1**을 참고한다.

(2) 반응 평가 기준

표적 병변의 평가는 **표 26-1**에서 기술된 기준을 적용한다.

표적 병변의 크기가 매우 작아진 경우라도 (예를 들어 2 mm 정도라도) 측정을 해야 하지만, CT 영상에서 병변이 흐릿해져서 정확하게 측정을 하기가 어려운 경우 영상의학과 의사가 'too small to measure'로 판독할 수 있다. 만약 영상의학과 의사가 해

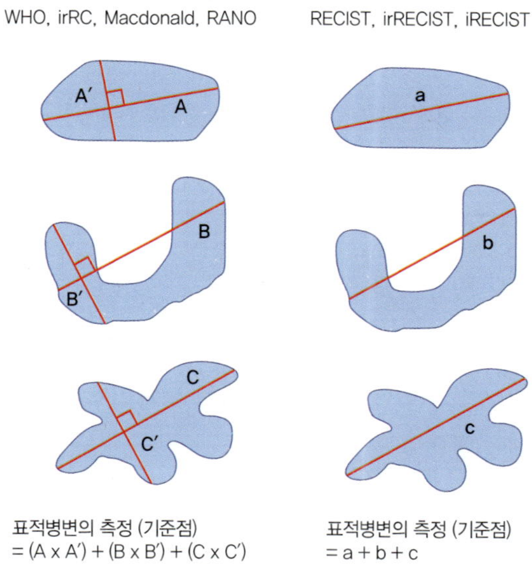

그림 26-1. 각종 항종양반응 평가 기준에서 표적병변의 측정 방법

표 26-1. 표적병변의 반응평가 기준

반응평가	표적병변의 변화
Complete response (CR, 완전관해)	모든 표적병변의 소실 모든 병적림프절의 경우 단축 길이 10 mm 미만으로 감소되어야 함
Partial response (PR, 부분관해)	기준점과 비교하여 표적병변들의 직경의 합이 30% 이상 감소
Progressive disease (PD, 질병진행)	기준점 혹은 또는 최저시점(nadir)과 비교하여 표적병변들의 직경의 합이 20% 이상 증가
Stable disease (SD, 안정병변)	최저시점과 비교하여 PR 혹은 PD 기준에 해당하지 않는 경우

당 병변이 완전히 사라진 것으로 판단한다면 0 mm로 기록할 수 있으며, 해당 병변이 사라지지는 않았으나 흐릿하게 보여서 정확한 측정이 어려운 것으로 판단한다면 기본값(default value)인 5 mm로 기록해야 한다.

치료 중 표적 병변이 분리된 경우, 분리된 각각의 병변의 장경을 측정하여 더한다. 표적 병변이 커지면서 합쳐진 경우, 두 병변의 경계가 구분이 되는 경우에는 각각의 병변의 장경의 길이를 측정하여 합하고, 경계가 구분이 되지 않을 정도로 합쳐진 경우에는 새로운 합쳐진 병변의 장경의 길이를 측정한다.

비표적 병변의 반응평가 기준은 표 26-2에서 기술된 기준을 적용한다.

표 26-2. 비표적병변의 반응평가 기준

반응평가	비표적병변의 변화
CR	모든 비표적병변의 소실 및 종양표지자 수치의 정상화 모든 림프절은 단축 길이 10 mm 미만이어야 한다.
Non-CR/non-PD	한 개 이상의 비표적병변의 지속, 그리고/혹은 정상치 이상의 종양표지자 수치의 정상 상한치 이상 유지
PD	한 개 이상의 비표적병변의 명백한 진행(unequivocal progression)

새로운 병변의 발생은 질병진행으로 간주한다. 새로운 병변을 정의하는 특별한 기준은 없으나, 영상기법(scanning technique, imaging modality)의 변화 등에 의한 것이 아닌 명백히 새로운 병변이어야 하며, 시작점에 평가되지 않은 부분에서 발생한 새로운 병변의 경우 질병진행으로 간주된다.

FDG-PET 검사는 특히 질병진행 여부의 판단에 도움이 될 수 있다. FDG-PET 검사에 따른 새로운 병변의 평가 알고리즘은 아래와 같다.

① 기준점의 FDG-PET 검사에서 음성이었으나 추적 FDG-PET 검사에서 양성이라면 질병진행을 시사한다.

② 기준점에서 FDG-PET 검사가 시행되지 않았으며, 추적 FDG-PET 검사에서 양성인 경우

A. FDG-PET 검사에서 양성을 보이는 병변이 CT에서 확인되는 새로운 병변과 일치하는 경우, 질병 진행이다.

B. FDG-PET 검사에서 양성을 보이는 병변이 있으나 CT에서는 새로운 병변으로 보이지 않는 경우, 추적 CT 검사가 필요하다. 추적 CT 검사에서 FDG-PET 검사에서 양성으로 보이는 병변과 해부학적으로 일치하는 부위에 새로운 병변이 발견될 경우, 질병 진행으로 간주할 수 있으며, 질병 진행 날짜는 FDG-PET 검

사를 시행한 날짜가 된다. 만약 FDG-PET 검사에서 양성을 보이는 병변이 CT 에서 기존에 보이던 병변과 일치한다면, 질병진행으로 볼 수 없다.

(3) 종합적 반응평가

반응평가는 표적, 비표적 병변의 반응평가 및 새로운 병변의 발생여부를 종합하여 하게 된다. **표 26-3**과 **표 26-4**는 각각 표적 병변이 있는 경우, 표적 병변이 없는 경우의 반응평가 기준을 설명한 것이다.

(4) 최고반응의 평가

Best overall response(BOR, 최고반응)은 임상시험치료를 시작한 날로부터 중단한 날까지의 기간 중 측정된 가장 좋은 반응을 말하는데, 해당 환자의 정보가 모두 수집된 이후에 결정될 수 있다.

표 26-3. 표적병변이 있는 경우 반응평가

표적병변	비표적병변	새로운 병변	Overall response
CR	CR	No	CR
CR	Non-CR/non-PD	No	PR
CR	Not evaluated	No	PR
PR	Non-PD or not all evaluated	No	PR
SD	Non-PD or not all evaluated	No	SD
Not all evaluated	Non-PD	No	NEa
PD	Any	Yes or No	PD
Any	PD	Yes or No	PD
Any	Any	Yes	PD

[a]NE = inevaluable

표 26-4. 표적병변이 없는 경우 반응평가

비표적병변	새로운 병변	Overall response
CR	No	CR
Non-CR/non-PD	No	Non-CR/non-PD
Not all evaluated	No	NE[a]
Unequivocal PD	Yes or No	PD
Any	Yes	PD

[a]NE = inevaluable

임상시험 프로토콜에 따라서, 특히 종양반응이 주평가변수가 되는 비무작위배정 임상시험의 경우에는 확정 검사(confirmatory measurement)가 필요할 수 있다. 비무작위배정 임상시험의 경우, 항암제 임상시험의 주요 지표 중 objective response rate(ORR, 객관적 반응률) 및 BOR 산출 시 정확도를 높이기 위해 CR/PR 판정이 내려진 경우 4주 이상의 시간 경과 후에 이를 확정하기 위한 검사(response confirmatory scan)를 권장하고 있다. 반면, 무작위 배정 비교시험의 경우에는 반응 확정을 위한 검사는 하지 않아도 된다.

① CR 혹은 PR의 확정(confirmation)이 필요하지 않은 임상시험의 경우

BOR은 전체임상시험 기간 중 가장 좋은 반응을 얻었을 경우를 말한다(즉, 첫 반응평가에서 SD를 얻었으며, 다음 반응평가에서 PR을 얻고, 마지막 반응평가 시 PD였다면 BOR은 PR이다). 만약 BOR이 SD인 경우, 임상시험 프로토콜에서 정한 구체적인 유지기간을 만족해야 한다. 즉, 처음 반응평가가 SD였으나 두 번째 반응평가에서 PD였고, SD 유지기간이 프로토콜에서 정해진 최소기간을 만족하지 않으면 환자의 BOR은 PD이며, 만약 처음 반응평가가 SD였으나 이후 추적관찰이 불가능하였다면 해당 환자의 BOR은 평가불능(inevaluable)으로 간주한다.

② CR 및 PR 확인이 필요한 임상시험의 경우

CR 혹은 PR은 프로토콜에서 정해진 특정시기(일반적으로 4주 후)에 반응평가를 재시행하여 확인되어야 한다. 이때 BOR의 평가는 표 26-5를 참조한다.

3. 면역치료제 임상시험에서 반응 평가방법

1) immune-related Response Criteria(irRC)

2009년 Wolchok 등이 제안한 irRC는 WHO criteria를 기반으로 개발한 것이므로 종양병변의 장경과 그에 수직인 가장 긴 직경의 곱을 계산하여 측정하는 이차원 평가를 사용하였다. irRC가 WHO criteria와 다른 점은 새로운 병변의 발생이 곧 질병 진행을 의미하는 것은 아니라는 점이며, 반응평가 카테고리도 변경되었다. irRC를 이용한 반응평가방법을 간략히 소개하면 아래와 같다.

표 26-5. CR 및 PR의 확인이 필요한 경우 BOR 평가

Overall response First time point	Overall response Subsequent time point	BEST overall response
CR	CR	CR
CR	PR	SD, PD or PR
CR	SD	SD 지속기간에 대한 최소기준을 만족하는 경우 SD, 그렇지 않으면 PD
CR	PD	SD 지속기간에 대한 최소기준을 만족하는 경우 SD, 그렇지 않으면 PD
CR	NE	SD 지속기간에 대한 최소기준을 만족하는 경우 SD, 그렇지 않으면 NE[a]
PR	CR	PR
PR	PR	PR
PR	SD	SD
PR	PD	SD 지속기간에 대한 최소기준을 만족하는 경우 SD, 그렇지 않으면 PD
PR	NEa	SD 지속기간에 대한 최소기준을 만족하는 경우 SD, 그렇지 않으면 NE[a]
NE[a]	NE[a]	NE[a]

[a]NE = inevaluable

(1) 인덱스 병변의 선정

내장 병변(visceral lesion)의 경우 10개까지, 피부 병변(cutaneous lesion)의 경우 5개까지 선정할 수 있으며 기관별로는 최대 5개를 선정할 수 있다. 선정된 인덱스 병변들의 장경과 장경에 수직인 가장 긴 직경을 곱한 후, 이들을 더하여 sum of the products of the two largest perpendicular diameters(SPD)를 계산한다.

(2) 종양 평가

모든 인덱스 병변의 SPD를 계산하고, 새로운 병변 중 측정 가능한 병변의 SPD를 계산하여 더한 후 이를 total tumor burden이라 한다(Total tumor burden = $SPD_{index\ lesions} + SPD_{new\ measurable\ lesions}$).

기준점에서의 표적 병변 측정 및, 종양평가방법의 예시가 **그림 26-2**에 기술되어 있다.

(3) 반응 평가 기준

irCR: 모든 병변의 소실(측정가능/불가능 병변 모두 포함, 새로운 병변은 없어야 함)

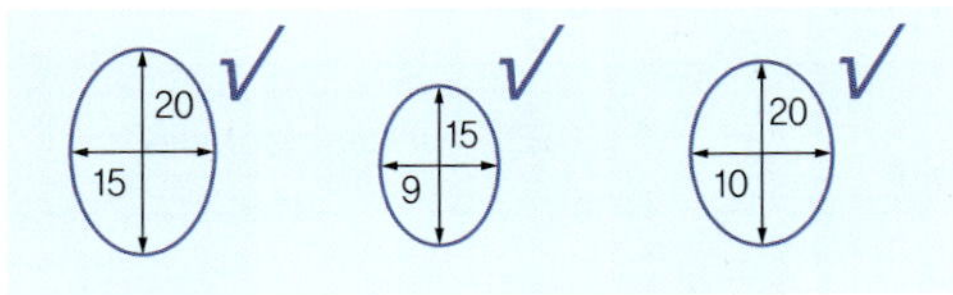

기준점에서 표적 병변 측정 = $SPD_{index\ lesions}$기준점에
= (20 x 15) + (15 x 9) + (20 x 10) = 635mm^2

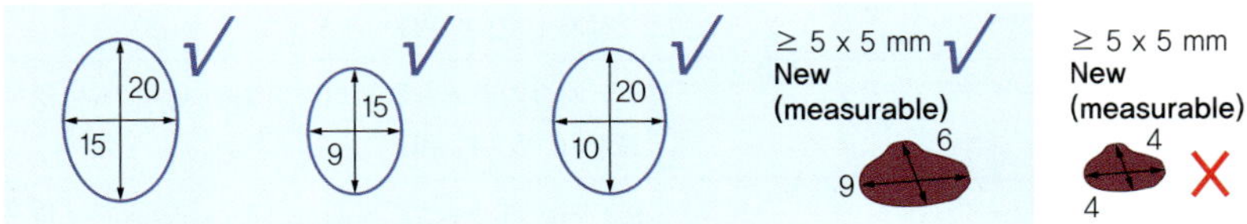

새로운 병변이 발생하였을 때 병변의 측정
Total tumor Burden = $SPD_{index\ lesions}$ + $SPD_{new,\ measurable\ lesions}$
= (20 x 15) + (15 x 9) + (20 x 10) + (9 x 6)= 689mm^2

그림 26-2. irRC에서 병변평가

irPR: 기준점과 비교하여 tumor burden이 50% 이상 감소

irSD: irPD가 아니면서 irCR, irPR 정의에 부합하지 않는 경우

irPD: 최저점과 비교하여, tumor burden이 25% 이상 증가

(irCR, irPR, irPD의 경우 최소 4주 이후에 반복 검사를 하여 confirm 해야 함)

2) irRECIST

2013년 Nishino 등이 irRC를 RECIST와 같은 일차원적 측정(unidimensional measurement)을 이용하는 것으로 변경, 제안한 것이 irRECIST이다. irRC와 irRECIST의 차이점은 **표 26-6**과 같다.

3) iRECIST

상기 기술한 irRECIST는 임상시험마다 조금씩 다르게 적용되었으며 명칭도 각기 달라 revised irRC, irRECIST, 또는 immune modified RECIST 등으로 지칭되었다. 이에 FDA 등의 규제기관으로부터 일차 또는 이차 유용성 endpoint로 인정받지 못하고 탐색적 평가변수(exploratory endpoint)로밖에 활용되지 못하였다.

이에 다양한 면역 항암제 임상시험에서 공통적으로 적용 가능한 표준화된 국제기준의 필요성이 대두되었고, 2017년에 RECIST Working Group이 iRECIST를 발표하였다. iRECIST는 RECIST 1.1을 기반으로 하며, RECIST 1.1과 구별하기 위해 “i” 라는 접두어를 붙였다. 반응기준의 용어도 RECIST 1.1과 구분하기 위해 immune

표 26-6. irRC와 irRECIST의 비교

	irRC(이차원 측정)	irRECIST(일차원 측정)
측정 가능 병변	≥ 5×5 mm²	장경 ≥10 mm
각 병변의 측정	장경 × 장경에 수직인 가장 긴 직경(cm²)	장경(cm)
측정값의 합	모든 표적병변과 새로운 병변의 이차원 측정의 합	모든 표적병변과 새로운 병변의 일차원 측정의 합
반응평가	PD: 최저점으로부터 ≥ 25% 증가 PR: 기준점으로부터 ≥ 50% 감소 CR: 모든 병변의 소실	PD: 최저점으로부터 ≥ 20% 증가 PR: 기준점으로부터 ≥ 30% 감소 CR: 모든 병변의 소실
새로운 병변	새로운 병변(들)의 발생이 질병진행을 의미하지 않는다. 새로운 병변(들)의 크기 측정은 이후의 측정값에 포함된다.	
확정적 검사	CR, PR, PD의 확인을 위해 최소 4주 간격으로 2회 연속 관찰로 확인해야 함	

complete response(iCR, 면역 완전 관해), immune partial response(iPR, 면역 부분 관해), immune stable disease(iSD, 면역 안정 질병), immune unconfirmed progressive disease(iUPD, 면역 비확정 질병 진행), immune confirmed progressive disease(iCPD, 면역 확정 질병 진행)으로 표현한다.

(1) 종양 병변의 정의

측정 가능 병변과 측정 불가능 병변, 표적 병변과 비표적 병변, 그리고 새로운 병변의 정의는 RECIST 1.1과 같다.

(2) iRECIST 종양 반응 평가 기준

객관적 종양반응을 평가하는데 사용된 기본 원리는 RECIST 1.1에서 크게 변경되지 않았으나, iCPD 및 iUPD의 개념이 새롭게 도입되었으며, iUPD 후의 반응 평가 시 종양수축(tumor shrinkage)이 발생하였다면 향후의 종양반응평가의 기준이 재설정된다는 것이 큰 차이점이다.

① 표적 병변과 비표적 병변의 평가 기준

- 표적 병변 평가

iCR, iPR, iSD: RECIST 1.1의 CR, PR, SD와 거의 동일하다.

iUPD: RECIST 1.1 원칙을 기반으로 하므로, 표적 병변의 종양크기 합이 최저점과 비교하여 최소 20% 증가와 더불어 최소 5 mm의 절대적 증가를 보이는 경우로 정의된다. 단, iUPD는 질병 진행을 확정한 단계는 아니고, 4~8주 후 시행하는 CT에서 iCPD의 기준이 충족되지 않으면 iUPD로 유지되거나 iSD, iPR, iCR로 변경될 수 있다. 만약, 기준점과 비교하여 종양 수축이 발생하면 작아진 정도에 따라 iCR, iPR 또는 iSD으로 재판정될 수 있고, 이런 경우 향후 종양반응평가의 기준이 되는 범위(bar)가 재설정된다.

iCPD: 일단 iUPD가 된 표적 병변이 추가적으로 증가함에 의해 확정되며, 구체적으로 다음 기준을 만족할 때 확정할 수 있다.

- iUPD 판정이 처음 내려진 병변들의 크기합이 적어도 5 mm 이상 증가한 경우
- iUPD 판정 기준을 충족시키지 못한 병변들이 커져서 최저시점보다 20% 이상, 5 mm 이상 증가한 경우
- iUPD 판정 시 발견된 새로운 표적 병변이 증가하거나 추가적인 새로운 병변이 생길 경우

• **비표적 병변**

iCR은 모든 비표적 병변의 소실 시, iUPD는 기존의 비표적 병변들이 누가 봐도 명백하게 진행(unequivocal progression)할 경우 판정한다. 비표적 병변에서도 iCPD 판정 기준은 iUPD로 판정된 병변들이 4~8주 후 추적 CT에서 더욱 증가했을 경우이다. non-iCR/non-iUPD는 하나 이상의 비표적 병변이 유지되면서 iCR과 iUPD 범주에 속하지 않는 경우에 판정된다.

② 새로운 병변 평가

iUPD 기준을 충족시키는 새로운 병변이 발견되고 환자가 임상적으로 안정적이라면 치료를 계속해야 한다. 새로운 병변은 RECIST 1.1 원칙에 따라 새로운 표적 병변(new lesion target)과 새로운 비표적 병변(new lesion non-target)으로 평가하고 분류한다. 5개의 병변(기관당 2개 이하)을 측정하여 새로운 표적 병변으로 분류하고 종양 크기 합을 계산하지만, 기준점에서 측정한 원래의 표적 병변의 측정합계에 포함되어서는 안되고 따로 기록해 두어야 한다.

새로운 표적 병변과 새로운 비표적 병변 모두 iUPD 또는 iCPD로 평가될 수 있다. iUPD 후 4~8주에 시행된 영상 평가에서 추가 병변이 확인되거나 iUPD에서 새로운 병변의 크기가 추가로 증가하면(새로운 표적 병변에서 측정값의 합 증가 ≥5 mm, 새로운 비표적 병변의 증가), 새로운 병변 범주에서 진행성 질환이 확정(iCPD)된다.

③ 최종 종양 반응 평가

상기 기술된 표적 병변, 비표적 병변, 새로운 병변의 변화를 모두 고려한 최종적인 종양 반응평가는 **표 26-7**에 정리된 기준으로 판정되어야 한다.

표 26-8은 iRECIST에 따른 구체적인 반응평가 결과를 여러 시나리오를 토대로 기술한 것이며 **그림 26-2**는 시나리오 중 일부(시나리오 1, 2)를 도식화한 것이다.

표 26-7. 종양 반응 평가 결과 기준

	이전 영상에서 iUPD로 판정되지 않은 경우 반응평가	이전 영상에서 iUPD로 판정받은 경우 반응 평가
표적 병변: iCR 비표적 병변: iCR 새로운 병변: 없음	iCR	iCR
표적 병변: iCR 비표적 병변: non-iCR/non-iUPD 새로운 병변: 없음	iPR	iPR
표적 병변: iPR 비표적 병변: non-iCR/non-iUPD 새로운 병변: 없음	iPR	iPR
표적 병변: iSD 비표적 병변: non-iCR/non-iUPD 새로운 병변: 없음	iSD	iSD
표적 병변: iUPD이며 직전검사와 비교 시 변화 없거나 감소 비표적 병변: iUPD이며, 직전검사와 비교 시 변화 없거나 감소 새로운 병변: 있음	Not applicable	새로운 병변들이 이전부터 있던 경우 크기 또는 수가 증가한 경우 iCPD 확정 새로운 병변들이 이전부터 있었고, 크기나 수의 변화가 없으면 iUPD 유지
표적 병변: iSD, iPR, iCR 비표적 병변: iUPD 새로운 병변: 없음	iUPD	비표적 병변의 크기가 더욱 증가하면 iCPD 확정, 그렇지 않으면 iUPD 유지
표적 병변: iUPD 비표적 병변: non-iCR/non-iUPD, or iCR 새로운 병변: 없음	iUPD	표적 병변의 합이 5 mm 이상 증가 시 iCPD 확정, 그렇지 않으면 iUPD 유지
표적 병변: iUPD 비표적 병변: iUPD 새로운 병변: 없음	iUPD	표적 병변의 합이 5 mm 이상 증가하거나 비표적 병변의 크기가 더욱 증가 시 iCPD 확정, 그렇지 않으면 iUPD 유지

표적 병변: iUPD 비표적 병변: iUPD 새로운 병변: 있음	iUPD	표적 병변의 합이 5 mm 이상 증가하거나 비표적 병변의 크기가 더욱 증가하거나 새로운 병변의 크기나 수가 증가하면 iCPD로 확정, 그렇지 않으면 iUPD 유지
표적 병변: non-iUPD or progression 비표적 병변: non-iUPD or progression 새로운 병변: 있음	iUPD	새로운 병변의 크기나 숫자가 증가한 경우 iCPD 확정, 그렇지 않으면 iUPD 유지

표 26-8. RECIST 및 iRECIST에 따른 반응평가의 실제

시나리오 1	Baseline	TP1	TP2	TP3	TP4	TP5
표적 병변 합	100	125	50	50	50	120
비표적 병변	존재	변화 없음	변화 없음	변화 없음	변화 없음	변화 없음
새로운 병변	–	있음	변화 없음	변화 없음	악화	호전
RECIST 1.1	–	PD	PD	PD	PD	PD
iRECIST	–	iUPD	iPR	iPR	iUPD	iCPD

RECIST 1.1 기준 질병진행은 TP1, iRECIST 기준 확정 질병진행은 TP5임.
iBOR은 iPR이며, iPD date는 TP4임.

시나리오 2	Baseline	TP1	TP2	TP3	TP4	TP5
표적 병변	100	40	40	65	40	40
비표적 병변	존재	변화 없음	변화 없음	변화 없음	변화 없음	변화 없음
새로운 병변		없음	없음	있음	없음	없음
RECIST 1.1		PR	PR	PD	PD	PD
iRECIST		iPR	iPR	iUPD	iPR	iPR

RECIST 1.1 기준 질병진행은 TP3임. iBOR은 iPR이며 iPD date는 아직 결정되지 않음.

시나리오 3	Baseline	TP1	TP2	TP3	TP4	TP5
표적 병변	100	125	125	125	–	–
비표적 병변	존재	변화 없음	변화 없음	명백한 악화	–	–
새로운 병변		없음	없음	없음		
RECIST 1.1		PD	PD	PD		
iRECIST		iUPD	iUPD	iCPD		

RECIST 1.1 기준 질병진행은 TP1, iRECIST 기준 확정 질병진행은 TP3임.
iBOR은 iPD이며 iPD date는 TP1임.

시나리오 4	Baseline	TP1	TP2	TP3	TP4	TP5
표적 병변	100	125	130	–	–	–

비표적 병변	존재	변화 없음	변화 없음	–	–	–
새로운 병변		없음	없음	–	–	–
RECIST 1.1		PD	PD			
iRECIST		iUPD	iCPD			

RECIST 1.1 기준 질병진행은 TP1, iRECIST 기준 확정 질병진행은 TP2임.
iBOR은 iPD이며 iPD date는 TP1임.

시나리오 5	Baseline	TP1	TP2	TP3	TP4	TP5
표적 병변	100	50	50	75	NE	NE
비표적 병변	존재	변화 없음	변화 없음	변화 없음	NE	NE
새로운 병변		없음	없음	존재	NE	NE
RECIST 1.1		PR	PR	PD	NE	NE
iRECIST		iPR	iPR	iUPD	NE	NE

RECIST 1.1 기준 질병진행은 TP3임.
iBOR은 iPR이며 iPD date는 TP3임(이후 반응평가가 되지 않았으므로).

시나리오 6	Baseline	TP1	TP2	TP3	TP4	TP5
표적 병변	100	50	50	50	NE	NE
비표적 병변	존재	변화 없음	변화 없음	변화 없음	NE	NE
새로운 병변		없음	있음	변화 없음	NE	NE
RECIST 1.1		PR	PD	PD	NE	NE
iRECIST		iPR	iUPD	iUPD	NE	NE

RECIST 1.1 기준 질병진행은 TP2임.
iBOR은 iPR, iPD date는 TP2임(비록 확정 반응평가를 하지는 않았으나, 처음 iUPD 확인된 시점 기준으로).

TP = time-point; NE = not-evaluable/evaluated

(3) iUPD 판정 이후 지속된 치료

iUPD 판정 이후에는 다음에 시행될 영상평가까지 임상적으로 안정된 환자들에 대해서만 치료를 지속하길 권고한다. 단, 다음 영상 평가는 환자가 구조 요법(salvage therapy)이 가능한 전신상태가 유지될 수 있도록 8주 이내에는 시행되어 한다. 가진행이 잘 알려진 종양(예, CTLA4 억제제 치료를 받는 흑색종) 또는 이후의 구조요법이 없는 질병의 경우(예, 정상형 BRAF 흑색종) 다음 영상 평가까지의 기간이 더 길어질 수 있으나, 이는 임상시험 프로토콜에 명시되어 있어야 한다. 치료의 지속 또는 중단에 관한 모든 결정은 환자와 담당 의료인이 해야 하며, iRECIST는 면역항암제의 임상시험에서 자료의 수집과 분석에 대한 가이드라인을 제시할 뿐이다.

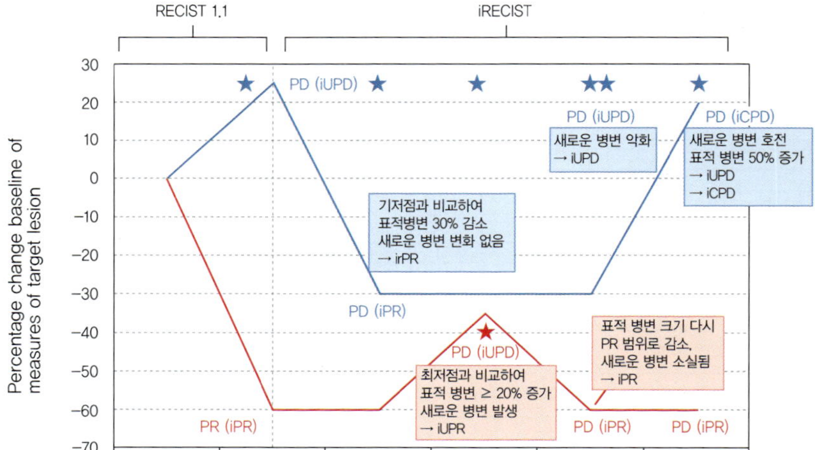

	Baseline	TP1	TP2	TP3	TP4	TP5
Scenario 1	100	125	50	50	50	120
Scenario 2	100	40	40	65	40	40

그림 26-3. iRECIST에서의 PD개념

임상적 안정성(clinical stability)은

- 수행도(performance status)의 악화가 없고
- 질병 진행으로 인한 통증, 호흡곤란 등의 증상의 악화도 없으며,
- 진통제, 방사선요법 또는 다른 완화 치료와 같은 추가적인 치료가 필요 없는 경우이다.

iCPD가 확진되었지만 연구자 또는 환자가 계속 면역항암제로 치료하기 원한다면, 프로토콜 치료가 중단될 때까지 동일한 계획된 일정으로 평가를 계속해야 한다. iCPD 확진으로 인해 면역 항암제 치료가 중단된 환자의 경우에도 다른 치료를 시작하기 전까지 반응 평가 및 임상 자료 수집을 유지하는 것이 권고된다.

(4) 영상 종양 반응평가의 시점과 지표들, 통계 및 프로토콜 관련 고려사항

일반적으로 면역항암제 임상시험에서는 6~12주마다 추적 영상 평가를 시행하나, 각 임상시험의 목적과 방법에 따라 달라질 수 있다. 모든 임상시험에서 영상 촬영을 위한 방문 시점과 반응 평가는 임상시험계획서에 작성된 일정표 대로 이루어져야 한다.

일반적으로 iUPD 판정이 내려진 경우 확정을 위한 재평가는 판정이 내려진 검사로부터 4주 후, 8주 이내(4~8주)에 시행하며, 이후 영상검사 시점은 원래 계획된 대로 지속된다(예를 들어, 치료 시작 후 8, 16, 24주에 영상검사가 계획되어 있고 8주째에 iUPD가 판정되면 이를 확인하기 위해 12주에 영상검사를 하고 iCPD가 확정되지 않으면 다음 검사는 계획대로 16, 24주에 시행함). 이러한 영상촬영시점은 임상시험 목적과 계획에 따라 각기 다르게 적용할 수 있다.

질병 진행 날짜(date of progression)는 progression-free survival(PFS, 무진행 생존)을 계산하는데 활용되므로 질병 진행 날짜를 정확히 정의하는 것이 중요하다. iCPD가 확정되었을 경우 질병 진행 날짜는 iCPD 확정에 기여한 iUPD가 처음 발생한 날짜(date of iUPD)이다. 환자가 여러 이유에 의해 iCPD가 확정되지 못하고 iUPD 상태로 임상시험을 중지하거나 종료되는 경우에도 질병 진행 날짜는 iUPD가 처음 발생한 날짜로 간주한다. 이때 iCPD 확정을 위한 검사를 하지 못한 이유(사망, 검사거부, 임상적 악화, 오류 등)를 case report form(CRF)에 반드시 기록으로 남겨야 한다.

임상시험의 목적에 따라 통계결과를 위해 우선적으로 활용할 평가기준을 RECIST 1.1와 iRECIST 중 어떤 것으로 할지 결정해야 하는데, 일반적으로 3상 임상시험의 경우 RECIST 1.1과 iRECIST를 모두 포함하여 평가하되, PFS, BOR과 같은 주요 유효성 endpoint를 정의할 때는 RECIST 1.1을 우선적인 평가기준으로 활용하는 것을 권고한다. iPD를 이용한 탐색적 분석의 경우 통계분석계획(statistical analysis plan)에서 정의하여 진행할 수 있다. 초기 임상시험의 경우 iRECIST를 우선적인 평가기준으로 활용할 수 있다.

4. 뇌종양 임상시험에서 반응 평가방법

1) MacDonald Criteria

신경교종은 성인 뇌종양의 가장 흔한 형태로, 고등급(WHO 3등급, 4등급) 신경교종의 임상시험에서 endpoint로 overall survival(OS, 전체 생존), PFS 또는 방사선학적 반응률(radiographic response rate)을 주로 이용한다. 1990년 MacDonald 등은 고등급 신경교종에서 반응평가기준(MacDonald Criteria)을 발표하였다. MacDonald criteria는 contrast-enhanced CT를 이용, 조영 증강되는 종양 병변을 WHO 반응평가기준과 같이 이차원적으로 평가하도록 하였으며, 코르티코스테로이드의 사용과 환자의 신경학적 상태도 고려하였다.

MacDonald criteria는 고등급 신경교종에서 임상시험간의 반응률을 서로 비교할 수 있도록 해주어 도입 초기부터 널리 쓰이게 되었다. MacDonald criteria는 CT 영상을 기준으로 개발되었으나, 현재 뇌종양에서 표준 영상(standard neuroimaging modality)인 MRI 영상을 이용하는 것으로 외삽하여 사용되었는데, 비정상적인 혈관구조와 혈관-뇌장벽의 손상을 동반한 종양 병변은 CT에서와 마찬가지로 MRI에서도 조영증강되는병변으로 보이게 되기 때문이다. MacDonald criteria의 반응평가 기준은 표 26-9와 같다.

표 26-9. MacDonald Criteria 반응평가기준 요약

반응	기준
CR	아래를 모두 만족함 - 모든 조영 증강되는 측정 가능한 병변 및 측정 불가능한 병변이 소실되어 적어도 4주 이상 유지됨 - 새로운 병변 없음 - 코르티코스테로이드 투약 필요 없음 - 임상적 호전 또는 안정
PR	아래를 모두 만족함 - 조영 증강되는 측정 가능한 병변의 SPD가 기준점과 비교하여 50% 이상 감소하여 적어도 4주 이상 유지됨 - 새로운 병변 없음 - 코르티코스테로이드 용량의 유지 혹은 감량 - 임상적 호전 또는 안정
SD	아래를 모두 만족함 - CR, PR, PD의 기준을 만족하지 않음 - 임상적 안정
PD	아래 중 하나 이상을 만족함 - 조영 증강되는 측정 가능한 병변의 SPD가 최저점과 비교하여 25% 이상 증가 - 새로운 병변의 발생 - 임상적 악화

[a]SPD = sum of the products of the two largest perpendicular diameters

2) The RANO Criteria

(1) 개발 배경

MacDonald criteria의 한계점으로 불규칙한 형태의 종양/낭성병변 또는 수술로 인한 공동(cavity)이 있는 병변에서 측정의 어려움, 관찰자에 따른 측정의 변동성, 조영 증강되지 않는 병변에 대한 평가의 부재, 다발성 병변(multifocal)에 대한 평가지침의 부재, 조영 증강 자체가 스테로이드 용량의 변경, 혈관 형성 억제제(antiangiogenic agents)의 사용에 따라 변동 가능하다는 점 등이 지적되었다.

조영증강되지 않는 병변은 주로 MRI T2-weighted image와 fluid-attenuated inversion recovery(FLAIR) image sequence에서 평가되는데, anaplastic glioma와 같은 3등급 신경교종에서는 종양의 상당부분이 조영증강되지 않는다.

또한 치료와 관련된 염증성 변화(treatment-related inflammation), 경련, 수술 후 변화, 허혈, 방사선 괴사 등 종양의 악화와 관련 없는 인자들에 의해 조영증강이 증가될 수 있다. 이러한 MacDonald criteria의 한계점은 temozolomide를 이용한 동시항암화학방사선치료 후 pseudoprogression의 증가 및 종양 혈관에 영향을 미치는 혈관생성억제제의 사용이 늘어나면서 더욱 명확해졌다. 이에 2010년 The Response Assessment in Neuro-Oncology Working Group에서 고등급 신경교종의 반응평가에 대한 새로운 반응평가 지침을 만든 것이 RANO criteria이다. RANO criteria는 T1 enhancement, T2/FLAIR 크기, 임상양상의 진행을 기준으로 평가한다.

(2) 측정 가능 병변과 측정 불가능 병변의 정의

측정 가능 병변은 CT 또는 MRI 스캔에서 조영증강되는 병변으로서,

1) 뚜렷한 경계를 가지고(clearly defined margin),
2) 직경이 각각 최소 10 mm(이차원 측정),
3) 5mm thickness slice(0~mm skip)에서 2개 이상의 axial slice에서 보이는 병변을 말한다.(slice thickness가 5 mm 이상인 경우 slice thickness의 2배 이상의 크기여야 함)

물혹(cyst) 혹은 수술 후 공동(postsurgical cavity) 주위의 병변은 정확한 측정이 어려우므로 측정 불가능 병변으로 간주해야 하나, 직경 10 mm 이상의 결절성 부분(nodular component)이 있다면 측정 가능 병변으로 간주할 수 있다.

측정 불가능 병변은 일차원적으로만 측정 가능한 병변(unidimensionally measurable lesion), 경계가 뚜렷하지 않은 병변, 또는 최대직경이 10 mm 미만인 병변으로 정의된다.

(3) 표적 병변의 선정과 개수

측정 가능한 병변이 여러 개인 경우, 가장 큰 병변 최소 2개 이상을 선정해야 하며, 최대 5개까지의 병변이 표적 병변으로 선정될 수 있다. 선정된 표적 병변들의 장경과 장경에 수직인 가장 긴 직경을 곱한 후 더한 값(SPD)을 구하여 추적해야 한다.

대개의 경우 가장 큰 병변들부터 표적 병변으로 선정해야 하나, 반복적인 측정을 염두에 두고 재현성이 있는 병변을 선정하는 것 또한 중요하다. 재발한 환자에서 여러 개의 병변 중 일부 병변만 크기가 증가하였다면, 크기가 증가한 병변이 표적 병변으로 선정되어야 하며, 나머지 병변은 비표적 병변으로 선정하여 추적 관찰해야 한다.

(4) 반응평가

반응평가 방법은 표 26-10과 같다.

표 26-10. RANO criteria 반응평가기준 요약

Criterion	CR	PR	SD	PD
T1 가돌리늄 조영증강 병변	None	≥50% ↓	<50% ↓ but <25% ↑	≥25% ↑
T2/FLAIR	안정 혹은 감소	안정 혹은 감소	안정 혹은 감소	악화
새로운 병변	없음	없음	없음	있음
코르티코스테로이드	투여 필요 없음	용량 감량 혹은 변화 없음	용량 감량 혹은 변화 없음	평가하지 않음*
임상 상태	안정 혹은 호전	안정 혹은 호전	안정 혹은 호전	악화
반응 평가 기준	모두 만족	모두 만족	모두 만족	하나 이상 만족

* 임상적인 악화를 동반하지 않은 코르티코스테로이드 용량의 증가 단독만으로는 질병진행을 평가하는데 고려되지 않는다. 만약 용량 증가가 필요하였으나 기저 수준으로 감량이 다시 가능해진다면, 반응평가는 안정반응으로 평가된다. 만약 이후 종양과 관련된 임상학적 악화가 확실해진다면 질병진행으로 간주하며, 이때 질병진행 날짜는 처음 코르티코스테로이드 용량 증량이 필요했던 시점이다.

임상적 악화는 환자를 치료하는 의료인의 판단에 따르나, 기저 Karnofsky performance status(KPS) 90~100점인 경우 70점 이하로 감소, 80점 이하였던 경우에는 20점 이상 감소, 또는 기저점수와 상관없이 50점 이하로 감소한 상태가 적어도 7일 이상 유지되며, 이러한 전신상태의 악화가 다른 동반질환이나 코르티코스테로이드 용량 변경과 관련되지 않은 경우로 정의하도록 권고된다.

Multifocal tumor의 경우, 질병진행은 모든 측정가능한 병변의 직경의 곱의 합(SPD)이 25% 이상 증가하였을 때로 정의된다. 새로운 병변의 발생 또는 비표적 병변의 명백한 진행 또한 질병진행으로 간주된다.

5. 기타 종양반응평가 기준

상기 기술한 종양반응평가 기준 외에도, 악성 림프종의 반응평가 시 사용되는 Cheson response criteria, 위장관기질종양의 반응평가에 사용되는 Choi criteria 등이 있다. 또한 고형종양의 뇌전이에서 반응평가 기준인 RANO-BM criteria, 신경종양학 영역에서 면역치료제 반응평가 기준인 iRANO 등이 새로이 제안되고 있다.

6. 결론

임상시험약제의 효과를 평가하고 다른 임상시험결과와 비교하기 위해 객관적이고 표준적인 평가기준이 필요하며, 일반적인 고형종양의 임상시험에서 가장 널리 쓰이는 RECIST와 더불어, 면역항암제 임상시험에서 사용되는 iRECIST, 고등급 신경교종의 임상시험에서 널리 사용되는 RANO criteria 등 여러 반응평가기준이 존재한다. 각각의 항종양반응 평가 기준을 이해하여, 임상시험의 성격에 맞는 평가기준을 선정하고 이에 따라 정확히 평가하여야 한다.

참고문헌

1. Cheson BD, Fisher RI, Barrington SF, et al. (2014) Recommendations for initial evaluation, staging, and response assessment of Hodgkin and non-Hodgkin lymphoma: the Lugano classification. J Clin Oncol, 32:3059–68.
2. Choi H, Charnsangavej C, Faria SC, et al. (2007) Correlation of computed tomography and positron emission tomography in patients with metastatic gastrointestinal stromal tumor treated at a single institution with imatinib mesylate: proposal of new computed tomography response criteria. J Clin Oncol, 25:1753–9.
3. Eisenhauer EA, Therasse P, Bogaerts J, et al. (2009) New response evaluation criteria in solid tumours: revised RECIST guideline (version 1.1). Eur J Cancer, 45:228–47.
4. Lin NU, Lee EQ, Aoyama H, et al. (2015) Response assessment criteria for brain metastases: Proposal from the RANO group. Lancet Oncol, 16:e270–e278.
5. MacDonald D, Cascino T, Schold SJ, et al. (1990) Response criteria for phase II studies of supratentorial malignant glioma. J Clin Oncol 8:1277–80.
6. Nishino M, Giobbie-Hurder A, Gargano M, et al. (2013) Developing a common language for tumor response to immunotherapy: immune-related response criteria using unidimensional measurements. Clin Cancer Res, 19:3936–43.
7. Okada H, Weller M, Huang R, et al. (2015) Immunotherapy response assessment in neuro-oncology: A report of the RANO working group. Lancet Oncol, 16:e534–e542.
8. Seymour L, Bogaerts J, Perrone A, et al. (2017) iRECIST: guidelines for response criteria for use in trials testing immunotherapeutics. Lancet Oncol. 18:e143–e152.
9. Wen PY, MacDonald DR, Reardon DA, et al. (2010) Updated response assessment criteria for high-grade gliomas: response assessment in neuro-oncology working group. J Clin Oncol, 28:1963–72.

10. Wolchok J, Hoos A, O'Day S, et al. (2009) Guidelines for the evaluation of immune therapy activity in solid tumors: immune-related response criteria. Clin Cancer Res, 15:7412–20.

Chapter 27

모니터링

구희경

요약

- 임상시험 모니터링은 임상시험계획서 및 임상시험관리기준을 비롯한 국내/국외 규제요건에 따라 연구가 수행되고, 자료가 기록되며, 정확하게 보고되는지 확인하기 위해서 모든 시험관련 활동 및 문서를 체계적이고 독립적으로 조사하는 행위이다.
- 임상시험에서 모니터링은 임상시험의 품질을 관리하고 유지하기 위해 필요한 장치이다.

1. 모니터링

모니터링은 임상시험이 국내/국제 관련규정 및 Good Clinical Practice(GCP), standard operating procedures(SOPs), 그리고 승인된 프로토콜에 따라 정확하게 수행되고 있는지를 확인하는 활동이다.

따라서 임상시험에서 모니터링이란 임상시험의 품질을 관리하고 유지하기 위해 필요한 장치이며, 임상시험 참여자에 대한 안전을 확인하고 well-being, 즉 임상시험 대상자의 육체적 정신적 안녕이 잘 유지될 수 있게 보호하는 기능을 수행한다.

2. 모니터링의 목적

1) Quality Assurance(QA) 활동

1차로 모니터링의 목적은 모니터링 활동을 통해 임상시험의 품질을 보증하는 것이다. 임상시험의 의뢰자는 임상시험이 임상시험계획서, 임상시험관리기준(GCP) 및 관련규정에 따라 시험이 수행되고 자료가 생산, 기록, 보고되었음을 보증하기 위해 SOP를 가지고 신뢰성 보증 및 품질관리 체계를 시행하고 유지해야 한다.

이를 위해 의뢰자는 모니터 요원을 통한 모니터링을 정기적으로 진행함으로써 실제 기관에서 시행되고 있는 임상시험이 규정 및 정해진 절차에 따라 수행되는지를 확인하고 기록하며 임상시험 자료에 대한 신뢰성을 보증하게 된다.

2) Quality Control(QC) 활동

자료에 대한 품질을 관리하는 것은 의뢰자의 역할로 반드시 수행되어야 하고 모니터링은 이를 위한 가장 좋은 수단이다. 그리고 이러한 품질관리는 모든 자료가 신뢰성 있고 정확한 절차에 따라 수집되도록 자료를 처리하는 단계마다 수행되어야 한다.

따라서 모니터 요원은 모니터링을 통해 실제 임상시험의 모든 자료가 정확하고 완전하며, 근거자료로부터 검증할 수 있게 수집되고 있는지를 확인해야 한다. 그리고 중앙에서의 모니터링을 통해 데이터의 편차를 줄이고 일정한 수준으로 데이터의 질을 유지할 수 있게 지속적으로 관리하고 가이드를 제공해야 한다.

3) 임상시험 대상자의 안전과 복지 보호

모니터링은 임상시험이 실제 관리 규정 및 GCP에 따라 수행되는지를 확인하는 작업이기에 임상시험대상자의 권리가 보장되고 침해 당하지 않았는지를 객관적으로 확인할 수 있다.

또한 대상자의 안전을 확인할 수 있는 모든 adverse event(AE, 유해사례)들이 적절하게 보고되었는지를 점검해야 한다. AE의 정확하고 시기 적절한 평가 및 보고는 GCP의 중요한 구성 요소이며, 연구대상자를 보호하는 동시에 데이터 무결성을 보장하는 데 중요한 역할을 한다. 그리고 이러한 연구자의 AE/SAE에 대한 보고 및 임상시험대상자가 당면한 위험을 최소화시키기 위한 조치, 그리고 임상시험 위반 보고 등을 확인함으로써 대상자의 복지(육체적 정신적 안녕)가 보호되는 지를 확인하게 된다.

3. 모니터링의 범위와 성격

임상시험 의뢰자는 모니터링의 적절한 범위와 양상을 결정해야 한다. 모니터링의 우선순위를 정하고, 계획을 세워 체계적으로 수행될 수 있게 만들어야 한다.

이런 점에서 의뢰자는 현장모니터링 및 중앙모니터링의 방식을 종합적으로 고려해 취사 선택할 수 있고 이렇게 선택한 모니터링 전략의 근거를 작성해야 한다[동 chapter, 4. 모니터링 계획].

현재 돈과 인력 및 시간에 대한 효율성을 고려하여 중앙모니터링의 비중은 커지고 있다. 중앙 모니터링은 현장 모니터링의 정도 및 빈도를 보완하고 감소시킬 수 있는 추가 모니터링 역량을 제공하면서, 신뢰할 수 있는 데이터와 잠재적으로 신뢰할 수 없는 데이터를 구분하는 데 도움이 된다. 또한 통계 분석을 포함할 수 있는 중앙모니터링을 통한 축적 데이터 검토는 빠르게 실시간 데이터의 질을 관리하고 조정하기 때문에 분석 시 필요한 많은 어려움을 미리 해소하거나 만들지 않게 만들기 때문에 그 효율성이 높다.

그리고 실제 현장 모니터링을 통해 모든 데이터에 대한 100% source data verification(SDV, 데이터 검증)를 하는 것과 필요한 부분만 시행하는 것에서의 실제 데이터 질 관리 측면에서 큰 차이점이 없다는 경험이 제기되면서 보다 효율적인 돈과 인력 및 시간관리를 위하여 risk-based monitoring(RBM) 방식이 채택되고 있다. 이 부분은 규제당국에서도 인정되어 별도의 RBM guideline을 따로 제공하고 있다.

4. 모니터링 계획

의뢰자는 해당 임상시험 대상자 보호와 임상시험 데이터의 완결성을 저해할 위험 요소들을 고려하여 적합한 모니터링 계획을 세워야 한다. 이 계획에는 모니터링 전략, 모든 관련 당사자의 모니터링 책임 범위, 사용할 다양한 모니터링 방법, 해당방법을 사용하는 근거가 기술되어야 한다. 이러한 계획은 각각의 임상시험 계획서에 따라 다를 것이다. 해당 임상시험의 특성에 맞게 모니터링 계획은 개발되어야 한다.

품질관리 측면에서 의뢰자는 시험절차와 데이터의 품질에 영향을 미칠 수 있는 위해성(risk factor) 여부 및 수준을 확인해야 한다. 위해성에 대한 평가는 시스템 수준(예: SOP 수립 여부, 컴퓨터 시스템, 직원 등)과 임상시험 수준(예: 시험 설계, 데이터 수집 내용, 방법, 동의과정 등) 모두에서 고려되어야 한다.

의뢰자는 이러한 위해성 평가를 통해 감소시키고자 하는 위해성 및 허용하고자 하는 위해성을 결정해야 한다. 허용되는 수준으로 위해성을 감소시키는 방법은 각각의 요소들에 대한 위해성 평가 및 위해성의 중요도에 따라 결정되며, 이에 따라 시험계획서의 설계 및 이행과정, 모니터링 계획 및 역할과 책임을 정하게 된다. 그리고 시험대상자의 안전성과 시험결과 신뢰도에 영향을 줄 수 있는 시스템적 문제를 확인하기 위해 시험의 통계적 설계 및 변수들까지 고려하여 사전에 어디까지 허용할 수 있는 수준인지를 정해야 하며, 이러한 품질관리 수행 내용에 대해 문서로 작성해 두어야 한다.

이러한 품질관리 활동 문서는 모니터링 계획과 별개로 작성될 수는 있으나 결국 전체 품질관리 활동 내 구체적인 모니터링 활동으로 취합하거나, 같은 개념의 계획으로 하나의 문서로 준비할 수도 있다.

5. 모니터 요원의 활동

모니터 요원의 활동은 이 품질관리 활동 문서 및 모니터링 계획에 따라 규정된다.

현장 모니터링(on-site monitoring)을 담당하는 모니터 요원의 경우 실질적인 의뢰자와 연구자 사이에서 정보를 전달하는 중요한 전달자로서의 역할을 한다. 동시에 연구자가 적절한 자격과 조건을 갖추었고, 그러한 자격과 조건을 임상시험 실시기간 동안 적절하게 유지하고 연구자로서의 책임을 다하는 지를 확인해야 한다. 따라서 경험이 부족한 연구자 및 임상시험 기관이라면 현장모니터링은 강화될 필요가 있다.

현장 모니터링을 시행하는 요원은 또한 임상시험용의약품이 적절하게 관리되는지를 확인하며, 임상시험 계획서 및 변경계획서를 준수하고 있는지 동의서가 적절하게 작성되었으며, 근거문서가 제대로 관리되는지, 그에 따라 기록들이 정확하고 완벽하게 수집되었는지를 확인한다. 나아가 모든 유해사례 및 이상반응이 적절하게 보고되었는지를 확인하게 되며 보고되지 못한 AE/SAE 및 프로토콜 위반사항이 없는지를 확인함으로써 임상시험 대상자의 권리 및 안전과 복지가 잘 유지되는지를 확인해야 한다.

중앙모니터링을 담당하는 모니터 요원의 경우 case report form(CRF)에 입력된 데이터를 실시간 확인하면서 누락된 데이터, 비일관적인 데이터, 데이터의 오류값, 데이터의 적절하지 못한 변이값, 임상시험계획서에서 벗어나는 값 등을 확인한다. 또한 임상시험 기관들 간의 데이터의 상이성, 일관성, 경향 등을 파악하고, 데이터가 일관성 있게 수집될 수 있도록 변환시키기 위한 작업/요청/가이드라인을 제시해야 한다. 이러한 중앙모니터링을 통해 시험기관 전체를 통제하고 관리하기에 추가로 필요한 현장 모니터링 내용 및 기관을 선정하고, 추후 임상시험을 진행하기에 적합한 기관을 선정하는 데 주요한 역할을 하게 된다.

그리고 모니터 요원은 이러한 모니터링 내용을 일정하게 보고서로 기록하고, 평가해야 한다. 또한 모니터링 보고서는 모니터링 계획을 준수하는지를 검증할 만한 수준으로 상세하게 작성되어야 한다. 중앙 모니터링 활동 보고는 정기적으로 이루어져야 하며 현장 모니터링 방문과 별개로 실시되어야 한다. 의뢰자는 이러한 모니터링 보고서를 검토하고 후속 조치를 취해야 하고 이러한 사후 처리과정 등도 문서화하여 보관해야 한다.

6. Independent Data Monitoring Committee (IDMC, 독립적인 자료모니터링 위원회)

IDMC는 임상시험과 관련 없는 독립적인 위원회로 시험 대상자들의 안전성과 임상시험의 효율성을 관찰하는 기구이다. 위원회는 정기적으로 수집된 데이터를 점검하고 회의를 거쳐 공식적인 의견서를 의뢰자에게 제출하는 활동을 한다. 의뢰자는 이를 토대로 시험의 계획서 변경, 디자인 변경, 또는 조기 중단 여부를 결정한다. 따라서 IDMC의 활동은 해당 임상시험의 위험과 이익 비율이 적절하게 유지되게 만들고, 시험의 무결성을 보증하게 만든다.

따라서 의뢰자는 안전성 관련 자료와 중요한 유효성 평가 변수를 포함한 임상시험의 진행 정도를 주기적으로 평가하여 해당 임상시험을 계속 진행해도 되는지, 변경 또는 중지해야 하는 지에 대한 자문을 얻기 위해 IDMC를 설치할 수 있다.

IDMC는 무작위배정 이중눈가림 임상시험과 같이 무작위 배정이 이루어지고 연구 참여자들에게 눈가림이 씌워진 시험에서 환자의 안전성을 담보하고 임상시험이 종료될 때까지 이익이 없는 시험을 지속하는 낭비를 없애기에 좋은 수단이다.

또한 치료 행위가 독성을 수반할 수 있는 연구나, 위험을 예측하기 어려운 경우, 여러 사이트가 함께 진행하는 경우 등에서 시험 대상자들의 안녕을 확인하고 안전성을 강화시키기 위해 무작위배정 임상시험과 마찬가지로 IDMC는 고려할 필요가 있다.

임상시험과 어떠한 연계성도 이익관계도 없는 위원들로 구성되는 IDMC의 주요한 역할은 이 임상시험이 지속해도 괜찮은 연구인지를 판단하는 것이다. 독성 데이터는 실제 연구자들의 임상시험에 대한 흥미를 떨어뜨리고 참여를 저조하게 만들기 때문에 연구가 진척이 되지 않게 만든다. 이럴 때 IDMC의 중간 분석(interim analysis)에 대한 평가가 이루어진다면 효과가 없거나 안전하지 않은 임상시험을 중지할 것을 의견으로 제시할 수 있기에 임상시험 참여자인 환자들에게 최소한의 위험에만 노출시키고 끝을 낼 수 있으며, 의뢰자 입장에서도 시간, 돈, 인력을 최소화하게 만들 수 있다. 또한 IDMC의 독립성은 독성 및 임상시험 치료의 효용성에 대한 평가를 신뢰할 수 있게 만드는 객관성을 보증하기 때문에 개별적인 경험에 치우쳐 판단하게 되는 연구자와 의뢰자에게 성공할 가능성이 높은 임상시험에 대해 흥미를 유지하고 적극적으로 참여시킬 수 있게 만든다. 나아가 확실하게 환자에게 이득이 있음을 미리 확인함으로써 연구의 디자인을 조정하게 의견을 제시하고 그에 따라 연구를 조기에 종료시켜 빠르게 신약이 허가를 받아 시장에 나올 수 있게 만들 수도 있다.

덧붙여 DMC의 개념으로 WHO 가이드라인의 경우 Data Safety Monitoring Board

(DSMB)라는 용어를 사용하고 있고, 이를 위한 Data Safety Monitoring Plan(DSMP)를 문서화할 것을 권유하고 있다. 반면 EMA나 FDA에서는 DMC라는 용어를 지침서에서 제시하고 있기에 두 용어는 혼용되어 사용되고 있으나 실상 같은 의미로 봐야 한다. 용어상 강조하는 의미가 조금 더해질 뿐, 실제 어떠한 용어를 사용하던 권고되고 있는 활동내용은 같다.

즉, 특정 임상시험이 계획되고 설계될 때, 해당 임상시험의 환자 모집과 임상시험의 수행과정에서 얻는 안전성에 관한 자료 및 효용성에 대한 자료를 검토하기 위해 어떻게 위원회를 구성하고, 얼마나 자주 점검할 것이며 이에 따르는 중간분석은 언제 어떻게 할 것인지를 정하고 수행해야 한다.

7. 결론

모니터링은 임상시험 계획서, GCP 및 해당하는 규제 요건에 따라 연구가 수행되고, 자료가 기록되며 분석되고, 정확하게 보고되는지 확인하기 위해 모든 시험 관련 활동 및 문서를 체계적으로 그리고 독립적으로 조사하는 것이다. 이에 의뢰자, 임상시험조정자 또는 임상시험조정자의 대리인은 모니터링 계획을 세우고 시험기관에 정기적으로 안전성 및 데이터 무결성을 평가해야 한다.

특히 임상시험을 수행하는 데 품질관리는 국제적으로 강화되고 있는 주제이다. 고로 그에 발맞춰 모니터링은 해당 과제별로 어떠한 형태를 선택하든 반드시 계획되어야 할 필요가 있다. 특히 항암제연구와 같이 고위험연구로 분류될 수밖에 없는 연구에서 환자의 안녕과 복지, 안전을 보증하고 자료의 무결성을 입증하는 데 주요할 역할을 하는 DMC는 강력하게 권고되는 사항이다.

참고문헌

1. 2013/의약품 임상시험 위험도 기반 모니터링(Risk-Based Monitoring) 가이드라인, 식약처, 2016 [Accessed October 10 2019] Retrieved from https://nedrug.mfds.go.kr/bbs/38/64/
2. 2013/Reflection paper on risk based quality management in clinical trials, EMA [Accessed October 10, 2019]. Retrieved from https://www.ema.europa.eu/en/documents/scientific-guideline/reflection-paper-risk-based-quality-management-clinical-trials_en.pdf
3. E6(R2) 임상시험관리기준에 대한 가이드라인 5.1.1. /5.1.3. /5.18.3. /5.18.4. /5.18.7 & 5.0. [Accessed October 10, 2019] Retrieved from http://www.nifds.go.kr/brd/m_105/view.do?seq=30603&srchFr=&srchTo=&srchWord=&srch Tp=&itm_seq_1=0&itm_seq_2=0&multi_itm_seq=0&company_cd=&company_nm=&page=1
4. Guidance for Industry Oversight of Clinical Investigations – A Risk-Based Approach to Monitoring, FDA [Accessed October 10, 2019] Retrieved from https://www.fda.gov/regulatory-information/search-fda-guidance-documents/oversight-clinical-investigations-risk-based-approach-monitoring

Chapter 28

Audit, Inspection 준비 및 수행

최정실

요약

- 점검(audit)과 실태조사(inspection)는 임상시험의 품질(quality)을 보증하기 위해 수행된다.
- 의뢰자는 점검을 통해 임상시험이 계획서, 표준작업지침서 및 관련 규정에 따라 실시되었는지 확인함으로써 임상시험에서 얻어진 자료의 신뢰성을 보증한다.
- 규제당국은 품목허가 신청 시 또는 조사가 요구될 때 임상시험관리기준 및 관련규정에 따라 임상시험이 실시되었는지를 확인하기 위해 실태조사를 실시한다. 연구팀은 점검과 실태조사를 위해 주요 점검사항을 확인하여 준비하고, 실시 후 관련 규정에 따라 후속조치를 취해야 한다. 점검 및 실태조사에 대한 가장 올바른 준비는 임상시험을 정확하게 실시하는 것이다.

1. 임상시험의 품질(Quality)

임상시험에서 신뢰성 보증은 자료의 수집, 기록 및 문서의 작성, 보고 등에 관한 모든 사항이 Good Clinical Practice(GCP, 임상시험관리기준)과과 관계 법령을 준수하였는지 여부를 사전에 계획된 바에 따라 체계적으로 관리하는 것을 의미한다.

신뢰성 보증 체계에 따라 품질이 관리된 임상시험은 수집된 자료가 신뢰할 만하고, 해당 임상시험에 참여한 대상자의 보호가 적절했다고 말할 수 있다. 반대로, 임상시험에서 품질 관리가 적절히 이루어지지 않을 경우, 대상자의 권리와 복지가 심각하게 위협받을 수 있고, 얻은 자료의 신뢰성이 떨어져 임상시험을 다시 실시하거나 허가 지연으로 인해 의뢰자는 막대한 손실을 입을 수 있다. 점차 다국가, 다기관 임상시험이 증가하면서, 저마다 다른 법규와 윤리적 문제, 임상 실무, 보건인프라 등으로 인해 임상시험의 품질관리는 더욱 중요해졌다.

전통적으로 임상시험의 품질보증 시스템은 의뢰자에 의해 수행되는 점검과 규제당국에 의해 수행되는 실태조사에 의존해 왔다. 점검과 실태조사는 실시주체가 의뢰자와 규제 당국이라는 차이가 있지만, 조사를 통해 관련 규정과 계획서를 준수하였는지 여부를 확인하여 임상시험 자료의 품질을 보증한다는 점에서 유사하다고 말할 수 있다(표 28-1).

표 28-1. 점검과 실태조사 비교

	점검	실태조사
실시 주체	의뢰자의 독립적인 부서 혹은 외부 점검자	규제 당국
확인 대상	시험 수행 및 계획서, ICH-GCP, 관련 규정 준수 여부	
시점	시험 실시 전, 실시 중, 실시 후 언제든지	

2. 점검(Audit)

1) 점검의 정의와 목적

점검은 해당 임상시험에서 수집된 자료의 신뢰성을 확보하기 위하여 해당 임상시험이 계획서, 의뢰자의 표준작업지침서 및 관련 규정에 따라 수행되는지를 의뢰자 등이 체계적 독립적으로 실시하는 조사를 말한다. 점검은 품질관리를 위해 일상적으로 진행되는 모니터링과는 별도로 의뢰자가 선정한 점검자(auditor)에 의해 독립적으로 수행된다.

점검은 대상이 무엇인지에 따라 개별임상시험 점검과 시스템 점검으로 구분된다. 시스템 점검은 특정한 시스템이 원래의 목적대로 적절하게 설계, 관리, 유지되고 문서화되고 있는지를 평가하여 취약한 부분이나 오류를 발견하면 개선점을 제안하는 것으로서, 하나의 특정한 시험에 국한되지 않고 해당 시스템을 이용하는 모든 임상시험에 적용될 수 있다(예: 약물감시모니터링 시스템, EMR 시스템, 이상반응보고 시스템 등). 이에 반해 개별 임상시험의 점검은 특정 임상시험을 대상으로 하며, 실시 목적에 따라 특별점검과 정기점검으로 분류된다(**표 28-2**).

2) 점검의 준비 및 수행절차

의뢰자는 점검의 대상, 방법, 빈도, 보고서의 서식 및 내용 등에 관한 점검지침을 사전에 마련해야 한다. 규제당국에 의해 실시되는 실태조사에 대한 대비의 목적으로 정기점검(routine audit)을 실시하는 경우, 점검효과를 극대화하기 위해서는 점검의 시기가 중요하다. 시험 기간이 오래되고, 누적된 데이터가 많을수록 문제의 수정이 어려워지고, 대상자를 추적하거나 의무기록의 열람이 더 어려워지는 문제가 있을 수 있으므로 의뢰자는 점검의 목적이 무엇인지에 따라 점검시기를 결정하게 된다.

점검 대상 기관을 선정할 때는 다음과 같은 점들이 고려될 수 있다.

- 등록 대상자 수가 많거나 등록 속도가 빠른 기관
- 임상시험 계획서 위반이나 (중대한) 이상반응이 심각하게 많은 기관

표 28-2. 점검의 종류

종류	목적	시점
특별점검 (Directed or For cause audit)	임상시험의 미준수가 확인된 경우, 이를 입증하거나 문제가 없음을 보증하기 위해 실시됨	반복되는 계획서 이탈, 서류상으로 설명 불가능한 혹은 설명이 부적절한 변경 중대한 이상반응 보고의 결여
정기점검 (routine audit)	계획서 및 관련규정의 준수를 확인하여 식품의약품안전처 실태조사를 대비하기 위함	임상시험 진행 중 혹은 종료 후, 의뢰자의 SOP에 따라 점검의 효과가 극대화되는 시기 (ex: 대상자 등록율이 특정 지점에 도달하였을 때, 또는 임상시험 시작 후 특정 시점에 도달했을 때, 식약처의 실태조사에 대한 사전 대비를 위해 시험 종료 후 등)
후속점검 (Follow-up audit)	점검 결과에 따라 필요한 후속 조치를 적절하게 시행하였는지 확인하기 위함	후속 조치가 필요한 경우에 합의된 시점
시스템 점검 (System audit)	특정한 활동(process)의 체계가 완전하게 작동하는지 점검함	예) 약물감시 모니터링, 통계분석

표 28-3. 점검의 흐름도

점검계획	• 의뢰자는 점검대상, 점검방법, 빈도, 점검보고서 서식 및 내용 등에 관한 점검지침을 마련 • 점검자 선정: 해당 임상시험과 이해관계가 없고, 점검에 필요한 지식과 훈련을 갖춘 사람
기관선정	• 고려사항: 임상시험의 중요도, 대상자 수, 임상시험의 종류와 복잡성, 대상자에 대한 위험도 및 확인된 문제점 • 2~4주 전 문서로서 기관에 알림: 일정, 참석자, 점검 시설 조율 및 확정
점검수행	• 오프닝 미팅: 소개, 점검의 목적, 범위, 절차 설명 • 자료 점검: 문서, 시설, 관련 규정, SOP, 계획서 • 미준수, 위반, 오류, 자료의 무결성 점검 • 클로징 미팅: 발견된 지적 사항 논의
후속조치	• 지적사항의 후속조치 논의-시점 및 corrective action and preventive action(CAPA, 시정 및 재발방지계획) • 점검보고서(audit report): 점검자가 작성하여 의뢰자에게 보고 • CAPA 수립 후 시정활동 확인 • 점검확인서(audit certificate) 발행

- 현저하게 좋거나 나쁜 유효성 안전성 데이터가 나타나는 기관
- 모니터 요원 또는 시험기관 연구팀의 경험
- 시험 관리자의 제안이나 요청
- 예전의 점검 경험
- 지리적 위치

의뢰자가 대상 기관을 선정하면, 사전에 문서로 연구자에게 점검 계획을 알리고 세부 일정을 조율한다. 점검 일정이 확정되면 연구자는 다음과 같이 점검에 대비한 준비를 한다.

- 점검 중 연구자가 참석하는 시간을 확인한다.
- 조용하고 점검을 수행하기 편안하며, 필수 문서를 모두 확인할 수 있는 장소를 예약하고 준비한다(컴퓨터, 테이블, 의자 등 갖춰진 회의실, 근처에 이용가능한 복사기 준비).
- 점검 시작부터 종료까지 점검자와의 상호작용에 대해 미리 검토하여 답변을 준비한다.
- 점검 장소에 모든 관련 서류를 정리해서 준비한다.
- 점검 전에 모니터요원과 기본문서, 증례기록서, 근거문서를 확인하고 시험 진행 상황을 파악한다.
- 기관 내 임상시험 관련 부서(약국, 검사실, 주사실 등)에 점검 사실을 알리고 점검에 대비하도록 한다.

1~2인의 점검자가 기관을 방문하여 1~3일 동안 점검을 수행한다. 점검자는 사전 미팅에서 점검의 목적, 절차, 일정을 소개하는 것으로 시작해서 세부적인 자료와 관련 문서를 점검 계획에 따라 수행하고 발견내용을 기록한다. 연구활동 및 과정에 대해 시험자 또는 담당자와 인터뷰를 하게 된다. 종료 미팅에서 점검자는 발견된 문제에 대해 시험자와 논의하고 점검을 종료한다.

3) 점검의 결과와 후속 조치

점검이 끝나면 점검자는 의뢰자의 SOP에 따라 정해진 기한 내에 점검보고서를 작성하여 의뢰자에게 제출한다. 점검보고서에는 점검 중 발견된 문제를 심각한 또는 심각하지 않은 등급으로 분류하여 기록한다. 발견된 문제가 대상자의 안전과 권리를 심각하게 위협하고 반복적인 패턴을 보인다면 의뢰자는 해당 시험책임자 및 실시기관을 시험에서 종결시키고 규제당국에 즉각 보고해야 한다.

발견된 문제에 대해 후속 조치가 필요한 경우, 시험자는 의뢰자와 corrective action and preventive action(CAPA, 시정 및 재발방지계획)을 논의한 뒤, 합의한 시점까지 해당 문제를 수정하고 재발방지계획이 잘 지켜지고 있음을 의뢰자에게 확인시켜야만 문제를 종결할 수 있다.

3. 실태조사(Inspection)

1) 실태조사의 목적

실태조사는 규제당국(식품의약품안전처장)이 임상시험관리기준과 그 밖의 관련 규정에 따라 임상시험이 실시되었는지를 확인하기 위해 조사하는 행위이다. 대개의 경우 임상시험 종료 후 품목허가를 위해 식품의약품안전처에 자료가 제출된 시점을 전후하여 실시되지만, 때로는 진행 중인 임상시험에 대해 고발, 진정, 제보 등 문제가 제기된 경우나 대상자의 안전성에 대해 문제가 발생한 경우 특별 점검이 실시될 수 있다.

실태조사의 목적은 임상시험자료의 신뢰성을 확인하고, 대상자의 권익 및 안전을 보호하는 체계 속에 임상시험이 실시되었는지를 확인하는 데 있다. 이를 위해 식품의약품안전처에서는 수시로 개별 임상시험 실태조사를 실시할 뿐 아니라 미국, 유럽 등 선진 규제기관의 리스크 중심 점검체계를 도입하여 시험기관을 차등 점검하는 정기 실태조사 제도를 운영하고 있다. 임상시험실시기관의 자율적인 점검을 권장하여 자체적으로 임상시험의 품질관리와 품질보증이 이루어질 수 있도록 함으로써 신뢰성보증체계를 효율적으로 구축하고자 하는 것이다.

2) 실태조사의 주요 점검 대상

약사법에 규정된 실태조사의 주요 점검 대상은 시험책임자, institutional review board(IRB), 임상시험수탁기관과 의뢰자이다. 이 중 임상시험 책임자를 대상으로 한 실태조사의 중점 점검 항목은 **표 28-4**와 같다.

3) 실태조사의 준비와 진행과정

전체적인 실태조사의 범위와 개별 조사절차는 점검 절차와 크게 다르지 않다(**표 28-5**).

실태조사가 결정되면 임상시험 실시기관은 조사자 성명, 연락처, 참석대상 및 준비사항이 포함된 실태조사 실시 공문을 사전에 받게 된다. 실태조사에 필요한 장소와 컴퓨터, 프린터, 전화기 등의 설비, 관련 서류 및 근거문서 등 모든 서류를 구비하고, 구두질의에 대비하여 참석 대상자들을 준비시킨다.

병원장(또는 위임 받은 자)과 IRB 위원장(또는 위임 받은 자)은 필수 참석대상자로서, 반드시 사전준비회의와 종료회의에 참석해야 하고, 필요시 임상시험책임자, 시험담당자, 관리약사 및 보관책임자 등에 대한 대면 조사를 실시할 수 있다.

2인 이상으로 구성된 실태조사 팀은 조사 당일 사전준비회의를 개최하여 실태조사자

표 28-4. 시험자 주요 점검 항목

	점검 항목
시험자/연구시설	시험자의 자격 증명 서류-이력서 연구팀의 서명록 및 책임규정목록 장비 및 시설- 관련 검사에 대한 검사실 인증서, 장비의 calibration 기록, 실험 실적 검사의 정상범위
임상시험용 의약품	임상시험용 의약품 취급에 관한 지침 의약품의 용기 및 포장에 첨부된 표시기재사항의 견본 임상시험용 의약품 관리기록 품질관리증명서 눈가림 해제 절차 무작위배정코드명단 의약품 폐기에 관한 문서
임상시험심사위원회	구성에 관한 사항(구성원, 운영규정, 표준작업지침서) 연구자와의 서신 연구계획서와 변경계획서에 대한 IRB 승인서 중간 또는 연차보고서 대상자 모집공고문 대상자 설명문 및 동의서 견본
임상시험 수행과정	식약처장의 승인 통보서 계획서/최신 임상시험자 자료집/증례기록서 취득한 동의기록(동의서원본 및 근거기록) 안전성 관련 보고 자료 대상자 선별기록 대상자 등재기록 대상자 식별코드 명단 근거문서 모니터링보고서 검체관리대장 점검확인서 각종 의사소통 문서

소개, 실시목적, 일정, 제반사항 등을 설명하는 것을 시작으로 주요 시설 현장조사, 임상시험 관련 문서 검토, 담당자들과의 인터뷰 등을 통해 조사를 진행한다.

조사가 완료되면 실태조사자는 종료회의에서 시험책임자와 함께 조사 결과에 대해 검토하고 최종 확인한다. 만약 중요한 사항이 발견된 경우 확인서 · 사실경위서 등이 작성될 수 있다. 미국 FDA 실태조사의 경우에는 실태조사자가 발견된 문제를 FDA form-483(Notice of Observation)에 작성하여 조사 대상자와 함께 논의한다.

조사 기간은 FDA, EMA의 경우 대개 5일 이내, KFDA는 3일 이내이다.

표 28-5. 실태조사의 흐름도

실태조사 전	실태조사 중	실태조사 후
• 실태조사 공문 수신 • 사전자료제출 목록 확인 후 식약처 임상제도과로 제출 • 실태조사 장소 준비 – 최소 5인 이상 들어갈 수 있는 별도의 실태조사 장소 및 컴퓨터(인터넷), 프린터 – 임상시험이 병원 내 전자의무기록 등을 이용하여 실시되는 경우, 동 전산망에 접근할 수 있는 시스템 필요 • 필수 참석자 및 구비서류 준비 – 참석자: 시험기관장, IRB 위원장, 점검 대상 임상시험책임자 – 관련 서류와 개별 임상시험에 따른 서류 및 임상시험 관련 근거문서(의무 기록 등)	• 현장조사 → 사전준비회의 → 시설 점검(문서보관소, 모니터링실, 의약품보관소, 검사실 등) → 임상시험 관련 규정 및 IRB 표준작업지침서 등 점검 → 개별 임상시험 점검 관련문서 검토 • 질의 응답 • 시험담당자 • 책임자 • 관리약사 • IRB 담당자 • 종료회의 • 지적사항 협의 • 종결회의 • 확인서 작성 등	• 실태조사서 작성(FDA-EIR 작성) • 식약처 내부회의 • 조사 결과에 따른 후속조치 공문 수신 • 제출된 후속조치 결과 또는 재발방지 계획을 실태조사자가 검토 후 재보완 또는 승인 • 행정처분 등

4) 실태조사의 결과 및 후속조치

실태조사의 결과는 시험대상자의 안전, 권리, 복지에 미치는 영향과 시험 결과의 품질, 완결성에 미치는 영향에 따라 위반 · 시정 · 주의 · 권고 사항으로 다음과 같이 분류하고, 공문으로 발송한다(표 28-6).

표 28-6. 실태조사의 결과

분류	지적사항구분 (Grading)	기준	후속 조치	예시
부적합	위반 (Critical)	– 시험대상자의 안전, 권리, 복지나 시험 결과의 품질, 완결성에 부정적인 영향을 미친 경우 – 반복 또는 고의적인 GCP 미준수	– 관련 규정에 따라 행정 처분 등 조치 – 결과보고서의 신뢰성 불인정 가능	– 서면동의 미취득 – 시험 절차 이후에 동의 취득 – 실제 없는 대상자의 증례기록서가 작성됨 – 중대한 이상반응/중대한 계획서 위반에 대해 의뢰자 또는 IRB에 보고 누락하여 대상자에게 심각한 부정적 영향을 미침 – 중요 검사의 반복적 누락 또는 오기

적합	시정 (Major)	결과적으로 시험대상자의 안전 · 권리 · 복지나 시험 결과의 품질, 완결성에 부정적인 영향을 미치지는 않았으나 가능성이 있는 경우 - 자료의 경미한 품질 저하, 비중요 근거문서의 부재, 반복적으로 발생한 경미한 미준수 사항 등	기한 내 조치결과 또는 재발 방지 계획 등 제출 요청하고 불이행 시 행정처분 진행 또는 결과보고서의 신뢰성 불인정 가능	- IRB 승인을 받지 않은 대상자 모집공고문으로 대상자를 모집함 - 동의서 기재 사항 일부 누락 또는 단순 착오로 잘못 기재된 사항이 다른 근거문서로 확인되는 경우 - 중요 검사 이외의 기록이 누락/오기 사례가 다수인 경우 - 시험대상자의 방문일자 대비 CRF 작성이 상당히 지연된 경우 - 대상자가 직접 작성하는 유효성평가 관련 설문지/환자 일지 등이 GCP 등에서 정하는 기록 및 수정 절차를 준수하지 않은 경우 - 대상자에게 부정적 영향을 미치지 않는 일부 시험 절차를 누락한 경우 - 기본문서 일부를 확보하지 않은 경우
	주의 (Minor)	시험대상자의 안전 · 권리 · 복지 또는 시험 결과의 품질, 완결성에 부정적인 영향을 미칠 가능성이 낮은 경우	기한 내 조치결과 또는 재발 방지 계획 등 제출 요청	- IRB 보고기한/지속심의 기한을 준수하지 않았으나 반복적이지는 않은 경우 - CRF 또는 근거문서에 주요 endpoint 등을 제외한 기타 항목의 일부를 기재하지 않은 경우 - 의약품관리상 문제는 없었으나 관리 약사가 시험책임자에게 임상시험용의약품 불출현황을 주기적으로 보고하지 않은 경우
	권고(Recommendations)	향후 시험의 품질을 높이고 미준수 가능성을 줄이기 위해 필요한 제안	자발적 조치 권고	- 대상자 검체 보관이 많은 경우 별도의 검체 보관용 냉동고를 마련할 것을 권고

미국 FDA 실태조사의 경우, 조사 후 자세한 실사내용 및 실사등급을 기재된 Establishment Inspection Report(EIR, 실태조사보고서)이 작성되며, 등급은 아래와 같다(**표 28-7**).

표 28-7. FDA 실태조사 등급

등급	설명
NAI(No action indicated)	가장 바람직한 결과, 위반사항이 발견되지 않았음. 별다른 후속조치가 필요 없음
VAI(Voluntary action indicated)	임상시험관리기준 및 관련규정에 대한 위반사항이 발견되었음. 답변을 문서로 보고해야 함
NAF(Notice of adverse findings)	임상시험관리기준 및 관련규정에 대한 중대한 위반, 시정 후 답변 문서 보고, 시정 사항에 대해 별도의 점검 요구됨
OAI(official action indicated)	최악의 결과, 경고로 간주됨 신속한 시정 요구하는 중대한 위반사항 발견된 경우 의뢰자와 IRB에 해당 내용 통보, 시험자에 대한 제제 또는 행정 처분이 내려질 수 있음

EIR, FDA form-483, 실태조사 중 수거한 증거자료, 시험자가 답변한 서신 등을 종합적으로 판단하여 심각한 위반사항이 발견된 것으로 판단이 내려지면, 경고서신(warning letter)을 받거나 최악의 경우 임상시험을 수행할 수 없게 된다.

4. 점검 및 실태조사에서 자주 발견되는 문제

대상자에게 즉각적인 위험을 제거하기 위한 경우를 제외하고는 항상 IRB에서 승인한 대로 계획서를 준수하고 GCP를 포함한 관련 규정을 준수해야 한다. 그러나 최근 들어 임상시험 계획서는 점차 복잡해지고, 대상자의 순응도가 완벽하기는 불가능한 임상시험 환경 속에서 이를 엄격하게 준수하는 것은 매우 힘든 일이다. 시험자는 임상시험 수행 중 발생한 모든 미준수 사례를 인지한 즉시 대상자의 안전을 확인하고 필요한 경우 의뢰자와 IRB에 보고해야 한다.

점검 또는 실태조사 과정에서 발견된 미준수 사례는 대상자의 권리와 복지, 안전을 위하여 즉각 교정이 필요한지 판단하여 가능한 경우 교정하고, 재발방지를 위한 대책을 포함하여 IRB에 보고한다.

다음은 점검 및 실태조사에서 자주 발견되는 문제들의 목록이다.

- 대상자 선정/제외기준 위반
- 병용금지약물의 복용
- 대상자 동의 절차 미준수
- 근거자료의 누락 또는 불일치

- 이상반응의 평가 기준, 기록 및 보고 오류
- 중대한 이상반응의 보고기한 미준수
- 증례기록서의 작성 및 관리 소홀
- 임상시험용 의약품 관리 소홀

5. 주의사항

점검과 실태조사를 준비하고 수행하면서 지켜야 할 몇 가지 주의사항은 다음과 같다.

- 교육/트레이닝 기록, 이력서 등 자격 증명 서류 이외에 개인정보는 제출하지 않는다
- 자료 제출을 요구 받았을 때 지체 없이 제출할 수 있도록 근거리에 지원인력을 배치한다.
- 모든 자료가 정리되어 준비되어야 한다.
- 조사관이 지적하는 부분은 꼼꼼하게 메모한다.
- 질문이 모호하면 명확하게 확인한 후 답변한다.
- 예의 바르게, 협조적으로, 추측이나 짐작하지 말고 사실에 근거해서 답변한다.
- 적절한 근거 없는 정보를 요구하면 거절한다.
- 의뢰자에게 실사결과를 즉각 알려야 한다.
- 질문한 것에만 답변한다.
- 근거문서에 의해 뒷받침되지 않고 의뢰자에 의해 확인되지 않은 데이터 수정을 하지 않는다.
- 다른 연구에 대해 논하지 않는다.
- 의뢰자와 연구자 사이의 재정적 문제에 대해 논하지 않는다.

6. 결론

임상시험에서 중대한 문제가 발견되면 막대한 시간과 노력이 들어간 임상시험의 자료가 쓸모 없게 될 수 있다. 그뿐 아니라 시험자는 점차 강화된 법규정에 따라 임상시험에서 배제되거나 형사처벌을 받게 될지도 모른다. 그러나 무엇보다도 이러한 문제는 대상자의 안전을 직접적으로 위협하는 것이므로 시험자는 미준수가 생기지 않도록 항상 주의를 기울여야 한다.

점검과 실태조사가 특별한 문제 없이 끝날 수 있도록 준비하는 데는 많은 시간과 노력이 필요하다. 시험자가 최소한의 시간과 노력으로 점검과 실태조사를 준비하는 가장 좋은 방법은 처음부터 계획서에 정해진 바에 따라 임상시험을 수행하고, GCP, SOP 및 관련규정을 잘 준수하는 것이다.

참고문헌

1. Bhatt A. (2011) Quality of clinical trials: A moving target. Perspect Clin Res., 2(4):124–128.
2. 2019년도 임상시험 점검 기본계획. [Accessed Oct 7, 2019] Retrieved from https://nedrug.mfds.go.kr/bbs/38/98#
3. 의약품임상시험관리기준[Accessed Oct 7, 2019] Retrieved from http://www.law.go.kr/LSW/admRulInfoP.do?admRulSeq=4372
4. 임상시험 관련자를 위한 기본 교재–CRA용 [Accessed Oct 7, 2019] Retrieved from http://www.nibp.kr/xe/?module=file&act=procFileDownload&file_srl=19324&sid=4d195242b–806ce1a7377d5ab7a11804f
5. 임상시험실시기관 실태조사 표준작업지침서 [Accessed Oct 10, 2019] Retrieved from https://nedrug.mfds.go.kr/bbs/38/24/
6. Information Sheet Guidance For IRBs, Clinical Investigators, and Sponsors FDA Inspections of Clinical Investigators [Accessed Oct 7, 2019] Retrieved from https://www.fda.gov/media/75185/download

Chapter 29

임상시험에서의 영상기법의 적용

구진모

요약

- 전통적인 영상의학 기법은 병변의 검출, 특성화, 병기결정, 치료반응 평가에 있어 효과적이나 객관적인 종양 치료반응 평가에는 CT와 MRI가 이용된다.
- RECIST1.1을 적용하는 데 주의해야 할 사항을 숙지하여야 하고, 특수한 상황에는 다른 치료반응 평가 방법을 이용할 수 있다.
- 종양 평가에서 기능적 영상 기법, 컴퓨터를 이용한 영상 분석 방법들이 발전하고 있고, 종양의 표현형(phenotype)을 효과적으로 평가할 것으로 기대된다.

1. 종양 평가에서 영상의 역할

종양 평가에서 영상은 병변을 발견하고, 검출된 병변이 양성이나 악성인지를 감별하고, 병변이 악성일 경우 병기 결정을 하고, 치료 후 효과 판정과 모니터링의 역할을 한다. 필요한 경우 조직검사의 유도를 하는 데 사용된다.

2. 영상을 이용한 종양 치료반응 평가

1) 개요

위에서 언급한 것처럼 종양 평가에는 여러 가지 측면이 있어 유방촬영을 포함한 단순촬영, 초음파, CT, MRI, 투시 등 모든 영상 장비의 이용이 필요하며 각각의 장단점이 있다. 종양의 치료반응 평가를 위해서는 객관적인 크기 측정이 가능해야 하기 때문에 대부분 CT와 MRI가 사용된다. 폐병변은 흉부X선에서도 측정이 가능하나 CT에서 측정하는 것이 선호된다. 하지만 초음파 검사는 치료반응 평가의 재현성이 낮기 때문에 임상시험에 측정방법으로 이용하면 안 된다.

2) CT, MRI

적절한 CT 촬영 범위는 흉부, 복부, 골반부이다. 일반적으로 측정 가능한 병변의 크기는 부분용적효과(partial volume effect) 때문에 대개 CT 절편두께의 두 배 이하로 간주된다. 따라서 10 mm 이상의 병변 크기가 측정 가능한 병변으로 정의되는 RECIST 에서는 절편 두께가 5 mm 이하이어야 한다. CT는 간격이 없는 연속적인 절편으로 획득되어야 한다. 의학적인 이유로 금기 사항이 되지 않는다면 조영제를 정맥주사한 후 영상을 얻어야 한다. 복부영상은 간문맥기에 획득한다. CT 프로토콜은 기저검사와 추적 검사에서 같게 유지해야 한다. 조영제에 알레르기가 있거나 신장 기능이 안 좋은 경우, 기저검사 이후 조영제에 금기가 발생한 경우 비조영증강 CT를 얻을지 MRI를 얻을지에 대해서는 종양 종류와 위치에 따라 결정한다. 병변은 같은 창 설정(window setting)을 이용하여 측정해야 한다. 병변은 대개 축상(axial) 평면에서 측정하나 등방성(isotropic, 화소의 크기가 모든 축에서 일정한 것) 영상 재구성이 가능한 경우 위아래로 긴 병변들은 관상 또는 시상면에서 측정할 수 있다. 이 경우 추적 검사에서도 같은 평면에서 측정하여 비교한다.

MRI도 기저검사와 추적검사의 프로토콜을 같게 유지해야 하고, 종양 크기의 측정은 같은 평면, 같은 pulse sequence 영상에서 이루어져야 한다.

3) 주의해야 할 사항

- 기저 검사에서 종양의 측정 가능 병변은 장축이 10 mm로 정의되는 반면 측정 가능한 림프절은 단축이 15 mm 이상인 경우이다. 림프절 단경이 10~15 mm인 경우 측정 불가능(non-measurable) 병변으로, 10 mm 미만의 경우 정상으로 간주된다.
- 뼈스캔, PET, 단순 촬영은 뼈 병변을 측정하는데 적절한 영상 기법이 아니며, 뼈의 용해성(lytic) 또는 혼합된 용해성-경화성(sclerotic) 병변의 경우 측정 가능한 연부조직 병변이 있을 때 CT 또는 MRI로 평가할 수 있다. 경화성 병변은 측정 불가능하다.
- 낭성 전이로 생각되는 병변은 측정 가능한 병변으로 간주될 수 있으나 같은 환자에서 고형 병변이 있으면 이를 측정하는 것이 좋다.
- 표적병변(target lesion)으로 대개 가장 큰 병변들을 선택하나 큰 병변이 쉽게 측정하기 어려운 경우 크면서 재현성 높게 측정할 수 있는 병변을 선택한다.
- 기저검사에서 기록된 표적병변들은 아주 작아져도(예: 2 mm) 측정 가능하면 측정해서 기록한다. 하지만 측정하기에 너무 작으나 보일 경우 기본값 5 mm로 기록할 수 있다. 만일 소실된 것으로 판단되면 0 mm로 기록한다.
- 병변이 치료 후 쪼개진 경우 쪼개진 부분의 장축을 더한다.

- 병변이 합쳐진 경우 두 개의 병변을 구분할 수 있으면 각각 장축을 측정해 더하고 구분할 수 없으면 합쳐진 병변의 장축을 측정한다.
- 치료 후 병변의 모양이 바뀌어 장축의 위치가 변하더라도 가장 긴 직경을 측정한다.
- Progressive disease(PD, 질병진행)은 가장 작을 때보다 병변 크기 합이 20% 이상 증가해야 한다는 기준에 더해 증가치 또는 새로운 병변이 적어도 5 mm 이상이어야 한다.

4) 특수한 상황에서의 종양 치료반응 평가

- Gastrointestinal stromal tumor(GIST): Choi criteria
  - GIST를 imatinib으로 치료할 경우 종양 크기의 10% 이상 감소 또는 CT에서 hounsfield unit(HU, 종양 감쇄계수)의 15% 이상 감소가 우수한 예후 예측인자이다.
- NSCLC: Crabb
  - Bevacizumab 등으로 치료할 때 공동이 생기는 경우 공동의 크기를 병변 장축 측정에서 제한다.
- Modified RECIST for mesothelioma
  - CT 영상의 세 레벨에서 서로 1 cm 이상 떨어진 두 장소에서 흉벽이나 종격동에서 수직으로 측정하여 적어도 두께가 1 cm인 여섯 측정치의 합을 구한다.
- Crizotinib associated renal cysts
  - ALK-rearranged NSCLC로 crizotinib으로 치료 받는 환자의 4~22%의 환자에서 복잡한 신장 낭종이 발생할 수 있다.
- 면역항암제의 치료반응 평가

irRECIST, iRECIST, imRECIST 등 여러 방법들이 제시되고 있다.

3. 기능적 영상 기법

1) Dynamic Contrast-Enhanced(DCE, 역동적 조영증강) 영상, 관류(perfusion) 영상

종양의 생존에 혈액으로 공급되는 산소가 필요하고 따라서 혈관신생(angiogenesis)가 필요하다. DCE-MRI나 관류 CT 또는 MRI를 이용하면 주사된 조영제의 흐름을 추적하여 역동적 모델링을 통하여 종양에 공급되는 미세혈관의 관류, 혈액량, 투과성 등을 평가할 수 있다. 이러한 지표의 변화를 바탕으로 종양 치료의 항혈관신생 효과를 평가할 수 있다.

DCE-MRI에서 가장 자주 사용되는 지표는 혈장과 extravascular leakage space(EES) 사이 조영제의 용적 이행 상수인 K_{trans}인데, 이 지표의 감소는 대개 치료제가 작용하고 있다는 것을 의미한다.

2) 이중 에너지(Dual-Energy) CT

최근 다양한 접근으로 이중 에너지(dual-energy) 정보를 획득할 수 있는 CT 기종들이 개발되어 이중 에너지를 이용하여 조직의 특성화와 물질 분해(material decomposition)가 가능해졌고, 이러한 접근법으로 조영증강에 의한 요오드의 농도를 측정할 수 있게 되었다. 이를 통해 조영증강 전, 조영증강 후 두 번의 CT를 촬영하지 않아도 조영증강 정도를 알 수 있고, 이 요오드 농도는 종양 혈액량과 비례한다. 이를 이용하여 치료반응을 효율적으로 평가할 수 있을 것으로 기대된다.

3) 확산 강조(Diffusion-Weighted) MRI

Diffusion-weighted imaging(DWI)은 조직 내 물분자의 확산성에 기반한 조직 특성 분석을 가능하게 해준다. 조직 내 물분자 확산은 세포 외 공간의 비틀림, 조직 내 세포의 밀집도, 세포막의 온전함, 액체의 점성과 연관이 있다. Apparent diffusion coefficient(ADC, 현성확산계수)가 이러한 조직 내 물의 기능적 환경에 대한 정보를 제공한다.

4. 컴퓨터 기법을 이용한 영상 분석

1) 종양 용적(Volume)

종양의 크기는 종양의 부담(tumor burden)을 시사하는 강력한 표지자로 전통적으로는 시각적 평가를 바탕으로 하는 수작업으로 PACS상에서 종양의 크기를 전자자(electronic caliper)를 이용하여 일차원 또는 이차원 측정값을 보고해 왔다. CT 기술의 발달로 등방성 영상이 가능함에 따라 종양의 용적을 컴퓨터 프로그램을 이용해 측정하려는 노력이 있어 왔다. 이를 이용하면 종양의 진행과 감소를 훨씬 민감하게 발견할 수 있으나 이를 위해서는 용적으로 얻은 얇은 절편의 CT 데이터가 필요하며 정확하고 효과적인 분절(segmentation) 소프트웨어를 사용해야 한다. 아직도 종양이 경계가 불규칙하거나 주위 장기와 닿아 있는 경우 분절이 잘 되지 않는 경우가 많다.

2) 종양질감분석(Texture Analysis), Radiomics

종양의 이질성(heterogeneity)을 분석하는 한 방법으로 질감분석을 시도할 수 있다. Radiomics는 영상에서 추출한 정보로 정량적 분석을 높은 처리량으로 시행하는 것으로 종양의 특성을 분석하고 예후를 예측하는 데 효과적일 수 있다는 연구가 다수 발표되고 있다. 하지만 도출되는 값들이 병변의 모양, 종양 분절화, 영상의 획득과 재구성 방법에 따라 가변성이 크며, 많은 인자를 이용하는 방법이기 때문에 한 가지 데이터에 과다적합화(overfitting)되어 다른 데이터에서는 작동을 하지 않는 경우가 종종 있다. 전향적 연구, 다수센터 연구로 radiomics의 임상 적용 가능성을 검증할 필요가 있다. 최근 딥러닝 기술로 영상을 정상화(normalization)할 경우 많은 현재의 제한점이 극복될 가능성도 있다.

3) 딥러닝 기반 분석

최근 딥러닝을 이용한 인공지능 기법은 종양 영상의 전 분야에 있어 의사들의 수행능을 높일 수 있을 것으로 기대된다. 이는 단지 영상의 분석뿐 아니라 영상 정보를 효과적으로 추출하여 치료 방법의 결정과 워크플로우의 개선에도 영향을 미쳐서 환자의 치료효과를 증대시킬 수 있을 것으로 생각된다.

5. 결론

전통적인 영상의학 기법은 병변의 검출, 특성화, 병기결정, 치료반응 평가에 효과적이다. 하지만 구조적 변화를 넘은 유전적, 분자적 변화를 확인하고 정량화하는 부분에서는 한계가 있다. 최근 진전되고 있는 기능적 영상과 컴퓨터 기술을 이용한 정량적 기법을 이용하면 종양의 표현형(phenotype)을 효과적으로 평가할 가능성이 있고 이를 위해서는 여러 가지 표준화와 인프라 구축이 필요하겠다.

참고문헌

1. Aerts HJ, Velazquez ER, Leijenaar RT, et al. (2014) Decoding tumour phenotype by non-invasive imaging using a quantitative radiomics approach. Nat Commun, 5:4006.
2. Byrne MJ, Nowak AK. (2004) Modified RECIST criteria for assessment of response in malignant pleural mesothelioma. Ann Oncol, 15:257–260.
3. Cameron LB, Jiang DH, Moodie K, et al. (2017) Crizotinib Associated Renal Cysts [CARCs]: incidence and patterns of evolution. Cancer Imaging, 17:7.
4. Choi H, Charnsangavej C, Faria SC, et al. (2007) Correlation of computed tomography and positron emission tomography in patients with metastatic gastrointestinal stromal tumor treated at a single institution with imatinib mesylate: proposal of new computed tomography response criteria. J Clin Oncol, 25:1753–1759.
5. Crabb SJ, Patsios D, Sauerbrei E, et al. (2009) Tumor cavitation: impact on objective response evaluation in trials of angiogenesis inhibitors in non-small-cell lung cancer. J Clin Oncol, 27:404–410.
6. Eisenhauer EA, Therasse P, Bogaerts J, et al. (2009) New response evaluation criteria in solid tumours: revised RECIST guideline (version 1.1). Eur J Cancer, 45:228–247.
7. Nishino M, Hatabu H, Johnson BE, et al. (2014) State of the art: Response assessment in lung cancer in the era of genomic medicine. Radiology, 271:6–27.
8. Tofts PS, Brix G, Buckley DL, et al. (1999) Estimating kinetic parameters from dynamic contrast-enhanced T(1)–weighted MRI of a diffusable tracer: standardized quantities and symbols. J Magn Reson Imaging, 10:223–232.

Chapter 30

임상시험에서의 핵의학 영상기법의 적용

천기정

요약

- positron emission tomography(PET, 양전자단층촬영술)는 양전자를 방출하는 방사성의약품을 체내에 주입한 뒤, 생체내 기능에 의하여 분포한 방사능을 체외의 검출기로 측정하는 영상기법이다.
- PET는 종양의 대사능을 정성적으로 분석할 뿐만 아니라 체내 방사성의약품의 섭취 정도를 정량적으로도 평가할 수 있다.
- 실제 임상 현장에서는 일반적으로 standardized uptake value(SUV)를 기반으로 하는 반정량법에 의한 PET parameter를 주로 사용하고 있다.
- 다기관 임상시험의 반응평가를 위해서는 앞서 언급한 PET parameter에 대한 표준화가 필수적이며, 표준화된 PET 프로토콜을 기반으로 FDG PET을 이용한 대리 바이오마커로서 EORTC PERCIST criteria를 이용한다.
- PET microdosing(마이크로도스시험)이 반복적 체내 동태를 파악할 수 있어 신약개발에 활용이 기대되고 있다

1. Positron Emission Tomography(PET, 양전자단층촬영술)

PET은 양전자를 방출하는 방사성의약품을 체내에 주입한 뒤, 생체내 기능에 의하여 분포한 방사능을 체외의 검출기로 측정하는 영상기법이다. 사용하는 방사성의약품에 따라 종양의 다양한 생화학적 변화 및 분자표적발현을 체내 영상으로 평가하여 종양의 진단, 병기설정, 예후 예측, 치료계획 설정, 치료반응 및 재발평가 목적으로 이용한다. 임상에서는 포도당 유사체인 F-18 fluorodeoxyglucose(FDG)가 가장 많이 사용하는 방사성의약품이다. 악성종양에서는 일반적으로 정상조직보다 종양의 FDG 섭취가 현저히 증가되어 있다. 암세포에서는 세포의 성장과 분열에 관여하는 생화학적 대사가 항진되어 혐기성 포도당 분해가 항진되어 glucose transporter(GLUT, 포도당전달체) 및 포도당분해효소들이 증가되어 있기 때문이다. 그 외에도 종양의 혈류량, 혈액량 등 종양혈관 인자와 허혈 정도 침윤세포의 존재 등 생화학적 인자가 FDG 섭취에 관련이 있다. PET는 종양의 대사능을 정성적으로 분석할 뿐만 아니라 체내 방사성의약품의 섭취 정도를 정량적으로도 평가할 수 있어 임상시험에서 새로운 치료법이 효과적인지 객관적 평가하기 위해서 대사능을 정량값으로 제공할 수 있는 장점도 있다.

2. 종양 대사능 평가

1) FDG PET영상 촬영 및 정량 분석

PET 종양 영상은 4~6시간 공복 후 FDG를 정맥주사하고 안정을 취한 상태에서 45~60분 후 영상 획득을 한다. 혈당이 높은 경우 정맥주사한 FDG와 혈중 포도당이 경쟁할 수 있으며, 혈중 인슐린 상승으로 근육 내 FDG 섭취가 증가하여 종양대사능이 낮게 평가될 수 있다. 육체적 운동이나 긴장 상태가 지속되면 FDG의 근육 섭취가 증가하므로 검사 전 안정을 취하게 한다. 현재 사용하는 대부분의 PET 영상은 PET/CT 융합영상으로 CT에서 획득한 투과영상을 이용하여 PET 영상을 교정한다. 일반적으로 머리의 소뇌 부위부터 다리의 대퇴골까지 전신 영상을 10~30 분간 몸통 영상을 촬영하며, 종양의 위치나 전이 범위에 따라 추가적인 특정 국소 부위나 전신에 대해서 영상을 획득하기도 한다. 소변으로 FDG 배설을 돕기 위하여 FDG 주사 전 500 ml 이상의 물을 마시게 하는데, 이때 FDG 섭취에 영향을 미칠 수 있는 당분을 함유한 음료 섭취나 수액주사가 시행되지 않도록 주의하여야 한다.

PET 영상은 육안에 의한 정성적 평가뿐 아니라 체내 방사능 집적 정도를 계측하여 체내 대사능을 정량분석할 수 있다. 체내 주입한 방사성의약품의 역동학적 분포 특성을 측정하여 대사율을 수치화할 수도 있으나, 일반적으로 임상에서는 반정량적 방법인 standardized uptake value(SUV, 표준섭취값)로 종양 내 대사능을 평가한다. SUV는 투여한 방사능이 체내 균등하게 분포할 때 특정 부위에 집적된 방사능의 비(ratio)이다. SUV 값이 1인 경우는 FDG가 전신에 고루 퍼진 상태라 할 수 있으며, 악성 종양의 경우 일반적으로 2.5~3.0 이상 증가되어 있다. 그러나 여러 인자가 SUV 값에 영향을 미칠 수 있다.**(표 30-1)**

표 30-1 SUV에 영향을 미치는 인자

환자 인자	혈중 포도당 농도 체형: 지방조직의 양 종양의 크기, 움직임 정상조직의 섭취 증가: 운동, 긴장, 갈색지방 등 기타: 수액섭취, 신장기능, 염증 여부, 경구 혈당저하제 등
촬영기기 인자	투과영상 방법: transmission scan, CT, MRI 등 검출기의 방사능 검출 회수율 검출기의 해상도
촬영기법 인자	FDG 주사량 및 주사 누출 FDG 주사와 촬영 간격

지방조직의 경우 FDG 분포가 현저히 낮아 환자의 체형에 따라 SUV 값에 영향을 줄 수 있어, 지방을 제외한 lean body mass로 SUV를 교정하기도 한다. 움직이는 병소이거나 2 cm이하의 종양에서는 부분체적효과(partial volume effect)가 발생할 수 있어 최대 SUV를 주로 사용하고 있다.

2) 다양한 FDG PET parameters

PET 영상의 정량화는 크게 동적영상에서 역동학적 특성을 구획모델(compartment model)에 적용하여 대사율을 직접 산출하는 방법과 일반적 정적영상에서 반정량적인 SUV를 이용하여 종양의 섭취 정도를 비율로 계측하는 방법으로 구분할 수 있다.**(표 30-2)**

표 30-2. 정량화 방법에 따른 특성 비교

	동맥혈 채혈 필요	동적영상 획득 필요	정량법의 Robustness	임상현장의 적용성
SUV 기반 변수	No	No	Low/medium	High
Compartment model 기반 변수	Yes	Yes	High	Low

동적영상을 이용한 대사율 산출법은 시간대별 혈액 체취를 통하여 시간대별 동맥혈 방사능 농도를 알아야 산출할 수 있으므로 실제 임상 현장에서는 일반적으로 SUV를 기반으로 하는 반정량법에 의한 방법이 주로 사용하고 있다.**(표 30-3)**

표 30-3. SUV 기반 endpoint의 정의

	평가 변수	정의
SUV 기반 일차 변수	SUV	(조직 방사능/조직의 부피)/(총 투여 방사능/환자의 몸무게)
	SUL	환자의 몸무게 대신 lean body mass를 이용한 SUV
	maximum SUV mean SUV peak SUV	관심영역 내 voxel 중 SUV 최대값 관심영역 내 voxel의 평균값 관심영역 내 1 cc 영역의 SUV 최대값
SUV 기반 대사-부피 변수	metabolic tumor volume(MTV)	voxel의 SUV가 일정 값 이상인 중 병소 부피
	total lesion glycolysis(TLG)	MTV와 SUV의 곱
Heterogeneity index	SUV 분획에 따른 분포 비율	SUV percentile에 따른 voxel 부피 분포 등
	Texture analysis 기반 pixel 분포 변수 반응유지기간	주변 pixel과 분포 관계에 의한 다양한 변수 산출

대사능과 종양부피를 함께 평가할 수 있는 metabolic tumor volume(MTV, 대사종양부피)나 total lesion glycolysis(TLG, 총병변해당작용), 또는 대사이질성 평가 변수 등이 치료 반응 평가 및 예측에 유용할 것으로 기대되고 있으나, 이들 지표의 정의를 위하여 SUV 및 병변에 대한 segmentation 방법들이 아직 표준화되지 않은 상태이며, 각각의 변수의 장단점을 잘 고려하여 이용하여야 하겠다.(표 30-4)

표 30-4. SUV 기반 endpoint의 장단점

	장점	단점
SUV 기반 일차 변수	- 쉽고 정확하게 측정 가능 - 객관적이고 정량적으로 평가 가능	- 전체 병소에 대한 측정값의 대표성이 낮음 - 영상기기 및 촬영 조건에 따른 변이 가능
SUV 기반 대사-부피 변수	- 종양 전반에 대한 정량 평가 가능 - 종양 대사 burden에 대한 평가 가능	- 종양 segmentation에 대한 표준화 부족 - 연구자 마다 다른 기준 적용하는 상황
Heterogeneity index	- 종양 치료반응 예측 인자로 기대 - 다양한 이질성 parameter 제공 가능	- 영상기기 및 재구성 방법에 따른 계측값 상이 가능 - 표준화된 분석 프로토콜 미비 - 연구자 마다 다른 endpoint 사용

3) 융합영상법에 따른 비교(PET/CT와 PET/MRI)

융합영상기기로서 PET/CT와 PET/MRI의 차이는 해부학적 영상인 CT와 MRI의 차이와 PET 영상과 순차적으로 촬영하느냐 동시에 촬영하느냐에 의한 차이를 고려할 수 있다. 따라서 PET/MRI는 높은 연부조직 해상도가 필요한 뇌조직, 두경부암, 부인암 및 방사선피폭을 최소화하는 것이 필요한 소아나 젊은 여성에게서 유용할 것이다. PET/MRI는 PET과 MRI 영상을 동시 계측할 수 있어서, PET과 CT를 순차적으로 촬영하는 PET/CT보다 공간적 정합 및 PET과 MRI의 다양한 metabolon-physical multi-parametric 특성 평가를 동시에 할 수 있는 장점이 있다. 하지만, 자기장 하에서 검사를 시행할 수 없는 심박조율기나 기계식 심장판막 등을 가지고 있는 환자에서 이용할 수 없다는 점과 MRI 영상기반 감쇠보정을 하여야 하고 일반적으로 MRI 영상획득이 시간이 많이 소요되는 제한점도 있다.

연구자는 이러한 장단점을 잘 이해하고 임상시험을 디자인하는데 가장 적합한 영상법을 선택하는 것이 필요하겠다.(표 30-5)

표 30-5. PET/CT와 PET/MRI의 비교

	PET/CT	PET/MRI
해상도(FWHM)	4.4~5.7 mm	3.5~5.1 mm
예민도(Kcps/MBq)	10.0	23.3
감쇠보정/정량성	CT 이용 - 정량 용이 - Artifact에 의한 오류 적음	MRI 영상 기반 감쇠지도 구성 정량에 제한적일 수 있음 artifact에 의한 오류 가능
검사시간/용이	짧은 편(3~10분)/검사 진행 용이	긴 편(30~90분)/MRI 프로토콜에 따라 상대적 어려움
다중영상/parameter	영상 parameter 제한적	다양한 영상 parameter 가능
노출 방사선량	상대적 많음(CT 선량 추가)	상대적으로 적음(CT 선량 없음)

4) FDG PET 종양 반응평가

앞에서 언급한 바와 같이 PET는 종양의 대사능을 평가하는 생화학적 기능평가 방법으로 기존의 종양크기에 기능적 영상평가를 보완하는 기준들이 제안되어 임상시험에 활발히 이용되고 있다. 특히, 림프종 등 혈액암의 경우 FDG PET의 치료 반응평가는 기존의 종양 크기변화 기준에 추가하여 이용하는 것이 크기변화 이전에도 대사능 변화로 평가하는 것이 유용하다고 International Working Group(IWG) 제안되었으며, Lugano criteria에서는 FDG 섭취 정도를 5-point로 점수화하여 interim 및 치료 종료 시점에서 각각 적용하는 것을 제안하였다.

특히, 다기관임상시험의 반응평가를 위해서는 앞서 언급한 PET parameter에 대한 표준화가 필수적이며, 표준화된 PET 프로토콜을 기반으로 FDG PET을 이용한 대리 biomarker로서 EORTC criteria가 처음으로 제안되었다.(표 30-6)

표 30-6. EORTC Response Criteria

Response Category	Definition
PMD	5% increase or more in tumor ^{18}F-FDG SUV, visible increase in the extent of ^{18}F-FDG tumor uptake(20% or more in the longest diameter) or appearance of new ^{18}F-FDG uptake in metastatic lesions
SMD	Neither PMR nor PMD
PMR	15% reduction or more in tumor ^{18}F-FDG SUV after one cycle of chemotherapy and 25% reduction or more after more than one treatment cycle
CMR	Complete resolution of ^{18}F-FDG uptake within the tumor volume

FDG PET의 기능영상으로서의 종양의 치료반응평가는 고형암에 대해서도 확장되어 Positron Emission tomography Response Criteria In Solid Tumors(PERCIST)로 제안되었으며, 이 기준에서는 maximum SUV 대신에 peak 값을 사용하기를 권고하면서 lean body mass로 교정한 SUL을 기준으로 제시하였다. 대사능이 정상화된 것을 CMR로, 가장 높은 SUL peak가 30% 이상 또는 0.8-unit 이상 감소하면 PMR 제시하였다. 이에 반하여 SUL peak가 30% 또는 0.8-unit이상 증가하거나 TLG가 75% 이상 증가하는 것을 PMD로 정의하였다.

5) FDG 이외의 종양대사능 평가

현재 임상에서 가장 많이 사용하는 PET용 방사성의약품은 FDG이다. 종양은 암세포의 항진된 포도당 대사능 이외에도 종양에 따라 다양한 분자표적을 발현하고 있다. 현재 국내에서 이용 가능한 PET용 방사성의약품에 대해서 표로 정리하였다(표 30-7).

표 30-7. Non-FDG PET Tracer in Oncology

PET용 방사성의약품	신의료기술 고시번호	신의료기술 고시상 적응증
^{18}F NaF	제2010-105호	악성종양의 뼈전이
^{11}C Acetate	제2010-105호	간암
^{1}F FLT	제2012-92호	폐암
^{11}C Methionine	제2013-114호	뇌종양, 전립선암, 폐암, 부갑상선항진증
^{18}F FDOPA	제2014-89호	뇌종양, 신경내분비종양
^{68}Ga DOTATOC	제2014-198호	신경내분비종양
^{18}F FMISO PET	제2015-58호	악성종양
^{11}C Methionine PET	제2016-449호	신장암(제한적)
^{18}F FET PET	제2017-694호	원발성 및 재발성 뇌종양

5) 신약개발과 PET microdosing(마이크로도스시험)

마이크로도스 시험이란 100 μg 미만 그리고 약물효과를 나타내는 용량의 1/100 미만의 화합물을 인체에 투여하는 탐색적 시험이다. 시험약물에 방사성동위원소를 표지하여 약물 투여에 따른 효과를 체내 환경에서 시험하여 동일한 대상에서 반복적으로 데이터를 얻을 수 있기 때문에 신뢰도가 높은 데이터를 얻을 수 있다. 신약의 개발 단계에서 신약 후보물질의 안전성 평가와 더불어 체내 분포 및 효과를 시각화 할 수 있어 다양한 약제의 기전 증명 및 개념 증명을 통하여, 후기 임상시험에 치우쳐 있는 약효평가 단계 전에 적절한 연구 진행을 효율적으로 결정하는데 도움을 줄 수 있다.(그림 30-1)

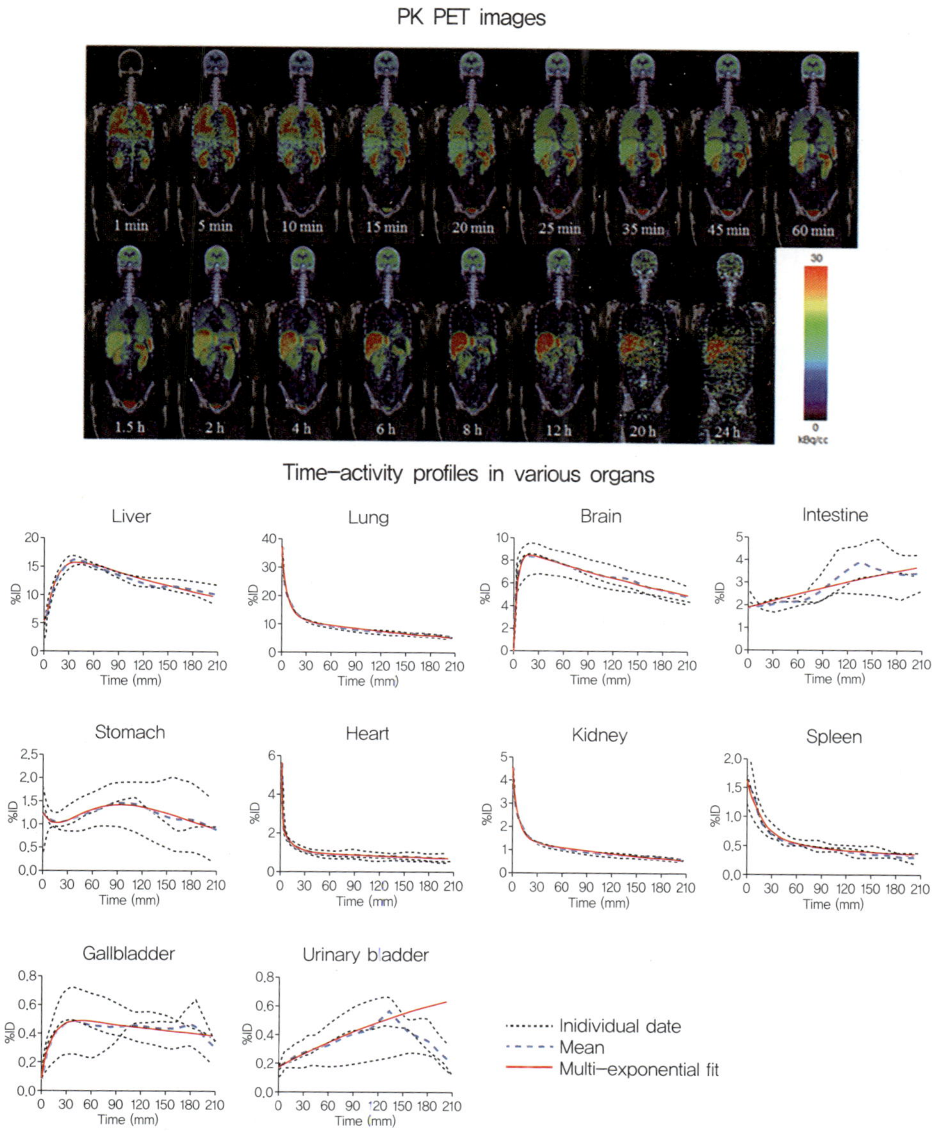

그림 30-1. . Example of microdosing study by PET study for new drug development. Using a tracer amount of radiolabeled drug, in vivo pharmacokinetics study with a time-activity curve in each organ can be evaluated by PET study.

3. 결론

PET는 체내 기능–대사 영상법으로 임상시험을 수행하는데 있어서 진단, 병기설정, 진행–재발평가 및 치료반응 등 평가임상시험에 적극적 이용이 기대된다. 초기 제안에서 림프종에 대해서 기존의 종양 크기변화에 대사능평가를 보완하여 치료반응 역할에서 부터 정량적 평가를 통하여 객관적인 지표를 제시하고 림프종뿐만 아니라 고형암에 대해서도 독립적 임상시험 반응평가 대리 biomarker로서 역할이 확대되고 있다고 하겠다. 각각의 parameter에 대한 표준화 방안 마련이 필요하겠으며, 지속적인 임상연구를 통해 다기관임상시험에서 PET의 역할 정립이 정립되어야 하겠다. 또한 체내 영상을 이용한 마이크로도스 시험으로 신약 개발을 촉진하고 개발비용 절감에 도움을 줄 것으로 기대된다.

참고문헌

1. 김상은, 박현수, 송요성. (2019) 신약개발과 핵의학분자영상. In Kang KW, Kim SE, Lee DS, (Eds.) Koh's Nuclear Medicine 4thed, Seoul: Korea Medicine.
2. 최창운, 변병현, 임형준. (2019) 핵의학 진단 개론. In Kang KW, Kim SE, Lee DS, (Eds.) Koh's Nuclear Medicine 4thed, Seoul: Korea Medicine.
3. Cheson BD, Fisher RI, Barrington SF, et al. (2014) Recommendations for initial evaluation, staging, and response assessment of Hodgkin and non-Hodgkin lymphoma: the Lugano classification. J Clin Oncol. 20;3059-3068.
4. Cheson BD, Pfistner B, Juweid ME, et al. (2007) Revised response criteria for malignant lymphoma. J Clin Oncol. 25:579-586.
5. Kwon HW, Becker AK, Goo JM, et al. (2017) FDG whole-body PET/MRI in Oncology: a systematic review. Nucl Med Mol Imaging, 51:22–31.
6. Larson SM, Schwartz L. (2006) 18F-FDG PET as a candidate for "qualified biomarker": functional assessment of treatment response in oncology. J Nucl Med. 47:901-903.
7. O JH, Lodge MA, Wahl RL. (2016) Practical PERCIST: a simplified guide to PET response criteria in solid tumors 1.0. Radiology. 280:576–84.
8. Rahim MK, Kim SE, So H, et al. (2014) Recent trends in PET image interpretations using volumetric and texture-based quantification methods in nuclear oncology. Nucl Med Mol Imaging, 48:1–15.
9. Wahl RL, Jacene H, Kasamon Y, et al. (2009) From RECIST to PERCIST: evolving considerations for PET response criteria in solid tumors. J Nucl Med. 50(Suppl 1):122S–50S.

Chapter 31

동반진단과 표적치료제의 개발

신영기

요약

- 정밀의료의 궁극적 목표는 개별 환자에게 적합한 효능과 안전을 보장하는 치료법을 제시하는 것이므로, 각 환자에게 최적화된 치료법에 대한 근거를 제시할 수 있는 동반진단법의 개발은 정밀의료 및 표적치료제의 개발에 필수적인 요소이다.
- Companion diagnostics(CDx, 동반진단)은 특정 약물 또는 생물학적 제제의 안전하고 효과적인 사용에 필수적인 적용 대상 환자에서의 약물 반응성이나 부작용 발생 여부, 약물 치료의 효과 모니터링 등에 대한 정보를 제공하는 진단법이다.
- single nucleotide polymorphism(SNP, 단일염기 다형성), copy number variation(CNV, 유전자 복제변이), 결실(deletion), 융합(fusion) 및 단백질 과발현(overexpression) 등이 동반진단의 주요 대상이 되나, 이 외에도 정량적이고 재현성 있게 측정한 biomarker는 동반진단의 후보가 될 수 있다.
- 동반진단의 개발은 후보 biomarker의 선정 및 분석법 선택, 검사법의 성능 특성 분석 및 최적화, 시험법 표준화 등을 위한 실험실개발검사법의 개발 등의 과정을 거쳐(주로 비임상시험 및 1상 임상시험 중), 분석적 검증과 임상적 검증(주로 2상 및 3상 임상시험 중)으로 이어진다.
- '정밀의료를 위한 정밀진단'이라는 패러다임이 적립되면서, 동반진단은 기존의 종양에 대한 표준치료법과 새로운 치료법의 개발에 있어서 지속적으로 중심적 위치를 차지할 것이다.

우리는 최근 몇 년간 개인맞춤의료과 정밀의료를 유사한 의미로 사용해오고 있다. 그러나, 이 두 가지 용어는 많은 의미를 공통적으로 포함하고 있지만 각 개인을 위한 약물 개발과 이를 위한 진단을 개발하는 것으로 해석하여 혼돈을 줄 수 있으므로 정밀의료라는 단어의 사용을 권고하고 있다. 이러한 정밀의료의 기반은 표적치료제의 개발과 표적치료제의 작용점이 되는 단백질을 암호화하는 유전자의 존재 여부 및 특정 약물에 대한 반응에 영향을 주는 해당 유전자상의 변이를 검출하여 표적치료제 치료가 적합한 환자를 선별하는 검사법, 즉 동반진단의 개발이 주를 이루고 있다.

정밀의료의 궁극적 목표는 환자에게 적합한 효능과 안전을 보장하는 치료법을 제시하는 것이므로, 정밀의료는 환자에게 최적화된 치료법에 대한 근거를 제시할 수 있는 정밀진단에 의존하고 있다. 과거에는 개발 중인 약물의 임상시험에서 약물 반응성의 차이를 설명하기 위해 환자별로 암종을 분류하고 특정하려 많은 시도를 하였으나, 당시에 이용할 수 있었던 진단법들의 기술적 한계로 인하여 실패한 바 있다. 그러나, 포스트 게놈시대에 들어와 환자의 단백질 과발현, 유전자 돌연변이, 전좌, 증폭, 결실 등을 확인할 수 있는 강력한 진단 기법들을 등장하였고, 특히, 활성화된 인산화효소에 대한 길항제, 그중에서도 tyrosine kinase inhibitor(TKI, 티로신인산화효소억제제)를 사용하기 위하여 특정 길항제에 민감한 돌연변이를 검출하기 위한 분자 진단의 중요성이 대두되었다. 이제 이러한 약물의 반응성 등을 확인하기 위한 정밀진단은 종양의 신호전달 분자의 상태로부터 종양 및 종양미세환경의 면역학적 상황에 대한 진단에 이르기까지 그 적용 범위를 널리 확장하고 있으며, 그 중심에 동반진단이 있다.

1. 동반진단의 정의

규제기관들의 정의에 따르면 동반진단은 체외진단의료기기로 분류되며, 특정 약물 또는 생물학적 제제의 안전하고 효과적인 사용에 필수적인 적용 대상 환자에서의 약물 반응성이나 부작용 발생 여부, 약물 치료의 효과 모니터링 등에 대한 정보를 제공하는 진단법이다. 미국 FDA는 2014년 “Guidance for Industry: In Vitro Companion Diagnostic Devices”를 발행하여 제약사들이 신약 개발의 초기 단계부터 동반진단의 필요성을 파악하여 약물과 동반진단의 동시 개발을 계획할 수 있도록 하였는데, 이 지침의 궁극적인 목표는 질병으로 생명을 위협받고 있는 환자가 더 빨리 새로운 치료법에 접근할 수 있게 하기 위함이었다. 그 후 FDA는 2016년 “Principles for Codevelopment of an In Vitro Companion Diagnostic Device with a Therapeutic Product”, 2018년 “Developing and Labeling In Vitro Companion Diagnostic Devices for a Specific Group or Class of Oncology Therapeutic Products” 등의 지침 초안을 발표하면서 본격적인 약물과 동반진단의 동시 개발을 장려해 왔다.

임상의학적 관점에서 biomarker 등 개인의 유전적 요인을 고려하여 적절한 약물을 적절한 시기에 적정 용량으로 투여한다는 개념에서 출발한 정밀의료의 핵심인 동반진단은 최근 FDA에 의해 승인된 biomarker 기반의 의약품 인허가 현황으로 보아 항암신약 분야에서 가장 큰 변화를 가져오고 있으며, biomarker의 single nucleotide polymorphism(SNP, 단일염기 다형성), copy number variation(CNV, 유전자 복제변이), 결실(deletion), 융합(fusion) 및 단백질 과발현(overexpression) 등이 동반진단의 대상이 된다.

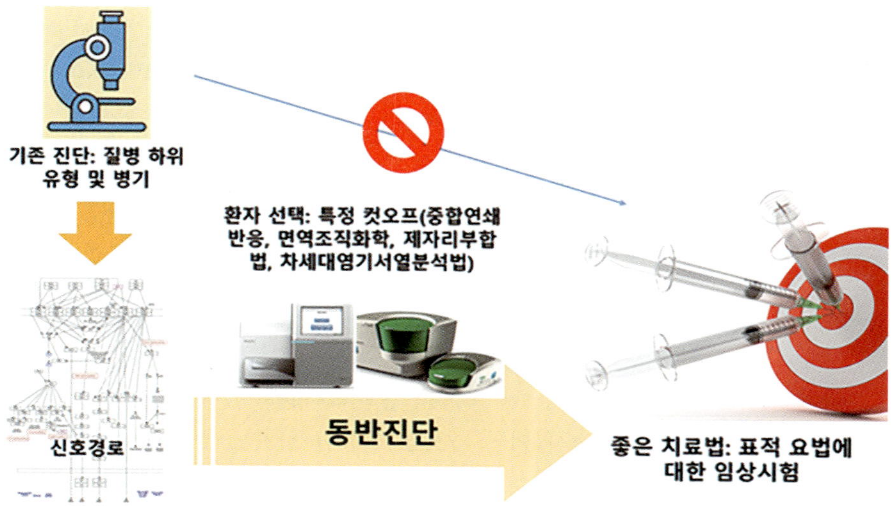

그림 31-1. 특정 질병에 대한 표적요법의 적격성 판단에 있어 중요한 동반진단의 역할

2. 동반진단의 역사

진단 결과를 바탕으로 약물 사용여부를 결정하는 것은 이미 1970년대 유방암 치료제로 개발된 선택적 에스트로겐 수용체 조절제인 tamoxifen의 치료 효과가 환자의 에스트로겐 수용체 발현 상태와 상관 관계가 있다는 것이 알려졌으며, 1976년 진행성 유방암 환자를 대상으로 수행된 tamoxifen의 2상 임상시험에서 환자를 선택하기 위한 수단으로 사용되어 진단의 가치를 보여준 바 있었다. 그러나, 40여 년 전에 알려진 이러한 사실에도 불구하고 약물과 진단의 공동 개발은 상대적으로 매우 느려 1990년대에 들어와서야 HER2 양성 유방암에 대한 단클론항체 치료제인 trastuzumab(Herceptin®, Roche/Genentech)과 HER2 단백질 과발현을 검사하는 HercepTest™(Dako)가 임상에서 큰 성공을 거둔 이후에야 비로소 약물과 동반진단의 공동 개발이 증가하게 되었다.

약 30%의 유방암 환자에게서 과발현되는 HER2는 유방암의 공격성과 재발률 증가, 화학요법에 대한 내성 등과 관련이 있으며, HER2 양성 유방암 환자는 HER2 음성 유방암환자에 비해 기대 수명이 절반에 불과한 것으로 알려져 있었다. 이러한 HER2에 대한 단클론항체가 시험관 내에서 HER2 양성 유방암 세포주의 성장을 억제한다는 발견은 HER2를 과발현하는 전이성 유방암 환자를 치료하기 위한 인간화 단클론항체인 trastuzumab의 개발로 이어졌으며, trastuzumab의 투여는 화학요법에 대한 임상반응을 향상시키고 단일 약물로서도 HER2 양성 유방암 환자의 생존을 증가시키는 것으로 밝혀졌다. trastuzumab의 개발사인 Genentech은 1991년 trastuzumab의 investigational new drug(IND) 심사를 FDA에 제출하였고 면역조직화학 분석에 근거하여 모두 종양에서 HER2가 과발현된 환자에서 trastuzumab의 임상시험을 수행하였다.

1997년 3월 종료된 trastuzumab의 3상 임상시험은 1998년 3월 FDA로부터 Fast Track으로 지정을 받고 단 5개월 여의 짧은 리뷰 끝에 1998년 9월 HER2 단백질을 과발현하는 전이성 유방암 환자의 치료를 목적으로 미국 FDA에 의해 승인되었으며, 또한 면역조직화학을 사용한 HER2 단백질의 과발현 검출에 사용되는 동반진단도 같은 날 동시에 허가되었다. 이것이 미국 FDA가 승인한 최초의 동반진단검사이다. 이후 수행된 임상시험에서 fluorescence in situ hybridization(FISH, 형광제자리보합법)에 의해 HER2 유전자의 증폭이 없는 것으로 진단된 환자들은 trastuzumab에 약물 반응을 나타내지 않는다는 결과를 얻어 HER2 유전자 증폭에 대한 형광제자리보합법(Abbott) 검사가 1999년 미국 FDA에 의해 trastuzumab에 대한 추가적인 동반진단으로 승인되었으며, 이후 좀 더 정확한 환자 선별을 위해 2002년 8월 HER2 유전자의 증폭을 검출할 수 있는 FISH를 추가로 trastuzumab에 대한 동반진단으로 포함시키기 위해 trastuzumab의 label을 변경하였다. 결국 불량한 임상결과에 대한 예후 지표로서 시작된 HER2 증폭에 대한 검사가 치료제에 대한 반응성을 예측하는 검사로 진화하게 된 것이다.

이렇게 시작된 동반진단은 2019년 말을 기준으로 총 43개의 동반진단이 FDA의 승인을 받았다(표 31-1). Herceptest 이후 FDA의 허가를 받은 동반진단들은 처음에는 면역조직화학법, PCR 등의 검사법을 이용하여 개발되었지만, 최근에 승인된 동반진단 중에는 검사법으로 MRI를 이용하는 검사도 있어 전통적인 체외진단법 이외에도 다양하고 새로운 진단법들이 동반진단으로 사용될 수 있음을 시사하고 있다.

3. 동반진단의 개발과정

동반진단을 개발하기 위해서는 치료 표적 식별에서 biomarker 개발, 동반진단 개발의 기초 단계인 laboratory-developed test(LDT, 실험실개발검사)의 확립, 그리고 규제당국에 의해 승인된 완전한 동반진단에 이르기까지의 다양한 진단의 스펙트럼에 대한 이해가 필요하다.

동반진단 개발의 첫 단계는 약물에 대한 반응을 예측할 수 있는 biomarker의 탐색이다. biomarker는 진단, 예측, 예후, 질병 진행, 재발 및 치료의 모니터링, 선별 및

표 31-1. 미국 FDA에 의해 승인된 동반진단(2019년 12월 현재)

Dx	Target	CDx Target	Drug	Specimen	CDx	CDx Co/ Date Appr
Breast cancer Gastric Cancer GE Junction Cancer	HER2	HER2 overexpression	Trastuzumab Pertuzumab TDM-1	FFPE	IHC	Dako Roche/V Biogenex Leica
Breast cancer GC/GEJC(met)	HER2	HER2 amplification	Trastuzumab Pertuzumab TDM-1	FFPE	FISH	Dako Roche/V Abbott
			Trastuzumab		CISH	Dako Lifetech
			Trastuzumab		Dual ISH	Roche/V
Breast cancer Ovarian cancer Pancreatic cancer Prostate cancer	PARP	gBRCA1/2	Olaparib Niraparib Rucaparib Talazoparib	blood	PCR	Myriad Foundation One
Ovarian cancer	PARP	sBRCA1/2	Rucaparib	FFPE	NGS	Foundation One
Breast cancer	PIK3CAmt	PIK3CA mutation	Alpelisib	FFPE	NGS	Foundation One
				FFPE blood	PCR	Qiagen
NSCLC	EGFRmt	Exon 19 del L858R,	Gefitinib, Erlotinib	FFPE Plasma	PCR NGS	Qiagen Roche Foundation One
		Exon 19 del Exon 20 insertion L858R, T790M, G719X, S768I, L861Q	Osimertinib Dacomitinib Afatinib			
NSCLC	ALK	Expression Rearrangement	Crizotinib Ceritinib Alectinib	FFPE	IHC FISH	Roche/V Abbott
	ROS1	ROS1 fusions	Crizotinib		NGS	Life Technol- ogies

NSCLC	BRAFmt	V600E	Dabrafenib Trametinib	FFPE	NGS	Foundation One
	EGFR	Expression	Cetuximab Panitumumab		IHC	Dako
CRC	KRASmt	Codon 12, 13, 61	Cetuximab Panitumumab	FFPE	PCR NGS	Qiagen Roche Foundation One
	NRASmt	Exon 2, 3, 4	Cetuximab Panitumumab		NGS	Foundation One Illumina
GIST	KIT	Expression	Imatinib	FFPE	IHC	Dako
Melanoma	BRAF	V600E	Vemurafenib	FFPE	PCR	Roche
Melanoma	BRAFmt	V600E V600K	Trametinib Dabrafenib Vemurafenib Encorafenib Binimetinib	FFPE	PCR NGS	Roche BioMerieux Foundation One
CML	BCR–ABL	BCR–ABL1 transcript	Nilotinib	Blood	PCR	MolecularMD Corporation
Urothelial cancer	FGFR	FGFRmt, FGFR3 –TACC3	Erdafitinib	FFPE	PCR	Qiagen

CDx, 동반진단; CISH, 발색제자리보합법; Dx, 진단; FFPE, 포르말린 고정 파라핀 포매; FISH, 형광제자리보합법; IHC, 면역조직화학; ISH, 제자리보합법; NGS, 차세대염기서열분석법; NSCLC, 비소세포폐암; PCR 중합연쇄반응; PMA, 시판전승인; Rx, 약물; TPS, 종양비율 점수

감수성, 그리고 질병의 예방 등 여러 면에 적용이 가능하다. 일반적으로 biomarker는 유전체학적, 단백질체학적, 생화학적, 해부학적 변화로 생각할 수 있지만, 이 외에도 기분이나 느낌, 생각 등도 biomarker가 될 수 있으며 이러한 biomarker들은 모두 정량적이고 재현성 있게 측정 가능해야 한다. 그러나, 분자진단에서 biomarker는 세포생물학적으로 근본적인 분자 변화의 결과로 측정이 가능한 것을 의미한다. 또한, 동반진단에 사용하기 위한 후보 biomarker는 특정 치료제에 대한 반응 결과를 예측해야 한다.

동반진단 개발을 위한 biomarker의 후보가 될 수 있는 대상은 첫째, trastuzumab의 표적인 유방암에서의 HER2의 증폭이나 epidermal growth factor receptor tyrosine kinase inhibitor(EGFR TKI, 표피성장인자수용체 티로신키나제억제제)의 표적인 비소세포폐암의 표피성장인자수용체 티로신키나제 도메인의 돌연변이와 같은 약물치

료 표적의 정밀한 분자수준에서의 변화, 둘째, 대장직장암에서 표피성장인자수용체에 대한 단클론항체 사용을 위해 검사하는 RAS 정상형(wild-type) 여부와 같이 약물치료 표적에 의해 활성화된 신호전달 경로의 하위 인자, 셋째, poly(ADP-ribose) polymerase(PARP) 저해제 사용을 위해 검사하는 BRCA2의 돌연변이와 같이 종양세포를 약물치료에 민감하게 만드는 종양 형성에 관여하는 분자의 변화 등이 있다.

최초의 동반진단인 HercepTest™가 표적치료제인 trastuzumab의 작용점인 HER2의 증폭을 측정하였기 때문에 약물치료 표적의 분자변화가 동반진단 개발을 위한 기본적인 biomarker 후보라는 전제가 형성되었으나, 대장직장암 및 비소세포폐암에서 과발현된 EGFR을 표적으로 하는 치료법에 대한 동반진단의 검증 과정에서 이러한 전제는 검증에 실패한 바 있다. 대신 대장직장암에서는 표피성장인자수용체 신호전달 경로의 하위 인자인 KRAS/NRAS의 돌연변이 유무가, 비소세포폐암에서는 표피성장인자수용체의 티로신키나제 도메인의 돌연변이 유무 등이 표적치료법에 대한 약물 반응 결과 예측을 위한 biomarker가 되었다.

동반진단 개발을 위해 biomarker의 후보를 선정했다면 다음 단계는 이 후보 biomarker의 분석을 위한 진단법 선택이다. 개발하고자 하는 동반진단에 적합한 진단법의 선택을 위해서는 어떤 형태의 biomarker를 측정할 것인지, 선정한 biomarker의 분석이 가능한 검체는 무엇인지, biomarker를 측정하기 위해 분석적 성능시험을 거친 방법인지 등에 대한 고려가 필요하다. 이러한 고민을 통하여 선택할 수 있는 진단법에는 단백질 발현을 검출하는 면역조직화학법, 유전자 증폭이나 재배열 및 전위를 검출하는 FISH 및 chromogenic in situ hybridization(CISH, 발색제자리보합법), 유전자 돌연변이를 검출할 수 있는 실시간 중합연쇄반응(real-time PCR), 돌연변이 검출 및 유전자 수 이상과 융합 등의 검출이 가능한 next generation sequencing(NGS, 차세대 염기서열분석법), RNA 발현 및 유전자 융합의 검출을 위한 언급된 진단법들 이외의 다양한 진단법들이 포함되며, 현재 미국 FDA에 의해 승인된 동반진단들에는 이러한 진단법들이 다양하게 적용되었다.

동반진단 개발을 위한 후보 biomarker와 진단법이 결정되면 biomarker 검사에 사용 가능한 검체의 유형 및 임상 환경에서 검사 흐름에 대한 평가, 검사법의 성능 특성 분석 및 최적화 설정, 시험법 표준화 등을 위하여 실험실개발검사를 개발하게 된다. 모든 진단을 위한 검사들은 체계적으로 세분화되어 있으며, 검사 결과에 대한 신뢰도 또는 환자에 대한 위해도(진단의 결과가 환자의 건강에 미치는 영향력)에 따라 법적으로 그 등급이 정해져 있다.

미국을 예를 들면, FDA가 인허가하는 각종 in vitro diagnostics(IVD, 체외진단검사)

는 환자에 대한 위해도가 가장 낮은 1등급부터 가장 높은 3등급까지 분류되어 있으며, 낮은 등급의 검사들은 검사를 의뢰한 임상의들의 판단을 위한 단순한 참고자료가 되기도 하고, 가장 높은 등급의 검사들은 검사 결과 그 자체가 임상의의 판단을 대신하기도 한다. 따라서, 환자에 대한 위해도가 높은 검사들은 환자의 처치나 처방에 대하여 담당 의사의 판단과 같은 결정권을 가지고 있다. 또한 clinical laboratory improvement amendments(CLIA, 임상실험실개선개정) 인증 임상검사실에서 검사를 수행할 수 있는 실험실개발검사가 있는데 이는 개별 검사실 내에서 자체적으로 개발되고, 생산되며, 사용되는 체외진단검사의 일종으로 미국 FDA의 인허가를 받은 검사들과는 구분되는 검사이다. 실험실개발검사는 정밀의료의 지속적인 발전에 기여하는 바가 크기는 하지만, 환자와 의사의 불필요한 처치, 적절한 치료의 지연, 부적절한 치료를 막기 위해서는 규제당국이 인허가한 정확한 체외진단법이 필요하다(**표 31-2**).

동반진단의 개발에 있어 실험실개발검사 개발의 목표는 분석 정확도 및 정밀도가 검증된 in vitro companion diagnostics(IVD-CDx, 체외동반진단법)을 만드는 것이다. 이를 위하여 개발된 실험실개발검사는 일정 조건에서의 반복적인 측정과 서로 다른 실험 조건에서의 일관적인 측정을 보장하기 위한 정밀성과 재현가능성, 반복 측정값의 편파적 경향에 대한 분석과 기존 표준검사법과의 비교를 통한 정확성, 공란 한계(limit of blank), 검출하향한계(limit of detection), 검량하향한계(limit of quantification), 검체 농도 변화에 따른 분석 결과의 직선성 등 분석적 민감도, 교차반응과 간섭 물질 등을 고려한 분석적 특이도 등에 대한 검증을 받게 된다.

표 31-2. 실험실개발검사와 체외진단검사, 그리고 동반진단의 차이점 비교

	LDT	IVD	CDx
Analytical Validity	Minimal	Yes	Yes
Clinical Validity	Optional	Yes	Yes with clinical cut-off
Reagent Quality Management System	No	Yes	Yes
On-Going Proficiency Testing	Yes	No	No
Pre-Market Data Review	No	Yes	Yes
Product Labeling Requirements	No	Yes	Yes
Post Market Adverse Event reporting	No	Yes	Yes
Lab Personnel Qualifications	Yes	No	No
Transparency of Clinical Test performance	No	Yes	Yes

실험실개발검사에 대한 검증이 완료된 후 동반진단으로 개발하기 위한 마지막 단계는 임상결과를 예측하는 결과, 즉 '치료가 환자에게 도움이 되는지, 아니면 도움이 되지 않는지'를 판별하는 것이다. 이 단계에서는 임상시험 결과를 사용하여 실험실개발검사의 결과를 보정하고, 이를 임상시험의 대상이 되는 치료법의 임상 결과를 반영하여 검사법의 컷오프를 설정하는 것이다. 이 때 너무 낮은 컷오프 값을 설정하면 임상시험 모집단이 확대되고 통계적 의미가 희석될 위험이 있어 검사 대상 치료법의 유의한 임상시험 결과를 확인할 수 없으며, 이러한 컷오프의 설정은 환자의 약물 사용을 금지하지는 않지만 표적요법에서 이익을 얻지 못하는 환자를 약물부작용으로부터 보호할 수도 없을 것이다. 반대로 너무 높은 컷오프를 설정하면 임상시험의 통계적 분석에는 위협이 되지는 않지만, 치료가 유익할 수 있는 환자의 표적요법에 대한 접근도 제한할 수 있다. 또한 치료를 받는 환자의 치료비가 많이 소요되거나, 새로운 치료법의 재정적 타당성이 부족할 경우 재정적인 문제를 야기할 수도 있다.

신약 개발에서 동반진단을 동시에 개발하기 위한 biomarker 선정, 타당성 결정 및 실험실개발검사법의 개발 등 일련의 과정은 신약 개발의 초기 단계, 비임상시험 및 1상 임상시험 중에 이루어지며, 분석적 검증과 임상적 검증은 각각 2상 및 3상 임상시험 중에 이루어진다(그림 31-2). 이 과정은 동반진단 후보 검사법이 치료의 혜택을 받을 수 있는 환자를 분별할 수 있는 충분한 예측 능력을 가지고 있는지 여부를 결정한다.

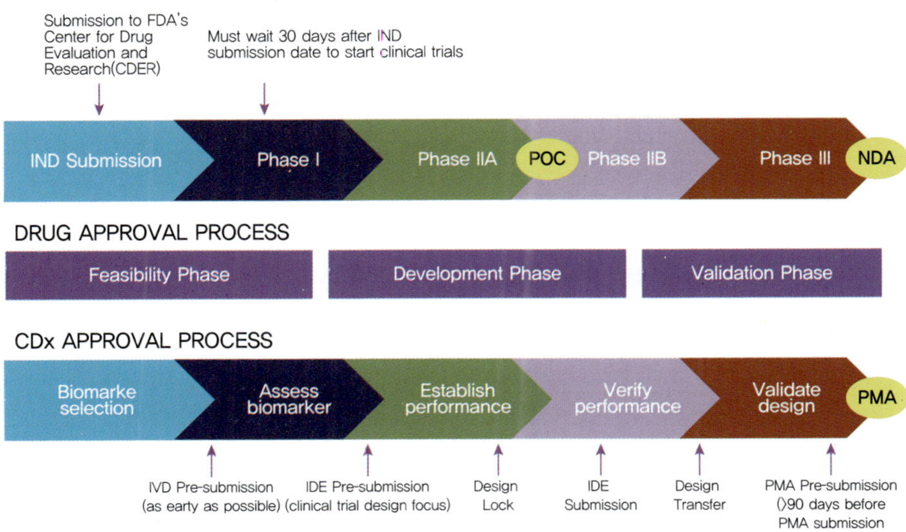

그림 31-2. 미국 FDA가 제시한 표적치료제와 동반진단의 동시개발 모델

4. 동반진단과 임상시험

비소세포폐암에서 표적항암제를 사용한 치료법의 개발 과정은 임상시험에서 동반진단의 역할을 보여주는 좋은 예이다. 많은 상피 악성종양에서 EGFR가 과발현된다는 발견은 치료를 위한 후보물질로서 단클론항체 및 티로신키나제 억제제의 개발로 이어졌다. EGFR는 비소세포폐암에서 빈번하게 과발현되는 것으로 밝혀졌기 때문에 이 수용체는 비소세포폐암에서 티로신키나제 억제제를 사용하는 표적요법의 대상으로 생각되었으며, 무작위 임상시험에서 gefitinib과 erlotinib 등 두 가지 길항제가 연구된 바 있다. 비소세포폐암 환자에서 경구 티로신키나제 억제제를 사용한 초기 임상시험에서는 대상 환자의 탐색, 선별, 또는 적격성 판별을 위해 biomarker를 사용하지 않았다. 진행성 비소세포폐암 환자에서 gefitinib 단일 제제로 시험하기 위한 IDEAL-1과 IDEAL-2로 명명된 두 가지 2상 임상시험이 수행되었으며, 환자 선별에는 biomarker가 사용되지 않았다. IDEAL-1과 IDEAL-2의 overall response rate(ORR, 객관적 반응률)은 각각 18%와 10%였으며, 1년 전체 생존율은 표준 화학요법에서 관찰된 것과 유사했다. 이러한 임상시험의 결과에도 불구하고 소수의 환자들에게서는 극적인 반응이 나타났으며, 이는 기존 요법에 대한 gefitinib의 FDA 승인에 대한 근거를 제공했다. 통계 분석에 따르면 일본인 환자(27% 대 10%), 여성, 비흡연자 및 선암종 환자에서의 반응률이 유의하게 더 높았다. 그러나, 이후 수행된 비소세포폐암 환자가 2,000명 이상이 포함된 INTACT 임상시험에서 표준 화학요법과 병용하여 gefitinib을 사용한 결과, 두 개의 INTACT 임상시험은 overall survival(OS, 전체 생존)에 대한 gefitinib의 효과를 입증하지 못 하였다. 또한, gefitinib은 화학요법에 불응인 비소세포폐암 환자 1,692명을 대상으로 2차 치료제로 시험되었지만, 생존 이익을 제공하지 않는 것으로 밝혀져 임상적 사용이 제한되었다. 마찬가지로 erlotinib에 대한 평가도 gefitinib과 유사한 과정을 거쳤다. erlotinib 단일 제제로 치료받은 비소세포폐암 환자 57명을 대상으로 한 2상 임상시험은 반응률과 1년 생존율이 기존 화학요법으로 얻은 결과와 유사한 것으로 나타났고, TRIBUTE 및 TALENT 임상시험에서 각각 진행성 비소세포폐암을 가진 1,059명과 1,159명의 환자에서 화학요법과 병용한 erlotinib은 화학요법 단독보다 우수하지 않은 것으로 나타났다. 이후 시행된 BR.21 시험에서 731명의 환자에게 2차 치료제로서 erlotinib 대 위약으로 치료한 환자에서 각각 6.7개월 대 4.7개월의 생존 이점을 보여 미국 FDA가 erlotinib을 비소세포폐암의 2차 및 3차 치료제로 요법으로 승인한 바 있다.

모두참여(take-all-comers) 방식으로 이루어진 gefitinib과 erlotinib의 임상시험 후,

EGFR의 티로신키나제 영역에 돌연변이 존재와 gefitinib에 대한 비소세포폐암의 임상 반응성 사이의 연관성이 입증되었으며, 이 관찰이 여러 그룹에 의해 재현된 후, IDEAL 및 INTACT 시험의 종양 시료를 분석한 결과, 각각 18% 및 10%에서 EGFR 티로신키나제 영역의 돌연변이의 존재를 밝혀졌다. 이러한 돌연변이는 선암종, 비흡연자, 여성 및 아시아인 환자에서 더 흔하게 관찰되었으며, IDEAL 임상시험에서 gefitinib에 대한 반응률은 EGFR의 티로신키나제 영역이 야생형 서열(10%)인 환자보다 돌연변이(46%)인 환자에서 더 높았으나 생존에 있어 우위는 발견되지 않았다. "모두참여" 방식으로 수행된 진행성 비소세포폐암 환자에서 gefitinib 및 erlotinib에 대한 임상시험에서의 경험은 우리에게 여러 가지 교훈을 제공한다. 이러한 임상시험은 티로신키나제 억제제를 이용한 EGFR 길항작용이 치료적 이점을 제공할 수 있다는 가설을 검증하기 위한 통계적 유의성을 얻기 위한 대규모 환자 집단을 대상으로 설계되었다. 그러나, 대규모 환자 집단에 대한 분석에도 불구하고, 이 치료법에 환자가 민감하게 반응하는 EGFR 활성화 돌연변이를 갖는 환자 수가 제한되었기 때문에 이 치료법의 유의미한 이점을 입증할 수 없었다. 이 치료법에 민감한 돌연변이는 아시아 환자(약 30% 발생; 미국 환자의 경우, 약 10% 발생)와 여성 비소세포폐암에서 더 자주 발생하기 때문에 전형적인 미국인들이 참여한 임상 연구는 이 가설을 시험하기 위한 최적의 임상 코호트에 대해 편향될 것이다. 만약 환자등록 후보자들의 적격성 판단을 위하여 동반진단으로 사전탐색을 했다면 티로신키나제 억제제를 사용한 치료법의 혜택을 받을 수 있는 환자의 수는 크게 증가하였을 것이다.

Anaplastic lymphoma kinase(ALK, 역형성림프종키나제) 유전자에서 EGFR 티로신키나제 억제제에 민감한 돌연변이를 갖는 비소세포폐암 환자의 빈도는 약 5%로 실제 EGFR 티로신키나제 억제제의 적격성과 관련된 돌연변이를 갖는 비소세포폐암 환자 집단보다 낮지만, crizotinib의 임상시험은 gefitinib과 erlotinib의 임상시험에서 얻은 교훈을 바탕으로 수행되었다. crizotinib은 2011년 8월 ALK 유전자 재배열을 가진 비소세포폐암 환자의 치료에 대한 동반진단과 동시에 신속승인(accelerated approval)을 받았다. 유전자 재배열로 분리된 ALK 유전자의 인접 영역으로부터의 분리되어 떨어진 부위를 검출하는 탐침을 사용한 형광제자리부합법을 이용하여 국소진행성 또는 전이성 비소세포폐암–crizotinib 임상시험에 참여할 환자의 적격성을 검색하여 ALK 재배열을 가진 255명의 환자(연구 A: n=136; 연구 B: n=119)를 대상으로 수행된 연구에서 연구 A 및 B에 대한 전체 반응률은 각각 50% 및 61%였으며, 중앙 반응유지 기간(median duration of response)은 각각 42주 및 48주였다. 이후 crizotinib은 성공적인 q3상 임상시험으로 FDA의 요건을 충족한 후 2013년 11월 20일 FDA의 정식 승인을 받았다. FDA가 승인한 형광제자리보합법 분석에 의해 판정된 ALK 재배열 양성 전이성 비소세포폐암 환자 347명의 코호트에 대해 수행한 개방-표지 다국적 무작위 임상시험에서 crizotinib을 투여받은 환자(n=173) 대 화학요법(n=174)을 받은 환자에서 progression-free survival(PFS, 무진행 생존기간)은 각각 7.7 대 3.0개월이었으며, 환자의 전체 반응률은 화학 요법을 받은 20%와 비교하여 65%로 나타났고, 중앙 반응유지 기간은 7.4 대 5.6개월로 crizotinib 그룹에서 더 높았다. 이를 통하여 동반진단을 사용한 crizotinib은 임상시험에서 백금계 화학요법보다 뛰어난 임상결과를 보여주었으며, ALK 재배열 검출 동반진단과 crizotinib의 치료제-동반진단 동시 개발은 gefitinib 및 erlotinib의 인허가 과정과 비교하였을 때, FDA의 승인을 용이하게 했다. 미국의 비소세포폐암 중 EGFR 감작 돌연변이(약 10%)보다 ALK 재배열의 빈도가 낮음(약 5%)에도 불구하고, crizotinib에 대한 주요 임상시험에는 gefitinib 및 erlotinib을 합친 것보다 거의 10배가 많은 약 600명의 환자가 포함되어 있었으며, 결과적으로 crizotinib의 임상시험과 관련된 비용은 훨씬 더 적게 소요되었다. 또한 crizotinib 임상시험에서 동반진단의 사용은 환자 안전에도 중요한 기여를 하였다. 가속승인을 위한 연구에서 최소 25%의 환자가 약물이상반응을 보였으며, 이 중 1.6%는 중증의 폐렴증상을 나타냈다. FDA 정식 승인을 위한 임상시험에 참여한 환자 172명 중 37%에서 심각한 이상사례가 보고되었으며, 그중 9명은 치명적이었다. 따라서, crizotinib에 대한 임상시험에서 참여하는 환자의 적격성을 사전에 검색하는 동반진단이 없었다면, gefitinib 및 erlotinib 연구에서와 유사하게 임상시험에 참여한 환자들은 심각한 약물이상반응의 가능성에 무방비로 노출되었을 것이다.

5. 결론

Trastuzumab의 혜택을 받을 수 있는 환자를 선별하고 약물 사용의 적격성을 판단하기 위해 고안된 동반진단이 FDA에 의해 trastuzumab과 동시에 승인된 1998년은 임상시험에 있어 큰 전환이 일어난 시점이며, 이후 진단 기법의 극적인 발전을 통하여 종양학자들은 악성종양의 체세포 유전자 변화와 이를 검사할 수 있는 진단법에 대한 통찰력을 얻게 되었다.

동반진단의 적극적인 채택은 새로운 치료법의 치료 효과, 환자의 안전, 임상시험의 효율성 및 임상으로의 진입에 상당한 이점을 제공한다는 것은 분명하다. 미국 FDA는 의약품 개발의 비임상과 초기 단계 및 임상시험 계획수립 시 biomarker의 공동개발을 권장하고 이 과정에 대한 권고사항을 제시해왔다. FDA에 의해 승인된 동반진단은 실험실개발검사와는 대조적으로 임상시험에서 환자의 치료 결과를 기반으로 설정된 컷오프 값을 가지고 있으며, 이상사례 보고 및 공식적인 보고 과정을 통해 성능의 투명성을 포함한 장점을 가지고 있음이 분명하다. '정밀의료를 위한 정밀진단'이라는 패러다임이 정비되어 의료의 품질과 효율성에 대한 더 높은 요구와 조화를 이룰 때, 동반진단은 기존의 종양에 대한 표준치료법과 새로운 치료법의 개발에서 있어 지속적으로 중심적 위치를 차지할 것이다.

참고문헌

1. Bell DW, Lynch TJ, Haserlat SM, et al. (2005) Epidermal growth factor receptor mutations and gene amplification in non-small-cell lung cancer: molecular analysis of the IDEAL/INTACT gefitinib trials. J Clin Oncol, 23(31):8081 – 8092.
2. Camidge DR, Bang YJ, Kwak EL, et al. (2012) Activity and safety of crizotinib in patients with ALK-positive non-small-cell lung cancer: updated results from a phase 1 study. Lancet Oncol, 13(10):1011 – 1019.
3. Fukuoka M, Yano S, Giaccone G, et al. (2003) Multi-institutional randomized phase II trial of gefitinib for previously treated patients with advanced non-small-cell lung cancer (The IDEAL 1 Trial) [corrected]. J Clin Oncol, 21(12):2237 – 2246.
4. Graziano C. (1998) HER–2 breast assay, linked to Herceptin, wins FDA's okay. CAP Today, 12(10):14 – 16.
5. Herbst RS, Prager D, Hermann R, et al. (2005) TRIBUTE: a phase III trial of erlotinib hydrochloride (OSI–774) combined with carboplatin and paclitaxel chemotherapy in advanced non-small-cell lung cancer. J Clin Oncol, 23(25):5892 – 5899.
6. Kazandjian D, Blumenthal GM, Chen HY, et al. (2014) FDA approval summary: crizotinib for the treatment of metastatic non-small cell lung cancer with anaplastic lymphoma kinase rearrangements. Oncologist, 19(10):e5 – e11
7. Kris MG, Natale RB, Herbst RS, et al. (2003) Efficacy of gefitinib, an inhibitor of the epidermal growth factor receptor tyrosine kinase, in symptomatic patients with non-small cell lung cancer: a randomized trial. JAMA, 290(16):2149 – 2158.
8. Kwak EL, Bang YJ, Camidge DR, et al. (2010) Anaplastic lymphoma kinase inhibition in non-small-cell lung cancer. N Engl J Med, 363(18):1693 – 1703.
9. Lynch TJ, Bell DW, Sordella R, et al. (2004) Activating mutations in the epidermal growth factor receptor underlying responsiveness of non-small-cell lung cancer to gefitinib. N Engl J Med, 350(21):2129 – 2139.

10. Paez JG, Jänne PA, Lee JC, et al. (2004) EGFR mutations in lung cancer: correlation with clinical response to gefitinib therapy. Science, 304(5676):1497 – 1500.
11. Pegram MD, Lipton A, Hayes DF, et al. (1998) Phase II study of receptor-enhanced chemosensitivity using recombinant humanized anti-p185HER2/neu monoclonal antibody plus cisplatin in patients with HER2/neu-overexpressing metastatic breast cancer refractory to chemotherapy treatment. J Clin Oncol, 16(8):2659 – 2671.
12. Pérez-Soler R, Chachoua A, Hammond LA, et al. (2004) Determinants of tumor response and survival with erlotinib in patients with non-small-cell lung cancer. J Clin Oncol, 22(16):3238 – 3247.
13. Perez-Soler R. (2004) The role of erlotinib (Tarceva, OSI 774) in the treatment of nonsmall cell lung cancer. Clin Cancer Res, 10(12, Pt 2):4238s – 4240s.
14. Shepherd FA, Rodrigues Pereira J, Ciuleanu T, et al. (2005) Erlotinib in previously treated non-small-cell lung cancer. N Engl J Med, 353(2):123 – 132.
15. National Research Council. 'What is the difference between precision medicine and personalized medicine? What about pharmacogenomics? [Accessed Jan 31, 2020] Retrieved from https://ghr.nlm.nih.gov/primer/precisionmedicine/precisionvspersonalized
16. U.S. Food and Drug Administration. Companion diagnostics. [Accessed January 31, 2020] Retrieved from https://www.fda.gov/medical-devices/vitro-diagnostics/companion-diagnostics

PART **IV**

임상시험 결과의 해석

Chapter 32

암임상시험에서의 데이터 관리

김세현

요약

- 임상시험의 데이터 관리는 결과의 신뢰성을 위해 매우 중요한 요소이다.
- 정확하고 효율적인 데이터 관리를 위해서는 공통서식을 마련해서 활용하는 것이 추천되며, 포함되는 항목은 최종 결과분석에서 보고되는 endpoint를 중심으로 구성한다.
- 데이터 수집 항목은 명확하고 객관적인 항목들로 구성하여 연구자들의 주관적인 해석이 가능한 배제될 수 있게 만들어야 한다.
- 결측치(missing value)들은 결과분석을 어렵게 만드는 요인으로 연구계획 단계에서 최소화할 수 있도록 고려해야 한다.
- 결측치가 발생한 경우는 결측치가 결과에 미치는 영향을 고려하여 다각도로 분석해보고 결과의 일관성을 확인해야 한다.

1. 암임상시험의 데이터

1) 암임상시험 데이터 관리의 중요성

임상시험 데이터의 신뢰성과 정확성을 확보하는 것은 성공적인 임상시험의 필수적인 조건이다. 최근에는 임상시험과 관련된 데이터 수집 및 관리업무의 일부나 전부를 Contract Research Organization(CRO, 임상시험수탁기관)에게 위임하는 경우가 많으나 임상시험자료의 품질과 정확성에 대한 관리책임은 여전히 의뢰자(또는 책임연구자)에게 있기 때문에 데이터 관리에 대한 전반적인 흐름과 과정을 이해하고 숙지하는 것은 모든 연구자들에게 중요하다.

2) 암임상시험 데이터의 수집

임상연구 데이터를 수집할 때 가장 먼저 조심하고 피해야 할 점은 의욕적으로 모든 데이터를 수집하려고 노력하는 것이다. 다수의 연구자들이 연구 초기에는 가능한 많은 데이터를 수집하여 작은 결과라도 놓치지 않으려고 한다. 하지만, 아이러니 하게도 수집하는 데이터의 양(quantity)이 많을수록 더 많은 수고를 필요로 하기 때문에 결국 데이터의 질(quality)은 떨어지게 된다.

데이터 수집항목의 범위를 최적화하기 위해서는 수집하고자 하는 데이터가 다음의 항목에 해당되는지 여부를 확인해보는 것이 좋겠다.

연구의 구체적인 endpoint를 분석하기 위해서 필수적인 항목인가?
- 연구 대상자를 적절하게 층화(stratify)하는 요인인가?
- 해당 종양의 대표적인 예후인자(prognostic factor)인가?
- 연구 대상자의 선정기준(eligibility)에 해당하는가?
- 연구 대상자의 안전(safety)과 보호(protection)를 위해 확인되어야 하는가?
- 향후 결과 보고의 제출을 위한 또는 약품허가를 위한 보고항목에 해당하는가?

이러한 항목들은 새로운 임상시험마다 고려하여야 하지만 효율적으로 데이터를 관리하기 위해서는 고정된 항목들이 포함된 공통서식을 만들어서 활용하는 것을 추천한다. 대한항암요법연구회(KCSG)를 비롯한 다수의 임상시험 그룹들 및 CRO들은 이러한 고정된 서식을 이용함으로써 데이터의 질을 향상시킬 뿐만 아니라 임상시험코디네이터 및 임상시험모니터요원의 일괄적인 교육과 임상시험 진행과정의 효과적인 모니터링을 통하여 업무의 효율성을 높이고 있다.

임상시험마다 새로운 데이터 입력 서식이 주어진다면 연구자들은 매우 혼란스러울 것이지만 눈에 익은 공통서식을 이용하게 되면 입력이 더욱 간편하고 수월해서 정확도가 높아지는 효과가 있다.

데이터 수집을 위해 고려해야 할 또 한 가지는 '질문의 명확함'이다. 서로 다른 개념의 질문이나 데이터를 혼합하게 되면 연구자마다 해석을 달리하여 같은 상황이지만 자료입력을 다르게 수행할 가능성이 있다. 예를 들어서 연구 대상자의 시험약의 중단 사유를 입력하는 항목에 (1) 질병의 진행 (2) 질병의 진행과 심각한 독성 (3) 질병의 진행과 약제변경 (4) 질병의 진행과 대상자의 사망 등과 같이 중복될 수 있는 항목들을 포함하게 되면 데이터 입력 시 혼란을 겪게 된다. 대상자가 질병의 진행, 독성과 사망이 모두 관찰된 경우라면 중복 항목들이기 때문에, 질병의 진행, 약제변경 여부, 사망 여부는 각각의 다른 항목으로 데이터를 수집하는 것이 연구자의 혼란과 주관적 해석을 배제하기 위해서 바람직하다.

주요 항목의 수집에는 '완결성(completeness)' 또한 중요하다. 종양의 객관적 반응평가 수집 항목의 선택란에 (1) 완전반응 (2) 부분반응 (3) 안전반응 (4) 질병진행의 4가지로만 대답을 구성한다면 불완전한 항목이 되어버린다. 확인된 반응을 요구하는 2상 임상시험에서는 '확인되지 않은 부분반응(unconfirmed partial response)' 대상자가 발생하면 연구자는 부분반응과 안전반응 사이에서 어느 쪽을 입력할지 고민이 될 것이다. 특히, 최근 개발되어 사용되는 면역항암제의 경우는 종양의 크기가 커졌다가 감소하는 'pseudoprogression'이 관찰될 수가 있고, RECIST criteria가 아닌 iRECIST를 사용하는 경우는 iUPD와 같은 위의 4가지 경우에 해당하지 않는 경우가 발생할 수 있다. 연구의 시험약이나 평가도구를 잘 확인하여 자료의 완결성을 위한 항목들이 수집될 수가 있는지 확인되어야 할 것이다.

2. 결측(Missing) 데이터의 관리

데이터 관리 계획(data management plan)을 세우고 열심히 데이터를 수집한 후에도 사람을 대상으로 하는 임상연구에서는 결측치가 발생하기 마련이다. 이러한 결측치의 존재는 임상연구의 결과 해석을 어렵게 만들거나 편향된 해석으로 유도할 가능성이 있어서 주의가 필요하다. 대부분의 암 임상연구의 경우, progression-free survival(PFS, 무진행 생존)이나 overall survival(OS, 전체 생존)과 같이 시간(time)과 사건(event)에 대한 결과가 최종 endpoint이다. 따라서, 모든 환자가 분석시점에서 사건을 경험하지는 않는다는 점을 분석할 때에는 유념해야 한다. 또한, 여러 가지 결측치의 종류나 발생 원인들에 따라서 그 해석이나 통계분석의 방법이 유연하게 대체될 수도 있겠지만 연구자들에게 연구의 객관성을 잃지 않는 가장 바람직한 방법은 데이터를 수집하기 이전 계획하는 단계에서 결측치 또는 민감도분석(sensitivity analysis)에 관한 내용을 미리 계획서에 포함해두는 것이다.

암 임상연구에서 결측 항목들과 관련하여 부딪히는 첫 번째 고민은 분석 대상의 범위에 관한 것이다. 즉, 선정제외 기준을 만족하여 어떤 치료군에 배정된 모든 환자를 대상으로 분석할 것인지 또는 결측값이 없는 환자들만을 따로 떼어서 분석할 것인가 하는 문제이다. intent-to-treat(ITT) 대상군이라 함은 결측값에 상관없이 선정제외 기준을 만족하여 무작위배정을 받은 모든 환자들을 말한다. 일반적으로 ITT 대상군은 약제허가를 위한 임상연구에서는 일차적인 평가의 기준 대상집단이 되고 무작위 배정이 잘 이루어진 경우 비뚤림이 개입할 가능성이 적다. 그러나, 만약 치료 집단 간의 결측값의 분포가 유사하지 않은 항목이 존재한다면 분석의 혼란변수로 작용하게 된다. 따라서, 대부분의 연구에서는 ITT 분석 외에도 '적어도 한번은 평가를 완료한 환자'와 같이 결과에 필요한 기본 항목들의 결측값을 최소화하는 환자군들을 대상으로 한 번 더 분석한 결과를 보여주어 결과해석의 굳건함을 보여주고는 한다.

PFS는 질병의 진행 또는 사망 중 어느 것이라도 먼저 발생하는 시점을 기준으로 측정하며 다양한 암 임상연구의 primary endpoint로 활용되고 있다. 실제로는 질병진행의 정확한 시점은 연구자가 확인할 수 없으며 질병의 평가와 그 다음 평가 사이의 어느 불명확한 시점에 해당한다. 따라서, 대부분의 연구에서 질병진행으로 보고된 질병평가의 시점을 기준으로 일차분석을 시행하는 것이 일반적이다. ITT 대상군의 분석에서는 약제가 변경되었다고 하여도 질병의 진행이나 사망이 없다면 추적관찰을 하여 일차분석에 포함하는 것을 선호한다. 그러므로 약제의 명확한 효과를 확인하기 위해서는 약제의 변경, 독성에 의한 투약중단, 임상적인 질병진행, 질병평가의 누락 등을 고려하여 다양한 민감도 분석을 수행해야 한다. 다음의 표 32-1에는 미국 FDA에서 제시하는 PFS 분석을 위한 몇 가지 중도절단(censoring)에 관한 규칙들이 제시되어 있다.

암 임상시험은 RECIST와 같은 객관적 종양평가를 평가도구로 실시하지만, 대상자가 방문하지 않거나 종양평가가 누락되어 결측값이 발생하는 경우가 흔하게 발생한다. 예를 들어 3차 종양평가가 시행되지 않았으나 4차 종양평가에서 질병의 진행이 발생되었다면 어느 시점을 종양의 진행시점으로 삼아야 할지 고민이 되며 다음과 같이 여러 방법을 고려해볼 수 있다. 먼저, (1) 질병진행이 보고된 평가시점을 그대로 이용하는 방법, (2) 누락된 평가시점을 질병의 진행으로 평가하는 방법, (3) 마지막 평가와 그 이전 평가의 중간시점을 질병의 진행 시점으로 하는 방법, (4) 질병진행 전 마지막 평가에서 중도 절단하는 방법, (5) 질병진행의 시점을 모르는 상황에서 계획서상 미리 정해둔 시점이나 기간을 이용하여 'interval censoring'을 하는 방법이다. 그 이외에 연

표 32-1. 무진행 생존기간(PFS) 분석을 위한 중도절단(consoring)에 관한 규칙

상황	일차 분석	민감도분석 1	민감도분석 2
질병진행 또는 사망이 아님; 새로운 치료는 시작하지 않음	마지막으로 시행한 질병평가 시점에서 중도절단하여 분석	일차 분석과 동일	만약 지속투약 상황이라면 마지막 질병평가 시점에서 중도절단; 이외의 경우는 마지막 투약 시점을 질병진행으로 분석
질병진행 또는 사망이 아님; 새로운 치료를 시작하였음	새로운 치료의 투약 이전의 마지막으로 시행한 질병평가 시점에서 중도절단하여 분석	일차 분석과 동일	새로운 치료의 시작 시점을 질병진행으로 분석
질병진행 또는 사망이 1회 이하의 누락된 질병평가 시점 이후에 발생함	기록된 질병진행 또는 사망 시점을 기준으로 분석	일차 분석과 동일	일차 분석과 동일
질병진행 또는 사망이 2회 이상의 누락된 질병평가 시점 이후에 발생함	기록된 질병진행 또는 사망 시점을 기준으로 분석	가장 마지막 질병평가 시점에서 중도절단하여 분석	일차 분석과 동일

구의 종료시점이나 일차분석의 시점에서 질병의 진행을 경험하지 않은 상태에서 추적관찰이 종료된(lost to follow-up) 일부 환자들의 경우는 일반적으로 치료와 무관한 것으로 판단하며 우측 중도절단(right censoring)으로 분석하게 된다.

암 임상시험에서 사용하는 endpoint인 객관적 종양반응평가는 연구자 또는 영상검사의 평가자의 주관이 개입할 가능성이 있다. 특히 실험약과 위약을 비교하는 경우 연구자들은 실험약군에서 더 반응이 좋을 것을 기대하게 되고, 위약군에서는 질병의 진행을 기대하게 된다. 이것을 'reader-evaluation bias'라고 하며, 이러한 비뚤림을 방지하기 위하여 신약심사를 하는 약물규제당국에서는 independent radiologic committee 또는 blinded independent central review(IRC 또는 BICR, 독립적인 영상평가위원회)를 두고 질병의 진행여부를 재확인할 것을 권고한다. 그러나, 이러한 IRC를 두는 것이 암 임상연구에서는 또 하나의 결측값을 유발하는 요인이 되기도 한다. 연구자에 의한 질병진행이 확인된 대상자의 경우는 더 이상 추적관찰이나 영상검사가 없을 수가 있는데, IRC 분석을 시행할 때에는 결측값이 된다. 따라서, 연구자에 의한 분석에서는 사건이 발생하였으나 IRC 분석에서는 중도절단된 채로 분석에 포함이 된다. 연구자에 의해 RECIST criteria로 '측정 가능한(measurable)' 질병이 있는 대상자가 IRC 분석에서는 측정이 불가능한 대상자로 판단할 경우도 결측값이 생성된다. 여러 가지 IRC의 문제점들을 보완하기 위해서 대규모 연구들은 실시간 IRC를 활용하기도 하지만 비용문제나 부득이한 시간 차이로 인하여 여전히 어려움이 존재한다. 연구자와 IRC 간의 차이는 질병진행까지의 기간 외에도 측정하는 병변의 선택에 따라서 객관적 반응률이나 개별 환자들의 측정병변들의 변화에도 차이를 생성할 수도 있다.

과거 암 임상연구들을 예시로 살펴보면 조금 더 차이점을 이해할 수 있다. 전이성 유방암을 대상으로 시행된 E2100 연구는 722명의 환자를 1:1로 bevacizumab + paclitaxel군과 paclitaxel군으로 무작위배정하여 치료효과를 비교하였다. 분석결과를 제출하였을 때 미국 FDA에서는 공개 임상시험의 비뚤림을 줄이기 위하여 IRC에 의한 영상검사 재확인을 요청하게 된다. 이후 PFS가 bevacizumab군에서 5개월 이상 향상되었으나 약 10%의 환자가 IRC에 영상이 제출되지 않고, 그 외에도 3~8%의 환자들에서 영상검사가 누락된 것이 확인되어 다른 임상시험을 수행해야 했다. 또 다른 예로 lapatinib의 약제의 설명에 포함된 임상시험의 결과(표 32-2)를 보면, HER2 양성 전이성 유방암에서 lapatinib을 병합하여 투약받은 군과 capecitabine 단독치료를 받은 환자의 진행까지의 위험비는 연구자 평가에서 0.72로 나타나고 IRC 평가에서는 0.57로 나타난다. 반응률의 경우도 각각 31.8%와 23.7%로 차이가 나는 것을 확인할 수 있다. 이처럼 같은 결과를 두고 분석의 방법에 따라서 수치가 변화할 수 있다.

결측치는 현실에서 사람을 대상으로 하는 모든 연구에서 피할 수 없는 문제이며, 암 임상연구에서만 발생하는 것은 아니다. 또한, 어떤 특별한 통계적인 방법이 있어서 모든 연구에 통용되거나 하지는 않는다. 연구의 분석단계에서 결측치와 마주한 후에 해결책을 고민하는 것보다는 임상연구의 계획단계에서부터 결측치를 최소화 하기 위한 방법들을 미리 고심하는 것이 바람직하다. 이를 위해서 식약처와 같은 여러 국가들의 약물 규제당국은 여러 가지 결측치의 해석이나 불완전한 데이터를 다루는 것에 대해 권고안들을 제공하고 있다. 데이터가 수집된 이후에 발생한 결측 데이터들에 대해서는 다각도로 면밀한 분석을 수행해야 하며, 가능하다면 기관의 통계전문가의 도움을 받아 결측값을 보완할 수 있는 방법을 모색하는 것을 추천한다.

표 32-2. Lapatinib의 임상시험에서 연구자 판단과 IRC 판단 endpoints의 차이

	Independent Assessment		Investigator Assessment	
	Lapatinib 1,250 mg/day + Capecitabine 2,000 mg/m²/day	Capecitabine 2,500 mg/m²/day	Lapatinib 1,250 mg/day + Capecitabine 2,000 mg/m²/day	Capecitabine 2,500 mg/m²/day
N	198	201	198	201
TTP events	82	102	121	126
Median TTP (25th, 75th, pepercentile)	27.1 (17.4, 49.4)	18.6 (9.1, 36.9)	23.9 (12.0, 44.0)	18.3 (6.9, 35.7)
Hazard Ratio (95% CI) P-value	0.57 (0.43, 0.77) 0.00013		0.72 (0.56, 0.92) 0.00762	
Response Rate%	23.7	13.9	31.8	17.4

참고문헌

1. S. Green, A. Smith, J. Benedetti, J. Crowley (2012) 7.3 Data collection. (In) Clinical Trials in Oncology (3rd Ed). New York: CRC Press book
2. Xiaoyun L. (2018) Handling Missing Data in Oncology Clinical Trials. In W. K. Kelly, S. Halabi (Eds.) Oncology Clinical Trials: Successful Design, Conduct, and Analysis. (2nd Ed) New York (US): Springer Publishing Company
3. Gray R, Bhattacharya S, Bowden C et al. (2009) Independent review of E2100: A phase III trial of bevacizumab plus paclitaxel versus paclitaxel in women with metastatic breast cancer. J Clin Oncol, 27:4966 - 4972.
4. Sridhara R, Mandrekar SJ, Dodd LE (2013) Missing data and measurement variability in assessing progression-free survival endpoint in randomized clinical trials. Clin Cancer Res, 15:2613–2620.
5. 의약품 등의 안전에 관한 규칙 [별표4] [Accessed October 19, 2019] Retrieved from http://www.law.go.kr
6. Guidance for Industry. Clinical Trial Endpoints for the Approval of Cancer Drugs and Biologics. [Accessed October 21, 2019] Retrieved from https://www.fda.gov/regulatory-information/search-fda-guidance-documents/clinical-trial-endpoints-approval-cancer-drugs-and-biologics
7. Lapatinib product label, [Accessed October 19, 2019] Retrieved from http://www.accessdata.fda.gov/drugsatfda_docs/label/2012/022059s013lbl.pdf

Chapter 33

중간분석 및 최종결과분석

이근석

요약

- 임상시험을 진행하기 전에 중간분석 계획을 미리 수립하여야 한다.
- 중간분석에서는 제1종 오류를 Pocock, Haybittle-Peto, O'Brien-Fleming 등의 분배함수를 이용하여 적절히 분배하도록 계획한다.
- 중간분석의 여러 잠재적 비용에도 불구하고, 일차 목표에 대하여 잘 계획된 중간분석의 경우 환자에게 효과적인 치료를 더 빠르게 제공할 수 있는 장점이 더 크다.
- 임상시험 결과 분석 방법을 미리 임상시험계획서에 규정하여야 한다. 분석 방법을 임의로 바꿀 경우 오류가 개입될 수밖에 없다.
- Primary endpoint에 따른 단측 또는 양측 검정 사용 여부를 미리 규정하여야 한다.
- 무작위 배정을 방식에 따른 분석 방법 등을 임상시험계획서에 미리 정해 놓아야 한다.
- 단순 무작위배정이 이루어진 경우 unadjusted log-rank test를 이용하여 분석하고, 층화 무작위배정이 시행된 경우는 stratified log-rank test 또는 Cox model adjusting for stratification factors를 이용한다.
- primary endpoint에 대한 분석을 제외한 2차 또는 탐색적 분석은 검정력이 떨어지거나 오류가 개입될 가능성이 많으므로 이에 대한 분석 및 해석에 유의하여야 한다. 특히 분모에 포함되는 환자수에 유의하고, 조기 종료 환자나 치료에 순응하지 않은 환자가 제외되지 않았는지 면밀히 검토하여야 한다.
- Competing risk가 있는 경우 censor 처리에 유의하여야 하고, 결과 변수에 따른 생존 분석 시 주의가 필요하다.

1. 중간 결과 분석(Interim Analysis)

3상 임상시험은 수백~수천 명의 환자를 등록하며, 완료되기까지 수년 이상 걸린다. 임상시험 수행 도중에 약의 예측 못한 독성이 발견되거나 연구 초기에 치료 효과의 차이가 크게 나타나는 경우 임상시험을 끝까지 끌고 가서 가급적 많은 효과 및 안전성 정보를 얻는 것이 좋을지, 아니면 빨리 임상시험을 마치고 결과를 발표하여 환자들이 가장 좋은 치료를 받도록 할지 여부를 결정하는 것이 중요하다. 이러한 결정을 하기 위해 중간 결과분석이 필요하다.

1) 중간분석 계획의 사전 수립 및 명시

Progression-free survival(PFS, 무진행 생존)이 primary endpoint인 임상시험이 있다고 가정하자. 임상시험이 진행되는 동안 신약을 이용한 시험군의 PFS가 우월한 양상을 보였다. 이에 고무되어 연구자들은 계획서에 명시되어 있지 않은 중간 분석을 시행하였다. 이러한 중간 분석 결과 시험군이 대조군보다 p value < 0.05로 통계적으로 유의하게 시험군이 우월하게 나왔다. 이 경우 임상시험을 조기 종료하고, 좀 더 빨리 더 많은 환자에게 신약을 접할 기회를 줄 수 있을 것인가?

이 질문에 대한 답은 '그렇지 않다'라는 것이다. 임상연구계획서는 중간분석 시점, 중간분석 시 임상연구 중단 기준을 명시하여야 한다.

2) 중간분석 시점과 제1종 오류 분배함수(alpha spending function)

중간분석 시점은 정보분율(information fraction)을 이용하여 결정하거나, Independent Data Monitoring Committee(IDMC, 독립적 자료모니터링 위원회)가 만나는 주기에 따라 시행한다. 400명을 모집 예정인 임상시험에서 처음 100명 환자가 모집되는 시점이 information fraction의 관점에서 보면 25% 정보분율 시점이고, 200명 환자가 모집된 시점은 50% 정보분율 시점인데, 이러한 시점을 정해 놓고, 중간분석 시점을 정하는 것이 정보분율을 이용한 방법이다. IDMC가 소집되는 간격을 정해 놓고(예: 6개월) 이 시점에 중간분석을 시행하는 것으로 정하기도 한다.

중간분석을 시행하는 경우 주의할 점은 alpha spending function을 사용하여 제1종 오류를 적절히 분배해야 한다. 각 단계에서 나눠준 p value을 모두 합하면 0.05에 근접하게 맞추는 방법이므로 분배함수(spending function)라는 용어가 사용된다. 분배함수를 사용하는 이유는 중간분석마다 일정한 유의수준(예를 들면 5%)을 반복하여 사용하면 임상시험 전체의 유의수준이 훨씬 커지기 때문이다. 즉, 실제로는 시험군과 대조군이 차이가 없는데, 유의한 차이가 나는 것으로 판단할 위험성이 커진다.

분배함수에는 Pocock, Haybittle-Peto, O'Brien-Fleming 방법 등이 있다.

Alpha spending function	특징	3번의 중간분석과 최종분석시의 p value 예시
Pocock	모든 분석에서 같은 p value 사용	0.016, 0.016, 0.016, 0.016
Haybittle-Peto	각 중간분석마다 매우 적은 동일한 p value를 사용. 최종분석은 좀 더 큰 p value	0.0005, 0.0005, 0.0005, 0.0246
O'Brien-Fleming	첫 중간분석에는 적은 p value를 사용하지만, 이후의 분석에는 점점 p value가 커짐 가중치를 고려하므로 더 많이 사용됨	0.000007, 0.0015, 0.009, 0.022

분배함수를 사용한 중간분석 시 주의점은 다음과 같다.

(1) 중간분석에 p value를 소모하였기 때문에 최종 분석의 p value가 약간 작아질 수밖에 없다. 중간분석을 하지 않았으면 최종분석의 결과가 유의하였을 것을 중간분석을 했기 때문에 p value를 너무 많이 소모하여 최종분석 결과가 유의하지 않게 나올 수 있는 등 최종 결과가 달라질 수 있는 문제점을 줄이기 위해, 임상시험 전체의 1종오류보다 최종분석 시 p value가 지나치게 작지 않도록 하여야 한다.

(2) 중간분석을 하는 경우 어쩔 수 없이 샘플수가 늘게 된다. 그렇지만, 최종분석 시 p value가 지나치게 작아지면 임상시험 대상자수가 많이 늘게 되므로 이런 이유로도 최종분석 시 p value가 지나치게 작아지지 않도록 한다.

(3) 위험 및 효과에 대한 제대로 된 통계분석을 하기 위해서 정보량이 최소한 25% 이상인 시점에 중간분석을 시작하여야 한다.

(4) 임상시험 계획 단계에서 중간 분석 횟수 및 사용할 분배함수를 미리 결정해야 한다.

(5) 중간분석은 연구자나 스폰서(제약회사)가 하는 것이 아니고, IDMC에서 시행한다.

3) 우월성 조건을 만족시키는 경우의 조기 종료

실험군이 대조군보다 우월한 경우 조기 종료를 고려할 수 있다. 이 경우 비교는 단측검정을 이용하는 것이 통상적이다. 이는 실험군이 우월한 경우에는 임상시험의 조기 종료가 의미가 있지만, 실험군이 대조군보다 열등한 경우에는 관심 사항이 아니기 때문이다.

4) 신약의 무용성(Futility)에 의한 조기 종료

시험군이 효과가 없거나 독성이 심한 경우 조기 종료를 할 수 있다. 또한, 원하는 결과와 반대로 대조군이 시험군보다 더 우월한 경우는 통계적 유의성이 없는 경우에도 임상시험을 조기 종료할 수 있다. 이러한 무용성 모니터링은 1종 오류를 약간 낮추지만, 이에 따른 샘플수 감소는 권장되지 않는다.

5) Quality of Life(QOL, 삶의 질) 향상 여부가 primary endpoint인 연구의 조기 종료

어떤 약제가 QOL을 향상시키는지 여부를 보는 임상시험을 생각해보자. 이 약제가 중간분석에서 QOL은 상승시키지만, overall survival(OS, 전체 생존) 또는 disease-free survival(DFS, 무병 생존)이 감소된다면 어떻게 할 것인가? 이렇게 되는 경우는 임상시험을 지속하는 것이 의미가 없으므로, OS 또는 DFS에 대한 조기 종료 기준을 미리 임상시험계획서에 명시하여 놓고, 조기 종료를 고려하여야 한다.

6) 다중 시험군 및 요인 설계(multi-arm and factorial designs)에 대한 조기 종료 시 고려점

중간분석으로 하나의 군을 조기 종료하려 할 때 다른 군이나 요인에 미치는 영향을 고려하여야 한다. 여러 개의 시험군을 하나의 대조군과 비교하는 경우, 중간 분석은 각 군에서 독립적으로 시행된다. 만약 중간분석에서 하나의 시험군이 대조군보다 우월한 경우로 나온 경우 임상시험은 어떻게 하여야 할까? 이 경우 대조군은 중지되어야 하고, 따라서 임상시험 전체가 종료되게 된다(다만, 시험군 간의 비교가 가능하면서 정당화될 수 있는 경우는 예외). 이러한 이유로 다중 시험군 임상시험에서는 two-arm trial보다 더 엄격한 기준을 가지고 중간분석을 시행하게 된다.

확립된 표준치료가 없어서 여러 치료를 비교하는 연구가 시행된다면 각각의 군들이 쌍으로 비교가 되어야 한다. 예를 들면 A, B, C 세 가지 약제를 표준치료가 없는 암종에서 비교하는 임상시험이 시행되는 경우, 이러한 연구의 중간분석에서는 세 쌍의 비교(A 대 B, B 대 C, C 대 A, 3가지 경우)에서 충분히 열등한 치료 약제를 탈락시키는 방식으로 계획하여야 한다.

7) 비열등성 임상시험의 중간분석

비열등성 임상시험에서는 시험군이 대조군(표준치료)에 비해 열등하거나 가설을 만족시켜 비열등한 것이 확실한 경우 조기 종료가 가능하다. 시험군이 열등할 경우 임상시험 대상자들이 효과적인 표준치료를 받지 못한다는 점에서 조기 종료를 빨리하는 것이 중요하다. 반면에 조기 종료를 위한 비열등성 범위가 연구계획서에 20%로 정해져 있다고 할 때 신뢰구간을 좁히는 것이 중요할 수 있다. 즉, 시험군이 열등한 것으로 보이는 경우 조기 종료가 되는 방향으로 중간분석을 시행하고, 시험군이 비열등성을 보이는 것으로 추정되는 경우 가급적이면 임상시험을 지속하는 방향이 더 바람직하다.

시험군이 열등하게 보이는 경우도 조기 종료는 비열등성 마진을 유의하게 넘는 경우로 한정하여야 한다. 예를 들면, 미리 정한 비열등성 마진이 20%인데, 모니터링 시 시험군이 30% 열등하지만 standard error가 +/− 10%라고 가정하자. 이 경우 시험군이 대조군보다 열등한 것은 확실하지만, 20%를 넘어서 열등한 것을 확신하지는 못하므로 조기 종료가 불가능하다.

8) Independent Data Monitoring Committee(IDMC, 중간분석에서 독립적 데이터모니터링 위원회)의 역할

임상시험의 중간분석은 연구팀과 독립적인 IDMC에서 수행되어야 한다. 중간 분석 결과는 IDMC만 알고, 연구자에게 공유되어서는 안된다. 이는 연구자들의 환자 등록에 영향을 미칠 수 있기 때문이다. 환자 등록이 끝나고 추적 관찰 중일 경우는 예외적으로 진행되는 연구 결과가 공표될 수도 있다고 생각하는 연구자들도 있지만, 이에 대하여는 논란의 여지가 있다.

통계학자에 관련된 문제도 있다. 이해 상충을 피하고, 연구자들에게 중간 분석 결과가 노출될 위험을 피하기 위하여 독립적인 통계학자가 중간분석을 수행하여야 한다는 의견도 있다. 그렇지만 NCI Cooperative Group에서 수행하는 연구는 연구 담당 통계학자가 중간 분석을 수행하고 있다. 이는 진행 중인 임상시험에 대하여 가장 잘 아는 통계학자가 분석을 수행하는 이득이 크기 때문이다.

9) 중간분석의 잠재적 비용

(1) 표본수 증가 및 이에 따른 자료 수집 비용 증가

(2) 장기 생존 경향을 놓칠 위험

어떤 새로운 치료법이 우월한 것으로 판단되어 임상시험이 조기 종료되었더라도, 추가 추적 관찰을 시행하면 새로운 치료법 시행군의 생존곡선이 표준 치료군보다 좋지 않게 되는 등 장기 생존 경향을 놓칠 위험이 있다.

(3) 치료 효과를 제대로 알기 어려운 문제

조기 종료된 연구는 치료 효과에 대한 정보가 불충분하여 confidence interval(CI, 신뢰구간)이 넓게 된다. 표본수가 적거나 CI가 넓으면 치료 효과에 대한 확신을 주기 어렵다.

(4) 이차 목표 변수를 제대로 연구 못할 가능성

PFS가 primary endpoint인 경우, OS가 secondary endpoint로 된다. OS 등의 이차 목표 변수는 임상시험이 조기 종료된 경우 제대로 평가하기 어렵다. Surrogate endpoint가 있지만 OS가 가장 중요한 목표임에는 이론의 여지가 없다.

2. 결과의 해석

1) 단측 검정(One-Sided Test) 대 양측 검정(Two-Sided Test)

결과 해석에 양측 또는 단측 검정을 사용할지의 여부 및 분석 방법을 미리 임상시험계획서에 명시하여야 한다.

(1) 단측 검정과 양측 검정

단측 검정은 '시험군이 대조군보다 더 좋다(→ 그 치료법을 사용하라)'와 '시험군이 더 좋다고 할 수 없다(→ 기존 치료법을 고수하라)'는 두 가지 결론이 나올 수 있다. 시험군이 대조군보다 열등할 경우는 단측 검정에서 결론을 낼 수 없으므로 주의를 요한다.

양측 검정은 A, B 두 군의 구성된 임상시험의 경우 'A군이 좋다', 'B군이 좋다', 또는 '어느 한 쪽이 좋다는 증거가 불충분하다'로 결론지을 수 있다.

양측 검정을 사용하게 된 경우 단측 검정에 의한 결과를 주장할 수 없다. 마찬가지로, 단측 검정을 사용한 경우도 양측 검정에 의한 결론을 낼 수 없다.

(2) 무작위배정의 방식에 따른 분석

단순 무작위배정이 이루어진 경우 unadjusted log-rank test를 이용한다. 층화 무작위배정이 시행된 경우는 stratified log-rank test 또는 Cox model adjusting for stratification factors를 이용하여 비교 분석을 시행한다. 층화 무작위배정을 시행하였을 때, 변수들이 강력한 예후인자인 경우 이러한 보정을 하지 않은 경우 유의한 결과가 나오지 않을 가능성이 높게 된다. 따라서 무작위 배정 방식에 따라 분석 방법도 달라져야 한다는 것을 주의하여야 한다. 또한, 층화 무작위 배정을 한 경우 층화 분석을 시행하지 않고 unadjusted log-rank test를 시행하거나 층화 분석에 덧붙여 unadjusted log-rank test를 시행하는 것은 잘못된 분석이라는 점도 명심하여야 한다.

(3) 시험군이 여럿인 경우

여러 시험군으로 구성된 경우에는 '모든 시험군이 차이가 없다' 대 '모든 시험군이 차이가 없는 것은 아니다'라는 검정을 먼저 시행하게 된다. 이 검정은 어떤 군이 더 우월하거나 열등하다고 결론을 낼 수 없다. 이러한 전체에 대한 검정에서 차이가 발견되면, 이후 개별 시험군에 대한 검정을 시행하여 어떤 시험군이 유의한 차이를 보이는지 볼 수 있다. 이러한 순차적 접근법을 사용한 경우 첫 번째 검정이 유의하지 않으면 다음 단계 검정의 유의성을 주장할 수 없다.

2) Positive, Negative, and Equivocal Trials

2상 또는 양군을 가지는 3상 연구에서 positive trial은 정의하기 쉽다. 즉, 프로토콜에 규정된 primary endpoint에 대한 검정을 시행하여 미리 규정된 유의 수준 하에 유의한 결과를 보이면 positive trial이다. 반면에, negative trial은 규정하기 어렵다. 귀무가설 값에 대한 CI의 범위로 negative trial과 equivocal trial을 결정한다. 귀무가설에서 위험비(hazard ratio, HR)가 1이므로, HR의 CI 범위가 1에 가까우면 negative trial, 1에서 멀리 떨어진 경우 equivocal trial이다. 임상시험의 결과가 positive가 아닌 경우, 양군 간에 차이가 없다고 결론짓지 말아야 한다. 2상 연구에서도 CI의 모든 값이 p0에 가까우면 negative trial, 그렇지 않으면 equivocal trial로 정의할 수 있다.

(1) HR 또는 p0에 가까운지 여부를 어떻게 결정하는가?

대립 가설에서 명시된 HR 또는 반응 p1과의 차이 이내면 가깝다고 볼 수 있고, 그 차이를 넘는 경우 가깝지 않다고 볼 수 있다.

(2) 검정력에 따른 임상시험 결과의 해석

환자 샘플수가 충분하여 검정력이 높은 임상시험에서 경우 귀무가설을 기각할 수 없는 경우는 CI가 대립 가설에서 명시된 차이 이내인 경우가 대부분이라 negative trial로 결론을 내릴 수 있다. 그렇지만, 샘플수가 적어 검정력이 낮은 임상시험에서 귀무가설이 기각될 경우 equivocal trial로 해석될 여지가 많다.

(3) 다중 시험군 임상시험의 해석

여러 시험군 가운데에서 특정 군이 우월한 것으로 밝혀지는 경우 positive trial로 판단한다. 반면, 어느 정도 치료 효과의 상승은 보이지만 시험군 간의 차이가 보여지지 않는 경우는 negative trial이다. 다중 시험군에서 동등성 검정에서 귀무가설이 기각되었을 때, 여러 시험군 가운데 가장 치료 효과가 좋은 시험군이 향후 권고할 수 있는 치료법으로 선택되게 된다. 이때 주의할 점은 적절한 통계적 뒷받침이 없는 경우 시험군 간의 차이까지 주장하면 안된다는 것이다.

(4) 다중 결과변수가 설정된 경우의 주의점

일반적으로 하나의 primary endpoint가 있는 것이 통상적이지만 여러 개의 primary endpoint가 있을 수 있다. 2차 목표 변수의 경우는 여러 개인 것이 일반적이다. 여러 개의 결과 변수가 있는 경우 각각 결과 변수에 대한 결과를 별도로 보고하여야 한다.

즉, 임상시험 결과를 강조하기 위해 결과 변수들을 임의로 묶어서 보고하는 것은 해서는 안될 금기사항이다.

1차 목표 변수	2차 목표 변수	해석	참고
Positive	Positive	Positive trial	
Positive	Negative	Positive trial	임상적 의미가 적어질 수 있다. 예) 새로운 약제가 생존기간을 중등도로 유의하게 늘리기는 하나, 독성으로 인해 QOL의 차이가 없거나 오히려 열등함을 보인 경우
Negative	Positive	Negative trial	이 경우 2차 목표변수는 추후 다른 임상시험의 기초가 될 수 있다.

(5) 분모에 들어가는 환자수에 대한 주의점

임상시험의 분석 및 해석에서 분모에 들어가는 환자수에 특히 주의하여 볼 필요가 있다. 등록된 환자군 전체를 대상으로 하지 않고, 치료를 1차례 이상 받은 환자 또는 반응평가가 가능하였던 환자군 만을 대상으로 분석하는 경우는 과장되게 좋은 반응률이 보고될 수 있다. 또한, 조기 종료 환자가 분석에서 제외되지 않도록 하는 것이 중요하다. 연구에서 조기 종료된 환자의 경우 반응 평가가 없는 경우가 많다. 또한 조기 종료 환자는 병의 진행, 시험 약제의 부작용, 질병 진행에 의한 사망으로 임상시험을 중지하였을 가능성이 높다. 따라서, 조기 종료 환자가 제외된 분석은 임상시험 결과를 믿을 수 없게 되므로 분석에 포함시켜야 한다. 치료에 순응하지 않은 환자를 제외하는 경우도 주의가 필요하다. 치료 순응률이 높을수록 생존율이 높은 것으로 잘 알려져 있으며, 이는 위약인 경우도 마찬가지다. 위약군에 배정된 경우도 순응도가 높은 경우 생존율이 더 높은 것을 보여주는 연구도 있다. 따라서, 치료에 순응하지 않는 환자를 제외하는 경우 임상시험 결과 해석에 주의를 요한다. 분모가 달라지면 negative trial이 positive trial로 오인될 수 있다는 점에서 분모에 해당되는 환자군이 정확한지 여부를 주의 깊게 확인하여야 한다.

3) 2차 분석(탐색적 분석)

프로토콜에 명시된 primary endpoint에 대한 intent-to-treat 분석을 제외하고는 모든 분석이 이차 또는 탐색적 분석이다. 미리 명시된 secondary endpoint에 대한 분석 이외에 임상시험 분석 단계에서 하위군에 대한 분석을 추가하게 되는 경우가 있다.

(1) 항암제를 사용한 임상시험에서 어떤 변수(예: 성별)에 따른 생존기간의 차이가 있는지에 대한 탐색적 분석을 추가하는 경우 어떻게 분석하는 것이 가장 좋을까?

이 경우 탐색적 분석을 위해 항암제 시험군에 따라 남자와 여자로 나누어 생존곡선을 도시하고 비교하는 방법이 흔히 생각할 수 있는 방법이다. 그렇지만, 특정 변수에 따른 생존곡선 비교 방법은 검정력이 떨어지고, 유의수준을 증가시키므로 권장되지 않는다. 권장되는 방법은 항암치료의 효과와 관심 있는 변수(이 경우는 성별)의 교호작용을 보는 것이다. 교호작용이 유의하지 않으면 하위군 간에 차이가 있는 증거가 없다는 의미이므로 더 이상의 탐색적 분석은 중지하여야 한다.

(2) 탐색적 분석의 결과에 대한 보고 및 해석에는 주의가 필요하다.

탐색적 분석은 새로운 통찰을 주기도 하지만, 부정확한 결론을 유도할 경우가 더 많기 때문이다. 생물학적으로 타당하게 설명 가능하면서, 통계적으로 유의한 결과만을 보고하도록 주의를 기울여야 하고, 다른 연구로 확인이 필요한 탐색적 분석이라는 점을 명시하여야 한다.

(3) Competing Risk가 있는 경우 Censor 처리에 유의한다.

DFS이 primary endpoint인 경우 국소 재발, 원격 재발, 이차암 발생, 질병에 의한 사망, 질병에 의하지 않은 다른 원인의 사망을 모두 DFS 사건으로 처리한다. 만약, DFS 사건 중 distant DFS만 보고자 할 때, 국소 재발 등의 다른 사건을 censor 처리한다면 이는 적절한 것인가? 이 질문에 대한 답은 '부적절'하다는 것이다. Censor 처리는 분석하고자 하는 결과인 distant DFS와 관계 없는 경우만 가능하다. 국소 재발, 질병에 의한 사망 등은 원격 재발이 조만간 발생하거나 이미 있었을 가능성을 시사하는 competing risk가 있는 항목이므로 censor 처리는 타당하지 않다. 원격 재발이 발생할 위험과 국소 재발, 질병에 의한 사망 등이 발생할 위험이 서로 경쟁하게 되고(따라서 competing risk라는 용어가 사용됨), 각각의 사건이 서로 배타적이어야 하는 Cox 비례위험모델의 기본 가정에 맞지 않는 잘못된 분석이 되는 것이다. Competing risk가 있는 경우 그에 맞는 다른 통계 분석 방법을 사용하여야 한다.

(4) 결과 변수에 따른 생존 결과 분석(Outcome–By–Outcome Analysis)에 주의하여야 한다.

항암제 치료 반응, 표적치료제의 피부 발진 등 임상시험의 수행 결과에 의해 생성된 결과 변수에 따른 생존 곡선이 발표되는 경우가 많은데, 이러한 결과 변수에 따른 생존 분석에는 주의가 필요하다.

임상시험의 분석에서 피하여 할 대표적 항목이 항암제 치료 반응에 따른 생존곡선을 보여 주는 것이다. 항암제 치료 반응을 6주마다 평가하는 경우 최소한 3개월은 살아야 반응군에 들어갈 수 있는데, 그 전에 사망하는 환자들은 모두 비반응군으로 분류되므로 반응군의 생존율이 높을 수밖에 없게 된다. 이 문제를 해결하기 위해 3개월 시점에서 생존하는 환자만을 대상으로 분석하여 반응 여부에 따른 차이가 있는지 보는 방법을 이용할 수도 있다. 그렇지만 이는 비뚤림을 줄이지만 없애지는 못한다. 종양 크기 및 전이의 범위가 적고, 임상시험 참여 이전에 시행된 치료가 적을수록 반응이 높은 경향이 있다. 그런데 동일한 요소가 또한 생존을 좋게 하는 인자도 된다. 이와 같이 공통적인 예후 인자가 있는 경우, 치료에 의한 종양 반응과 생존율 관계 분석은 오류의 가능성이 커진다. 따라서 반응에 따른 생존 분석은 의미가 없으므로 지양해야 한다.

표적치료를 사용 후 피부 발진이 있었던 환자에서 생존 곡선의 차이를 분석하는 경우도 흔히 볼 수 있다. 그렇지만, 질병이 장기간 유지되는 환자에서 피부 발진이 발생할 확률이 높아지는 것이 통상적이다. 따라서, 피부 발진이 있을 경우 생존이 증가한다는 것을 주장하기는 무리가 될 수 있다. 환자가 오래 살수록 증가하는 요인(이 경우는 피부 발진)에 따른 생존 분석을 위해서는 time-dependent modeling을 사용하는 것이 좋다. 이 모델에는 피부 발진이 발생한 시기가 반영되므로 오래 살수록 증가하는 요인과 생존율과의 분석에 유용하다. 피부 발진이 생존을 증가시킨 것으로 분석된 임상시험에서 time-dependent modeling으로 다시 분석을 시행하여 생존율과 관계가 없는 것으로 나온 경우도 있다.

3. 결론

임상시험을 진행하기 전에 중간분석 계획을 미리 수립하여야 한다. 중간분석 시 임상시험을 조기종료를 결정하는 기준은 제1종 오류를 분배함수를 이용하여 적절히 분배하도록 계획한다. 중간분석의 여러 잠재적 비용에도 불구하고, 효과적인 약제를 보다 빨리 환자들에게 적용하거나 도움이 안되는 임상시험에 환자들을 계속 참여하게 되는 것을 방지할 수 있는 장점이 있으므로 적절히 활용되어야 한다.

임상시험 결과 분석 방법을 미리 임상시험계획서에 규정하여야 한다. 임상시험이 positive trial이 되어 실제 환자에게 적용될지 여부는 결과 분석 방법에 따라 좌우될 수 있고, 임의로 바꿀 경우 오류가 개입될 수밖에 없다. 따라서, primary endpoint에 따른 단측 또는 양측 검정 사용 여부, 무작위 배정 방식에 따른 분석 방법 등을 임상시험 계획서에 미리 정해 놓아야 한다. primary endpoint에 대한 분석을 제외한 secondary endpoint 또는 탐색적 분석은 검정력이 떨어지거나 오류가 개입될 가능성이 많으므로 이에 대한 분석 및 해석에 유의하여야 한다.

참고문헌

1. Green S. (2010) Pitfalls in oncology clinical trial designs and analyses. In Kelly WK, Halabi S. (Eds.) Oncology Clinical Trials. New York, NY: Demos Medical Publishing.
2. Korn EL, Friedlin B. (2010) Interim analysis of phase III trials. In Kelly WK, Halabi S. (Eds.) Oncology Clinical Trials. New York, NY: Demos Medical Publishing.
3. Niedzwiecki D, Hollis D. (2010) Interpretation of results: Data analysis and reporting of results. In Kelly WK, Halabi S. (Eds.) Oncology Clinical Trials. New York, NY: Demos Medical Publishing.
4. Choi SC. (1997) Interim analyses and early termination of clinical trials. J Biopharm Stat, 7(4), 533-543.
5. ICH Harmonised Tripartite Guideline. Statistical Principles for Clinical Trials E9. [Accessed October 9, 2019] Retrieved from https://database.ich.org/sites/default/files/E9_Guideline.pdf

Chapter 34

Subgroup 분석

김미소

요약

- 하위군(subgroup) 분석은 임상시험 baseline에서의 변수에 따른 치료 효과의 차이를 분석하는 것으로 임상시험 결과 보고의 중요한 요소이다.
- Subgroup 분석은 임상시험 계획 단계부터 고려되어야 한다. 미리 계획하지 않은 Post-hoc 분석과 subgroup 분석을 혼동해서는 안된다.
- Subgroup 분석 결과는 항상 위양성 혹은 위음성의 가능성이 있다.
- Subgroup 분석 결과는 생물학적 타당성과 반복 검증이 뒷받침되어야 한다.
- 각 임상시험의 subgroup 분석의 신뢰성을 평가하고 결과를 신중하게 해석하는 것이 중요하다.

1. Subgroup 분석이란

Subgroup이란 하나 혹은 그 이상의 내재적 혹은 외재적 요인에 따라 정의되는 임상시험 대상자의 하위집단으로 정의된다. Subgroup은 일반적으로 임상시험 baseline에서의 이분형(dichotomous) 변수(예, 남/여)에 따라 정의되기도 하고 범주형(categorical)(예, 지역)이나 연속형(continuous) 변수(예, 나이)에 따라 정의될 수도 있다.

Subgroup 분석은 특정 하위집단에서의 치료효과를 확인하고, 임상시험의 전체 연구대상자에서 확인된 치료 효과가 개별 subgroup에서도 일관되는지 확인하는 분석으로서, 결과는 일반적으로 **그림 34-1**과 같이 forest plot으로 표현한다. 임상시험의 결과를 보고하는데 있어서 subgroup 분석은 중요한 요소로서 널리 사용되고 있으나, 분석의 수행이나 결과 해석에 주의가 필요하다.

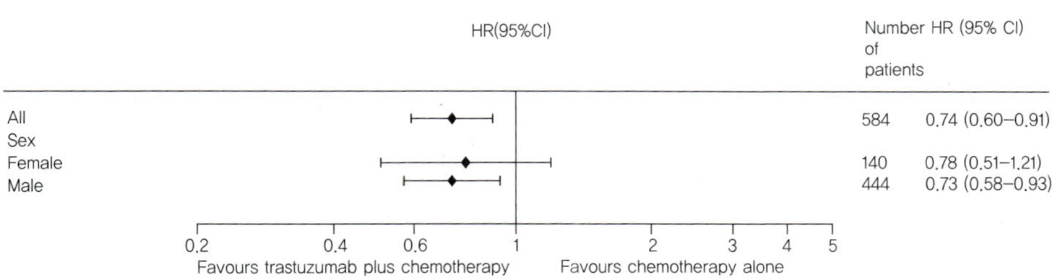

그림 34-1. Subgroup 분석의 예

2. Subgroup 분석의 수행

1) Subgroup 분석의 중요성

Subgroup 분석에서 중요한 개념은 이질성(heterogeneity)이다. 임상시험의 이질성의 정도는 연구대상자의 baseline characteristics뿐만 아니라, 선정 제외기준에 따라서 달라질 수 있다. 임상시험에서 연구대상자의 이질성이 증가할수록 subgroup에서의 치료효과에 대한 평가, 즉 subgroup 분석이 필요하다.

실제 임상 진료에서 치료의 결정은 임상시험의 전체 연구대상자에서 확인된 이익과 위험뿐만 아니라, 치료 효과에 영향을 미치는 변수들을 함께 고려한다. Subgroup 분석은 이러한 변수들에 대한 정보를 줄 수 있다. 또한 특정 subgroup에 있어서 치료효과가 다르다면, 이를 검증하기 위해 연구 가설을 제시하고 새로운 임상시험을 디자인할 수 있다.

2) Subgroup 분석 수행의 원칙

① Subgroup 분석 계획은 임상시험계획 단계부터 고려되어야 하며 임상시험계획서에 미리 명시되어야 한다.

② Subgroup은 무작위배정시점에 확인된 변수로 정의되어야 하며, 중요한 변수는 층화 요인으로 설정한다. Subgroup의 정의는 실제 임상 진료와 연결되는 특정 환자 집단을 반영할 수 있도록 신중하게 정의되어야 한다.

③ 과학적 근거에 따라 subgroup 분석을 계획하고, 분석하는 subgroup의 수를 가급적 최소화한다.

④ 분석하는 모든 subgroup의 수와 결과를 제시해야 한다.

⑤ Subgroup 분석에서 interaction test를 수행한다.

3) Subgroup 분석의 한계

Subgroup 분석을 수행하거나 해석하기에 앞서 subgroup 분석이 갖는 한계점을 이해해야 한다. 첫 번째는 다중성(multiplicity)이다. Subgroup 분석이 많아질수록 우연(chance)에 의해 위양성 결과가 나올 가능성이 있다. 예를 들어, 0.05 유의 수준에서 상호작용에 대한 10개의 독립 검정에서 각각에 대해 귀무가설이 참이면 적어도 하나의 거짓 양성 결과가 나올 확률이 40%를 초과한다. 따라서 특정 subgroup에서의 치료효과가 과장되어 해석될 소지가 있다.

두 번째, 대부분의 subgroup 분석은 대상자 수가 충분하지 않거나 사건의 수가 적어 통계학적 검정력을 갖지 못하는 경우가 많다. 즉, 위음성의 가능성이 있다. 예를 들어, 그림 34-1에서 여성환자에서는 trastuzumab과 chemotherapy 병용요법의 hazard ratio의 95% 신뢰구간 상한선이 1을 넘는다. 하지만 이를 여성환자에서는 병용요법의 효과가 없다라고 해석할 수 없다.

3. Subgroup 분석 결과의 해석

Subgroup 분석이 2. 2)에서 설명한 원칙에 근거하여 수행되었다고 하더라도, 그 결과를 해석하면서 아래의 사항을 고려해야 한다.

1) 우연에 따른 Subgroup 분석 결과의 차이

앞서 설명한 것처럼, 우연에 의하여 subgroup 간의 치료효과의 차이가 나타날 수 있다. 그러나 interaction test에서 subgroup 간의 치료효과의 차이가 우연에 의한 것이라는 결과가 나올지라도(p value for the interaction test > 0.05) subgroup의 대상자수가 적은 경우 interaction test의 power가 작아 위음성이 나올 수도 있다.

Endpoint를 만족하지 못한 임상시험에서 소위 'rescue' 명목으로 다수의 subgroup 분석을 시행하여 일부 subgroup에서 치료효과가 있음을 보여주는 결과들이 출판되기도 한다. 그러나 이러한 분석을 통하여 확증적 결론을 내려서는 안되며, 이를 뒷받침하는 추가적인 임상시험이 필요하다.

2) 생물학적 타당성(Biological Plausibility)

2. 2)에서 설명한 원칙에 근거하여 수행된 subgroup 분석에서 subgroup 간 의미 있는 치료효과의 차이가 관찰되었을 때, 그것이 임상적, 약리학적으로 설명 가능하고 예상 가능한지, 즉 생물학적 타당성이 있는지 검토해야 한다. 생물학적 타당성이 뒷받침되지 않는 subgroup 분석 결과는 또 다른 연구를 통해 검증되지 않는 한 임상적 의미를 갖기 어렵다. 또한 subgroup 간의 차이가 정량적인지(같은 방향이나 치료효과의 정도 차이가 있는 경우), 정성적인지(subgroup A에서는 치료효과가 있으나, subgroup B에서는 오히려 위해가 되는 경우) 확인할 필요가 있다. 대부분의 경우는 정량적 차이이다.

3) 반복 검증(Replication)

임상시험에서 확인된 subgroup 간 치료효과의 차이가 또 다른 독립적인 임상시험의 결과에서도 일관되게 도출되는지 확인해야 한다. Subgroup 간의 차이가 개별 임상시험에서 일관되지 않는다면 subgroup 분석의 신뢰성은 낮아지게 되며 실제 임상 진료에서 이를 근거로 의사 결정을 내리기 어렵다.

4) 선택적 보고(Selective Reporting)

상당수의 임상시험에서 계획된 subgroup 분석의 수를 보고하지 않는다. 또한 임상시험의 전체 결과에 부합하거나, 연구자의 의도에 따라 특정 결과만 선택적으로 보고하는 경우도 있다. 이러한 선택적 보고로 인해 subgroup 분석 결과를 왜곡하여 해석하게 될 수 있다. 따라서 임상시험계획 단계부터 계획된 subgroup 분석인지, 계획된 subgroup 분석이 모두 보고되었는지 면밀하게 살펴볼 필요가 있다.

4. 결론

Subgroup 분석은 임상시험 연구대상자의 이질성을 고려하여 특정 변수에 따른 치료효과의 차이를 확인하는 중요한 과정이다. Subgroup 분석 결과가 신약 허가에 중요하게 작용하기도 하고 임상 진료에서도 의사결정에 영향을 미치기도 한다. 따라서 subgroup 분석의 한계를 이해하고 개별 연구의 subgroup 분석의 신뢰성을 평가하고 결과를 신중하게 해석하는 것이 중요하겠다.

참고문헌

1. Bang YJ, Van Cutsem E, Feyereislova A, et al. (2010) Trastuzumab in combination with chemotherapy versus chemotherapy alone for treatment of HER2–positive advanced gastric or gastro-oesophageal junction cancer (ToGA): a phase 3, open-label, randomised controlled trial. Lancet, 28;376(9742):687–97.
2. Guideline on the investigation of subgroups in confirmatory clinical trials [Accessed December 18, 2019] Retrieved from https://www.ema.europa.eu/en/documents/scientific-guideline/guideline-investigation-subgroups-confirmatory-clinical-trials_en.pdf

Chapter 35

탐색적 목표의 분석

박진현

요약

- 특정 약물에 대한 반응을 예측할 수 있는 biomarker를 predictive marker라고 하며 탐색적 목표의 분석(exploratory analyses)는 임상시험에서 biomarker를 찾는 분석을 의미 할 수 있다.
- 종양 임상시험에는 clinical endpoint를 분석함과 동시에, 해당 치료의 반응을 예측할 수 있는 biomarker는 찾는 것이 필요하다.
- Biomarker validation에는 보관 샘플(archived sample)을 이용하여 '전향적 설계-후향적 검정'방법을 이용하기로 한다.
- 현재 암치료는 점점 표적치료의 방향으로 이루어지므로, biomarker의 발굴을 위한 탐색적 목표의 분석에 많은 연구자들의 관심이 촉구된다.

1. 서론

무작위 배정 임상연구는 여러 가지 다른 치료의 효과를 heterogenous population에서 비교한다. 이러한 연구들에서 환자들의 어떤 factor, 즉 biomarker가 치료 효과와 관련이 있는지에 대한 분석이 탐색적 목표의 분석이다. 이러한 분석을 통해서 연구자들은 어떤 집단에서 특정 치료가 효과를 보이는지를 알 수 있으며, 후속 연구의 계획을 세우는 데 중요한 역할을 한다. 또한, 추후 실제 진료 현장에서 해당 치료의 시행을 결정하는 데 지침으로 삼을 수 있다.

Biomarker는 기존의 검사나 경험, 통계에 기반을 둔 치료의 범위에서 biomarker를 통한 개인별 진단 테스트, 즉 예측 및 예방 위주의 개인별 맞춤 치료를 할 수 있는 근거가 된다. Biomarker를 이용한 개인별 맞춤 치료의 목표는 더 안전하고 효과적인 치료를 환자에게 시행하기 시행하여 치료 성적을 향상시키기 위한 것이다. 새로운 biomarker가 발견된다면 해당 biomarker를 가지고 있는 환자군에서 효과적인 표적치료가 지속적으로 이루어질 수 있다. 또한 biomarker 연구는 치료 반응과 질병의 진행을 이해하는 데 중요한 역할을 하며, 이는 추가적인 약물의 개발에도 기여할 수 있다. 또한 현재 개발되어서 사용되는 고가의 약제로 인한 의료비용의 부담을 좀 더 낮출 수 있다. 미국 FDA는 환자 개개인에게 맞는 의약품의 용량과 적합한 사용법을 찾기 위해 정밀하고 규격화된 진단의 필요성을 느끼고 2004년 환자 선별을 위한 biomarker 중심 연구와 임상시험에서의 biomarker 여부를 진단하는 동반진단의 활용을 권고한 바 있다. 이러한 흐름에 맞춰 종양 임상연구에서는 clinical endpoint를 분석함과 동시에, 연구 과정에서 샘플 수집을 시행하여 biomarker에 대한 연구를 동시에 시행하는 것이 필요하다.

2. Biomarker Validation

1) Biomarker란?

Biomarker에 보통 포함되는 물질로는 크게 4가지로 나누어지는데, DNA, mRNA, 단백질, 대사물질 양 등이 biomarker로 이용될 수 있다. 즉, 특정 질병이나 암의 경우에서 정상이나 병적인 상태를 구분하거나 치료 반응을 예측할 수 있고 객관적으로 측정할 수 있는 표지자를 의미한다. 종양학에서 biomarker는 biochemical marker, cellular marker, cytokine marker, genetic marker, physiologic results, radiological measurements, physiological results, pathologic assessment들이 모두 포함된다. 정상적인 생물학적 과정, 질병 진행상황, 그리고 치료 방법에 대한 약물의 반응성을 객관적으로 측정하고 평가할 수 있는 역할을 가져야 biomarker라고 할 수 있다. Biomarker는 그 활용에 따라 병의 유무를 진단하는 diagnostic marker, 특정 약물에 대한 반응을 예측할 수 있는 predictive marker, 예후를 예측할 수 있는 prognostic marker 등이 있다.

Biomarker는 immunohistochemistry, circulating tumor cell, fluorescent in situ hybridization, high-dimensional microarray, proteomics-based classifiers 등의 방법이

표 35-1. 다양한 biomarker의 정의

	정의
Target biomarker	약물 타깃의 존재를 측정할 수 있는 마커
Diagnostic(screening) marker	건강한 사람과 임상증상이 없더라도 어떤 질병이 시작되는 사람을 구분할 수 있는 biomarker
Predictive biomarker	특정 약물에 대한 반응을 예측할 수 있는 biomarker
Efficacy biomarker	약물 치료의 효과를 모니터링할 수 있는 biomarker로 대리표지자(surrogate biomarker)로도 사용될 수 있으며 신약 개발 단계에서 특정약물에 대한 연구개발을 계속할 것인지 결정할 때 판단근거가 됨
Prognostic biomarker	질병의 예후를 예측하는 마커

이용되며, 샘플로는 tissue 또는 serum이 이용된다. Biomarker로 선정되기 위해서는 분석의 신뢰성과 재현성도 확보가 되어야 하며, 비용 또한 고려사항이 된다.

2) Retrospective Validation

항암제 투여 시 반응을 예측할 수 있는 biomarker 개발을 위해서 가장 이상적인 방법은 전향적인 무작위배정 임상시험이지만, 비용과 시간적인 측면에서 비효율적인 측면이 강하다는 특징이 있다.

Biomarker에 기반한 전향적 임상시험은 그 특성상 약 10여 년의 시간과 수십억 원의 비용이 소요되는 바, 효율적인 biomarker의 발굴 및 검정을 위해 보관 샘플(archived sample)을 사용하는 방법론이 제시되었으며, 이에 대해 biomarker 예측 테스트의 의학적 유용성 검정이 가능한 '전향적 설계–후향적 검정'이라는 새로운 방법론이 개발되었다.

예후 예측이나 항암제 적합성 판단을 위한 biomarker 및 알고리즘은 level of evidence가 I 단계 조건을 갖추었을 시 임상적 유용성 측면에서 보편적으로 인정받을 수 있다. 특히 항암제 적합성과 관련된 biomarker 및 알고리즘 개발을 위해서는 전향적 임상시험에서 검증이 되거나 과거 약물 효용을 위한 무작위 전향적 임상시험에서 수집된 샘플을 대상으로 검증이 된 biomarker가 필수이다.

보관된 샘플을 사용한 전향적으로 설계된 후향적 임상시험의 의학적 유용성 검정을 위한 조건은 아래와 같다.

① 보관 샘플은 타당하게 검정력이 산출된 충분한 수의 환자 샘플이어야 하며, 전체 환자 샘플을 대표할 수 있어야 한다.

② 예측테스트 키트에 대한 신뢰할 만한 수준의 분석적 성능 데이터가 있어야 한다.

③ 예측테스트 분석과 임상시험 설계 모두 동반진단 평가에 적합하도록 계획되어야 한다.

④ 다유전자 선별자의 경우, 개별 유전자들의 구성과 가중치 및 cut point에 대한 수학적 알고리즘이 사전에 확정되어야 한다.

⑤ 환자 샘플을 예측테스트한 후 데이터베이스와의 비교분석이 아닌 단독으로 예측진단이 이루어지는 선별인자인지 고려해야 한다.

⑥ Biomarker의 예측 테스트는 적어도 하나 이상의 코호트에서 검증되어야 한다.

후향적인 biomarker validation의 예로 진행성 대장암에서 panitumumab과 cetuximab의 효과를 평가한 연구에서 predictive marker로 KRAS 돌연변이가 발견된 연구가 있다.

전향적 무작위 배정 연구에서 총 463명 중 427명(92%)의 환자에서 KRAS 돌연변이 유무에 대한 검사가 시행되었고, 43%의 환자에서 KRAS 돌연변이가 발견되었다. 이 연구에서 panitumumab과 best supportive care를 비교하였을 때, progression-free survival(PFS, 무진행 생존)에 대한 hazard ratio은 wild type이 mutant subgroup과 비교하였을 때 0.45로 통계학적으로 양 군 간에 유의하게 차이가 있었으며, 추후 몇 가지 2상 연구에서도 비슷한 결과가 발표되었다. 또한, 전향적으로 시행된 2상과 3상 연구를 후향적으로 분석하였을 때 cetuximab의 치료 효과는 KRAS mutant 환자군에서는 없었으며, 오로지 wild type군에서만 있다는 연구 결과들도 보고되었다. 이러한 연구 결과를 근거로 실제 환자의 치료 및 추가적인 임상연구에서는 cetuximab 치료는 KRAS wild type 환자로 제한하여 시행되었다.

Biomarker의 level of evidence를 구성하는 요소 및 마커 연구의 level of evidence를 임상시험 결과의 해석에 참고해야 한다.

표 35-2. 종양 biomarker에서 level of evidence를 구성하는 요소

Category	A Prospective (전향적 임상)	B Prospective using archived sample	C Prospective/ observational	D Retrospective/ Observational
Clinical trial	마커에 근거한 전향적 임상시험	- 약물효과를 검정하기 위한 임상시험 샘플 대상 연구 - 항암제 적합성을 검정하기 위해서는 PRCT 샘플 필요	- 표준치료를 대상으로 전향적으로 enroll한 연구 - 환자모집(accrural) 이후에 분석	전향적 요소 없음
Specimen	실시간 환자의 샘플 assay	SOP에 따라 샘플 수집. Assay는 임상시험 종료 후 실시	전향적으로 enroll되었으나 치료방법 부여, 샘플 collection에 대한 control이 없음	SOP 없이 샘플 수집
Statistical Design	마커에 기반한 통계적 파워 계산	약물 효과를 검정하기 위한 통계적 파워 계산. 마커는 미고려	Prospective에 대한 고려요소가 없음	Prospective에 대한 고려요소가 없음
Validation	추가 validation 불필요	1~2개의 임상시험샘플을 통한 후속 검정 필요	일반적으로 medical utility에는 부적당. 후속 2개 이상의 trial에서 유사하게 검정되면 level II 가능	- 발견 마커가 우연일 가능성이 큼 - 후속 validation 필요

PCT: prospective controlled trial, PRCT: prospective randomized controlled trial

표 35-3. 종양 마커 연구의 level of evidence

Level of Evidence	Category	추가 검정 필요성
I	A	추가 검정 불필요
I	B	별도 임상시험 샘플군을 이용한 검정에서 유의미한 결과 도출 시
II	B	별도 임상시험 샘플군에서 불일치하는 결과 도출 시
II	C	2개 이상의 샘플군에서 유의미한 결과 도출 시
III	C	1개 이하의 샘플군에서 유의미하거나 또는 불일치하는 결과 도출 시
IV-V	D	NA

Category A: 전향적 임상시험
Category B: 보관된 샘플을 사용한 전향적으로 설계된 후향적 임상시험
Category C: 전향적 임상시험(관찰)
Category D: 후향적 임상시험(관찰)

3. 결론

종양 임상시험에서는 primary outcome과 함께 biomarker를 찾는 것 또한 임상시험의 중요한 목적으로 대두되고 있다. 따라서 임상시험 시작 전에 biomarker를 염두에 두고 수행해야 하며, 어떤 biomarker를 선정할지가 중요하다. 또한, 전향적인 무작위 배정 임상시험으로 biomarker 연구가 어려운 경우라도, 후향적인 biomarker validation을 하기 위해 샘플 수집을 적극적으로 시행하여 biomarker 발굴을 위해 노력해야 하고, 선정된 biomarker에 대한 validation을 시행하는 것이 필요하다.

현재 암 치료는 점점 표적치료로 이루어지므로, 현재의 표준치료 또는 임상시험으로 효과가 증명된 새로운 치료에 대한 biomarker의 발굴을 위한 탐색적 분석에 많은 연구자들의 관심이 촉구된다.

참고문헌

1. Amado RG, Wolf M, Peeters M, et al. (2008) Wild-Type KRAS Is Required for Panitumumab Efficacy in Patients With Metastatic Colorectal Cancer. J Clin Oncol, 26(10):1626–34.
2. Mandrekar SJ, Sargent DJ. (2009) Clinical trial designs for predictive biomarker validation: theoretical considerations and practical challenges. J Clin Oncol, 27(24):4027–34.
3. Mandrekar SJ, Sargent DJ. (2011) Design of clinical trials for biomarker research in oncology. Clin Investig (Lond), 1(12):1629–36.
4. Simon RM, Paik S, Hayes DF. (2009) Use of Archived Specimens in Evaluation of Prognostic and Predictive Biomarkers. J Natl Cancer Inst, 101(21):1446–52.

Chapter 36

암임상시험에서의 결과 보고서 작성

김지연

요약

- 임상시험 결과보고의 표준화는 제약산업의 발전과 더불어 시행되고, 발전되었다.
- 임상시험의 결과보고서의 원고는 제목, 저자, 초록, 개요, 임상연구 및 통계적 방법에 대한 기술 결과, 논의 및 참고문헌과 같은 일반적인 요소들로 구성된다.
- 임상연구의 방법파트에는 연구 모집단, 환자 등록 기준, 치료 투여, 환자 평가의 임상 및 실험 방법, 수행 된 연구에 대한 일반적인 설명에 대한 자세한 정보가 제공된다.
- 임상연구의 결과파트에는 1차 가설과 관련된 결과가 주요 결과부분이며, 환자의 특성, 이상반응과 치료효과에 대해 기술해야 한다.

1. 서론: 임상연구 보고의 표준화의 역사

임상시험 과정은 연구 결과 보고와 함께 마무리된다. 이러한 보고서는 학회 발표 혹은 저널에 논문으로 보고하는 등의 방법으로 준비될 수 있다. 연구결과의 보고형태는 지속적으로 진화해 왔는데, 이는 통계적 방법의 사용과 표현의 발전, endpoint, 보고서의 형식, 보고의 구성, 데이터의 사용 및 보다 정확하게 결과를 보여줄 수 있는 그림의 사용으로 인한 보고의 표준화에서 기인한다.

무작위배정 임상시험의 설계, 수행 및 보고의 표준화는 제약산업(pharmaceutical industry)에 의해 발전하였다. 1980년대, 유럽 제약산업 공동체는 임상시험의 기간을 최소화하면서, 안정성과 유효성이 보장된 치료가 실제 환자의 치료에 사용될 수 있도록 하는 규제에 대해 논의하였고, 이후 일본과 미국이 국제적인 협약에 참여함으로써, 1990년 4월에 규제 당국의 대표들과 참여국의 제약회사들이 모여 International conference of Harmonization이 개최되었고, 1995년 11월 International Conference of Harmonization Steering Committee에서 임상연구 보고서의 내용 및 구조에 관한 지침에 대해 승인하고 권장하였다. 이후 2015년 10월 이 조직은 우리가 지금 알고 있는 International Council for Harmonization(ICH)로 재구성되었다.

또한, 1996년 임상시험 전문가, 의료 저널 편집자 및 역학자로 구성된 다른 조직(JAMA, the Journal of the American Medical Association)은 1996년 미국의학협회저널에 Consolidated Standards of Clinical Trials(CONSORT) 보고서를 최초로 발표하였

다. 이 CONSORT statement는 주로 임상시험의 부적절한 보고에 대해 다루며, 지속적으로 update되는 문서로 여겨진다. 이러한 CONSORT statement는 2010년에 update 되었으며, website에서 확인할 수 있다.

2. 암임상시험 결과보고서의 구조 및 구성요소

임상시험의 결과보고서의 원고는 (1) 제목과 저자, (2) 초록 (3) 개요 (4) 임상연구 및 통계적 방법에 대한 기술 (5) 결과 (6) 논의 (7) 참고문헌과 같은 일반적인 요소들로 구성된다.

1) 제목과 저자

제목은 연구의 주요 요소들을 정의하고, 검색어와 관련된 주요 단어를 포함해야 하고, 저자는 일반적으로 기여도 순서대로 나열한다. 원고의 작성에 주된 역할을 한 저자가 제1저자로 자리 잡게 되며, 마지막 저자는 멘토의 역할을 인정받게 된다. 다른 저자의 역할은 학위와 소속에 따라 결정될 수 있다. 많은 저널에서는 각각의 저자가 논문에서 수행한 역할에 대해 세부적으로 기술하도록 하고 있다.

2) 초록

초록은 간략한 요약의 형태로, 임상연구의 배경, 연구의 목표 및 방법, 주요 결과와 결론으로 구성되어 있다. 이러한 초록은 연구의 가장 중요한 요소로 구성되며, 원고에 적혀 있는 세부사항과 일치해야 한다. 독자들은 초록을 바탕으로 연구의 중요성, 수행 방법, 주요 endpoint 및 목표를 이해할 수 있어야 한다.

3) 개요

논문의 개요 부분에서는 임상연구의 배경과 중요성에 대해 제시된다. 연구 중인 환자 집단과 이전 치료법 및 이전 동일하거나 유사한 환자 집단에서 시행되었던 임상시험 결과가 참조자료로 제시됩니다. 또한, 이전의 연구결과들을 토대로, 임상연구 수행의 필요성에 대한 명확한 근거를 제시하게 됩니다.

4) 방법

연구 모집단, 환자 등록 기준, 치료 투여, 환자 평가의 임상 및 실험 방법, 수행된 연구에 대한 일반적인 설명에 대한 자세한 정보가 제공된다. 통계 방법은 일반 방법 파트에 포함되기도 하지만 통계 고려 사항, 통계 계획 또는 통계 분석으로 별도로 표시될 수도 있다. 이 섹션에 제공된 정보는 연구의 프로토콜의 모든 사양과 사용된 다른 방법을 모두 반영해야 한다.

5) 결과

결과 파트는 임상시험의 실제 경험과 통계 분석 결과와 관련이 있다. 1차 가설과 관련된 결과(환자의 특성, safety, efficacy 등)가 주요 결과부분이다. 이와 함께 secondary endpoint 또는 계획되지 않은 분석은 명확히 해야 하며 적절한 통계적 방법을 사용하여야 한다. 시험 수행 및 분석 결과와 관련된 내용을 이 파트에서 제시하여야 하며, 임상시험에서 성공적으로 연구 목표를 달성했는지 설명된다. 예를 들어 ' 임상시험 계획서에 따른 효능 부족 또는 예상치 못한 독성 또는 외부 시험에서 얻은 관련 정보로 인해 조기에 결론을 내린다' 등의 문장으로 임상시험에 성공/실패 했는지를 확인해야 하며, 임상연구 진행에 어려움이 발생하였다며, 이러한 어려움과 임상연구에 대한 영향은 요약으로 제공되어야 한다.

6) 논의 및 연구의 참고문헌

논의는 연구 결과를 다른 시험에서 얻은 데이터와 비교하고 대조하여 본 연구의 독립적인 성과를 진술하는데 맥락에 두어야 한다. 또한, 본 연구의 강점(strengths)과 약점(weaknesses)을 제시하고, 본 연구의 결과를 통한, 이후 연구 확장을 위한 제안도 포함된다. 참고문헌에는 본 연구결과의 원본이 아닌 모든 저작물에 대한 참조를 제공해야 한다.

3. 결론

임상시험 및 관련 biomarker 연구 결과를 보고하는 목표는 과학적 지식을 명확하고 정확하게 전파하는 것이다. 현재 과학적 증거의 맥락에서 임상시험과 biomarker 연구 모두에 대한 연구 결과의 재현성과 적절한 해석을 가능하게 하고 충분한 과학적 발견을 위한 확고한 근거를 제공하기에 충분한 세부 사항이 제공되어야 한다.

1. 환자의 특성(Patient Characteristics)

- 각 치료군에 무작위 배정된 환자의 실제 수를 표기해야 함
- 실제 환자등록이 일어난 시점(혹은 첫 환자 등록)과 종료 시점 사이의 시간을 표기함
- 일부 저널에서는 환자 등록의 흐름과 관련된 flow sheet를 요구하는 경우가 있으며, 이런 경우 환자 흐름도에는 각 과정에서의 환자의 수가 표기되어야 함
- 또한 환자의 흐름도에는 참여한 환자 수(enrolled patients), 참여가능한 환자 수(eligible patients), 연구의 동의철회(withdrawal) 혹은 실제 연구에 참여하여 치료를 수행 받은 환자(received protocol therapy)가 기본 통계분석에 포함되어 있어야 함
- CONSORT에서 권장하는 CONSORT diagram의 예시가 아래에 나와 있음

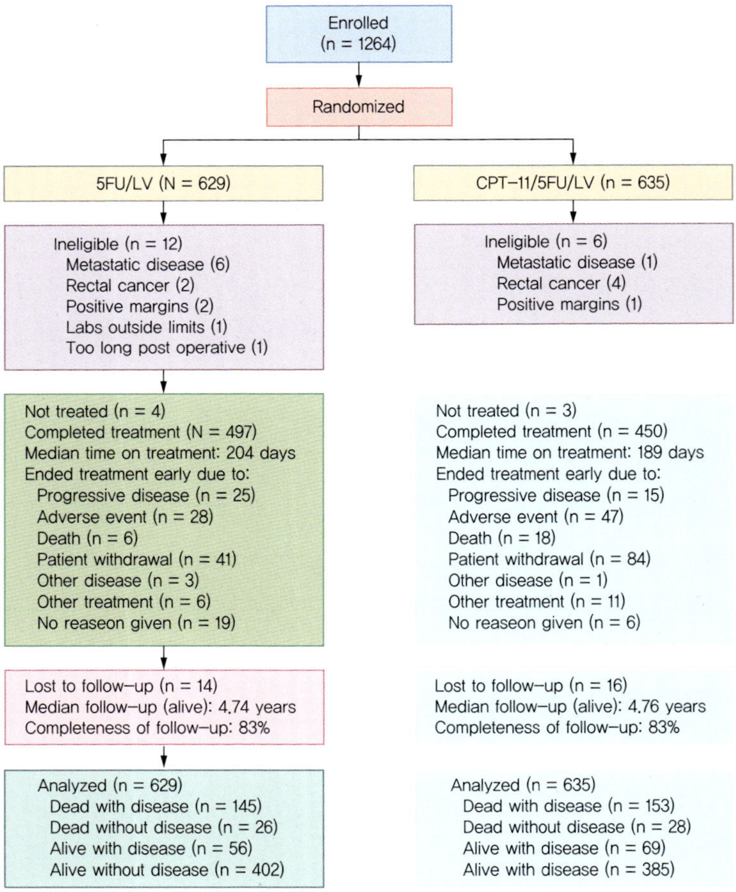

그림 36-1. CONSORT diagram 예시

- 치료 시작 전 인구 통계학적 특성(demographic attributes), 질병 및 종양의 특성(disease and tumor characteristics)에 대해 치료 군에 따른 설명이 필요
- 이러한 치료 시작 전 환자의 특성(baseline characteristics)은 적절한 표본수가 만족되면, 통계학적인 차이가 있는지 통계학적 비교(e.g. t-test)가 필요함
- 이러한 결과는 표의 형식으로 나타냄

2. 이상반응(Adverse Event)

- 치료 독성을 치료군에 따라 독성 경험은 치료군에 따라 각각 보고함
- 실제 치료에 의해 이상반응을 보고함
- 3등급 이상의 독성은 따로 보고되고, 그보다 낮은 등급의 독성 또한 연구자의 판단에 따라 보고하는 것이 적당하다고 판단하면 같이 보고함

3. 치료효과(Efficacy)

- 중간 분석(interim analysis)이 적용된 경우, 분석 수와 이러한 분석이 임상시험에 미치는 영향을 보고함 – 효능 또는 무익성으로 인해 중간 분석에서 임상시험이 중단될 수 있고, 중간 분석이 최종 결과 해석에 영향을 줄 수 있고, 최종 결과보고에서 중간 분석의 보고는 반드시 고려되어야 함
- 각각의 가설을 검정한 결과는 통계적 p value를 같이 보고해야 함
- 시간 관련 사건과 관련하여(time to event endpoints; event free survival, disease free survival and overall survival 등) 사건이 없는 환자의 추정 비율(estimated rate)은 종종 1년, 3년 또는 5년과 같은 명확한 시간에 제공됨
- 추정 값(estimated value)이 이항 비율(binomial proportions)인지 Kaplan–Meier 추정 값인지를 명확하게 하고 가설 검정이 지정된 년 수에서 사건이 없는 환자의 비율을 비교하는지(이항 비례식; binomial test for proportion) 로그(log-rank)와 콕스 회귀 분석(cox-regression) 같은 생존 분석과 연관되어 있는지 여부를 명확하게 해야 함
- 시험 설계에서, 계층화된 무작위배정(stratified randomization)은 예후 변수(prognostic factor)로 알려진 요인의 치료군 사이의 분포를 제어하기 위해 사용됨. 환자배정이 계층변수를 통해 제어되었다면, 결과 부분에 이러한 계층화된 추가 분석이 제시되어야 함
- 단일변수 분석(univariate analysis) 후, 영향력이 있는 변수를 통해 다변수 분석(multivariate analysis)이 이루어짐

참고문헌

1. McShane LM, Altman DG, Sauerbrei W, et al. (2005) Reporting recommendations for tumour MARKer prognostic studies (REMARK). Br J Cancer, 93(4):387–391
2. McShane LM, Hayes DF. (2012) Publication of tumore marker research results: the necessity for complete and transparent reporting. J Clin Oncol, 30(34):4223–4232.
3. Moore HM, Kelly AB, Jewell SD, et al. (2011) Biospecimen reporting for improved study quality (BRISQ). Cancer Cytopathol, 119(2):92–101.
4. International Council for Harmonisation (ICH). ICH for technical requirements for pharmaceuticals for human. [Accessed November 5, 2019] Retrieved from http://www.ich.org
5. Consolidated Standards of Reporting Trials (CONSORT). CONSORT statement home page for transparent reporting of trials. [Accessed November 5, 2019] Retrieved from http://www.consort-statement.org

PART V

암임상시험의 실제

Chapter 37

노인 암 환자의 임상시험

김진원

요약

- 노인 암 환자는 노쇠로 인한 생리학적 기능저하로 암 치료에 따른 부작용에 취약하고 이로 인해 임상시험에 제한적으로 참여하고 있다. 이로 인해 젊은 환자들을 대상으로 한 임상시험의 결과를 그대로 실제 노인 암 환자의 치료에 적용하기 어렵고 노인 암 환자에 대한 치료 근거가 부족하다. 따라서 노인 암 대상 임상시험이 따로 필요하다.
- 노인 암 대상 임상시험에서는 노인평가가 필수로 적용되어야 하고, 노인평가를 통하여 대상 환자 선별 및 분류를 하여야 하고, 결과 분석에도 노인평가에 따른 소그룹 분석이 필요하다.
- 노인 암 대상 임상시험의 endpoint는 종양반응이나 생존 외에도 노인평가에 따른 기능 유지 및 quality of life(QOL, 삶의 질)이 포함되어야 한다.
- 보다 쉽게 노인 암 대상 임상시험을 수행하기 위해서 실용임상연구, 전향적 코호트 연구 및 노인 대상 확장 코호트 등의 연구 형식이 이용될 수 있다.

1. 노인 암 환자 대상 임상시험의 필요성

노인 암 환자가 전체 암 환자에서 차지하는 비율은 점점 늘고 있다. 하지만 실제 신약을 대상으로 하는 임상시험에 참여하는 환자수는 노쇠(frailty)에 따른 신체 활동량 감소와 치료에 따른 부작용 우려, 동반질환 등으로 실제 환자수보다 적고, 아예 나이를 제한하는 임상시험도 있다. 또한 노화에 따른 장기 기능 저하 및 약리학적 변화 등으로 노인 암 환자에서는 부작용이 많이 발생하고 경구 약제의 흡수 장애로 효과가 떨어지는 등의 문제가 발생할 수 있다. 따라서 노인 암 환자가 적게 참여한 임상시험의 결과는 노인 암 환자에게 바로 적용하기에 한계가 있고, 노인 암 환자에 대한 치료 근거가 부족하다. 따라서 노인 암 환자들을 대상으로 하는 임상시험이 필요하다.

최근에는 이러한 임상시험에 등록되는 환자들과 실제 진료에서 치료되는 환자들의 차이를 줄이기 위한 노력으로 등록 기준을 완화하고 이를 제도화하려는 노력이 있다. American Society of Clinical Oncology, the International Society of Geriatric Oncology, the European Organization for Research and Treatment of Cancer에서는 임상시험 설계 시 노인평가의 적용, 등록 기준 완화, 노인 특성에 맞는 endpoint 설정 및 나이에 따른 소그룹 분석을 장려하고, 노인이거나 취약한 환자들에 대한 시판 후 연구(post-marketing studies) 및 일정 비율의 노인 암 환자들의 등록을 권고하고 있다.

2. 노인 암 환자 대상 임상시험에서 노인평가의 적용

노인평가는 노인 환자의 노쇠 상태를 평가하는 유용한 도구이다. 그 구성은 신체 및 일상생활 활동기능, 동반질환, 인지기능, 정서상태, 영양상태, 사회 경제적, 의학적 평가 등으로 되어 있고 체계적이고 포괄적으로 평가하는 것이 원칙이다. 이러한 포괄적 노인평가는 전문적인 인력과 공간을 필요로 하고 시간이 많이 걸리기 때문에, 실제 진료 및 임상시험에서 쉽게 적용될 수 있도록, 선별도구로 G-8, KG-7, VES-13와 같은 간편형 노인평가 도구가 만들어져 있고 노인 암 환자들의 평가에 적용될 수 있다.

실제 노쇠의 정도는 나이에 따른 분류와 다를 수 있는데, 노인평가를 통하여 노쇠의 정도를 정확하게 확인할 수 있고 이에 따라 환자들을 분류할 수 있다. 이를 통하여 실제 연구 목적에 맞는 환자들을 선별할 수 있고, 노쇠의 정도에 따라 치료의 적용을 달리할 수 있다. 노인평가의 일상생활 기능, 인지 기능, 영양 상태 등의 기능 유지는 노인 암 환자 대상 임상시험의 중요한 결과 변수가 된다. 또한 노인평가의 결과에 따른 소그룹 분석을 통하여 임상시험의 결과를 달리 해석할 수 있다. 따라서 노인 암 환자 대상 임상시험에서는 노인평가가 필수 적용되어야 한다.

3. 노인 암 환자 대상 임상시험의 설계

1) 대상 환자 선정

노화의 진행은 사람마다 다르다. 따라서 단순 나이 숫자에 의한 분류보다 노인평가를 통한 기능 평가가 중요하다. 노인 암 환자를 대상으로 하는 임상시험에서 노인평가는 필수적인데, 이를 이용하여 대상 환자를 분류하여 임상시험을 진행해야 한다. 나이 및 신체 활동도(performance status)보다 임상시험의 목적에 맞게 더 세분하여 선별할 수 있다. 또한 치료에 따른 독성의 취약함을 노인평가로 예측함으로써 임상시험에 참여하는 환자들의 만족감 및 안전성을 증가시킬 수 있다.

노인평가를 통하여 대상 환자를 제한할 수도 있고, 제한 없이 등록하여 추후 결과 분석에 임상시험 등록 시 노인평가 결과를 이용할 수 있다. 노인평가를 통하여 환자 분류 후 치료를 달리할 수도 있겠다. 예로 노쇠가 어느 정도 진행된 취약한 노인 암 환자들만 대상으로 임상시험을 진행할 수 있고, 반대로 노쇠가 덜 진행된 노인 암 환자들을 대상으로 제한하여 약제의 효과를 확인하는 임상시험 설계도 가능하겠다. 또한 노쇠가 많이 진행된 환자에게는 단독요법을, 노쇠가 덜 진행된 환자에게는 병용요법의 치료를 적용하여 노인평가 결과에 따라 치료를 달리하는 임상시험도 설계할 수 있다.

2) Endpoint

노인 암 대상 임상연구에는 종양에 대한 효과 및 생존 뿐만 아니라 생활기능, 인지기능 및 QOL 유지가 중요한 연구 결과가 된다. 따라서 주요 endpoint에 노인평가에 따른 생활 기능 유지 및 QOL 유지가 포함되어야 한다. 신체기능, 인지기능, 정서상태, 영양상태 등 노인평가 항목의 변화 및 유지가 연구 목적에 들어가야 한다. 이들을 endpoint로 삼거나 co-primary endpoints로 정하여 임상시험을 진행하는 것을 권고한다.

3) 결과 분석

결과 분석에서 노인평가 결과를 이용할 수 있다. 노인평가 결과에 따라 임상시험의 결과가 달리 나올 가능성이 있다. 따라서 노인평가 결과에 따른 소그룹 분석이 이뤄져야 한다. 얼마나 노쇠한 환자까지 치료 효과가 있는지 분석할 수 있고, 독성 및 사망의 위험 인자로 분석이 가능하다. 쉬운 예시로 노인 위암 환자를 대상으로 capecitabine 단독 요법과 capecitabine/oxaliplatin 복합요법을 비교하는 무작위 배정 연구의 결과 분석 시 전체 등록 환자에서는 큰 차이를 보이지 못하여도, 노인평가 결과가 노쇠한 경우는 capecitabine 단독요법이 우월하고, 노쇠하지 않는 경우는 capecitabine/oxaliplatin 병용요법이 우월하다는 결론을 도출할 수 있다.

4) 적용 가능한 임상시험 형식

신약이나 새로운 치료 효과를 증명하기 위해서는 무작위 배정 임상시험이 가장 표준적인 임상시험의 형식이 되지만, 노인 암 환자들을 대상으로 무작위 임상시험의 설계는 현실적으로 쉽지 않다. 이러한 현실의 대안으로 실용임상연구(pragmatic clinical trials)를 제시할 수 있는데, 이는 진료 현장에서 이뤄지는 표준 치료로 임상시험을 진행하는 것이다. 실제 진료에서 적용되는 치료를 실험군으로 삼고 실제 치료받는 환자들을 대상으로 하기 때문에, 보다 쉽게 노인 환자들을 대상으로 연구가 진행될 수 있다. 이러한 임상연구의 예로 70세 이상의 난소암, 복막암, 나팔관암을 대상으로 한 GOG273 연구를 들 수 있다. 이 연구에서는 연구자가 자유롭게 두 가지 요법(병용요법 vs. 단독요법) 중 한 가지를 선택할 수 있도록 하였고, 등록 기준도 실제 진료의 항암치료 적용 기준과 같았다. 또 전향적 코호트 연구가 있을 수 있고, 무작위 배정 임상시험에서 확장 연구로 노인 암 환자를 위한 군을 두는 형식도 가능하고, 나이 제한 없이 진행되는 임상시험에서 노인 환자들을 대상으로 노인평가를 시행하여 추후 분석하는 연구도 가능하겠다.

4. 결론

임상시험에서 노인 암 환자의 비율과 실제 노인 암 환자의 비율이 달라 노인이 적게 참여한 임상시험 결과를 바로 노임 암 환자에게 적용할 수 없고, 또한 노쇠에 따른 생리적 기능저하 및 약물 대사저하로 인하여 부작용 증가 및 효과 감소가 우려되어 노인 암 환자 대상 임상시험이 따로 필요하다. 노인 암 대상 임상시험 설계 시 고려되어야 될 사항들이 있다(표 37-1). 노인 암 대상 임상시험에서는 노인평가의 적용이 필수이고, 이에 따른 환자 선별과 치료군 배정, 결과 분석이 중요하다. 또한 항 종양 효과뿐만 아니라 기능 및 QOL 유지가 중요한 결과 변수이며, 이들을 endpoint 혹은 co-primary endpoint로 설정하여야 한다. 보다 쉽게 노인 암 대상 임상시험을 수행하기 위해서 실용임상연구, 전향적 코호트 연구 및 노인 대상 확장 코호트 연구 형식 등이 이용될 수 있다.

표 37-1. 노인 암 화자 대상 임상연구 설계 시 고려사항

고려사항	세부고려 사항
노인평가	독성 예측으로 시험대상자들의 만족감 및 안전성을 높임 환자 선별에 이용 노인평가 결과에 따른 치료 배정 중요 결과 변수로 기능 유지 추적 결과 분석 시 소그룹 분석
환자 등록	등록 기준 완화 노쇠의 정도에 따른 치료 배정
endpoint	기능 유지 QOL 치료 순응도
적용 가능한 연구 형식	실용임상연구 전향적 코호트 노인 대상 확장 연구

참고문헌

1. 대한내과학회 노년내과위원회 (2019) 노년내과학. 서울: 대한내과학회.
2. Enrique SPC, Stuart ML. (2017) Considerations for clinical trial design in older adults with cancer. Expert Opin Investig Drugs. 26(10): 1099 – 1102.
3. Hurria A, Levit LA, Dale W, et al. (2015) Improving the evidence base for treating older adults with cancer: American Society of Clinical Oncology Statement. J Clin Oncol. 33:3826 – 3833.
4. Nipp RD, Yao NA, Lowenstein LM, et al. (2016) Pragmatic study designs for older adults with cancer: report from the U13 Conference. J Geriatr Oncol. 7:234 – 241.
5. von Gruenigen VE, Huang HQ, Beumer JH, et al. (2017) Chemotherapy completion in elderly women with ovarian, primary peritoneal or fallopian tube cancer – An NRG Oncology/ Gynecologic Oncology Group study. Gynecol Oncol. 144:459 – 467.
6. Wildiers H, Mauer M, Pallis A, et al. (2013) Endpoints and trial design in geriatric oncology research: a joint European Organisation for Research and Treatment of Cancer – Alliance for Clinical Trials in Oncology – International Society of Geriatric Oncology position article. J Clin Oncol. 31:3711 – 3718.

Chapter 38

완화의학 임상연구

김유정

요약

- 완화의학 연구는 취약한 말기 환자를 대상으로 하여 연구 수행에 어려움이 따르고 윤리적 고려사항이 많다.
- 성공적인 완화의학 연구를 위해서는 단순하고 구체적인 연구 질의(research question)로부터 가설을 잘 수립하고 문헌을 철저히 고찰한 후 적절한 연구 방법을 선택하는 것이 중요하다.
- 양적 연구(quantitative study)가 흔히 사용되며 단면 연구, 코호트 연구 등의 관찰 연구와 준실험 연구, 실험 연구로 분류된다.
- 포괄적인 health-related quality of life(HRQOL, 건강관련 삶의 질) 평가 도구와 질병 특이적 평가 도구, 영역 특이적 평가 도구 및 완화의료 특이적 평가 도구 등 다양한 QOL 평가 도구를 이용하여 환자를 평가한다.

1. 완화의학 연구

World Health Organization(WHO, 세계보건기구)에서는 완화의료(palliative care)란 생명을 위협하는 질환으로 인해 통증과 여러 가지 신체적, 심리사회적, 영적인 문제에 직면한 환자와 가족의 문제를 조기에 알아내고, 적절한 평가와 치료를 통해 그로 인한 고통을 예방하고 해소하여 QOL을 향상시키기 위한 접근이라고 정의하고 있다. 완화의학(palliative medicine)은 완화의료를 전문으로 하는 의학의 한 분야이다. 다른 분야와 마찬가지로 좋은 연구를 통해 의학적 근거를 창출하여 최선의 치료를 제공하는 것이 중요하지만, 다음과 같은 여러 가지 이유로 인해 양질의 연구를 수행하는 데 어려움이 따른다.

첫째, 대부분의 환자들이 말기 질환으로 인해 위중한 상태로 연구 참여를 원치 않는 경우가 많고 상태 악화로 인해 중도 탈락하게 되는 경우도 흔하다.

둘째, 병의 진행으로 인해 다양한 증상과 다양한 합병증을 가진 환자가 많고 여러 약제를 사용하고 있는 경우가 많아 적절한 연구결과를 도출하는 데 있어 다양한 교란변수가 발생한다.

셋째, 말기 환자는 취약한 대상자로 분류되기 때문에 윤리적으로 고려해야 할 사항이 많다. 마지막으로 완화의학의 특성 상 환자 진료에 모든 시간을 투자해야 하는 경우가 많아 연구를 수행할 시간을 확보하기 어렵다. 미국의 완화의학 전문의들은 연구비 마련의 어려움, 제한된 연구 시간, 완화의료에 대한 오해와 편견, 취약한 환자 군 및 민감한 주제 등을 연구의 장애요인으로 꼽고 있다.

2. 성공적인 완화의학 연구를 위한 팁

연구를 계획하는 데 단순하고 구체적인 '연구 질의'로부터 '가설'을 잘 수립하는 것이 중요하다. 연구 질의는 연구자가 답하고자 하는 문제 또는 보다 잘 이해하고자 하는 문제로 임상 경험이나 동료와의 대화, 논문 등에서 아이디어를 얻게 된다. 가설을 수립한 후에는 기존에 보고된 내용이나 연구 방법에 대한 철저한 문헌 고찰이 필요하다. 다음으로 연구 가설을 검증하기에 가장 적합한 연구 방법을 선택하는 것이 매우 중요하다.

연구 설계가 간단할수록 연구를 잘 마칠 가능성이 높으며 전향적 연구뿐 아니라 후향적 연구를 수행하는 데 있어 연구계획서를 먼저 작성하는 것이 좋다. 높은 근거 수준의 결과를 도출하기 어려운 완화의학의 특성을 고려할 때 여러 개의 낮은 근거 수준의 연구 결과를 나열적으로 기술하는 것보다는 하나의 가설에 집중하여 가설을 입증하고자 노력하는 것이 추천된다. 환자 등록이 예상보다 매우 저조하다거나 탈락률이 높은 문제 등이 발생할 경우 원인을 분석하여 연구계획을 바로 변경할 필요가 있다. 이를 위해서는 정기적인 연구 미팅이 중요하다. 흔히 발견되는 문제로는 선정 기준의 문제점, 지나치게 과도한 자료 수집으로 인한 결측 자료(missing data)의 발생, 임상적 상태로 인한 등록의 어려움, 설문 문항에 대한 환자 및 가족의 예상치 못한 심한 스트레스 등이 있다.

3. 완화의학 연구의 종류

1) 양적 연구(Quantitative Research)

완화의학 연구는 역학적 접근을 통한 양적 연구가 흔하다. 역학(epidemiology)이란 특정 인구 집단에서의 건강과 질병에 관해 연구하는 학문으로 관찰 연구(observational study), 준실험 연구(quasi-experimental study), 실험 연구(experimental study)로 나눌 수 있다(표 38-1).

표 38-1. 양적 연구의 종류 및 특징

연구의 종류	방법론	기본 특징
단면 연구	관찰	기술적
후향적 코호트 연구	관찰	분석적, 기술적
전향적 코호트 연구	관찰	분석적, 기술적
환자-대조군 연구	관찰	분석적
준실험 연구	실험, 무작위배정 없음	분석적
실험 연구	실험, 무작위배정 있음	분석적

(1) 관찰 연구

관찰 연구는 단면 연구(cross-sectional study), 환자–대조군 연구(patient-control study), 코호트 연구(cohort study)로 나뉜다.

① 단면 연구

위험요인에의 노출 여부와 관계 없이 특정 시점에서의 질병 유무 및 변수들 간의 연관성을 평가한다. 예를 들어 통증의 유병률을 연구할 경우 특정 날짜를 기준으로 할 수도 있지만 '완화의료병동 입원일'과 같이 일련의 사건 중의 특정 시점을 기준으로 하거나 '사망 전 1달 간'과 같이 특정 기간을 기준으로 할 수 있다. 기술적인(descriptive) 연구로 연구 수행이 비교적 용이하고 경제적이지만 인과관계를 설명하지는 못한다.

② 환자–대조군 연구

특정 질병 또는 문제를 가진 군(환자군)과 그렇지 않은 군(대조군)을 대상으로 그 질병의 원인으로 생각되는 잠정적 위험요인에 노출된 정도를 비교 분석하는 연구이다. 완화의료 대상 환자들의 경우 전체 집단을 특정 증상을 가진 군과 그렇지 않은 군으로 나누는 것이 거의 불가능하기 때문에 완화의학 연구에서는 잘 사용되지 않는다.

③ 코호트 연구

코호트 연구는 종단 연구(longitudinal study)의 하나로 특정 요인에 노출된 이후 시간 경과에 따라 추적하여 요인에 노출된 사람의 결과와 노출되지 않은 사람의 결과를 비교 분석하는 분석적(analytic) 관찰 연구이다. 노출이 언제 일어났느냐에 따라 후향적 연구도 가능하고 전향적 연구도 가능하다.

코호트 연구는 관찰 연구 중 인과관계를 입증하기에 가장 적절한 연구이며 요인과 결과 발생 간의 시간적 선후 관계가 분명하고 요인과 관련된 여러 효과를 관찰할 수 있는 장점이 있다. 반면 많은 대상자를 필요로 하고 비용과 시간이 많이 소요되며 추적이 힘들다는 단점이 있다. 후향적 코호트 연구의 경우 연구자가 측정의 질을 통제할 수 없는 것도 문제이다.

(2) 준실험 연구

무작위배정 없이 특정한 중재(intervention)의 효능(efficacy) 또는 효과(effectiveness)를 분석하는 연구이다. 대표적으로 중재 시점의 전과 후를 비교 분석하는 방법(uncontrolled before-after design)이 있는데, 이러한 연구 방법은 중재와 결과의 인과 관계를 평가하기에 부족하다.

다음으로 의료서비스의 형태나 병원, 행정구역, 환자의 행동 양식 등에 따라 중재군과 대조군을 선정하여 비교 분석하는 연구 방법(classical nonequivalent groups design)도 흔히 쓰인다. 대조군으로 historical control이 이용되기도 한다. 이러한 연구 방법은 특히 환자 자신이 중재 여부를 결정하는 경우 심한 선택 비뚤림(selection bias)에 노출될 수 있는 단점이 있다.

(3) 실험 연구

2개 이상의 군으로 무작위 배정하여 치료군과 대조군을 비교하거나 서로 다른 치료 방법을 비교하는 연구이다. 약제를 이용한 무작위배정 2상 임상시험이나 3상 임상시험도 실험 연구에 포함된다 볼 수 있다. 완화의학에서 흔히 사용되는 실험 연구 방법으로 평행(parallel) 설계와 교차(crossover) 설계가 있다.

전자는 치료군과 대조군을 비교하는 방법으로 대조군의 경우 현재까지 알려진 최선의 치료를 받는다. 최선의 치료가 없을 경우 위약을 투여 받거나 특별한 중재를 받지 않는다. 후자는 치료의 순서를 바꾸어(AB/BA 디자인) 양군을 비교하는 방법이다. 예를 들어 한 군은 1주간 A 치료 후 다음 1주간 B 치료를 받고 다른 군은 1주간 B 치료 후 다음 1주간 A 치료를 받는 식이다. 그 밖의 실험 연구로 cluster trial, factorial trial, stepped wedge trial, fast-track trial 등이 있다. Cluster trial의 경우 새로운 치료 프로그램의 효과를 연구하는 데 효과적일 수 있다. 예를 들어 20개의 병원을 절반씩 무작위 배정하여 10개의 병원은 표준치료와 함께 조기완화 의료서비스를 제공하고 10개의 병원은 표준치료를 제공하는 형태로 연구를 진행한다.

2) 질적 연구(Qualitative Research)

질적 연구는 수치화된 자료를 통계적으로 분석하는 양적 연구와 달리 사회 현상의 의미를 분석하여 언어로 표현하는 연구 방법이다. 사회학이나 심리학에서 많이 사용되는 연구 방법으로 심리사회적 요소가 많은 완화의학에서도 종종 사용된다.

질적 연구에서 자료를 수집하는 방법으로는 면접(interview), 참여 관찰(participant observation), 내용 분석(content analysis) 등의 방법이 있다. 포커스 그룹 인터뷰(focus group interview)는 최근 많이 사용하는 연구 기법 중의 하나로 특정 주제에 관한 토론을 위해 6~10명으로 구성된 소그룹이 숙련된 사회자의 중재 아래 토론을 하는 과정에서 개인 참가자들의 반응을 통합하여 분석하는 연구 방법이다.

4. 삶의 질(Quality Of Life) 평가 도구

health-related quality of life(HRQoL, 건강관련 삶의 질)은 다차원적인 개념으로 자신의 건강상태에 대한 본인의 인식, 삶에 대한 만족도, 신체적, 정신적, 사회적 안녕 등을 포함한다. 적절한 설문 도구를 이용한 QOL 평가는 완화의료 진료의 기본이 되며 의료의 질 향상 및 완화의학 연구에서도 매우 중요하다. 완화의료 대상자들은 생애 말기에 있는 환자가 많고 취약한 환자 군으로 설문지 작성이 어려운 경우가 많아 면담이나 표준화된 관찰이 필요할 수도 있다. 임종기 등에는 대리인에 의한 대리 평가가 필요할 수 있다. 대리 평가는 일반적으로 환자의 주관적 평가와 차이가 있어 추천되지 않지만 Edmonton symptom assessment scale(ESAS, 에드몬튼 증상 평가 척도)나 European Organization for Research and Treatment of Cancer Quality of Life Questionnaire Core 30(EORTC QLQ-C30) 등 비교적 간략하고 타당성이 입증된 척도를 이용하여 시행할 수 있다.

1) 포괄적 도구

포괄적인 평가 도구는 특정 환자군이나 질병에 특이적이지 않아 다른 질병, 또는 다른 상태의 환자군과 비교가 가능하다. 가장 널리 쓰이는 도구는 Medical Outcomes Study Short Form–36(SF–36)이다. SF–36은 측정이 쉽고 내적 타당도가 높은 평가 방법이지만 말기 환자에게 적합하지 않은 질문이 상당수 포함되어 있다. 결론적으로 완화의료 대상자에서 포괄적 도구의 필요성에 대해서는 논란이 있으며 잘 사용되지 않는다.

2) 질병 특이적 도구

암 특이적인 평가 도구로는 EORTC QLQ-C30과 Functional Assessment of Cancer-General version(FACT-G)가 대표적이다.

EORTC QLQ-C30은 30개의 문항으로 구성되며 기능 척도(physical, role, social, emotional, cognitive), 증상척도(fatigue, nausea/vomiting, pain, dyspnea, sleep disturbance, loss of appetite, constipation, diarrhea), 전반적인 삶의 질(global quality of life) 등이 포함된다. EORTC QLQ-C30은 신뢰도와 타당도가 높고 암종 특이적인 추가 설문이 가능하다. 2006년에는 EORTC Quality of Life Questionnaire Core 15 for Palliative patients(EORTC QLQ-C15−PAL)이 개발되었다.

FACT-G는 Functional Assessment of Chronic Illness(FACIT)에 포함되는 설문지로 신체적, 정서적, 사회적, 기능적 안녕을 27개 문항으로 평가한다. 미국에서 많이 사용되는 평가 도구로 다양한 암종에 대한 모듈들이 개발되어 있으며 완화의료 모듈인 FACIT-PAL도 개발되어 있다.

3) 영역 특이적 도구

완화의료 대상자들에게 필요할 수 있는 영역 특이적 도구는 주로 통증, 피로, 우울/불안, 인지기능 등의 특정 증상을 평가한다. 통증 평가 도구로는 McGill Pain Questionnaire나 Brief Pain Inventory(BPI) 등이 있는데 쇠약한 환자들을 대상으로 하기에는 내용이 많고 복잡하다.

일반적으로는 Numeric Rating Scale(NRS, 숫자통증등급) 등을 이용하여 간단히 평가하고 보다 자세한 평가를 위해서는 Brief Pain Inventory Short Form(BPI-SF)나 Short Form McGill Pain Questionnaire(SF-MPQ) 등을 사용하는 것이 권장된다. 그 밖에 피로 평가 도구로는 Functional Assessment of Cancer Therapy-Fatigue(FACT-F), Brief Fatigue Inventory(BFI), 우울 및 불안 평가 도구로는 Hospital Anxiety and Depression Scale(HADS), Beck Depression Inventory(BDI), 인지기능 평가 도구로는 Mini Mental Status Examination(MMSE), Memorial Delirium Assessment Scale (MDAS) 등이 이용된다.

4) 완화의료 특이적 도구

다양한 완화의료 특이적 도구가 개발되었으나 실제 진료 및 연구에서 사용되는 도구는 많지 않다. 최근의 연구자들은 위에서 언급된 EORTC QLQ-C30 또는 EORTC QLQ-C15−PAL, FACT-G 또는 FACIT-PAL 등을 기본으로 하고 원하는 증상에 대한 영역 특이적 도구를 추가하여 환자를 평가하는 경우가 많다. 말기 환자의 경우 복잡하고 긴 설문지를 이용하여 평가하는 것이 어렵기 때문에 ESAS나 Memorial Symptom Assessment Scale Short Form(MSAS-SF)과 같은 간단한 척도도 많이 사용된다.

5. 결론

완화의학은 비교적 최근에 확립되기 시작한 의학의 분과로 융합의 시대에 맞게 다양한 분야의 학문과 밀접한 관련이 있다. 취약한 말기 환자를 대상으로 하며 연구 수행에 현실적인 제약이 많이 따르지만 아직 연구되지 않은 부분이 많은 분야로 누구든지 의미 있는 연구를 수행할 수 있는 기회가 있는 분야이기도 하다. 연구를 수행하는데 적절한 연구 방법과 평가 도구를 선택하는 것이 매우 중요하다.

참고문헌

1. 강버들, 서상연 (2018) 호스피스 · 완화의료 연구. (In) 호스피스 · 완화의료 (pp. 540–62). 파주: 군자출판사(한국호스피스 · 완화의료학회).
2. Bruera E, Yennurajalingam S. (2016) Practical tips for successful research in palliative care. (In) Textbook of palliative medicine and supportive care (pp. 221–6). London: CRC Press.
3. Costantini M. (2016) Study designs in palliative medicine. (In) Textbook of palliative medicine and supportive care (pp. 193–9). London: CRC Press.
4. Flemming K. (2015) Qualitative research. (In) Oxford textbook of palliative medicine (pp.1176–81). Oxford: Oxford University Press.
5. Kaasa S, Forbes K. (2015) Research in palliative care. (In) Oxford textbook of palliative medicine (pp. 1145–53). Oxford: Oxford University Press.
6. Kaasa S, Loge JH. (2015) Quality of life in palliative care: principles and practice. (In) Oxford textbook of palliative medicine (pp. 1198–209). Oxford: Oxford University Press.
7. Owen JE, Boxley L, Klapow JC. (2007) Measurement of quality of life outcomes. (In) Principles and practice of palliative care and supportive oncology (pp. 877–86). Philadelphia: Lippincott Williams & Wilkins.
8. Chen EK, Riffin C, Reid MC, et al. (2014) Why is high-quality research on palliative care so hard to do? Barriers to improved research from a survey of palliative care researchers. J Palliat Med, 17(7):782–7.

Chapter 39

항암-방사선 동시요법 임상시험

지의규/김지원

요약

- 방사선 치료는 암의 국소 지역 치료 요법 및 완화 요법으로 널리 이용되고 있으며, 빠른 속도로 발전하는 분야이다.
- 항암-방사선 동시요법을 통해 치료 성적을 개선시킬 수 있으나, 치료 관련 부작용 증가를 동반할 수 있다.
- 방사선 치료의 부작용은 발생 시기에 따라 급성, 아급성 및 만성으로 분류한다.
- 방사선 치료를 이용한 임상시험을 설계 및 수행할 때는 신뢰할 수 있는 결과를 얻기 위한 정도 관리가 중요하다.
- 방사선 치료의 치료 반응 평가 최적 시기 및 방법에 따른 차이가 있어, 방사선 치료를 이용한 임상시험을 설계할 때는 우선 연구의 목적을 명확히 하고 그에 따른 endpoint를 수립해야 한다.
- 항암-방사선 동시요법을 이용한 임상시험을 설계할 때는 항암제로 인한 독성의 증가 및 순응도 감소 가능성을 염두에 두어야 한다.

1. 서론

방사선 요법은 암 환자의 치료(definitive) 목적으로 단독이나 다른 치료 방법과 병합하여 활용되며, 증상 완화(palliative)를 위해서도 적극적으로 이용되고 있다. 특히, 치료 목적의 방사선 요법에 항암제 투여를 병행하는 항암-방사선 동시요법(concurrent chemoradiotherapy)이 폐암, 직장암, 항문암, 두경부암, 자궁경부암, 뇌종양 등 주요 암종에서 국소 제어(local control) 측면에서 우월한 효과가 있음이 입증되어 표준 치료로 사용되고 있다. 치료 효과의 개선이라는 긍정적인 효과와 동시에 동시요법은 방사선 단독요법에 비하여 점막염(mucositis), 통증과 같은 급성 부작용 및 연조직 섬유화증(soft tissue fibrosis), 방사선 괴사(radiation necrosis)과 같은 장기 부작용 또한 유의하게 증가시키는 것으로 알려져 있다.

최근 새로운 방사선 치료 기술 및 병용할 수 있는 다양하고도 새로운 항암제의 개발로 항암-방사선 동시요법의 효과는 높이고 부작용은 낮추고자 하는 시도가 활발하다. 이러한 시도는 임상시험을 통하여 이루어지므로, 이 단원에서는 항암-방사선 동시요법의 임상시험 설계, 진행 및 결과 해석 시 유의할 점에 대하여 알아보도록 하겠다.

2. 방사선 치료의 기본

1) 방사선 생물학의 기본 개념

방사선 치료가 암세포를 소멸시키는 기전은 분열사(reproductive death), 세포고사(apoptosis), 괴사(necrosis) 등으로 나눌 수 있으나, 추가적인 세포 분열이 불가능하도록 하는 분열사가 주된 기전이다. 분열사의 주된 기전은 DNA의 손상에 의한 것으로, 작용 경로에 따라 직접적인 DNA 염기 손상에 의한 직접 효과(direct effect)와 조사 용적 내의 다른 표적과의 작용에 의한 간접 효과(indirect effect)로 구분한다. 간접 효과에 관여하는 대표적인 물질은 체내에 가장 많이 존재하는 물 분자로, 방사선이 물 분자와 여러 반응 단계를 거쳐서 산소 라디컬(oxygen free radical)을 생성하고, 생성된 산소 라디컬에 의해 DNA 이중 나선 구조가 손상되는 것이 가장 대표적이다.

방사선에 의한 생물학적 영향은 사용하는 방사선의 종류에 따라서 영향의 차이가 있다. 방사선 종류의 구분은 linear energy transfer(LET)에 따라서 구분할 수 있으며, 이는 radiobiologic effectiveness(RBE)의 차이로 표현할 수 있다. 즉, 동일한 양의 방사선을 조사하더라도, 조사되는 방사선의 종류에 따라서, 생체에 미치는 영향은 다르게 된다. 일반적으로 많이 사용되는 광자선(photon), 전자선(electron)은 큰 차이가 없으나, 최근 치료 영역을 확장하고 있는 입자선의 경우 차이를 보인다. 이 중, 수소핵을 가속하는 양성자(proton)의 경우는 상대적 차이가 크지 않지만, 질량이 훨씬 무거운 탄소핵을 사용하는 것으로 대표되는 중입자(heavy-ion)의 경우, 반응 위치에 따라 3배 이상의 효과 차이를 보인다.

동일한 방사선일 경우에도, 방사선량에 따라서도 미치는 효과에 차이가 있다. 방사선에 의한 영향은 크게 급성 영향(early/acute effect)과 만성 영향(late effect)으로 구분한다. 급성 영향은 방사선 조사 후 수 일 내지 수 주 내에 발생하며, 주로 회전율이 빠른 조직에서 발생하는 반면, 만성 영향은 수개월에서 수 년에 걸쳐 발생하고, 분열 속도가 느린 조직에서 발생한다. 이러한 각 세포에 따른 차이는 해당 장기의 상황에 따라서도 차이가 있어서, 각 기능군의 구성 연결 방식에 따라, 폐나 간처럼 병렬적으로 연결된 경우와 신경이나 내장처럼 직렬적으로 연결된 경우로 구분하고, 선량의 영향이 다르게 나타난다. 이러한 방사선에 의한 장기에서의 영향을 다양한 수학적 방법으로 구조화할 수 있으며, 이 중 임상에서는 linear-quadratic(LQ) 모델에서 α/β 비를 활용하여 추정하고 있다. 만성 영향이 급성 영향에 비하여 분할 치료에 따른 영향이 더 큰 것으로 알려져 있다. 이러한 개별 조직에서의 선량에 따른 영향의 차이를 수치화하고 비교하기 위해서 방사선량에 따른 생물학적 영향의 차이는 biologically effective dose(BED, 생물학적 동등 선량) 등을 활용하여, 등가 선량을 이용하고 있다. 나아가, 동일한 세포의 경우에도, 세포 주기에 따른 차이가 크고, 세포 주변 상황(tumor micro-environment)에 따른 영향도 커서, 대표적인 주요 환경 요소인 산소의 경우, oxygen enhancement ratio(OER, 산소에 의한 영향의 차이)는 3배에 까지 이르는 것으로 보고하고 있다. 급성 분열 장기와 유사한 양태를 보이는 일반적인 암종과 정상 장기를 많은 부분 대표하는 만성 분열 장기의 방사선에 대한 이러한 민감도의 차이를 극대화하기 위해서 통상 분할 치료의 경우, 1.8~2.0 Gy를 주 5회, 약 6~8주에 걸쳐 조사한다. 주변 정상 장기의 종류나, 세포 분열 속도가 다른 암종의 경우, 적정한 일회 선량이나 분할 치료 일정은 차이가 있다.

개별 환자나 종양에서의 방사선 선량 및 치료 일정의 결정은 치료로 인한 부작용을 최소화하면서, 치료 효과를 최대화할 수 있도록 결정된다. 후자는 tumor control probability(TCP, 종양제어확률)로 전자는 normal tissue complication probability(NTCP, 정상 조직 부작용 발생률)로 표현된다. 치료 지수(therapeutic index)란 종양 제어 확률과 정상 조직 손상 확률의 차이로 정의되며, 방사선 총 선량, 일회 방사선량 등에 의해 변하게 된다.

소분할조사법(hypofractionation)은 한 번에 조사하는 방사선량을 높이고 조사 횟수를 줄임으로써 치료 기간을 단축하면서 조직의 특성에 따라 치료 효과를 높일 수 있는 방법으로, 유방암과 전립선암에서 효과적임이 입증되었다. 다분할조사법(hyperfractionation)은 이와는 반대로 한 번에 조사하는 방사선량을 줄이고 조사 횟수를 늘림으로써, 후기 독성의 위험을 줄이면서 효과적인 치료를 하고자 사용한다. 예컨대, 두경부암 환자에서 방사선 치료 일정을 하루 2회로 조정하면 시신경 독성을 줄일 수 있다는 연구 결과도 있다.

stereotactic radiosurgery(SRS, 정위적 방사선 수술)은 영상 및 컴퓨터 기술의 발전에 힘입어 방사선 물리학적 장점을 극대화한 치료 기법이다. 일반적으로 작은 부피의 치료 대상에 대하여 많은 양의 방사선을 집중하는 기술로, 뇌병변을 대상으로 처음 도입되었다. 이후, 부분적으로 방사선 생물학적인 장점을 도입하고자 제한적인 분할 치료를 시행하게 되었고, 이를 fractionated stereotactic radiotherapy(FSRT, 분할 정위 방사선 치료)로 구분하기도 한다. 두개외 체외로 치료 대상을 확장하였는데, 이는 stereotactic body radiation therapy(SBRT, 정위적 체부 방사선 치료)라고 칭한다. 전술한 정위적 치료법과 마찬가지로, 제한된 용적에 대해 방사선 조사 횟수를 1~8회로 줄이면서, 한 번에 많은 양의 방사선을 전달하여, 치료 용적 내 대상 종양을 제거하기 위한 목적을 위해 시행하는 치료로, stereotactic ablative radiotherapy(SABR,

정위적 절제 방사선 치료)라고도 불리며, 점차 적용 질환과 적응증을 늘려가고 있다.

입자선 치료(particle therapy)는 일반적인 광자선과 달리, 상대적으로 훨씬 무거운 양성자나 중입자를 이용하는 방사선 치료 방법으로 각각 양성자 치료(proton therapy) 및 중입자 치료(heavy ion/particle therapy)로 구분하는데, 다양한 입자가 활용될 수 있으나, 임상에서 가장 활발하게 활용되는 중입자 치료는 탄소 원자를 가속하는 치료이다. 입자선 치료는 많은 양의 에너지를 암 조직에 전달하면서도, 입자선의 특징인 제동복사(bremsstrahlung) 현상으로 인하여, 조사 부위 이후의 정상 조직 조사량을 최소화하여, 정상 장기 부작용을 줄일 수 있는 장점이 있어 현재 다양한 임상시험이 진행 중이다.

방사선 치료의 효과를 개선하기 위한 목적으로 종양 반응을 향상시키기 위한 방사선 민감제(radiosensitizer)와 정상 장기의 부작용을 낮추기 위한 방사선 보호제(radioprotector)와의 병용이 시도되고 있다. 방사선 민감제 중 대표적인 것이 항암제와의 병용이다. 이론적으로 방사선 치료와 항암화학요법의 병행은 각각의 치료가 더 효과적이거나, 제한점의 차이가 있는 점에서 기인한 공간적인 협력(spatial cooperation)이 주된 목적이었으나, 병행으로 인한 치료 효과 상승(synergism)과 독립적인 부작용(independent adverse event)으로 인한 치료 효과 증진 등도 동반하는 것으로 알려져 있다. 방사선 치료와 항암화학요법의 병행 방식에 따라 순차적 병행(sequential)과 동시 병행(concurrent)으로 구분할 수 있다. 동시 병행으로 인한 부작용의 우려로 인하여, 순차적 병행이 초반에 더 많이 시도되었으나, 두경부암, 폐암, 자궁경부암 등 주요 암종에서 시행된 전향적 연구에서, 순차적 병행의 효과는 제한적임이 확인되었고, 이후 동시 병행에 대한 연구가 주를 이루었다. 직장암, 항문암, 두경부암, 뇌종양 등 일부 암종에서 국소 제어 측면에서 우월함이 입증되어 표준 치료로 사용되고 있다. 최근에는 방사선 요법에 PD-1/PD-L1 억제제를 비롯한 면역요법(immunotherapy)과 암세포의 특성에 따른 ALK 억제제, EGFR 억제제와 같은 표적항암제를 추가함으로써 추가적인 시너지 효과를 얻을 수 있고 원격 전이 예방에도 도움이 될 것이라는 가설하에 다양한 암종에서 다양한 임상시험이 진행 중이다.

2) 방사선 치료의 부작용

방사선에 의한 독성은 발생 시점에 따라 급성(조기) 효과(acute(early) effect)와 만성(후기) 효과(chronic(late) effect)로 분류된다. 방사선 요법에 대한 임상시험을 설계할 때 이러한 방사선 독성의 전체적인 스펙트럼을 고려해야 한다.

급성 효과는 방사선 치료 중 또는 직후에 발생하며 조사 횟수에 의해서는 크게 영향을 받지 않는다. 대표적인 것으로 혈액학적 독성, 오심, 구토, 피로, 구강 또는 위장관 점막염 등을 들 수 있다. 이 효과는 대개 일시적이며 시간이 경과함에 따라 점차 호전된다.

만성 효과는 치료 시작 후 90일 이상 경과하여 발생하는 명백한 독성으로 정의되며, 어떤 환자에서는 발생하지 않거나 몇 년 이상 경과하여 나타나기도 하고, 영구적으로 지속되기도 한다. 대표적인 것으로 방사선 폐렴, 심혈관 질환, 연조직 섬유화증, 방사선 괴사 등을 들 수 있다. 이러한 만성 효과는 추적 기간의 부족이나, 발생 양상 및 시기에 따른 이해의 부족으로 임상시험에서 제대로 평가되지 못하거나 부분적으로만 평가되는 경우도 있다. 일부에서는 이들 사이 기간에 나타나는 경우를 아급성 효과(subacute effect)로 별도로 구분하기도 하는데, 전뇌 방사선 치료 후 발생하는 일시적인 인지기능 저하나, 두경부 방사선 치료 후 발생하는 레미떼 징후(Lhermitte sign)이 대표적으로, 방사선 치료 후 1~2개월에 발생하나, 3~4개월 이후에는 점차 소멸하는 특징을 보인다.

앞서 언급한 항암-방사선 동시요법에서는 항암화학 요법에 의해 방사선 요법의 효과가 상승하지만 일반적으로 부작용도 함께 증가할 수 있다. 따라서, 이를 이용한 임상시험을 설계할 때는 부작용 평가를 반드시 고려해야 한다.

3) 방사선 요법의 부작용 평가

방사선 요법의 부작용을 평가하기 위해 고안된 기준으로 European Organisation for Research and Treatment of Cancer(EORTC)/Radiation Therapy Oncology Group(R-TOG) Common Toxicity Criteria이 널리 사용되었다(표 39-1). 이 기준을 이용하여 독성을 평가할 때는 다음과 같은 방식으로 한다.

1. 평가 기간 중 부작용의 평균적인 정도를 평가하는 것이 아니라, 가장 심한 정도를 평가한다.
2. 유사한 독성으로 두 가지 기준이 이용 가능할 때, 더 정도가 심한 쪽 기준을 사용한다.
3. 환자가 독성으로 인하여 사망하였을 경우 5도(grade 5)로 기술한다.
4. 치료에 의한 부작용과 질병에 의한 증상을 구분하여 부작용을 평가해야 한다.
5. 치료 시작 전의 증상을 정확하게 평가해야 치료에 의한 부작용을 정확하게 평가할 수 있다.

만성 독성의 평가에는 World Health Organization(WHO)에서 제안한 척도가 초기에 사용되기도 하였으나, 만성 부작용에 초점을 맞춰 좀더 체계화한 Late Effects Normal Tissue Task Force/Subjective, Objective, Management, and Analytic(LENT/SOMA) 척도가 개발되어 활용되었다. 점차 단독 치료의 경우보다, 병행 치료를 시행하는 경우가 다수를 이루고, 평가의 표준화 측면이 강조되면서, 최근에 시행되는 연구에서는 항암화학요법을 이용한 임상시험과 동일하게 National Cancer Institute Common Terminology Criteria for Adverse Events(NCI CTCAE) 기준을 이용하는 경우가 점차 증가하고 있다(chapter 25. '부작용 평가 및 보고' 단원 참조).

표 39-1. RTOG 일반 독성 기준

TOXICITY		Grade 0	Grade 1	Grade 2	Grade 3	Grade 4
Blood/Bone Marrow	WBC	>=4.0	3.0~3.9	2.0~2.9	1.0~1.9	<1.0
	Platelets	WNL	75.0 - normal	50.0~74.9	25.0~49.9	<25.0
	Hemoglobin	WNL	10.0 - normal	8.0~10.0	6.5~7.9	<6.5
	Granulocytes/Bands	>=2.0	1.5~1.9	1.0~1.2	0.5~0.9	<0.5
	Lymphocytes	>=2.0	1.5~1.9	1.0~1.2	0.5~0.9	<0.5
Hemorrhage(Clinical)		None	Mild, no transfusion	Gross, 1~2 units transfusion per episode	Gross, 3~4 units transfusion per episode	Massive, 3~4 units transfusion per episode
Infection		None	Mild	Moderate	Severe	Life-threatening
Gastro-intestinal	Nausea	None	Able to eat/ reasonable intake	Intake significantly decreased but can eat	No significant intake	-
	Vomiting	None	1 episode in 24 hours	2~5 episodes in 24 hours	6~10 episodes in 24 hours	>10 episodes in 24 hours or requiring parenteral support

Gastro-intestinal	Diarrhea	None	Increase of 2～3 stools per day over pre-Rx	Increase of 4～6 stools/ day, or noc-turnal stools, or moderate cramping	Increase of 7～9 stools/ day or incontinence or severe cramping	Increase of >=10 stools/ day or grossly bloody diar-rhea, or need for parenteral support
	Stomatitis	None	Painless ul-cers, erythe-ma or mild soreness	Painful ery-thema, edema or ulcers but can eat	Painful ery-thema, edema or ulcers and cannot eat	Requires parenteral or enteral support
Liver	Bilirubin	WNL	–	<1.5×N	1.5～3.0×N	>3.0×N
	Transami-nase(SGOT, SGPT)	WNL	<=2.5×N	2.6～5.0×N	5.1～20.0×N	>20.0×N
	Alkaline Phos-phatase or S'nucleotidase	WNL	<=2.5×N	2.6～5.0×N	5.1～20.0×N	>20.0×N
	Liver/clinical	No change from base-line	–	–	Precoma	Hepatic coma
Kidney/ bladder	Creatinine	WNL	<1.5×N	1.5~3.0×N	3.1～6.0×N	>6.0×N
	Proteinuria	No change	1+or < 0.3 g% or <3 g/1	2~3+ or 0.3~1.0 g% or 3~10 g/1	4+ or >1.0 g% or >10 g/1	Nephrotic syndrome
	Hematuria	Negative	Micro only	Gross/no clots	Gross + clots	Requires transfusion
Alopecia		No loss	Mild hair loss	Pronounced or total hair loss	–	–
Pulmonary		None or no change	Asymptom-atic with abnormality in PFTUs	Dyspnea on significant exertion	Dyspnea at normal level of activity	Dyspnea at rest
Heart	Cardiac dys-rhythmias	None	Asymptomat-ic/ transient/ requiring no therapy	Recurrent or persistent/ no therapy required	Requires treatment	Requires monitoring or hypotension or ventricular tachycardia or fibrillation

Heart	Cardiac function	None	Asymptomatic/ decline of resting ejection fraction by <20% of baseline value	Asymptomatic/ decline of resting ejection friction by >20% of baseline value	Mild CHF, responsive to therapy	Severe or refractory CHF
	Cardiac/ ischemia	None	Non-specific T-wave flattening	Asymptomatic/ ST and T wave changes suggesting ischemia	Angina without evidence for infarction	Acute myocardial infarction
	Cardiac/pericardial	None	Asymptomatic effusion/ no intervention required	Pericarditis (rub, chest pain, ECG changes)	Symptomatic effusion: drainage required	Tamponade/ drainage urgently required
Blood Pressure	Hypertension	None or no change	Asymptomatic/ transient increase by >20 mm Hg (d) or to >150/100 if previously WNL/ No treatment required	Recurrent or persistent increase by >20 mm Hg (D) or to >150/100 if previously WNL/ No treatment required	Requires therapy	Hypertensive crisis
	Hypotension	None or no change	Changes requiring no therapy/ including transient orthostatic hypotension	Requires fluid replacement or other therapy but not hospitalization	Requires therapy and hospitalization/ resolves within 48 hours of stopping the agent	Requires therapy and hospitalization for >48h after stopping the agent
Neurologic	Neurological/ sensory	None or no change	Mild paresthesias/ loss of deep tendon reflexes	Mild or moderate objective sensory loss/ moderate paresthesias	Severe objective sensory loss or paresthesias that interfere with function	–

Neurologic	Neurological/ motor	None or no change	Subjective weakness/ no objective findings	Mild objective weakness without significant impairment of function	Objective weakness with impairment of function	Paralysis
	Neurological/ cortical	None	Mild somnolence or agitation	Moderate somnolence or agitation	Severe somnolence, agitation, confusion, disorientation or hallucinations	Coma, seizures, toxic paralysis
	Neurological/ cerebellar	None	Slight incoordination/ dysdiadokinesis	Intention tremor, dysmetria, slurred speech, nystagmus	Locomotor ataxia	Cerebellar necrosis
	Neurological/ mood	No change	Mild anxiety or depression	Moderate anxiety or depression	Severe anxiety or depression	Suicidal ideation
	Neurological/ headache	None	Mild	Moderate or severe but transient	Unrelenting and severe	–
	Neurological/ constipation	None or no change	Mild	Moderate	Severe	Ileus >96 hours
	Neurological/ hearing	None or no change	Asymptomatic/ hearing loss on audiometry only	Tinnitus	Hearing loss interfering with function but correctable with hearing aid	Deafness not correctable
	Neurological/ vision	None or no change	–	–	Symptomatic subtotal loss of vision	Blindness
Skin		None or no change	Scattered macular or papular eruption or erythema that is asymptomatic	Scattered macular or papular eruption or erythema with pruritis or other associated symptoms	Generalized symptomatic macular, papular, or vesicular eruption	Exfoliative dermatitis or ulcerating dermatitis

Allergy		None	Transient rash/drug fever <38°C, 100.4°F	Urticaria, drug fever = 38°C, 100.4°F/ mild bronchospasm	Serum sickness, bronchospasm, requiring parenteral medication	Anaphylaxis
Fever in absence of infection		None	37.1~38.0°C, 98.7~100.4°F	38.1~40.0°C, 100.5~104.0°F	>40.0°C/>104.0°F for less than 24 hours	>40.0°C/104.0°F for more than 24h or fever accompanied by hypertension
Local		None	Pain	Pain and swelling with inflammation or phlebitis	Ulceration	Plastic surgery indicated
Weight gain/loss		<5.0%	5.0~9.9%	10.0~19.9%	>=20.0%	-
Metabolic	Hyperglycemia	<116	116~160	161~250	251~500	>500 or ketoacidosis
	Hypoglycemia	>64	55~64	40~54	30~39	<30
	Amylase	WNL	<1.5×N	1.5~2.0×N	2.1~5.0×N	>5.1×N
	Hypercalcemia	<10.6	10.6~11.5	11.6~12.5	12.6~13.5	>=13.5
	Hypocalcemia	>8.4	8.4~7.8	7.7~7.0	6.9~6.1	<=6.0
	Hypomagnesemia	>1.4	1.4~1.2	1.1~0.9	0.8~0.6	<=0.5
Coagulation	Fibrinogen	WNL	0.99~0.75×N	0.74~0.50×N	0.49~0.25×N	<=0.24×N
	Prothrombin time	WNL	1.01~1.25×N	1.26~1.50	1.51~2.00×N	>=2.00×N
	Partial thromboplastin time	WNL	1.01~1.66×N	1.67~2.33×N	2.34~3.00×N	>3.00×N

3. 방사선 치료를 이용한 임상시험

1) 임상시험 정도 관리(Quality Control)

방사선 치료를 이용한 임상시험을 진행하는 과정에서 신뢰할 수 있는 결과를 얻기 위해서는 데이터의 품질이 매우 중요하다. 1976년 미국의 Cancer And Leukemia Group B(CALGB)에서는 이 문제를 해결하기 위해 Quality Assurance Review Center(QARC)를 운영하였다. 이것이 시작되어 현재 미국의 National Clinical Trial Network(NCTN, 국립 임상시험 네트워크)에서는 방사선 치료와 진단적 영상을 이용한 임상시험을 진행하는 과정에서 정도 관리(quality control)를 목적으로 Imaging and Radiation Oncology Core(IROC)를 설립하여 운영하고 있다. 2019년 10월 현재 미국 내에 총 6개의 IROC 센터가 운영되고 있으며, 한국에서 국제 다기관 협력 연구에 참여하는 경우에도 이러한 정도 관리의 대상이 된다.

방사선 치료에서 프로토콜 준수가 연구 결과에 직접적인 영향을 줄 수 있음을 보여준 대표적인 연구로 RTOG 9704 연구를 들 수 있다. RTOG 9704 연구는 절제된 췌장 선암에서 보조요법으로 5-FU을 이용한 항암-방사선 동시요법의 전/후에 5-FU을 투여하는 것과 gemcitabine을 투여하는 것을 비교하는 임상시험이다. 연구 결과에서 gemcitabine의 사용이 생존기간 면에서 이득을 보이지 못하였는데, 흥미롭게도 방사선 치료 프로토콜 준수 여부가 다변량 분석에서 무작위배정보다 훨씬 더 생존기간과 밀접한 상관 관계가 있었으며, 부작용 발생에도 영향을 미치는 것으로 분석되었다.

방사선 치료의 프로토콜은 비단 처방되는 대상 용적의 방사선량 뿐만 아니라, 처방 방식 및 허용 오차, 대상 용적의 설정, 치료 전 개별 정도 관리에서의 통과 기준 등 다방면을 내포하고 있으며, 적용되는 치료 방법과 기술적인 이해가 적절한 방사선 치료의 시행에 매우 큰 영향을 미칠 수 있다. 이는 주요 암종의 수술적 치료의 전향적 연구에서 정도 관리의 중요성과 유사한 것으로, 방사선 치료가 국소/지역 조절을 우선으로 한다는 치료 자체의 성격이 있고, 이에 따라서, 각종 세부 인자가 직접적인 영향을 줄 수 있어서 정도 관리가 매우 중요하게 된다.

2) 방사선 치료를 이용한 임상시험의 종류

방사선 요법을 이용한 임상시험은 다음과 같은 분류가 가능하다.

(1) 새로운 방사선 기술을 검증하고자 하는 임상시험

- 변경된 방사선 조사량 및 조사 횟수를 검증하는 연구
- 개선된 영상 기술 및 컴퓨터 기술을 이용하여 치료 결과를 개선하고자 하는 연구
- 새로운 종류의 방사선(예: 양성자, 중입자 등)을 이용하는 연구

(2) 새로운 방사선-약물 조합을 검증하고자 하는 임상시험

- 새로운 방사선 기술에 잘 알려진 항암제를 병용하고자 하는 연구
- 잘 알려진 방사선 기술에 새로운 항암제(예, 표적 항암제, 면역 항암제 등)를 병용하고자 하는 연구

(3) 방사선 요법의 독성을 줄이고자 하는 임상시험

- 방사선의 종류, 조사량 및 조사 횟수를 변경하여 독성을 줄이고자 하는 연구
- 새로운 보조 약제를 사용하여 방사선 연관 독성을 줄이고자 하는 연구

(4) 고식적 방사선 요법을 평가하고자 하는 임상시험

- 증상 완화를 위한 방사선 요법을 시행하여 호전 정도를 평가, 비교하는 연구

3) 방사선 요법을 이용한 임상시험의 Endpoint

방사선 요법을 이용한 임상시험의 endpoint는 평가하고자 하는 임상 변수에 따라 다음과 같이 분류 가능하다. 각각의 항목에 대한 구체적인 설명은 제II장 종양임상시험에서의 Endpoints 단원을 참고하기 바란다.

(1) **생존기간(Survival)**: 근치적 목적의 방사선 요법의 경우 일반적으로 overall survival(OS, 전체 생존), disease-free survival(DFS, 무질병 생존)을 평가한다.

(2) **국소 제어율(Local Control)**: 방사선 치료가 일차적으로 효과를 나타내는 치료 병변의 국소 제어율, 국소지역 무진행 생존율(loco-regional progression-free survival)을 생존 기간의 surrogate나 독립 변수로 평가한다.

(3) **독성/부작용(Toxicity/Adverse Event)**: 전술한 것처럼, 이전 연구에서는 EORTC/RTOG 기준이나, LENT/SOMA 등급을 활용하였으나, 점차 NCI CTCAE 기준을 이용하는 경우가 증가하고 있다.

(4) Quality of life(QOL, 삶의 질): Patient-reported outcome(PRO, 환자 보고 결과)를 이용하여 평가한다.

(5) Biomarker: 임상 지표 또는 인체유래물 분석 결과를 이용하여 치료 성적(OS) 및 독성/부작용/QOL과 연관지어 분석한다.

4) 항암-방사선 동시요법 임상시험 설계 시 고려사항

항암-방사선 동시요법은 일반적으로 완치 목적의 치료를 요하는 환자를 대상으로 한다. 새로운 항암-방사선 동시요법을 통하여 기존 치료보다 더 우수한 결과를 얻을 수 있다면 환자에게 더 나은 치료의 기회를 제공할 수 있으므로 의미 있는 일이 될 것이다. 그런데, 일반적인 치료 공식에 새로운 항암제를 추가로 투여하면, 기존 치료에 비하여 부작용의 발생이 증가할 우려가 있다. 이로 인하여, 일부 환자에서는 방사선 조사가 예정보다 지연되거나 중단될 수 있고, 치료군이 대조군에 비하여 치료 순응도(compliance)가 유의하게 낮을 경우 더 열등한 결과를 야기할 잠재적 우려가 있다. 따라서, 연구자는 연구 설계 단계부터 부작용의 증가에 대한 충분한 고려를 해야 하고, 연구에 참여하는 대상자에게 연구 등록 전부터 이에 대하여 알려야 하며, 연구 수행 중에도 대상자 관리 및 평가에 주의를 기울여야 한다.

특히 연구에 사용하고자 하는 새로운 항암제의 투여 용량을 항암제 단독 투여 시에 비해 방사선 병용요법에서는 더 낮추어야 할 가능성이 있다. 따라서, 항암-방사선 동시요법을 설계하는 단계에서 병용하는 항암제의 용량 및 독성에 대한 충분한 고려가 필요하며, 경우에 따라서는 항암제의 용량을 결정하는 단계의 1상 임상시험부터 다시 수행하여야 할 수도 있다. 아울러 치료 반응의 평가 시점에 대해서도 추가적인 고려가 필요하다.

병변의 종류에 따라서는 치료 후 완전 관해까지의 기간이 장기간 소요되는 경우가 드물지 않다. 항문암에서 확인된 것처럼, 6개월 이상 병변 진행이 임상적으로 확인되지 않는 경우, 그 이전에 조직검사상 잔류 병변이 있는 경우, 궁극적으로 완전 관해에 도달할 수 있으며, 통상 분할 치료를 시행한 뇌하수체 선종의 경우, 관해까지 2년 이상 소요되는 경우도 있으므로, 부작용 뿐만 아니라, 정확한 치료 반응 평가를 위해서 장기적인 추적 관찰을 요할 수 있다. 더군다나, 교모세포종에서와 같이 병행 치료로 인하여, pseudo-progression이 나타날 수 있고 이러한 현상의 빈도는 기존의 전통적인 항암화학제보다 최근 등장한 표적치료제 및 면역관문억제제 등에서 더 높게 보고되어 주의를 요한다. 나아가 면역관문억제제와의 병행 치료의 경우 국소 제어 뿐만 아니라, 기존 치료의 경우에는 빈도가 매우 낮았던 앱스코팔 효과(abscopal effect)가 높아지고, 심지어 이를 주된 분석 대상으로 시행되는 임상 연구도 있는 만큼 병변 반응의 평가에도 반영이 필요하겠다.

4. 결론

방사선 요법은 암의 국소 치료 요법 및 완화 요법으로 널리 이용되고 있으며, 빠른 속도로 발전하는 분야이다. 근치적 치료의 대상이 되는 폐암, 직장암, 항문암, 두경부암, 자궁경부암, 뇌종양 등 주요 암종 환자에서 항암-방사선 동시요법을 통해 치료 성적을 개선시킬 수 있으나, 항암제의 추가로 인하여 부작용이 증가할 수 있다. 방사선 요법의 부작용은 급성(조기) 효과와 만성(후기) 효과로 분류되며, 방사선 종류 및 분할 선량에 따른 영향의 차이가 크다. 방사선 치료를 이용한 임상시험을 설계하고 수행할 때는 신뢰할 수 있는 결과를 얻기 위한 정도 관리가 중요하다. 그리고, 방사선 치료를 이용한 임상시험을 설계할 때는 우선 연구의 목적을 명확히 하고, 그에 따른 endpoint를 수립해야 한다. 특히, 항암-방사선 동시요법을 이용한 임상시험을 설계할 때는 항암제로 인한 독성의 증가 및 순응도 감소 가능성을 염두에 두고 연구를 설계해야 하며, 연구 수행 시에도 대상자 선정 및 관리, 평가에 신경 써야 한다.

참고문헌

1. Hall EJ, Giaccia AJ (2019) Radiobiology for the Radiologist. (8th Ed) Philadelphia: Wolster Kluwer.
2. Abrams RA, Winter KA, Regine WF, et al. (2012) Failure to adhere to protocol specified radiation therapy guidelines was associated with decreased survival in RTOG 9704—a Phase III trial of adjuvant chemotherapy and chemoradiotherapy for patients with resected adenocarcinoma of the pancreas. Int J Radiat Oncol Biol Phys, 82(2):809–816.
3. Bhandare N, Monroe AT, Morris CG, et al. (2005) Does altered fractionation influence the risk of radiation-induced optic neuropathy? Int J Radiat Oncol Biol Phys, 62(4):1070–1077.
4. Dearnaley D, Syndikus I, Mossop H, et al. (2016) CHHiP Investigators. Conventional versus hypofractionated high-dose intensity- modulated radiotherapy for prostate cancer: 5-year outcomes of the randomised, non-inferiority, phase 3 CHHiP trial. Lancet Oncol,

17(8):1047–1060.

5. Dische S, Warburton MF, Jones D, Latigau E. (1989) The recording of morbidity related to radiotherapy. Radiother Oncol, 16:103–108.
6. Overgaard J, Bartelink H. (1995) Late effects Consensus Conference: RTOG/EORTC Radiother Oncol, 35:1–82.
7. Rubin P. (1995) Late effects of normal tissues (LENT) consensus conference, including RTOG/EORTC SOMA scales, San Francisco, California August 26–28,1992. Int J Radiat Biol Phys, 31:1035–1360.
8. Whelan TJ, Pignol JP, Levine MN, et al. (2010) Long-term results of hypofractionated radiation therapy for breast cancer. N Engl J Med, 362(6):513–520.
9. Radiation Therapy Oncology Group (RTOG). Common Toxicity Criteria [Accessed Oct. 20, 2019] Retrieved from https://www.rtog.org/ResearchAssociates/AdverseEventReporting/CooperativeGroupCommonToxicityCriteria.aspx

Chapter 40

암임상시험에서 유전체 결과 활용

옥찬영/이세훈

요약

- 암은 유전체의 체세포 돌연변이에 의해 발생한 질환으로, 유전체 분석 결과를 정확히 이해해야만 적절한 표준치료 및 임상시험에 등록할 수 있다.
- Next-generation sequencing(NGS, 차세대염기서열 분석)의 임상적 적용이 활발히 이루어지고 있으며, 시료와 목표하는 범위에 따라 크게 whole genome sequencing, whole exome sequencing, targeted gene sequencing, 그리고 whole transcriptome sequencing으로 나눌 수 있다.
- 현재 임상에서 가장 활발하게 적용되는 NGS 검사법은 targeted gene sequencing이며, 이는 치료에 활용 가능한 유전자 변이(actionable mutation)에 집중하여 x1,000배가량의 충분한 생산을 통해, 의미 있는 변이 검출의 민감도를 높이는 장점이 있지만, 생식세포 변이, 복제수 변이, 그리고 전좌 등 구조체 변이를 정확히 감별하기 어려운 단점을 유념해야 한다.

1. 암유전체 분석의 필요성

암은 유전자의 체세포 돌연변이에 의한 비정상적인 세포증식으로 정의되는 질환이다. 인간의 유전자 ~30,000개 중 암을 일으키는 것과 밀접하게 관련된 유전자는 ~300개 정도이며, 그중에서도 특히 TP53, KRAS, EGFR, 그리고 PIK3CA 등의 돌연변이가 흔히 보고되어 있다. 암은 무작위적 돌연변이에 의해 하나의 clone에서 초기 발생하지만, 이후 빠른 세포분열을 거치면서 새롭게 발생하는 돌연변이에 의하여 다양한 clone이 혼재되며 악성화가 되고 치료에 내성을 얻게 되는데, 이러한 과정을 clonal heterogeneity라고 한다**(그림 40-1)**.

이에 암의 치료는 가능한 다양한 clone이 발생하기 전 조기 발견하여 박멸하는 것이 가장 효율적이나 검진 방법에 따른 차이가 있다. 대부분의 암은 진단 당시 진행 및 전이가 되어 있으므로, 이러한 경우 효과적인 약물에 의한 전신치료요법이 중요하겠다. 전신약물치료의 효과를 높이기 위한 가장 논리적인 방법은, 암의 조상에서부터 함유하고 있는 암화 유전자변이(oncogenic mutation)를 정확하게 분석하여 이에 대한 선택적인 조절을 하는 것이다. 그러므로 암의 원인을 정확히 파악하고 이에 대한 치료 계획을 설정하기 위하여 암 조직에 대한 정밀 유전체 분석이 필요하다.

암에 대한 유전자분석은 지난 세기 동안 월등하게 발전되어 왔다. 1953년 Watson

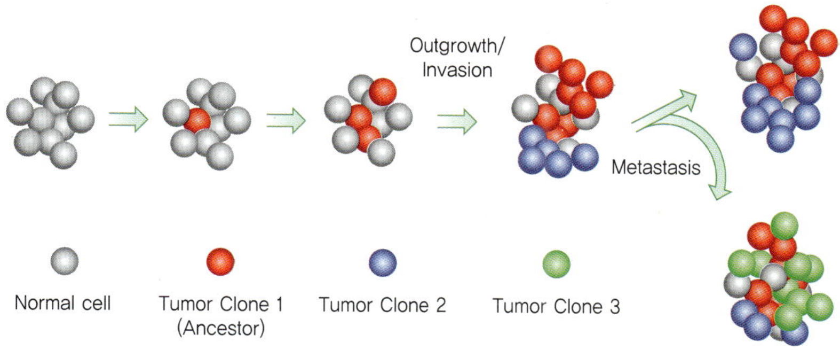

그림 40-1. Clonal Heterogeneity

과 Crick 박사가 DNA 구조를 밝힌 이후, 1977년 Sanger sequencing을 통해 유전자 염기서열 분석이 가능하게 되었으며, 1983년 polymerase chain reaction(PCR)으로 극소량의 핵산 시료로도 특정 염기서열에 대한 분석의 민감도를 올릴 수 있게 되었다. 1990년부터 2000년대초까지 Human Genome Project를 통해 인간 유전체 지도를 완성하였고, 그 과정 중 NGS 방법이 개발되어 현재는 빠른 속도와 낮은 비용으로 유전체 분석을 쉽게 진행할 수 있게 되었다**(그림 40-2)**.

동시대에 만성 골수성 백혈병의 BCR-ABL 전좌에 대한 표적치료제인 imatinib과 폐암의 EGFR 돌연변이에 대한 표적치료제인 gefitinib, erlotinib 등의 약제가 특정 oncogenic mutation이 있는 환자군에게 선택적으로 우월한 효과가 보고되면서, 정밀 유전체 분석 기술의 발달과 함께 암을 정복할 수 있을 것이라는 기대감이 증폭되었다. 이에 맞춤의학(precision medicine, tailored medicine)의 시대가 열렸으며, 항암제 신약의 임상 개발 과정에서부터 유전체 분석을 통해 코호트를 결정하는 umbrella 혹은 basket 설계가 활발히 이루어졌으며, 치료 결과를 예측할 수 있는 biomarker를 동시에 개발하는 것이 임상시험의 성패를 가르는 중요한 요소가 되었다.

하지만 NGS가 여러 장점이 있음에도 불구하고, 진료 현장과 임상시험에 활발하게

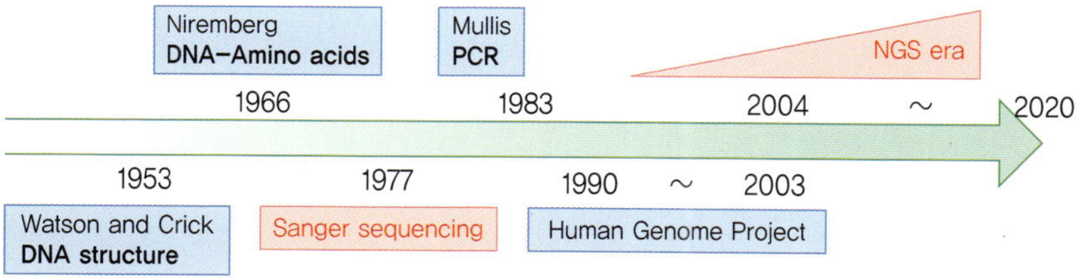

그림 40-2. 염기서열 분석의 역사

적용하기 위해서는 내재되어 있는 한계점을 명확히 이해하는 것이 가장 중요하다. 특히 암의 발병기전과 연관이 있는 유전체 변이를 매번 정확하게 찾아내는 것이 쉽지만은 않고, 설령 그것을 정확히 찾는다고 하더라도 적절한 약제가 적용되기 어렵거나 예상하지 못한 2차적인 기전으로 내성이 발생하기도 한다. 그래서 아직은 진료 및 임상시험 등록 목적으로 NGS를 진행한다고 하더라도 매번 의미가 있는 결과를 얻기는 어려운 실정인데, 이를 해결하기 위해서는 NGS의 한계점에 대한 정확한 이해와 함께 개선 방향을 고민해야 할 것이고, 병렬적으로 NGS 결과를 참고하여 진행하는 항암제 신약 임상시험이 더 활발히 이루어져야만 해결할 수 있을 것이다.

정리하면 암의 발병원인을 파악하고 치료 계획을 설정하기 위하여 유전체 분석은 필수불가결하며, 항암제 신약에 대한 효과적인 임상시험을 설계하고 통합적인 biomarker를 발굴하는 과정에서 가장 중요한 분석이라 할 수 있겠다.

2. 차세대 염기서열 분석의 임상적 적용

1) 유전체 변이 및 차세대 염기서열 분석 개론

유전체 변이는 발생한 시점에 따라 생식세포 변이(germline mutation) 및 체세포 변이(somatic mutation)로 나눌 수 있으며, 생식세포 변이는 발생 시점부터 내재하고 있는 사람과 사람 사이의 유전체의 차이를 의미하며, 보통 1,000 염기서열당 1개의 비율로 변이가 있다고 알려져 있다. 체세포 변이는 발생 이후 새롭게 발생한 변이를 의미하며, 암은 생식세포 변이에 의하여 위험도가 높아질 수 있으나, 암세포의 발생은 적어도 한 개 이상의 체세포 변이가 필수이다.

변이의 종류에 따라 크게 점 돌연변이(point mutation) 및 구조체 돌연변이(structural variation)로 나눌 수 있으며, 점 돌연변이는 1개에서 수십 개의 연속된 염기서열의 변화를 의미하며, 단일염기변이(single nucleotide variation) 및 삽입-결손변이(small insertion/deletion, Indel)로 나뉘게 된다. 대부분의 유전체변이에 대한 데이터베이스는 점 돌연변이 정보가 대부분을 차지하는데, 이는 NGS 등 유전체검사 방법에 따라 정확도가 크게 차이가 나지 않고, 생식세포변이의 경우 명확한 기준(cutoff)이 있기 때문이다. 구조체 돌연변이는 보다 넓은 범위의 변화를 의미하며, 크게 copy number variation(CNV, 복제수변이), 전좌(translocation), 역위(inversion), 삽입(insertion) 및 결손(deletion)으로 나눌 수 있다. 유전체분석이 고도화 및 정밀화가 되기 전부터 염색체의 변화를 현미경으로 관찰할 수 있었기에, 이러한 구조체변이는 비교적 일찍부터 임상적 연관성이 많이 알려져 있다. 하지만 대부분의 구조체변이는 확률적으로 1%의 exon보다는 99%의 intron을 포함하여 발생하므로, exon 혹은 특정 점 돌연변이에만 집중하여 분석할 경우 이러한 구조체변이를 놓칠 수 있음을 유념해야 한다.

기존의 염기서열 분석법과 대비하여 NGS의 가장 큰 특징은, 목표로 하는 유전체 영역을 동시에 병렬적으로(multiple parallel) 염기서열을 복제(sequencing)한 후, 생성된 염기서열 조각(reads)을 표준 인간 유전체(human reference genome)에 맞춰보면서(mapping) 분석을 진행하는 것이다. 이러한 방법으로 목표하는 유전체 영역을 단시간에 수십~수만 배까지 반복 분석하여 정확한 결과를 도출할 수 있다. 또한 목표하는 유전체 및 반복적으로 보고된 변이(hotspot mutation) 외에도 새로운 변이를 찾는데 효율적이며, 이러한 분석을 통해 subclone의 특징적인 변이를 분석하여 암의 다양성을 이해하는 데 큰 도움을 줄 수 있다.

NGS는 시료의 종류 및 목표하는 영역에 따라 whole genome sequencing(WGS), whole exome sequencing(WES), targeted gene sequencing(TGS), 그리고 whole Transcriptome sequencing(WTS, or RNA sequencing)으로 나눌 수 있으며, 최근 액체생검 중 특히 혈장유리핵산 염기서열분석(cell-free DNA sequencing) 및 단일세포 단위로 분석하는 single cell sequencing도 진행되고 있다.

WGS의 경우~30억 개의 모든 염기서열을 동등하게 분석하기에, 점 돌연변이와 구조체 변이를 모두 분석할 수 있다는 장점이 있다. 다만 목표하는 범위가 넓어지는 만큼 단위 영역당 반복적으로 분석할 수 있는 reads의 수(mean depth)가 적어지게 되므로, 시료 내에 낮은 분율의 subclone의 점 돌연변이의 검출이 민감하지 않을 가능성이 있으며, 여전히 분석 시간과 비용이 많이 드는 점이 단점이라 할 수 있겠다. 하지만 intron 영역을 충분히 포함하기에 구조체변이에 대한 정확한 분석만큼은 다른 분석방법에 비해서 우월하다. 2020년 현재 대부분의 암 조직에 대한 WGS 분석은 ×60~×100의 mean depth를 목표로 한다.

WES의 경우 실제 생물학적 해석이 가능한 exon 영역(1%)에 대한 분석을 진행하는

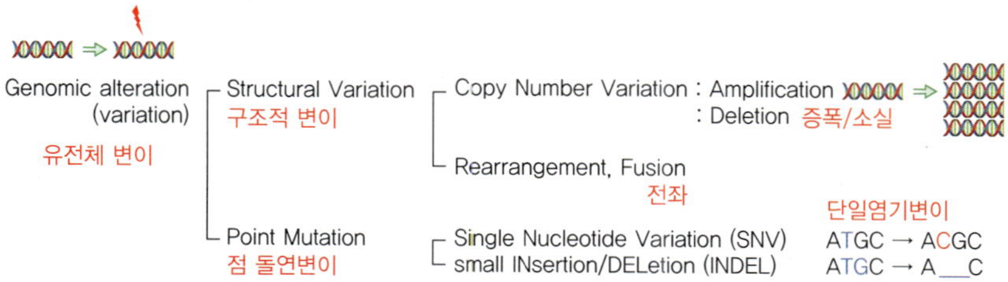

그림 40-3. 유전체 변이의 분류

것으로, 이론적으로는 같은 용량의 reads를 생성한다고 하면 WGS보다 100배 정도로 mean depth를 높일 수 있다. 이에 exon 영역의 점돌연변이를 효율적으로 검출할 수 있어, 2010년대에 연구목적으로 가장 활발하게 사용되는 플랫폼이다. 하지만 99%의 intron 영역을 놓치게 되므로 구조체 변이를 정확히 파악하는 데는 WGS보다는 부족함이 있을 수 있다. 하지만 유전체 전장의 1%라는 것도 결코 적은 영역이 아니기에, CNV를 분석하는 데는 큰 지장은 없으나, intron 영역에서 전좌가 발생할 경우 이를 놓칠 가능성이 높다. 2020년 현재 대부분의 암 조직에 대한 WES 분석은 ×200~×500의 mean depth를 목표로 한다.

TGS의 경우 WES에서도 검출되는 변이 중에서도 대부분 암과 연관성이 잘 알려져 있지 않은 유전자 변이의 경우 생물학적 해석이 쉽지 않으며, 진료 현장에서는 치료 결정에 도움을 주는 유전자 변이(actionable mutation)는 1% 이내에 불과하기에, 관련된 100~400개의 유전자 영역만 목표로 하고 mean depth를 더 증폭시켜서 minor subclone의 점 돌연변이를 놓치지 않고자 설계된 플랫폼이다. TGS은 2020년 현재 진료 현장에서, 혹은 임상시험 대상으로 가장 활발하게 적용되고 있으며, 보통 ×1,000~×10,000의 mean depth를 목표로 한다.

WTS의 경우, 앞선 3가지 플랫폼은 핵산 시료 중 genomic DNA(gDNA)를 사용하는 것과 달리, RNA에서 파생된 complementary DNA(cDNA)를 기초 시료로 분석을 하는 것으로, 생물학적 해석 측면에서 앞선 DNA 염기서열분석과는 상보적으로 도움을 주고 통합적 분석을 가능하게 한다. gDNA와 달리 cDNA의 경우 각 유전자의 발현 정도가 세포의 종류 및 상황에 따라 달라질 수 있는데, 이에 대한 염기서열 분석을 진행할 경우, 각 유전자에 mapping된 reads의 depth 값은 해당 유전자의 발현값에 비례하게 된다. 이러한 분석을 통해 모든 유전자의 발현값을 계산할 수 있으며, 이는 기존의 microarray로 분석하는 결과보다 더 신뢰 가능한 정보로 연구자들은 판단하고 있다. 이러한 발현값의 양상(gene expression profile 또는 signature)을 분석하면 생물학적으로 특정 신호전달기전이 활성화되었는지 여부를 예측할 수 있기에, DNA 염기서열분석의 결과를 해석하는 데 큰 도움을 준다. 또다른 WTS의 중요한 장점은 구조체 변이, 특히 전좌를 검출하기 용이하다는 점인데, 대부분의 전좌는 intron의 다양한 영역에서 일어나지만, 그 결과물로 발현된 융합 messenger RNA(fusion mRNA)는 WTS 분석을 통해 쉽게 검출되기에, WGS 수준으로 많은 양의 데이터를 생성하지 않아도 효율적으로 전좌를 검출할 수 있다. 하지만 현실적으로는 RNA 시료의 불안정성, 특히 포르말린으로 고정한 암 조직을 오랜 기간 보관 후 추출했을 때 RNA의 안정성이 급격히 떨어진다는 현실적인 장벽이 있어서 2020년 현재 아직 진료 현장 및 임상시험에서 활발하게 적용되고 있지는 못하고 있지만, WTS은 주로 WES과 더불어 연구목적으로 가장 중요한 플랫폼이다.

암 환자의 대부분은 극소량이라도 circulating tumor cell(CTC, 혈장 내에 유리된 암세포) 혹은 유리핵산(cell-free DNA) 내에 일부 암 DNA(circulating-tumor DNA, ctDNA)가 순환하고 있으며, 이를 NGS 등의 방법으로 검출하여 임상에 적용하는 것이 최근 대두되고 있다. 현재까지는 PCR 기법을 사용하여 특정 내성 돌연변이(e.g. EGFR T790M)를 검출하였으나, NGS 비용이 낮아지면서 대량의 reads를 생산할 수 있게 되자 cfDNA를 ultra-depth(> ×10,000)로 분석하여 이 중 ctDNA를 적절한 알고리즘에 대한 연구가 활발히 진행되고 있다.

최근 단일세포 염기서열분석 역시 관심 받는 분석법인데, 종양과 주위조직을 세포 단위로 분리하여 하나의 세포마다 DNA 또는 RNA를 추출한 후 각각 NGS 분석을 진행하는 방법이다.

최근 종양의 다양성(tumor heterogeneity) 및 면역항암제의 치료 과정에 종양미세환경(tumor microenvironment) 내 면역세포의 양상이 중요함이 강조됨에 따라, 단일세포 염기서열분석 방법이 발전되고 있다. 이는 이전 bulk 조직에서의 NGS에서는 조직 전체를 하나의 시료로 분석하는 것에 비해서 각각의 세포들의 특징을 면밀히 분석할 수 있다는 큰 장점이 있다. 하지만 임상에 적용되기까지는 여러 한계를 극복해야 할 것으로 판단되는데, 아직은 bulk 조직의 NGS 방법에 비해서 분석결과를 해석하는 측면에서 크게 개선된 점은 없고, 조직을 신선 상태에서 바로 염기서열분석까지 진행해야 한다는 현실적인 제약 때문이며, 단기간에 쉽게 개선되기는 어렵다고 판단된다.

정리하면, 다양한 NGS 플랫폼 중에서 현재 임상 적용이 가장 활발하게 이루어진 것은 TGS이고, 연구목적으로는 WES, WTS이 가장 데이터가 풍부하고 연구자들의 경험이 많다. 최근 WGS 분석을 통해 구조체 변이에 대한 정밀 분석이 이루어지고 있고, 액체생검, 단일세포 염기서열분석 역시 연구목적으로 활발히 진행되고 있다.

2) Clinical NGS-Targeted Gene Sequencing 임상시험 적용에 주의점

TGS의 경우 임상 현장에서 안전하게 조직 및 슬라이드 형태로 처리하는 것이 가능하고, 암과 연관 있는 유전자에 대해서 높은 depth로 분석을 진행하기 때문에, 슬라이드 내 종양세포가 소량 있거나, 극소량의 내성과 연관된 유전자 변이가 있더라도 검출할 수 있다는 장점이 있다. 이에 진료 현장 및 임상시험에서 가장 활발하게 사용되는 플랫폼이며, 현재 대부분의 임상시험은 신뢰할 만한 기관에서 시행한 TGS 결과를 바탕으로 임상시험에 등록할 수 있도록 허용해 준다. 하지만 현재 대부분의 기관에서 사용하고 있는 암 조직만으로 TGS 분석을 진행하는 경우 여러 한계점을 가지고 있으며, 이를 명확히 이해하고 해석하고 있어야만 적절한 임상시험 등록 및 결과에 대한 해석이 가능할 것이다.

(1) 암세포의 다양한 발병기전의 통합적 분석의 어려움

암은 대부분의 TGS에서 반영되는 100~400개의 유전자 변이를 분석하면 발병 원인을 충분히 파악할 수 있지만, 대부분의 경우 oncogenic mutation이 발견되지 않을 수 있으며, 이런 경우 발병 기전을 이해하기 어렵게 된다. 또한 잘 알려진 oncogenic mutation이 발견된다고 하더라도, 이차적인 기전(second hit)을 이해하기 어려울 수 있다. 게다가 1~2개의 유전자 변이가 아닌 전체 유전체 변이의 양상, 특히 최근 면역항암제의 predictive biomarker로 잘 알려진 현미부수체 불안정성(microsatellite instability) 혹은 종양 내 돌연변이 개수(tumor mutational burden) 혹은 신생항원의 개수(neoantigen burden)의 경우 여러 알고리즘을 통해 TGS로 예측할 수는 있으나 분석의 범위가 좁기에 정확한 예측은 어렵다. 이러한 경우보다 넓은 범위, 적어도 WES 이상의 분석법을 통해 새로운 기전을 파악할 수 있겠으나 현실적으로 임상 현장에서 적용하기 어렵다는 장벽이 있다.

그리고 유전자 발현 분석이 불가능하므로, 특정 oncogenic mutation이 발견된다고 하더라도 실제 해당 신호전달기전이 활성화되어 있는지 여부는 파악하기 어렵다. 이러한 한계점은 WTS 분석을 추가하여 상보적인 도움을 받을 수 있겠으나, 마찬가지로 임상 현장에서의 적용에는 여러 장벽이 있다.

(2) 생식세포 변이와 체세포 변이 감별 어려움

기존의 sanger sequencing, PCR 등의 방법은 암과의 연관성이 명확히 알려진 염기서열만 집중하여 분석했기 때문에, 굳이 해당변이가 생식세포 변이인지 체세포 변이인지 여부를 파악할 필요가 없었고, 이에 굳이 peripheral blood mononuclear cell(PBMC, 점막세포 혹은 혈액세포) 등의 정상세포 DNA와 비교 분석할 필요가 없었다. 하지만 NGS는 보다 넓은 영역에 대한 분석을 하게 되므로, 암과 연관성 여부를 명확히 알기 어려운 영역의 변이도 검출 및 분석 대상에 포함된다. 특히 생식세포 변이의 경우, 표준 인간 유전체에 대해서 모든 개체는 ~1,000개의 염기서열 중 1개꼴로 변이를 가지고 있기에, 단순 계산으로는 WGS 기준으로는 3백 만(30억의 1/1,000), WES 기준으로는 3만(3천 만의 1/1,000), 1개 유전자당 1개의 생식세포 변이를 가질 수 있다고 계산할 수 있다. 이에 정상세포와의 비교 없이 종양세포만으로 TGS를 진행할 경우, 새롭게 발생한 체세포 변이에 부가적으로 목표한 유전자 개수 만큼은 생식세포 변이가 나올 수 있다.

이에 현재 종양조직만 가지고 TGS를 진행할 경우 종양 발병기전에 의미가 있는 체세포 변이를 수많은 생식세포 변이 중에서 감별하는 것이 가장 중요한 기술이지만, 아직 정해진 방법이 있지는 않고, 생명정보학(bioinformatics)적으로 다양한 방법론이 대두된 정도이다. 이 중에서도 variant allele frequency(VAF, 특정 영역의 전체 reads 중 reference genome과 다른 변이를 시사하는 reads 수의 비율)를 이용하는 방법과 기존의 데이터베이스를 활용하는 방법이 주된 축을 이루는데, VAF의 경우 생식세포 변이는 대부분 0, 0.5, 그리고 1 근처에 존재할 것이고, 종양에서 새롭게 발생한 체세포 변이는 종양의 순도(tumor purity)와 연관된 별개의 값을 가질 것이라는 가정 하에 분석을 하는 것인데, 전체 변이의 VAF 값이 noise가 많고 분포가 조금씩 다를 수 있기에 쉽지만은 않은 분석법이다**(그림 40-4)**.

또한 NGS 분석법이 현재 많이 안정화되었음에도 불구하고, 시료의 불안정성 및 염기서열 분석 기계별로 특정 유전자 영역에서 반복적으로 오류가 발생할 수 있는데, 이러한 오류는 정상세포에서도 낮은 VAF로 발견이 되었는지 확인해보면 쉽게 제거할 수 있으나 종양조직만 가지고는 명확한 분석이 어려울 수 있다.

이에 종양 조직만으로 시행한 NGS 결과를 해석할 때에는 각각의 변이에 대해서 생식세포 변이 혹은 오류로 검출된 변이가 아닌지 여부를 면밀히 파악할 필요가 있으며, 중요한 분석이 필요할 경우 정상세포 DNA를 같이 분석해야만 한다.

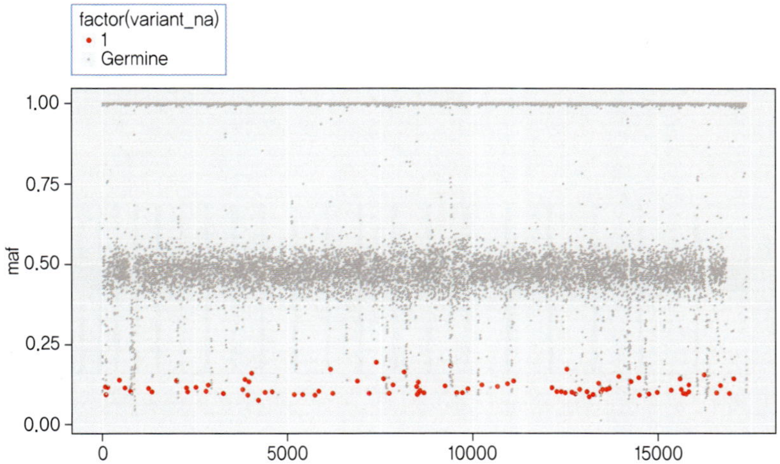

그림 40-4. 유전체 전장(X축)의 생식세포 변이(회색) 및 체세포 변이(빨간색)의 VAF 값(Y축)의 분포도(예시)

(3) 구조체 변이를 검출하기 어려운 문제

NGS를 시행하면 유전체 전장에 걸쳐서 각 영역에 얼마나 많은 reads가 mapping되었는지 정도를 분석할 수 있으므로, CNV를 검출할 수 있다. 대조군으로 정상세포의 염기서열분석 결과가 있다면, 종양조직에서 해당 영역의 mapped reads 수가 대조군에 비해 의미 있게 차이가 있는지 여부를 분석할 수 있다. 하지만 대조군으로 정상세포의 분석결과가 없이 종양 DNA로만 분석을 진행한다면, 가급적 넓은 범위에서 염기서열 분석을 진행하여 유전체 전장의 복제수에 대한 baseline을 설정하고, 이보다 특정 영역의 복제수가 의미 있게 높거나 낮은 지 여부를 분석하여 증폭 혹은 결손 여부를 파악하게 된다. 이러한 분석 과정에서는 baseline이 흔들리지 않아야 하는데, TGS를 시행할 경우 전체 유전체 영역 중 99%의 Intron을 제외하고, 1%의 Exon 중에서도 0.5~2% 정도(~30,000개 유전자 중 150~600개)의 유전자 영역만 가지고 분석을 시행하게 되면, 안정적인 baseline을 잡기 어려울 수 밖에 없기에 정확한 복제수 변이를 파악하기 어렵다(그림 40-5). 이러한 TGS의 한계점을 극복하고자, 목표로 하는 exon 영역 외에도 생물학적 의미를 알기 어려운 intron 영역을 일부 추가하는 경우도 있다.

TGS를 포함한 NGS는 기본적으로 목표로 한 유전체 영역의 염기서열을 단위영역별로 정확히 같은 수의 reads를 생산하고 mapping하는 것이 아니기 때문에, 같은 조건으로 실험을 진행하더라도 mapped reads는 영역별로 차이가 있을 수 있다. 이러한 한계점 역시 대조군으로 정상 DNA 복제수 변이 값을 가지고 있다면, 종양 DNA 특정 영역의 증폭, 소실 등을 이해하기가 훨씬 쉬울 것이나, 현재 임상에서는 적용되지 않으므로 모든 영역별로 CNV의 분포를 파악한 후 나름의 기준으로 분석할 수 밖에 없다.

또한 CNV 분석의 정확도는 암조직의 순도에 따라 크게 영향을 받게 된다. 진료 현장에서 얻은 조직을 NGS하는 경우 대부분 종양 DNA와 함께 주위의 정상 DNA도 함께 추출이 되어 섞여 있게 된다. 정상 DNA는 종양 DNA에 비해서 복제수 변이를 적

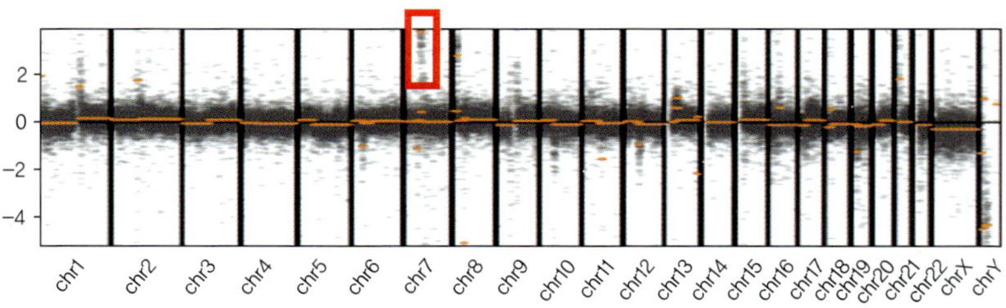

그림 40-5. 유전체 전장(X축)에서 복제수 변이(Y축)의 분포. 7번 염색체의 EGFR 유전자의 증폭을 검출할 수 있다.(빨간색)

게 가지고 있으므로, 정상 DNA가 많이 섞여 있을 경우 종양 DNA에서 실제 특정 영역의 증폭이 크게 있다고 하더라도 분석 결과에서는 희석이 될 가능성이 배제되지 않는다. 이를 해결하기 위해서는 가급적 종양세포만을 순도 있게 추출하여 분석하는 것이 중요하나 현실적으로는 어려운 문제이다. 최근 단일세포 염기서열 분석에서는 이러한 현상을 오히려 이용하여 종양 DNA와 정상 DNA를 구분하는 기준으로 삼기도 한다.

또한 전좌(translocation), 삽입(insertion) 등의 구조체 변이는 유전체의 대부분을 차지하는 intron 영역에서 발생할 가능성이 높다. 실제 전좌의 경우 최근 ALK, ROS1, RET, 그리고 NTRK 등의 oncogenic mutation으로 잘 알려진 변이인데, TGS로 이에 대한 검출을 진행하는 것은 여러 어려움이 있다. 전좌 여부를 NGS로 분석하기 위해서는 breakpoint가 어디이고, 전좌가 일어난 부분의 앞뒤 염기서열과의 관계를 분석해야만 한다. 하지만 일반적인 TGS에서 목표하는 영역과는 달리 대부분의 전좌는 실제 intron 영역에서 발생하고, 그마저 경우에 따라 정확한 발생위치가 조금씩 차이가 있는 경우가 많기에 미리 대응할 영역을 설정하기가 쉽지 않다. 이는 WGS 등의 넓은 범위의 유전체 분석을 통해 해결하는 것도 좋은 방법이겠으나, WTS을 통해서는 breakpoint 앞뒤로 intron 영역을 알기 어렵더라도 전사 후 발현하는 fusion mRNA를 쉽게 검출할 수 있으며, 실제 전좌가 생물학적 의미를 갖기 위해서는 적어도 발현이 되어야 하기 때문에, WTS는 의미 있는 전좌를 찾는데 매우 효율적이다**(그림 40-6)**.

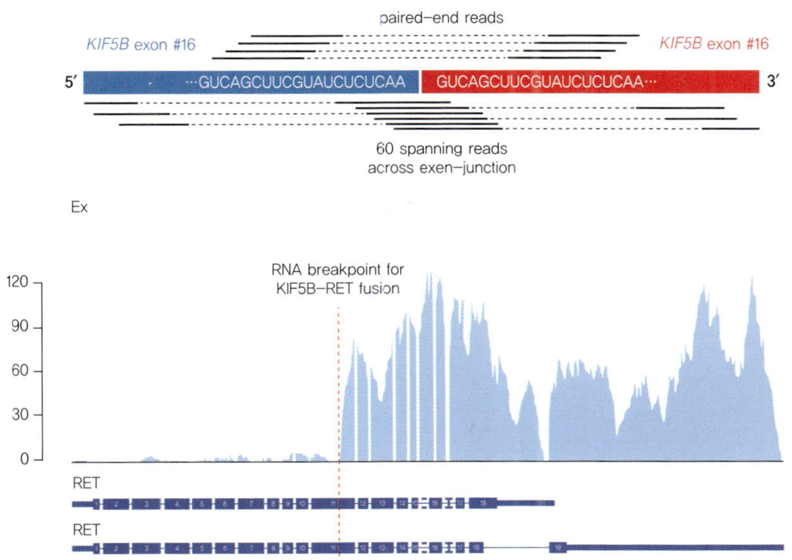

그림 40-6. RET Translocation을 WTS방법으로 Detection한 예시

3. 결론

암은 체세포 돌연변이에 의해 발생하는 질환이므로, 유전체 분석을 통해 발병 기전을 명확히 파악하고, 이를 바탕으로 약제를 선정하거나 적절한 임상시험 등록을 고려할 수 있을 것이다. 여러 개의 biomarker를 한꺼번에 확인하는 유전체 자료의 활용이 늘어가면서 효율적인 임상시험을 위한 마스터 프로토콜과 adaptive design의 적용이 증가하고 있으나 현실적으로 진료 현장에서 적용하는데 여러 한계점이 있으므로 향후 개선방향에 대한 고민이 필요하다.

참고문헌

1. Ju YS, Lee WC, Shin JY, et al. (2012) A transforming KIF5B and RET gene fusion in lung adenocarcinoma revealed from whole-genome and transcriptome sequencing. Genome Res, 22(3), 436–445.
2. Lawrence MS, Stojanov P, Polak P, et al. (2013) Mutational heterogeneity in cancer and the search for new cancer-associated genes. Nature, 499(7457), 214–218.
3. Nowell PC (1976) The clonal evolution of tumor cell populations. Science, 194(4260), 23–28.
4. Sun JX, He Y, Sanford E, et al. (2018) A computational approach to distinguish somatic vs. germline origin of genomic alterations from deep sequencing of cancer specimens without a matched normal. PLoS computational biology, 14(2), e1005965.
5. Yoon S, Xuan Z, Makarov V, et al. (2009) Sensitive and accurate detection of copy number variants using read depth of coverage. Genome Res, 19(9), 1586–1592.

Chapter 41

다기관 협력 연구, 다국가 연구

박숙련

요약

- 다기관, 다국가 임상시험은 신속한 대상자 모집, 연구결과의 일반화 측면에서 장점이 있으며 최근 정밀의료 시대의 분자표적 타겟 임상시험의 증가로 다기관 임상시험의 중요성이 더욱 강조되고 있다.
- 다기관, 다국가 임상시험은 국가별 의료 행태 차이에 따른 임상적 이슈, 기관별 표준운영절차, 약물 접근성, 연구자 교육, 데이터 질 차이를 포함하는 운영적 이슈, 국가별 임상시험 관련 법률 및 규제 차이에 따른 규제적 이슈, 대상자 모집 이슈, 윤리적 이슈, 통계적 이슈 등 다양한 어려움을 내재하고 있어 다기관, 다국가 연구자 주도 임상시험을 효율적으로 수행하기 위해서 다양한 연구 협력그룹(cooperative group)들이 설립되었고 그룹 간 공동연구의 중요성이 강조되고 있다.
- 성공적인 다기관 임상시험을 수행하기 위해서는 미충족 수요 연구주제 선정, 선행연구/파일럿 연구를 통한 수행가능성 평가 및 예비 데이터 확보, 간결 · 정확하면서도 상세한 연구계획서 개발, 시험약물/연구비 확보, 적합한 참여 기관 선정, 관련 연구 인력에 대한 교육, 계획된 기한 내 대상자 모집, 임상시험 수행 전반의 질 관리 및 데이터 질 관리 모니터링 등이 중요하다.

1. 다기관, 다국가 임상시험의 장점 및 장애물

두 개 이상의 의료 기관에서 수행되는 다기관 임상시험은 단일 기관 임상시험에 비해 더 많은 대상자들을 더 빠르게 모집할 수 있다는 이점과 함께, 여러 연구 기관에서 다양한 환자군이 포함됨으로써 연구 결과를 일반화하는데 유리한 점이 있다. 특히 다국가 임상시험은, 결과에 영향을 줄 수 있는, 인종적, 유전적, 환경적, 문화적, 혹은 의료 시스템 차이 등의 지리학적 다양성을 통해 연구 결과의 일반화를 극대화할 수 있고, 이는 실질적으로 다양한 국가에서 시판 승인을 획득하는데 유리한 장점이 있다. 또한 다국가 임상시험은 여러 나라들이 혁신적인 치료법에 대한 조기 접근이 가능하게 하여 글로벌 보건에 기여한다는 이점도 있다.

다기관 임상시험의 중요성은 빈도가 낮은 희귀 암 연구에서 더욱 강조되는데, 전통적인 희귀암뿐 아니라, 최근의 특정 표적 주도의 임상시험들이 타깃으로 하는 대상 암(예, ALK 양성 비소세포폐암)의 빈도가 5% 미만으로 낮은 경우가 많아 이들에서는 다기관 임상시험이 거의 필수이다.

그러나 다기관 임상시험은 임상시험 개별 기관 간에 임상 진료 패턴의 이질성이 결과 해석에 주요 교란 요인이 될 수 있고, 연구계획서와 수행 과정의 복잡성, 이에 대한 연구자들간의 합의 과정, 개별 기관 연구자들 및 관련 인력들의 교육 및 인프라 구축, 연구자들의 지속적인 연구에 대한 헌신, 개별 기관마다 진행되어야 하는 institutional review board(IRB) 심사 과정, 그 외 복잡한 행정적 절차 등의 어려움을 내재하고 있다. 다국가 임상시험은 이러한 이슈 외 국가마다 다른 임상시험 관련 법규에 따른 행정적 요구사항 및 절차의 복잡성이 더해져서 임상시험 수행의 어려움은 배가된다. 제약회사 주도 임상시험의 경우에는 내부 인허가 부서(regulatory affairs department) 운영, 임상시험에 참여하는 개별 국가의 현지 법인을 통한 정보 및 전문가 확보, contract research organization(CRO, 임상시험수탁전문기관) 서비스 이용 등을 통해 이러한 다기관, 다국가 임상시험 수행의 다양한 장애물에 대처할 수 있지만, 제한된 예산과 인프라 및 자원으로 수행해야 하는 연구자 주도 임상시험의 경우에는 이러한 이슈들은 매우 큰 도전이다. 따라서 이러한 복잡한 행정적 절차와 여러 다양한 연구자와 연구기관 간의 조율을 요하는 다기관, 다국가 연구자 주도 임상시험을 효율적으로 수행하기 위해서 다양한 연구 협력그룹(cooperative group)들이 설립되었다.

본 장에서는 국내외 대표적인 암 임상연구 협력그룹에 대한 간략한 소개와 연구자 주도 다기관 임상시험이나 다국가 임상시험의 연구자로서 연구 디자인 및 수행과 관련되어 고려해야 할 학술적이면서 실무적인 부분을 중심으로 다루고자 한다.

2. 암 연구 협력그룹(Cancer Cooperative Groups)

1) 해외

새로운 암 치료법 개발을 위한 협력그룹은 National Cancer Institute(NCI, 미국 국립암연구소)의 지원을 받는 3개의 그룹(Acute Leukemia Group A, Acute Leukemia Group B, Eastern Solid Tumor Group)이 설립되면서 시작되었다. 이후 NCI는 2014년 이전까지 임상시험 협력그룹 프로그램(Clinical Trials Cooperative Group [CTCG] Program) 하에 아래와 같은 4개의 분류에 속한 총10개의 연구 협력그룹을 지원하였다.

① 질병 중심 그룹: Gynecologic Oncology Group(GOG), National Surgical Adjuvant Breast and Bowel Project(NSABP)

② 최신 기술 혹은 단일 치료법 연구에 중점을 둔 그룹: American College of Surgeons Oncology Group(ACOSOG), American College of Radiology Imaging Network(ACRIN), Radiation Therapy Oncology Group(RTOG)

③ 특정 환자 군에 중점을 둔 그룹: Children's Oncology Group(COG)
④ 다학제 국제적 그룹: Cancer and Leukemia Group B(CALGB), Eastern Cooperative Oncology Group(ECOG), North Central Cancer Treatment Group(NCCTG), Southwest Oncology Group(SWOG)

그러나 한정된 자원 내에서 임상시험을 효율적으로 수행하고 최근의 정밀의학 임상시험 환경 변화에 대처하기 위해 NCI는 2014년 3월, 기존 CTCG 프로그램을 새로운 National Clinical Trials Network(NCTN, 국가 임상시험 네트워크) 프로그램으로 변경하고 기존의 10개의 연구 협력그룹을 총5개 그룹으로 통합하였다(4개의 미국 성인 네트워크 그룹 + 1개의 미국 소아 네트워크 그룹 + 1개의 캐나다 네트워크 그룹)(그림 41-1). 각 협력그룹은 의사, 통계학자, 간호사, 임상연구협력자, 약사, 환자옹호집단 등으로 구성된 대규모 네트워크이며 각자의 행정구조, 운영절차, 위원회 등을 갖고 독립적으로 운용되며 각 협력그룹마다 운영사무국과 통계센터가 존재한다.

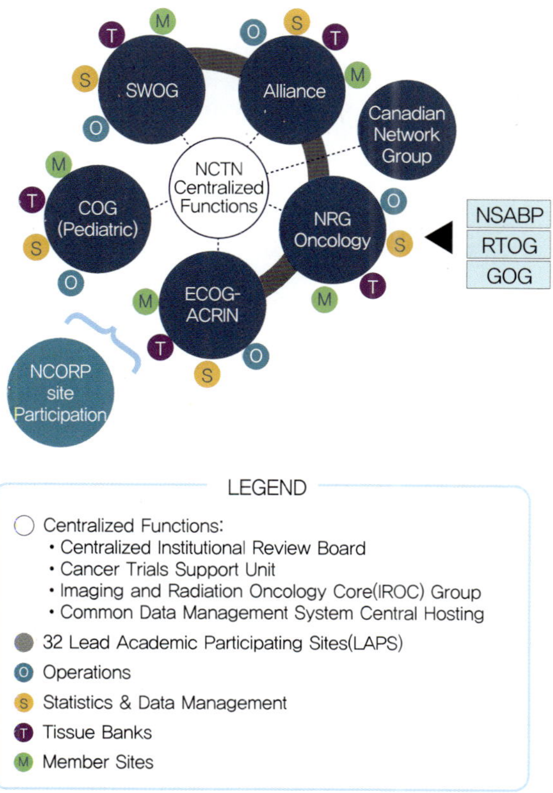

그림 41-1. NCI NCTN 구조(출처: https://www.cancer.gov/research/areas/clinical-trials/nctn)

협력그룹에 가입하기 위해서는 각 의료기관은 회원자격 심사에 지원해야 하는데 대상자 모집 잠재력, 협력그룹과 연방정부의 요구조건 충족 등의 회원자격 요건을 충족해야 한다. 협력그룹에 참여한 각 기관의 책임연구자는 기관을 대표하여 협력그룹 내 기관 활동을 수행해야 한다. 각 기관은 주 회원기관(main member institution), 주 회원기관의 제휴회원기관(affiliates of a main member institution) 또는 members of participating Community Clinical Oncology Programs(CCOPs, 커뮤니티 임상종양 프로그램 회원) 중 하나로 협력그룹에 참여하게 된다. 일반적으로 주 회원기관은 협력그룹의 중심부 활동에 관여하는 아카데믹 메디컬센터 혹은 다른 주요 메디컬센터들이며 임상시험 대상자 모집, 과학적 전문성, 다른 자원 제공 등에 주요 기여를 한다.

제휴회원기관은 주 회원기관에 의해 지정되며 커뮤니티 기반 조직과 의사들을 포함하며 대상자 모집 속도는 더 늦다. CCOP 네트워크는 병원, 클리닉, 건강유지조직, 개업의 그룹 혹은 단일 행정 유닛을 통해 책임연구자와 일을 하기로 동의한 컨소시엄 등을 포함할 수 있으며, 각 CCOP는 하나 이상의 CCOP 연구 기지(research bases-NCI 지정 암센터[NCI-designated cancer center]) 혹은 협력그룹, 임상시험을 디자인, 개발, 수행함 가입을 선택할 수 있다.

유럽연합(EU)의 대표적 연구 협력그룹으로는 European Organisation for Research and Treatment of Cancer(EORTC)가 있다. EORTC는 1962년에 설립되었고 현재 약 30여 개국 930개 이상의 대학병원 혹은 제휴 병원이 참여하는 네트워크로 구성되어 있다. EORTC 본부는 브뤼셀에 위치하는데, 임상연구 및 중개연구와 관련된 임상적인 면, 과학적인 면, 운영적인 면, 정도 관리, 규제 관련 전체를 지원한다. EORTC는 임상시험을 통해 여러 신약들의 미국 Food and Drug Administration(FDA) 및 유럽 European Medicines Agency(EMA) 허가에 기여하였을 뿐 아니라 임상시험 및 임상진료에 큰 영향을 미치는 종양반응평가 기준인 RECIST, quality of life(QOL, 삶의 질) 평가 지표 등의 새로운 표준을 제시하였다.

일본은 2014년 Japanese Cancer Trial Network(JCTN, 일본 암임상시험 네트워크)가 조직되었고, JCTN 멤버로는 현재 아래 9개의 임상시험 그룹이 있다.

- Japan Adult Leukemia Study Group(JALSG)
- Japan Clinical Oncology Group(JCOG)
- Japanese Gynecologic Oncology Group(JGOG)
- Japan Children's Cancer Group(JCCG)
- West Japan Oncology Group(WJOG)

- Hokkaido Gastrointestinal Cancer Study Group(HGCSG)
- Kyushu Study group of Clinical Cancer(KSCC)
- Lung Oncology Group in Kyushu(LOGIK)
- Thoracic Oncology Research Group(TORG)

이 중 대표적인 JCOG은 1990년에 설립되어 전체 국가연구비 지원으로 운영되며 전국적으로 약190개 기관이 참여하고 있다. 항암제, 수술, 방사선치료, 내시경적 치료 등 다학제 치료 개발을 목표로 하며 특정 종양 혹은 치료법의 유형에 따라 16개 카테고리로 구성되어 있고, 30개 이상의 진행 연구에 매년 3,000명 이상의 대상자를 모집하고 있다.

2) 국내

국내 대표적인 암 치료 임상연구자 그룹인 Korean Cancer Study Group(KCSG, 대한항암요법연구회)는 1998년 창립되어 종양내과 전문의들이 주축으로 암 분야의 다기관 임상시험을 수행하고 있는데, 현재 102개 의료기관에서 750여 명의 회원이 소속돼 있으며, 데이터센터를 포함한 9개 위원회와 암종별 10개의 질병분과위원회로 구성되며 활발한 다국가, 다기관 임상연구를 수행 중이다.

2011년 ECOG special participant membership에 가입하였고, 2017년 Breast International Group(BIG) membership에 가입하였다. 그 외 Australasian Gastro-Intestinal Trials Group(AGITG), EORTC, Translational Research In Oncology(TRIO), SWOG 등 국외 연구 그룹들과 활발히 교류하며 공동연구를 수행하고 있다.

3. 연구자 주도 다기관 임상시험 수행

1) 임상시험 기획 단계

(1) 연구 주제 선정

임상시험의 가장 첫 번째 단계는 해답을 얻고 싶은 연구 질문(research question)을 정하는 것이다. 이를 위해서는 임상 경험과 발표된 논문 혹은 학회 초록 등의 문헌조사를 통해 의학적 근거에 대한 철저한 고찰 및 이해가 요구된다. 좋은 연구 주제는, 학술적으로 흥미롭고 독창적이며 윤리적이어야 하고 수행 가능해야 할 뿐 아니라, 임상적으로 밀접하게 관련 있는 것으로서 미충족 수요를 다루는 것이 중요할 것이다.

미충족 수요의 우선순위 결정을 위해서는 갭 분석(gap analysis) 방법이 도움이 되는데, 이는 다양한 임상 셋팅에 대해 1) 현재 상태(가용한 예방/진단/치료법, 임상결과 등)를 기술하고, 2) 요구되는 바람직한 상태(더 우월한 예방/진단/치료법의 개발, 예후 향상 등)를 기술하고, 3) 1과 2 사이의 갭을 확인하고, 4) 갭의 구체적인 이유를 확인하는 것이다.

(2) 선행 연구 혹은 파일럿 연구

연구 주제의 실현 가능성을 평가하기 위해 실제 임상에서 임상시험 대상 환자군의 규모 파악, 연구 가설 관련 대조군의 치료 성적, 샘플 수 산정 등을 위해 다기관의 과거대조군(historical control) 데이터 분석이 필요하거나, 기관마다 임상진료 패턴을 조사할 필요가 있다. 때로는 대규모 3상 임상시험을 수행하기 전 파일럿(pilot) 연구를 수행해야 한다. 파일럿 연구는 확실한 결론을 얻기 위한 연구가 아니므로 실현 가능한 타임라인 내 적절한 정보를 얻을 수 있도록 연구 목적과 primary endpoint 설정, 대상자 수 산정 등을 고려해야 한다.

2) 임상시험 개발 단계

(1) 시놉시스 작성

임상시험 시놉시스는 연구의 이론적 근거, 연구 목적, 연구 endpoint, 연구디자인, 선정/제외 기준, 연구 중재방법, 샘플 수, 연구기간, 예상 참여기관 수, 통계 분석 등에 대한 명확한 요약 제시가 필요하다.

시험약물이나 연구비를 제공받기 위해 제약회사, 정부 R&D 프로그램 등에 지원하거나 다기관, 다국가 공동연구를 위해 다른 연구자 혹은 연구기관과 논의를 시작하는 초기 과정에 있어서 임상시험 시놉시스는 필수적인 역할을 한다. 수많은 임상시험 시놉시스 중 선정 가능성을 높이기 위해서는 왜 이 임상시험이 수행되어야 하는지(미충족 수요 기반), 이 임상시험의 결과가 어떻게 임상진료, 의료정책에 영향을 주거나 향후 연구에 새로운 아이디어를 제공할 수 있는지 등을 잘 어필하는 것이 중요하다.

(2) 연구 예산 분석 및 확보 계획

제약회사 주도 임상시험의 경우에는 연구 관련 모든 비용이 스폰서인 제약회사로부터 지원되지만 연구자 주도 임상시험의 경우에는 연구 예산 확보가 임상시험 수행의 관건이다. 새로운 임상시험을 계획함과 동시에 임상시험 수행에 필요한 모든 상세한 비용 분석을 수행하여야 한다.

임상시험에서 요구되는 검사, 치료, 혹은 절차 등이 의료비 청구 가능한 항목이 있는지(국내의 경우 국가의료보험, 다국가 임상시험의 경우 각 나라의 의료비 청구 시스템 확인 필요) 확인하고 이를 제외한 비용은 연구 예산에 포함시켜야 한다. 또한 국내에서는 2018년 12월 11일 이후 임상시험 대상자 피해 배상·보상을 위한 보험 가입이 의무화되었고, 다국가 연구의 경우 국가별 임상시험 대상자 배상 보험 조건이 상이하므로 이를 고려하여 예산에 반영하여야 한다. 또한 국가별 IRB/관할 규제 기관 심사 시 모국어로 작성된 연구 관련 서류 제출이 요구될 수 있으니, 번역에 소요되는 예산 책정도 필요할 수 있다.

연구 예산 산정이 잘못되어 연구비가 부족하게 되면 이후 임상시험 진행에 큰 걸림돌이 되는데, 아래 예와 같이 임상시험 관련 task items과 activity를 상세히 항목화하여 나열하고 항목마다 예산을 산정하는 것이 필요하다**(그림 41-2)**. 국내에서 연구자주도 임상시험의 연구비를 확보할 수 있는 방법으로 국가 R&D 과제 선정, 제약회사 등 산업계의 지원, NCI 지원을 받는 EORTC 등의 외국 연구협력그룹과의 공동연구를 통한 지원 등이 있는데, 제약회사 혹은 외국 연구협력그룹의 지원인 경우 이러한 상세 예산표에 기반하여 합리적인 협상이 가능할 것이다.

참여기관마다, 국가마다 간접비나 부가가치세 등의 산정 방식이 다르므로 확인이 필요하다. 또한 외국으로부터 임상시험약이 수입되어야 할 때 세관 통관업무와 관련된 비용(관세, 부가가치세 등)을 임상시험약을 공급하는 제약회사가 부담하는 Delivered Duty Paid(DDP, 관세지급반입 인도조건) 방식으로 하기로 합의되지 않는다면 이 비용 또한 예산에 포함되어야 할 것이다. 임상시험약의 포장, 라벨링, 배송을 위한 업체 서비스 비용에 대한 예산 편성 역시 필요하다.

(3) 연구계획서 개발

연구계획서는 임상시험에 대한 연구 계획을 상세히 기술하고 임상시험의 수행 매뉴얼의 역할을 하므로, 임상시험의 가장 중요한 질 관리 도구라고 할 수 있다. 연구계획서 초안을 공동연구자들에게 회람하여 피드백을 받고 연구자 미팅 또는 스타트업 미팅 시 수정된 계획서를 검토하는 과정이 필요하다.

연구계획서에는 연구배경, 이론적 근거, 연구목적, endpoint, 연구디자인, 대상환자군, 연구방법(연구중재, 검사 방법 및 스케줄, 방문 스케줄, endpoint 평가방법 등), 통계(샘플 크기 산정, 분석대상군, 통계분석방법 등), 질 관리(quality control)/질 보증(quality assurance), 윤리적 고려, 데이터 처리/기록보관 등에 대한 기술이 포함되는데, 분명하고 간결하며 정확하고 상세해야 한다. 연구계획서는 다기관 임상시험에서 특별히 중요한데, 연구계획서에 누가, 무엇을, 언제, 어디서, 그리고 어떻게 임상

Task Items & Activities	Responsibility			Unit	Unit Cost	No. of Units	Total
	Study Sponsor (Investigator)	CRO	Site				
1. Study Management							
1. Overall Project Management		R		Months			
2. Project set up and planning R		R		Study			
3. Project meeting		R		Months			
4. IND initial & amendment approval from MFDS							
5. MFDS annual reporting & safety reporting		R		Time			
6. Study Guideline Development	r	R		Study			
7. Newsletter		R		Times			
8. Investigator Meeting & preparation	r	R		Times			
9. General Administration		R		Months			
10. IP guideline development & amendment	r	R		Study			
11. Local Insurance fee	r	R		Study			
2. IP management and delivery, destruction							
1. IP process set-up		R		Study			
2. labelling(initial & amend)		R		Times			
3. Storage and maintenance in warehouse		R		Month			
4. Delivery(Courier fee)		R		Times			
5. Destruction		R		Times			
3. Site Management							
1. Coordination & Communication with Sites		R		Months			
2. Supports & Distribution for IRB Document		R		Sites*Time			
3. IRB Submission & Reporting		R		Sites*Time			
4. IRB Review fee		R		Sites			
5. Study Agreement with Sites	r	R		Sites			
6. Payment Management for Sites		R		Sites*Time			
7. TMF Set-Up & Management		R		Sites*Months			
8. ISF Set-Up & Management		R		Sites			
9. Site activation(no visit)		R		Sites			
10. Site Monitoring Visit - 1 Day (서울, 경기)		R		Visits			
11. Site Monitoring Visit - 1 Day (지방)		R		Visits			
12. Site Closure-out Visit - 1 Day (서울, 경기)		R		Visits			
13. Site Closure-out Visit - 1 Day (지방)		R		Visits			
14. Site overhead fee including pharmacist cost		R		Sites			
15. Site payment for subjects fee		R		Subjects			
16. IP Return for Destruction from Site		R		Times*Sites			
4. eCRF Set-up							
1. eCRF Draft & Calendar Generation(includ.Revision)		R		Study			
2. Metadata Dictionary, Annotated CRF		R		Study			
3. Data Entry Screen Development		R		Study			
4. System Verification & Test		R		Study			
5. System Query Programming		R		Study			
6. Query Programming		R		Study			
7. System Setup		R		Study			
5. eCRF Maintenance							
1. System License Fee		R		Month			
6. Data Management							
1. Overall communication and project management		R		Month			
2. Data Management Plan(DMP) Development	r	R		Study			
3. Study Database Structure(Annotated CRFs & MetaData)		R		Study			
4. Data Validation Plan(DVP) Development	r	R		Study			
5. Manual data review		R		Times			
6. Query Generation & Resolution		R		Times			
7. Medical Coding(AE)		R		Study			
8. SAE Reconciliation		R		Study			
9. Database Locking & Unlocking		R		Study			
10. Data Transfer		R		Study			
11. DM Master Filie Management		R		Month			
12. Data Qulaity Check & Management		R		Times			
13. Preparation of Protocol Deviation List	r	R		Times			
7. Data analysis/statistics/CSR writing, Publication support							
1. Data analysis/statitics							
1) Statistical Analysis Plan(SAP) and Dummy Tables Generation		R		Study			
2) Analysis Group Definition		R		Study			
3) SAS programing & Statistical Analysis		R		Study			
4) Statistical Analysis Report(SAR)		R		Study			
2. CSR writing		R		Study			
3. Publication costs	R			Study			
(1) Sum of Direct & Indirect costs							
(2) VAT(10% of sum direct & indirect costs)							
Total sum (1+2)							

그림 41-2. 임상시험 연구비 예산 산정 예시

시험 절차가 수행될 지 상세히 기술함으로써 각 기관의 연구자들과 연구인력들이 동일한 대상환자군을 등록하고 임상시험 절차를 정확히 수행함으로써 변동성을 최소화하고 모든 참여기관에서 이상치/에러값으로부터 영향을 크게 받지 않는 데이터를 제공할 수 있어야 하기 때문이다. 그러나 반대로, 이러한 상세한 연구절차의 기술은, 그것을 지키지 못하였을 때 연구 위반(deviation)을 초래하므로, 수행 가능성 측면을 고려하여 어떤 연구 절차를 아주 상세하게 명시할 지 아니면 좀 더 융통성을 부여할 지를 결정해야 할 것이다.

연구 디자인에 결정적이지 않은 세부사항에 대해서는 연구계획서가 아니라 연구절차 매뉴얼(study procedure manual)에 기술함으로써 연구계획서의 수정 없이 연구 중간에 사소한 변경을 허용하는 것도 대안이 될 수 있다. 또한 꼭 수집되어야 하는 데이터 항목은 최소화하는 것이 임상시험 수행을 용이하게 하고 연구비를 낮출 수 있는 팁이다. 임상 검체 수집이 계획되어 있다면, 검체 수집 및 처리에 관한 세부적인 매뉴얼을 마련하고, 검체 배송 및 추적 계획을 함께 수립하는 것이 필요하다.

연구계획서를 잘 숙지하는 것은 각 연구자 및 연구관련 인력의 책임이기는 하지만, 연구계획서의 구성을 가독성 있게 하고, 적절한 하부 제목들로 구성된 목차를 일목요연하게 제시하여 연구자들이 필요한 부분을 쉽게 찾아볼 수 있도록 돕는 것이 필요하다. 또한 대부분의 연구계획서는 연구 수행 중 수정을 요하게 되는데, 수정이 너무 빈번히 발생하면 각 참여 기관의 업무량이 증가하고 참여도가 떨어질 수 있으므로 처음부터 연구계획서를 가능한 한 오류 없이 잘 쓰는 것이 중요하다. 또한 연구계획서는 동일한 내용이 여러 곳에 명시될 수 있는데, 수정 작업 시 일부만 수정하고 다른 곳을 수정하지 않음으로써 연구내용의 일관성을 잃지 않도록 유의해야 한다.

(4) 참여 기관 선정

목표한 모집 대상자수와 임상시험 타임라인을 고려하여 적절하게 참여 기관 수를 결정해야 한다. 참여 기관 수가 많을수록 임상시험 운영 비용이 증가하는 단점이 있지만, 대상자 모집 시간과 참여 기관을 실제 필요한 것보다 너무 적게 책정하게 되면, 계획한 타임라인을 초과하면서 예산 초과가 발생하게 된다.

다기관 임상시험의 참여 기관 선정 시 임상시험 경험, 대상환자 모집 능력, 연구계획서대로 대상자를 안전하게 진료할 수 있는 능력, 임상시험에 충분한 시간을 할애할 수 있는 연구자의 헌신도, 성공적인 공동연구 이력, 숙련된 연구 코디네이터 보유 여부 등을 고려하여야 한다.

(5) 임상시험 코디네이팅 센터/데이터 센터 수립

임상시험 디자인과 수행을 위해 의학통계, good clinical practice(GCP), 컴퓨터 프로그래밍, 데이터 처리 등에 전문적인 임상시험 코디네이팅 센터/데이터 센터가 필요하며 코디네이팅 센터/데이터 센터는 증례기록서, 수행 매뉴얼, 무작위배정 계획 개발, 참여기관과의 의사소통 및 IRB 작업 모니터링 및 갱신, 모든 공동연구 기관으로부터의 데이터 수집, 모니터링, 데이터 정화 및 분석, 참여기관 방문, 중간분석 준비 등을 수행한다. 연구협력그룹 내 자체적으로 있는 코디네이팅 센터/데이터 센터를 활용하거나 외부 academic-clinical research organization(CRO/ARO)를 활용하는 방법이 있으므로, 연구비 예산을 고려하여 결정할 필요가 있다.

(6) 위원회 구성

임상시험에서는 임상시험계획의 과학적 타당성, 임상시험의 질, 대상자의 안전을 확보하기 위해 다양한 위원회를 구성하기도 하는데, 이에는 임상시험 운영위원회(steering committee), independent data monitoring committee(IDMC, 독립적 데이터모니터링 위원회) 혹은 data and safety monitoring board(DSMB, 데이터 안전성 모니터링 위원회) 등이 있다.

연구자주도 임상시험에서 steering committee는 특히 대규모 다기관 임상시험에서 조직되는데 임상시험에 직접 관여하지 않는 의장 및 전문가와 임상시험 책임연구자 및 주요 공동연구자 등으로 구성되며 임상시험 전반에 대한 감독, 책임연구자에게 임상시험 관련 제안, 임상시험계획서의 과학적 타당성, 임상시험의 질과 수행에 대한 평가, 최종 임상시험보고서의 과학적 질 등에 대해 책임지는 역할을 한다.

IDMC 혹은 DSMB의 주요 역할은 임상 효능 및 안전성 데이터의 중간 분석과 그에 따른 임상시험의 지속/중단 혹은 변경 등에 대한 적절성을 권고하는 것이다. 임상시험에서 IDMC 혹은 DSMB구성 여부는 연구 중재가 대상자에 미치는 위험성, 대상자 집단의 특징, 대상자 수와 연구기간 등을 고려한 연구 규모 등에 기반하여 결정하며, 3상 임상시험, 다기관 임상시험, 눈가림을 포함하는 연구, 고 위험 중재를 포함하는 연구, 취약한 대상자를 포함하는 연구 등에는 IDMC/DSMB를 구성하는 것이 바람직하다. 그러나 연구자주도 임상시험은 IDMC/DSMB를 구성하고 운영하는데 여러 어려움이 있는데 시험 외부의 독립적인 전문가로 IDMC/DSMB를 구성하고 회의 스케줄 및 형식, 중간 분석 계획, 통계적 방법, 중간보고서 형식 및 그에 따른 대안 마련 등을 포함하는 표준운영절차 및 헌장을 구비해야 하기 때문이다. 의료기관에 따라 임상시험센터 등에서 연구자주도 임상시험에 대해 IDMC/DSMB 운영을 지원하고

IDMC/DSMB가 독립적인 분석결과 평가 및 의사결정이 수행되도록 표준운영절차와 헌장을 제공하고 있으므로, 이를 활용할 수 있다.

(7) IRB, 관할 규제 기관 심사 및 승인

국내에서는 다기관 임상시험의 경우 참여하는 기관마다 IRB 심의 및 승인을 받아야 한다. 각 기관마다 IRB 심의 결과가 상이할 수 있고 이를 전체 연구계획서, 동의서, 혹은 증례기록서 등에 반영하여 각 기관 IRB로부터 다시 모두 승인 받아야 한다. 이러한 변경 과정에서 연구계획서, 동의서, 혹은 증례기록서 등의 버전 관리 및 보관에 유의하여야 한다. 기관마다 IRB 심의 및 승인에 소요되는 시간에 차이가 있고 다기관 임상시험의 경우 모든 기관의 IRB 승인까지 예상보다 시간이 더 오래 소요되는 경우가 흔하므로, 전체 임상시험의 타임라인에 이를 고려해야 한다.

의약품의 안전성과 유효성 자료를 수집할 목적으로 임상시험(연구자 임상시험 포함)을 실시하고자 하는 경우에는 식품의약품안전처장의 사전승인을 받아야 하므로 IRB 심의와 별도로 한국 Ministry of Food and Drug Safety(MFDS, 식품의약품안전처) 심의를 받아야 한다. 국내 기관별로 규정이 다르기는 하지만, IRB 심의와 식품의약품안전처 심의가 동시에 이루어질 수 있는 경우에는 각 심의에 요구되는 서류 요건을 가능한 빨리 갖추어 심의를 진행하는 것이 시간을 절약할 수 있다.

Investigational new drug(IND, 국내 시판 승인이 되지 않은 의약품)에 대한 연구자 주도 임상시험일 경우 1) 임상시험 계획서(국문), 2) 시험대상자 설명문 및 동의서, 3) 증례기록서, 4) 임상시험 피해자 보상에 관한 규약, 5) 임상시험자 자료집뿐 아니라, 6) 서론 및 개발 계획, 7) 의약품 제조 및 품질관리 기준 및 해당에 맞게 제조되었음을 증명하는 서류나 자료, 8) 비임상시험성적에 관한 자료(충분한 자료가 포함되어 있을 경우 임상시험자 자료집으로 갈음 가능), 9) 시험약의 과거 임상적 사용경험에 관한 자료(제출할 수 있는 경우에만; 충분한 자료가 포함되어 있을 경우 임상시험자 자료집으로 갈음 가능) 등을 식품의약품안전처에 제출해야 하므로 해당 규정에 따라 시험약을 제공하는 제약회사로부터 해당 자료를 직접 받거나 또는 대행 CRO/ARO를 통해 제공받아 제출해야 할 필요가 있다. 만약 해당 임상시험약에 대해 이전에 국내에서 IND를 신청한 적이 있다면, 6)~9)는 IND를 수행한 제약회사로부터 받은 허여서 제출로 갈음할 수 있다.

다국가 임상시험의 경우, 나라별로 규제/심사 기관 제출 절차 및 일체 서류가 다르고 복잡하므로 이를 연구자 개인이 처리하기에는 현실적으로 쉽지 않다. 충분한 인력과 경험을 갖춘 임상시험 협력그룹이라면 협력그룹 자체적으로 이러한 역할을 수행할 수 있을 것이며, 그렇지 않다면, CRO 또는 ARO에 위탁 서비스를 이용할 필요가 있으며 이에 대한 연구비 예산 산정이 필요할 것이다.

3) 임상시험 실행 단계

(1) 임상시험 스타트업

각 참여 기관의 IRB 승인 완료 후 각 참여 기관과 연구비 포함 기관 계약을 맺고 개시 미팅을 진행한다. 개시 미팅 혹은 연구자 미팅을 통해 각 참여 기관의 주요 연구 인력들을 대상으로 연구의 과학적 배경과 관련된 데이터 공유, 연구계획서 리뷰, 주요 연구 절차에 대한 설명과 필요한 교육을 시행한다. 개시 미팅 혹은 연구자 미팅 시 각 참여 기관으로부터 제기된 질문 혹은 제안에 대해 적절한 답변을 제공하고 가능한 범위 내에서 후속 조치를 적극적으로 시행하는 것이 참여 기관 연구자들의 연구 관심도를 유지하고 참여 기관 실무자들이 원활한 연구를 수행하는데 도움이 될 수 있다.

(2) 대상자 모집

목표한 타임라인 내 목표 대상자 수를 모집하는 것이 임상시험의 주요 난관 중 하나이다. 많은 임상시험들이 대상자 모집 지연 때문에 연구가 조기 종료되며 그로 인한 연구의 검정력 감소로 임상적으로 의미 있는 차이가 있는데도 불구하고 유의하지 않게 거짓 음성으로 보고될 위험이 있다. 대상자 모집을 완료하기 위해 모집 기간이 연장될 경우에는 연구비 등 연구 자원이 더 필요하게 되어 연구비 예산을 초과할 위험이 있다. 계획된 타임라인 내 대상자 모집을 완료하기 위해 매월 목표 모집 수 대비 스크리닝 및 모집 현황을 잘 파악하는 것이 매우 중요하다.

임상시험 코디네이팅/데이터 센터 혹은 대행 CRO/ARO가 매주 기관별 대상자 모집 현황을 그래프 등으로 보여주는 뉴스레터를 모든 참여기관의 연구자/연구코디네이터에게 정기적으로 발송하는 것이 필요하며, 이는 다른 참여기관의 대상자 모집 현황과 비교함으로써 참여기관 연구자 스스로 기한 내 대상자 모집에 대한 책임감으로 작용할 수 있다.

일반적으로 각 참여기관의 임상시험 개시 후 대상자 모집 속도가 본 궤도에 오르기 위해서는 어느 정도의 시간이 필요한데 이를 고려하여 대상자 모집 계획을 수립하는 것이 필요하다. 또한 대상자 모집률이 낮은 참여기관에 대해서는 조기에 의사 소통하여 원인을 파악하고 해결점을 모색하는 것이 필요하다. 또한 정기적인 전체 연구자 미팅을 통하여 참여기간 연구자들의 연구에 대한 관심과 열정을 유지하게 하고, 대상자 모집을 독려하고, 연구 진행 중 발생하는 이슈와 해결책을 공유하는 것이 필요하다.

(3) 데이터 질 모니터링

윤리적인 대상자 모집과 모든 임상시험 데이터의 무결성은 필수적이며 이를 보장하기 위해 각 참여기관에 직접 방문하여 데이터 모니터링을 수행하여야 한다. 모니터링은 연구코디네이팅/데이터 센터 혹은 CRO/ARO에 의해 수행되는데, 각 참여기관에 첫 몇 명의 대상자가 등록된 후 조기에 첫 번째 모니터링을 수행하는 것이 중요하다. 모니터링은 서명된 동의서 검토, 증례기록서와 근거문서 대조, 중대한 이상반응 확인, 선정/제외기준 적합성 확인, 임상시험용의약품 관리 및 불출 현황, 연구자 파일(investigator study file; 연구계획서, 동의서, IRB 승인서, 실험실 인증서, 시험자 이력서 등) 및 약국 바인더(pharmacy binder) 검토 등을 포함한다. 이상반응 및 연구계획서 위반 보고 등이 지연되지 않도록 유의해야 한다. 데이터 모니터링에는 고비용이 요구되므로 모든 대상자에서 모든 근거문서를 포함시킬지 일정 퍼센트의 대상자와 근거문서만 포함시킬지, 얼마나 자주 시행할지 등을 연구비 예산 내에서 결정해야 한다.

(4) Data Management(DM, 데이터 관리) 및 통계적 분석

증례기록서에 입력된 연구 데이터에 잘못 입력된 오류가 있는지 확인하여 데이터의 정확성을 보장하는 데이터 정화(data clearing)를 시행하고 정해진 절차에 따라 데이터 잠금(data lock)을 진행한 후 분석 데이터세트(dataset) 생성 및 통계 분석이 이루어진다. 데이터 관리 및 통계 분석은 사전에 구체적인 계획이 수립되고 시행되어야 하는데, 인력과 예산이 제한된 연구자 주도 임상시험에서는 어려운 난관 중 하나이다. 연구협력그룹 자체의 데이터 센터를 활용하거나 예산이 허용한다면 CRO/ARO 서비스를 이용할 수 있다.

4. 결론

다기관 혹은 다국가 연구자 주도 임상시험은 계획, 준비, 실행 단계마다 많은 어려움에 직면하며 연구비 마련뿐 아니라, 복잡한 계획 수립, 관련 인력 교육과 임상시험 관련 법률, 규정에 대한 철저한 지식이 요구된다. 임상시험에 헌신하고 충분한 대상자 모집을 할 수 있고, 연구의 질 관리에 요구되는 표준 절차를 유지할 수 있는 참여 기관을 찾는 것이 임상시험 성공의 핵심 중 하나이다. 이를 위해 효율적인 연구자 주도 임상시험 수행이 가능한 연구협력그룹을 조직하고 국제적으로 연구협력그룹 간 공동연구를 활성화하는 것이 매우 중요하다.

참고문헌

1. Sparano JA, Manola J, Comis RL (2018) Cooperative Groups and global clinical trials in the future. In Kelly W.K., Halabi S (Eds.), Oncology clinical trials: successful design, conduct, and analysis (pp. 452–488). Second edition. New York: Demos Medical Publishing.
2. Shash E, Negrouk A, Marreaud S, et al. (2013) International clinical trials setting forrare cancers: organisational and regulatory constraints-the EORTC perspective. Ecancermedicalscience 7:321.
3. Tang M, Joensuu H, Simes RJ, et al. (2019) Challenges of international oncology trial collaboration—a call to action. Br J Cancer 121:515–521.

Chapter 42

임상시험약제의 관리

장홍원

요약

- 임상시험용 의약품을 관리하는 관리약사는 임상시험용 의약품의 적정한 관리를 위하여 임상시험 실시기관의 장으로부터 관리약사로 지정받은 이후 업무를 수행하여야 한다.
- 관리약사의 업무는 임상시험용 의약품의 인수, 재고 관리, 대상자별 투약, 반납 등의 업무를 수행하고, 관련 사항을 기록하며, 해당 사항을 주기적으로 시험책임자에게 알리는 것이다.
- 임상시험용 의약품은 의뢰자가 지정한 조건과 관련규정 및 지침이 정하는 바에 따라 보관해야 하며, 해당 임상시험 실시기관의 시험책임자와 관리약사가 책임을 진다.
- 관리약사는 계획서에 명시된 승인된 자 이외의 접근을 제한할 수 있도록 사무공간 등과 분리된 약품 보관공간에 임상시험용 의약품을 보관하여야 하며 보관공간은 승인된 자만이 열 수 있는 잠금장치가 있어야 한다.
- 관리약사는 임상시험 전반과 시험대상자 보호, 관련 규정에 전문적인 지식을 지녀야 하며 연구팀의 일원으로 임상시험약의 특별한 요구 관리 사항을 이해할 수 있는 전문가 역할을 해야 한다.

1. 임상시험용 의약품의 전반적인 관리

임상시험용 의약품은 약사법과 의약품 임상시험 관리기준의 규정과 절차에 따라 관리되어야 하고, 관리약사는 임상시험용 의약품의 관리 절차를 만들고 이를 이행해야 할 책임이 있다. 임상시험용 의약품은 임상시험실시기관의 시험책임자와 관리약사가 관리책임을 지며, 우리나라에서는 임상시험용 의약품의 적정한 관리를 위하여 임상시험실시기관의 장으로부터 관리약사로 지정 받은 이후 임상시험약을 관리할 수 있고, 원활한 근무를 위해 GCP 교육, SOP 교육, 임상시험 종사자 교육을 이수한 이후에 업무에 임하도록 한다.

임상시험용 의약품은 KGCP 제8호 거목 2항에 따라 반드시 식품의약품안전처장과 IRB의 승인(시정 승인 또는 보완 후 승인을 포함) 후 제공되어야 하는데, 임상시험용 의약품의 보관 조건을 인지하고 인수 확인 작업 등을 원활하게 하기 위하여, 사전에 의뢰자와 협의하여 임상시험용 의약품의 인수 시점을 가능한 개시모임 이후에 이루어지도록 한다.

병원마다 투약관리비를 부과하는 체계가 다르므로 의뢰자가 연구비 책정 시 고려할 수 있도록 정보를 제공하고 IRB 홈페이지에 게시하여 편의를 제공한다.

임상시험약은 의뢰자가 임상시험용으로 규정에 따른 라벨링을 하여 실물로 병원에 제공해야 하는 약품으로 시험대상자가 별도 비용 부담을 하지 않으나, 병용약이나 구제약의 경우 관리방법과 비용 부과 방식이 연구마다 다를 수 있음을 이해하고 연구 세팅 시 유념한다.

2. 임상시험용 의약품의 보관 시설

임상시험용 의약품은 의뢰자가 지정한 조건과 관련규정 및 지침이 정하는 바에 따라 보관해야 하며, 해당 임상시험 실시기관의 시험책임자와 관리약사가 책임을 져야 한다. 계획서에 명시된 승인된 자 이외의 접근을 제한할 수 있도록 사무공간 등과 분리된 약품 보관공간에 임상시험용 의약품을 보관하여야 하며 보관공간은 승인된 자만이 열 수 있는 잠금장치를 갖추어야 한다.

1) 보관 시 주의사항

- 서로 다른 연구에 사용되는 임상시험용 의약품이 혼동되지 않도록 명확하게 분리하여 보관한다.
- 동일한 성분과 외형을 가지고 있는 서로 다른 연구인 경우, 혼동할 가능성이 높으므로 연구명을 정확히 표시하고 비슷한 위치에 보관하지 않도록 한다.
- 유효기간이 짧은 임상시험약의 특성상 사용(유효)기한이 짧은 임상시험용 의약품이 먼저 투약될 수 있도록 제조번호 또는 사용(유효)기한별로 정리하여 보관한다.
- 미사용 임상시험용 의약품과 사용 후 대상자가 시험기관으로 반납한 임상시험용 의약품 및 그 용기를 원칙적으로 서로 다른 장소에 분리하여 보관한다.
- 퇴실 시에 임상시험용 의약품과 약국 파일을 보관하는 장치의 잠금이 적절하게 이루어졌는지 확인한다.

2) 상온, 냉장고/냉동고 보관 시설과 온도 모니터링 기기 관리

임상시험약의 보관 시설을 관리하고 모니터링하는 것은 약의 완전성(integrity)과 시험대상자의 안전을 유지하는데 절대적으로 중요하다.

관리약사는 실온 1~30℃, 상온 15~25℃, 냉장온도 2~8℃, 냉동 온도 −20±5℃, 초저온냉동고 −70±5℃로 유지할 수 있도록 시설 및 기기를 관리해야 한다. 보관시설의 온도 범위를 벗어나거나 전원이 차단되어 허용 범위를 벗어나는 경우를 대비하여 온도 감지 센서와 온도 알람 시스템을 설치하고 관리약사에게 즉시 알람 메시지를 전달하는 센스폰을 갖추도록 한다. 응급상황을 대비하기 위해 보관 시설의 전원은 무정전 전원장치에 연결하는 것이 바람직하다. 관리약사는 온도 알람이 울리는 경우의 대응책과 그 절차를 SOP에 기술하여 신속한 조치를 취할 수 있어야 한다.

3) 온도기록지와 온도계의 교정성적서 제공

약품 보관 온도기록지는 지속적으로 온도가 기록된 전자문서를 제공하고, 전자온도기록계가 구비되지 못한 경우 reset 기능이 있는 수동 온도계를 이용하여 근무일 기준으로 매일 1회 이상 최고, 최저, 현재 온도를 기록한 문서를 의뢰자에게 제공하여야 한다. 이때 표시 온도가 정확한 값을 반영하고 측정값이 허용 오차 범위 내에 있는지 확인하기 위하여 반드시 미리 교정된 온도계를 사용해야 하며 최소 1년에 1회 이상 교정 받아야 하고 교정 성적서도 함께 의뢰자에게 제공해야 한다.

4) 온도기록지 보관

분실을 방지하기 위하여 의뢰자에게는 반드시 온도기록지 사본을 제공하고, 원본은 화재 등으로 소실될 가능성을 대비하여 다른 장소(예, 서로 다른 약국)에 15년 이상 보관하도록 한다.

3. 임상시험 개시모임과 투약계획 수립

관리약사는 KGCP 제8호 거목 3항 '의뢰자는 임상시험용 의약품의 인수 · 취급 · 보관 및 조제방법과 미사용 의약품을 대상자로부터 반납 받거나 의뢰자에게 반납하는 방법에 관한 지침을 마련하여 시험책임자 및 관리약사에게 주어야 한다'라는 규정에 따라 의뢰자로부터 임상시험약의 자세한 설명 및 포장 방법, 조제 방법과 안정성 정보, 사용한 의약품의 처리 방법과 복용 시 주의사항과 취급 시 주의사항 등을 계획서와 pharmacy manual 통하여 제공받아서 임상시험 요약정보를 작성한다.

1) 임상시험 요약정보 형태

임상시험 요약 정보

Black box 정보: 해당 과제 특이적 정보 기술
- 예) 임상시험약 거품 특시 IP 수량 계수 – 문서 상 수량과 실제 수량 맞는지 확인!
- Confirmation Fax 혹은 Email 보관하는 경우 기재

연구 일반·행정 정보			
연구 제목			
과제 약칭	의뢰자, 연구자, 약국에서 공통적으로 사용할 과제 약칭 기록	프로토콜	계획서 번호 및 amendment 번호까지 기재
단계	제1상, 제2상…	규모	'단일기관', 국내 다기관', '다국가'
연구 유형	IIT, SIT 중 하나 선택	과제번호	06-2019-221-0의 형식으로 기재
의뢰자		CRO	
개시 모임일	2012년 11월 01일의 형식으로 기재	시험기관 수	/Global 혹은 /Korea
기관 번호		계약 인원	우리 기관 계약/목표 대상자 수
시험 책임자	혈액종양내과 XXX 교수 형식기재	주책임 약사	
코디네이터	성명 (원내번호, 휴대전화번호)의 형식으로 기재 (변경을 대비하여 한 줄을 공란으로 둠).		
모니터 요원	회사명 성명 (원내번호, 휴대전화번호, e-mail 주소)의 형식으로 기재 (변경을 대비하여 한 줄을 공란으로 둠).		
임상시험 총론			
주요 IP	★ 코드명: ★ 성분명: NA ★ 상품명: NA		
IP 기전			
연구 배경	★ 임상시험 실시 배경을 질병의 특성, IP와의 관련성 등의 측면에서 3-4줄로 요약 기술		
연구 목적	★		
평가 변수	★ 1차:		
대상자 수	임상시험 전체 대상자 수		
시험 디자인			
디자인 요약	공개/맹검 여부, 무작위 배정 여부, treatment arm, Phase 등을 중심으로 간략히 기재 예: 공개 표지, 무작위 배정, 2개 군, 제3상, 대조 임상시험		
치료군	시험군과 대조군으로 나누어 투여 약물 및 용법을 간략히 기재		
상세 디자인	★ 디자인 요약, 치료군, 투약/방문 일정에서 기술하지 못하는 임상시험 절차를 구체적으로 기술 (개시모임 자료의 Study Design 슬라이드 참고) ★ 필요 시 투약/방문 일정 cell과 통합하여 기술 ★		

	관찰 → B 약 IV over 60 min		
전처치 약물	해당 사항 없음		
대상자 번호	001 01 (스크리닝 번호)	시험 책임자	
Initials	[영문] 성-이름순	과제번호	
Visit/Cycle	C1~	시험 담당자	
배정 번호	XXXXX (무작위 배정 번호)	진료과	CCTC
처방례	★		
투약·기록·반납·복약지도 관련 정보			
IP allocation			
투약 확인	투약 시 IVRS/IWRS 확인해야 하는 경우 방법 기술		
투여 장소	약국	약품 수령	대상자 본인 수령
기록지	★ 약별: ★ 대상자별		
복약지도	★ 방문일 투약 여부 및 그 시점 ★ 식사와의 연관성 ★ 복용 순서		
첫 복용 시점	무작위 배정 방문 당일 가장 이른 시점, 방문 당일 오후, 다음날 아침…		
부작용	특이 사항 없음		
병용 약물	★ 대사 특성 (예, CYP3A4 기질, CYP2C9 억제제, P-gp 기질…) ★ 허용: 참여 이전부터 사용하고 있던 비스포스포네이트 치료 ★ 금지: CYP2D6 대사 의존도가 좋은 기질 ★ 약국에서 출출/관리하는 약이 있는 경우에만 기록		
기타·비고	★ 특이 사항 있는 경우에만		
인수·반납·기타 정보			
재고 관리	★ Manual: 약사가 직접 재고를 관리해야 하는 약품 기재 • 특이 사항 있다면 기재 (팩스 전송, 필요 시점 기준 2주일 이상의 여유 두고 신청..) ★ 자동: 시스템에 의해 자동으로 관리되는 약품 기재		
온도 추적	온도 추적 장치 사용 여부 기술, 사용하는 경우 종류와 처리 방법 기술 Libero (Report 출력 보관 + Report를 의뢰자 측에 이메일로 전송 + 사용 후 기기 폐기)		
인수 확인	인수 시 IVRS, IWRS, fax 등을 통한 인수 확인 여부 기록 + confirm 팩스, 이메일 도착 여부 기록		
임상시험약 반납 처리	★ 대상자 복용 후 남은 약품은 약국으로 반납 ★ 의뢰자로의 반납 여부는 추후 확인해 주기로 함 ★		
IVRS/IWRS	계정 보유 관리약사 Initial 기재 관리약사에게 계정 부여하는 경우 관련 transaction 적기		

투약·방문 일정	(방문 일정표, 아래) ★ Visit window 검토 ★ Month 단위 표시되는 경우 그 의미가 28일, 30일, 매월 같은 날인지 구별 ★ 약품 재출급 여부 확인 ★ [중앙약국 특이적 사항] 새 방문/주기 시작 지연 시 처리 방법: skip vs. delay (2012. 03. 07 항목 추가) [예] 'GOLD' 연구의 경우 skip, 일반적 chemo 연구의 경우 delay
무작위 배정	★ 무작위 배정 방법 (IVRS/IWRS, envelope 등) 및 배정 담당자 기술 • 층화 조건 기술
눈가림 방법	★ 눈가림을 위한 IP 디자인 구성, 눈가림 대상 ★ 약사만 unblinding된 연구인 경우 관련 내용 상세 기술
번호 체계	★ 스크리닝 번호: 001 01~ (기관번호 세 자리 + 대상자 등록순서 두 자리) ★ 무작위 배정 번호:
처방 검토-조제 관련 정보	
시험약품	★ 의뢰자 직접 제공 약품 (약품 표, 아래) ★ 의뢰자 비용 제공 약품: 병용약의 원내 약품 코드 기재
용량조절	(용량 표, 아래) ★ 사용하는 BSA 계산식 ★ 최대 지연 가능일 ★ <Loading 있는 약물의 경우 투여 지연 시 reloading 여부 반드시 검토할 것> ★ <표에서 용량 한도 항목: 계획서나 개시모임 자료 등에서 특별한 언급이 없는 한 NA로 표시 (vincristine과 같이 용량 한도[2.0 mg] 있는 약물을 위한 항목임)
조제 방법	(조제 표, 아래) ★ 주의 사항:
투여 순서	★ [여러 약품을 투약하는 경우 투여 순서를 투여 경로, 투여 시간, 투여 후 관찰 시간 등의 정보와 함께 기술 → 주사 조제 시 조제 순서 결정에 참고할 것] ★ Premed. → A 약 IV over 90 min (주입 반응 없으면 이후 주기부터 over 30 min) → 10분

투약·방문 일정:

Period	스크리닝	베이스라인	치료기		
Visit	V1	V2	V3	V4	V5
Day	D-21-D-1	D-21-D-1	D1	D8	D10-17
IP 투약	NA	NA	o	o	NA

시험약품 (의뢰자 직접 제공 약품):

약품코드	약품명	제형	약물 번호	약물 배정	보관조건	포장 방법	불출 단위	Tear-off 라벨

용량조절:

약물	주기	투여일	용량 기준	용량 + (mg/m²)	용량 한도	용량 표시 (반올림)	투여 한도	감량 단계 + (mg/m²)	재증량

조제 방법:

약물	재구성	농도 (mg/mL)	수액	충량 맞춤	희석액 농도범위 (mg/mL)	희석액 + 안정성	차광	용기 + 처리	Set/ + Filter

임상시험 요약 정보 확인

본 문서는 임상시험 계획서 및 관련 자료를 바탕으로 작성되었습니다.

작성자: ____________ 서명: ____________ 날짜: ____________ (DD/MMM/YYYY)

본 문서는 임상시험 계획서와 시험기관의 SOP 및 관련 자료를 바탕으로 검토되었습니다.

검토자: ____________ 서명: ____________ 날짜: ____________ (DD/MMM/YYYY)

2) 종양 임상시험 요약정보의 특수성

비종양 임상시험에 비해 주사 조제와 관련된 주의 사항이 많으므로 주책임 약사는 아래 사항을 유의하여 작성한다.

- 연구 디자인과 눈가림 유지에 맞도록 임상시험용 의약품의 약품코드 작성
- 항암제 용량 기준이 baseline body weight인지 매 방문 시 체중에 기반한 body surface area(BSA)인지 확인
- BSA 계산식이 Mostella 또는 Debois인지 확인
- 신장, 체중, BSA, 항암제 용량과 약액의 부피, serum creatinine 수치, glomerular filtration rate(GFR) 등 계산 시 어느 시점의 데이터를 사용하는지 확인하고, 정확한 투약을 위해 소수점 처리 방법도 미리 협의
- Loading dose, maintenance dose, reloading dose 여부 확인 후 용량 계산
- 특히 항암제 용량 계산 시 계획서 특이적인 최대 허용 용량이 있는지 확인(carboplatin/vincristine, adriamycin/cyclophosphamide regimen 등 최대 용량이 계획서마다 다름)
- 검사 수치 등에 의해 변화로 감량하는 경우 계획서에 따라 감량하되, 용량 기준은 바로 전 용량이 아니라 처음 표준용량(standard dose)임을 주의
- 수액과의 혼합 조제가 필요한 약물의 경우 혼합 조제에 선택된 수액에서의 보관 조건에 따른 안정성 시간과 눈가림 시험에서 총량 맞춤 여부 확인
- Investigational product(IP) 투여 전이나 후에 필요한 전처치 또는 후처치 약물이 있는 경우 확인하고, 임상시험센터 약국에 미리 비치
- 여러 개의 약품이 순차적으로 투약되는 경우 주입시간과 투여 순서를 확인하고, 대상자의 대기 시간을 줄이기 위해 첫 번째로 투여하는 IP부터 조제 불출
- 임상시험용 의약품의 약품코드를 포함하여 전반적인 내용이 계획서 및 개시모임 자료와 일치하는지 이중 확인하고, 해당 연구에 위임 받은 모든 약사가 관련 내용을 숙지할 수 있도록 교육

3) 관리약사만 Unblinded Staff인 이중맹검 연구에서 임상시험용 의약품의 조제

특히 최근 항암제 임상시험에서 의뢰자는 진약만 공급하고 대조군에는 희석 수액을 눈가림 처리하여 위약으로 투여하는 연구가 증가하였다. 제조 및 약품 배송에 대한 의뢰자의 업무를 줄이고 비용을 절감하면서 동시에 무작위배정과 이중 눈가림의 이점을 누릴 수 있는 방법이지만, 약사에게만 배정군 정보가 공개되기 때문에 임상시험의 질

보증을 위한 약국의 업무 절차가 어느 때보다 중요해지고 있다.

시험군과 대조군을 조제할 때 유의해야 하는 사항으로 조제 후의 외관, 즉 라벨링 및 사용된 수액 등 재질과 종류, 조제 후 주사약의 부피, 주사약 조제에 걸리는 시간, 조제 후 안정성 등 모두 동일하도록 신경을 써야 한다. 특히 대조군으로 사용하는 일반 희석 수액은 무균법(aseptic technique)으로 바늘을 삽입한 후 주입구를 마감 처리하여 마치 진약이 투입된 것처럼 보이도록 눈가림에 신경을 써야 한다. 눈가림을 위하여 약액의 부피만큼 미리 수액을 빼고 약액을 넣어 원래 수액의 부피와 동일하도록 총량 맞춤을 유의해야 하며 도식화하면 아래와 같다.

눈가림 조제(미리 약액만큼 수액을 빼고 약을 넣음)

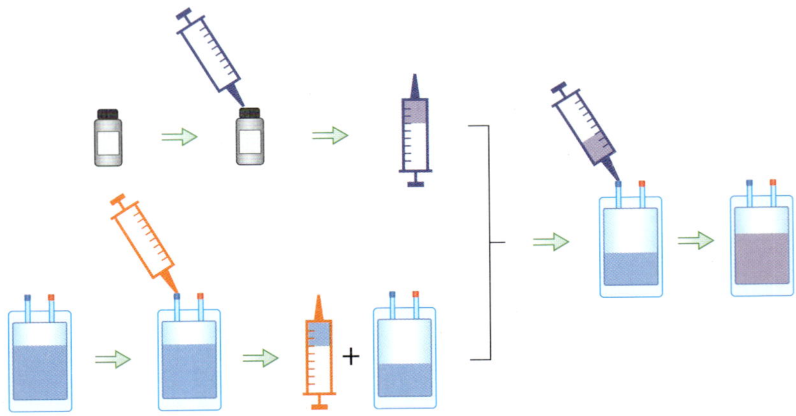

약사만 눈가림 연구의 주사 조제

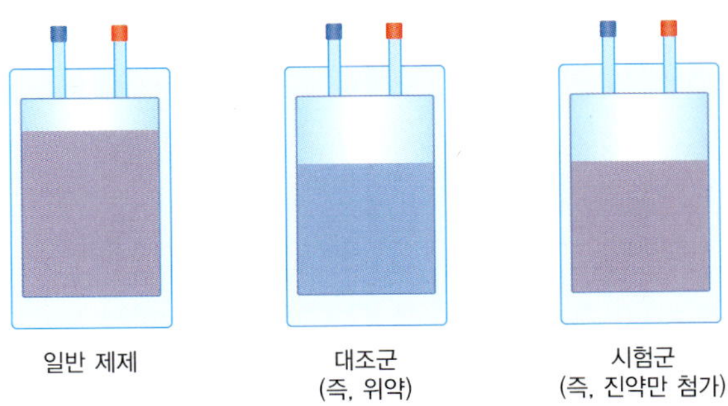

색깔이나 거품 유무로 구분이 가능한 경우 차광백을 모두 사용하여 눈가림을 유지할 수 있다.

4. 임상시험약의 인수

임상시험용 의약품은 KGCP 제8호 거목 2항에 따라 반드시 임상시험 계획서에 대한 식품의약품안전처장과 IRB의 승인(시정 승인 또는 보완 후 승인을 포함) 후 인수받아야 한다. 운송업체도 수령지 오류가 있을 수 있으므로 관리약사는 수취인의 이름과 기관명을 확인한 후 아래의 인수증 내용과 도착한 약품이 서로 일치하는지 확인한다.

1) 임상시험용 의약품의 법적 라벨 기재사항 확인

관리약사는 임상시험용 의약품의 라벨이 관련 규정(의약품 제조 및 품질관리에 관한 규정 별표 11 7.7 표시기재)에 맞게 기재되어 있는지 확인한다.

① 임상시험 목적으로만 사용 가능하다는 문구(예: "임상시험용")

② 임상시험용의약품 명칭 또는 식별표시(눈가림시험의 경우 시험약과 대조약 병기, 공개시험은 해당 군만 기재). 필요한 경우 제형, 투여경로, 수량, 주성분의 함량 또는 역가 등을 포함시킨다.

③ 내용물과 포장작업을 식별할 수 있는 배치번호 또는 코드번호

④ 의뢰자(임상시험 계획 승인을 받은 경우는 계획 승인을 받은 자) 명칭, 주소 및 전화번호(임상시험용의약품, 임상시험 및 응급 눈가림 해제 관련 사항에 대한 문의가 가능하도록 하기 위함)

⑤ 사용(유효)기한(중앙 전산 무작위배정시스템(centralized electronic randomization system) 사용 등으로 추적이 가능할 경우 년/월 표기도 가능)

⑥ 보관 조건

⑦ "어린이의 손이 닿지 않는 곳에 보관한다"는 문구(임상시험용의약품을 대상자의 집으로 가져가지 않는 경우는 제외)

⑧ 임상시험을 식별할 수 있는 참조 코드(reference code). 다만, 임상시험 의뢰자가 필요하다고 판단하는 경우 실시기관, 연구자 및 의뢰자를 식별할 수 있는 참조 코드를 기재할 수 있다.

⑨ 대상자 식별 번호(subject identification number), 임상약 번호(treatment number), 방문 번호(visit number). 다만, 의뢰자가 해당 임상시험의 특성 등을 고려하려 기재 불필요의 특수성을 인정한 경우에는 문서화하고 이를 생략할 수 있다.

⑩ 임상시험 의뢰자가 필요하다고 판단하는 경우 시험자 성명

⑪ 임상시험 의뢰자가 필요하다고 판단하는 경우, 사용방법(대상자 또는 의약품을 투여하는 자가 투약설명서나 기타문서를 참조하도록 할 수 있다.)

2) 임상시험용 의약품의 배송 중 온도 유지 여부 확인

의뢰자는 약품 배송 시 보관조건이 냉장 · 냉동 조건뿐만 아니라 실온일 때도 배송 온도를 추적할 수 있는 장치를 구비해야 한다. 관리약사는 포장을 개봉하는 즉시 온도 추적장치를 점검하여 적정 온도 범위를 유지하고 있는지를 확인해야 한다.

온도 추적장치 없이 cold chain box에 기재된 기간 내에 도착하면 적합한 것으로 인정하는 연구인 경우 인수 시각이 중요하므로 정확하게 기재한다. 보관조건에 적합하지 않은 상태로 배송된 약품은 일단 사용 불가약품으로 별도로 분리하여 해당 약품의 보관 조건에 맞게 구분된 quarantine area에 보관하고 즉시 시험자 및 담당 clinical research associate(CRA)에게 알려야 한다. 의뢰자로부터 사용 가능 여부에 대한 확인이 있을 때까지 이런 약품을 사용해서는 안 된다. 관리약사는 임상시험용 의약품과 함께 배송된 온도추적 장치로 온도 적합성을 확인 후 배송 중 기록된 온도를 인쇄할 수 있는 경우 출력하여 인수증과 함께 보관한다.

3) 임상시험용 의약품의 인수 확인

관리약사는 약번호 또는 제조번호, 사용(유효)기한을 인수증과 세밀하게 비교하면서 정확하게 확인을 해야 한다. 의뢰자가 관리약사에게 인수증 이외에 Interactive Voice Response Systems(IVRS)나 Interactive Web Response Systems(IWRS), 팩스 등을 통한 인수 확인을 요청하는 경우 의뢰자는 이에 필요한 무료 전화번호나 IWRS 주소, 사용자 계정 등을 제공해야 하고 이에 따라 관리약사는 인수 확인 절차를 행한다. 단, 임상시험용 의약품의 함량, 제형, 수량, 제조번호, 사용(유효)기한, 무작위배정 번호 등이 인수증 내역과 일치하지 않는 경우, 관리약사는 모든 불일치 내용과 인수한 날짜, 이 내용을 보고받은 의뢰자 측의 이름, 그 이후의 대책과 행동 등을 인수증에 기술하여 근거로 남기고 담당 CRA에게 알려야 한다.

5. 임상시험약의 조제

1) 임상시험용 의약품 처방 검토

임상시험용 의약품 처방이 접수되면 약사는 다음과 같이 처방 항목을 검토한 이후 조제를 수행한다.

- 시험책임자의 성명 및 원내 과제번호를 확인하여 어떤 임상시험인지 확인
- 진료과 및 발행처를 확인하여 임상시험을 위한 처방인지 다시 확인

- 대상자번호, 이니셜, cycle, 약번호/배정번호 등을 약국 파일의 대상자 식별 로그(subject identification log) 또는 대상자 별 투약기록지와 비교하여 해당 임상시험 대상자가 맞는지 확인
- 처방 내용(약품코드, 약품명, 용법, 용량, 투여 경로, 처방일수, 총량, 용법 비고 내용 등)의 적합성을 임상시험 계획서 또는 임상시험 요약정보와 비교하여 검토
- 대상자가 정해진 시간 간격으로 복수의 투약 방문을 수행하는 경우 이전 투약기록 등을 이용하여 해당 방문이 적절한 시점에 이루어졌는지 확인
- 임상시험용 의약품의 용량이 대상자의 신체 조건이나 검사 수치 등에 의해 변화될 수 있는 경우 관련 내용을 확인
- 의뢰자가 팩스나 이메일, 무작위배정표, 웹사이트 등을 이용하여 대상자의 정보나 대상자에게 배정된 임상시험용 의약품의 정보 등을 제공하는 경우 해당 정보와 처방전의 내용을 비교하여 정확성을 확인
- 처방된 약번호와 배정된 약번호 등 처방된 정보와 배정된 정보가 다른 경우 등 처방 내용에 오류가 있는 경우 연구팀 또는 의뢰자에게 연락하여 확인하고 처방 수정 등 적절한 조치를 취함
- 임상시험용 의약품 조제 및/또는 복약지도를 위해 출력되는 라벨 내용이 처방전의 내용과 일치하는지 확인

2) 임상시험용 의약품의 조제 및 감사

관리약사는 조제 시마다 처방전, 임상시험 요약정보, pharmacy manual, 약물 배정 확인 문서를 근거로 조제하고 반드시 기본 문서인 약국 파일을 기록한다. 임상시험용 의약품에 대한 처방 검토 및 조제가 완료되면 이 과정에 참여하지 않은 다른 관리약사가 조제 행위가 올바르게 되었는지 처방전 검토, 조제 약품의 정확성, 기록의 정확성 등을 모두 확인하는 이중 감사를 실시하여야 한다.

(1) 임상시험용 의약품의 일반적 조제 절차

- 임상시험용 의약품의 보관 장소에서 해당 약품의 제조번호, 사용(유효)기한, 전반적 상태 등을 확인
- 처방전 내용에 의거하여 적합한 수량, 제조번호 또는 사용(유효)기한, (해당되는 경우) 처방전 등에 기재된 배정번호와 일치하는 약품을 준비
- 약번호가 있는 약을 많은 약이 보관되어 있는 상자에서 찾을 때, 인수 당시 약사가 기재한 약번호 또는 부착한 약번호 라벨을 이용하여 신속하게 약을 찾을 수

는 있으나 조제하는 시점에는 반드시 의뢰자가 제공한 라벨 표기사항에 있는 약번호를 확인하여 정확하게 조제

- 처방 조제 시 조제한 약품의 약번호 뿐만 아니라 약품명 및 용량도 처방전과 일치하는지 확인
- 조제에 사용된 후 남은 임상시험용 의약품의 재고를 파악하여 재고요청이 필요한 시점인지 확인
- 조제에 사용된 임상시험용 의약품의 실 재고와 약국 파일의 임상시험용 의약품 수불 기록상의 재고의 일치 여부를 확인
- 약국 파일의 대상자별 식별 로그, 대상자별 투약 기록, 약품별 수불 기록 등 필요한 문서에 해당 사항을 기록
- 유효기간이 짧은 임상시험약의 특성을 고려하여 관리약사는 각 임상시험용 약물의 사용(유효)기한이 대상자의 다음 투약 방문 시까지 사용할 만큼 충분히 남았는지 확인하고, 재확인하는 차원에서 처방전 여백에 사용(유효)기한 연도 또는 사용(유효)기한 연도와 월 등을 표기하는 방법으로 기록을 남김
- 필요한 경우, 시험대상자가 추후 임상시험용 의약품 반납 시 관련 정보를 추적할 수 있도록 임상시험용 의약품의 포장 겉면에 대상자 번호, 방문번호와 투약 날짜를 기록하고 불출
- 로그지 기재 시 기재 오류 방지 및 불필요한 중복 업무를 줄이고 동시에 업무의 효율성을 높이기 위하여 의뢰자와 미리 양식 협의
- IWRS 오류로 자동으로 약 배정이 불가능한 상황에서 수동으로 배정이 가능한 경우, 약국에 보관하고 있는 약 중 가장 최근에 인수받은 약(마지막으로 사용될 것으로 예측되는 약)을 사용하여 시스템에 수동 배정 정보를 반영할 수 있는 여유를 주도록 함
- 투약용 원내 라벨을 적합한 규격의 투약용 봉투에 부착하고 여기에 준비한 임상시험용 의약품을 포장하고 필요 시 '냉장 보관' 등 주의할 용법 라벨을 부착함
- 무균 혼합용 주사약의 경우, 처방전 검토 시 원내 라벨에 기재된 내용, 즉 대상자 이름, 약품명과 주사약 부피, 희석 수액명과 부피, 프로토콜 번호, reconstitution 시 용매와 volume, 희석 후 총량 맞춤 여부 등이 올바르게 되었는지 확인
- 대상자의 주사약 라벨에 약번호 등을 수기 기재하여 주사조제 약사가 대상자 별로 올바른 배정약을 확인하고 조제할 수 있도록 함
- 주사제 조제 시 동일한 약품 코드라도 배정된 약이 다를 수 있으므로 반드시 대상자별로 구분하여 다른 대상자의 약과 혼동되지 않도록 무균조제대에 넣어 줌

- 주사제 조제 시 동일한 약품 코드라도 위약과 진약을 하나의 주사기로 녹이면 약 성분이 혼입될 가능성이 있으므로 반드시 대상자마다 새 주사기를 이용하여 재구성 및 조제하도록 함
- 특히 초기 임상시험용 항암제인 경우 개발 과정에 따라 인수되는 주사약의 제형이나 농도가 변경되는 경우가 많으므로 약품의 변경이 있을 경우 새로운 약품 코드를 만드는 등 용량-부피 환산에 주의하여야 함
- 처방전의 서명 기재란에 조제한 관리약사의 서명을 기재하고, 정확한 투약을 위해 다른 약사가 이중 확인을 하고 감사자 서명을 함
- 조제 과정 중 임상시험용 의약품의 재고가 기준치 이하인 경우 의뢰자에게 연락하는 등 필요한 조치를 수행

(2) 기본 문서 관리

약국 파일은 시험기관에서 이루어지는 임상시험용 의약품에 대한 관리, 조제, 투여와 관련된 문서와 기록을 모은 것으로, 일반적으로 의뢰자 또는 임상시험수탁기관에서 제공하고 임상시험이 실시되기 이전에 준비된다. 제공된 문서 형태가 사용하기에 불편한 경우 미리 의뢰자와 협의하여 형식 변경을 요청한다. 연구자주도 임상시험과 같이 의뢰자가 약국 파일을 제공하지 않는 경우 관리약사는 관련규정을 준수하고 임상시험의 내용과 형식에 맞추어 자체적으로 약국 파일을 구비하여야 한다.

3) 대상자의 임상시험용 의약품 반납

대상자는 임상시험 이외의 목적으로 사용하지 않도록 하며, 복약순응도 확인을 위해 각 방문마다 지난 방문에 수령한 임상시험용 의약품의 빈 병 또는 사용하지 않고 남은 약을 시험기관으로 반납하여야 한다. 대상자가 반납한 임상시험용 의약품 또는 빈 포장 등을 계수하여 대상자의 반납 내용을 관련 문서에 기록한다.

6. 연구 종료와 임상시험약의 반납

임상시험용 의약품은 대개 투약기간과 여유분을 고려해 포장하여 사용되므로, 다음 방문에 사용하고 남은 약을 반납 받고 복약순응도를 계산하게 된다. 이렇게 대상자로부터 반납을 받은 약은 다시 사용되면 안 되므로 의뢰자에게 반납이 되어야 한다. 또한 대상자가 모두 복용하고 반납한 빈 용기, 그리고 인수는 되었으나 사용되지 않은

임상시험용 의약품은 임상시험 진행 중에 또는 임상시험 종료 시 의뢰자에게 반납되어야 하고 이를 문서화해야 한다. 주사제인 경우 조제하고 남은 바이알을 의뢰자에게 반납하는 경우가 있으나 세포 독성이 있는 약 또는 보관에 대한 안전성이 확보되지 않은 약 등은 실시 기관의 원내 절차에 의하여 조제한 당일 수합되어 폐기된다. 실시 기관에서의 폐기는 의뢰자와 관리약사 간에 사전 합의가 있어야 한다.

1) 임상시험용 의약품의 반납

임상시험이 종료되어 임상시험용 의약품을 의뢰자 측으로 반납하는 경우 모니터요원이 미사용 약물과 대상자가 사용한 후 시험기관으로 반납한 약물을 구분하여 반납증에 명시하면, 관리약사는 반드시 반납약의 실물을 약국 기록 및 반납증과 대조 후 서명하고 반납증을 보관한다.

2) 임상시험용 의약품의 기관 내 폐기

임상시험용 의약품은 의약품 임상시험 관리기준 제8호 거목 5항에 따라 의뢰자로 회수되어야 하고, 폐기 관련 지침에 따라 의뢰자가 직접 폐기하여야 한다. 이때 의뢰자는 반납 및 폐기에 관한 기록을 작성, 보관하여야 한다. 따라서 임상시험 실시기관에서의 폐기는 원칙적으로 불가하나, 조제에 사용되었거나 대상자에게 투여한 후 남거나 반납된 폐 생물학적 제제, 폐 항암제, 폐 화학치료제 등과 이를 담고 있던 용기 및 외부 포장 등은 위해성 문제로 보관하기 적절하지 않으므로 조제가 완료되었거나 대상자로부터 반납된 즉시 해당 의료폐기물 전용용기에 버린 후 병원 절차에 따라 폐기할 수 있다.

3) 임상시험 종료 후 약국 파일의 정리 및 보관

관리약사는 임상시험 종료 시 약품코드를 종료하고, 약국 파일 문서를 정리하여 종료 문서 번호를 부여한 뒤 시험자 또는 문서보관 책임자에게 이관 시까지 보관한다.

임상시험 관련 문서의 보관 기간은 국내 규정(의약품 등의 안전에 관한 규칙 제30조)에 따라 품목허가를 위한 임상시험 관련 자료는 품목허가일부터 3년, 이 외의 임상시험 관련 자료는 시험의 완료일부터 3년이다.

참고문헌

1. 약사법 제34조(임상시험의 계획승인 등) [Accessed Oct. 20, 2019] Retrieved from http://www.law.go.kr/법령/약사법
3. 의약품 등의 안전에 관한 규칙 [Accessed Oct. 20, 2019] Retrieved from http://www.law.go.kr/법령/의약품등의안전에관한규칙
4. 의약품 등의 안전에 관한 규칙 [별표1] 의약품 제조 및 품질관리기준 [Accessed Oct. 20, 2019] Retrieved from http://www.law.go.kr/법령/의약품등의안전에관한규칙
5. 의약품 등의 안전에 관한 규칙 [별표4] 의약품 임상시험 관리기준 [Accessed Oct. 20, 2019] Retrieved from http://www.law.go.kr/법령/의약품등의안전에관한규칙
6. 의약품 등의 안전에 관한 규칙 [별표4의2] 임상시험용 의약품 제조 및 품질관리 기준 [Accessed Oct. 20, 2019] Retrieved http://www.law.go.kr/법령/의약품등의안전에관한규칙
7. 의약품 제조 및 픔질관리에 관한 규정 (식약처고시) [별표11]임상시험용의약품 제조 [Accessed Oct. 20, 2019] Retrieved from https://www.mfds.go.kr/brd/m_616/view.do?seq=23414&srchFr=&srchTo=&srchWord=&srchTp=&itm_seq_1=0&itm_seq_2=0&multi_itm_seq=0&company_cd=&company_nm=&page=1

편집 후기

2019년 1월 서울대학교병원 혈액종양내과 분과발전세미나에서 종양내과 발전의 중요한 전환점이 되었던 임상시험과 관련된 편한 길잡이가 있었으면 좋겠다는 생각을 하면서 시작한 작업이 예상하지 못한 COVID-19 감염과 관련된 힘겨운 상황으로 기존 출판 계획보다 일정이 늦어지면서 완성하지 못할까 걱정도 했었습니다.

암임상시험에 대한 전문적인 원서는 우리 나라 상황에 맞지 않는 경우도 있고, 국문 혹은 번역서는 암임상시험에 초점이 맞추어져 있지 않는 경우들이 대부분이라서, 암임상시험을 진행하는 의료진이 진료일상에서 친숙한 국어와 영어표현을 혼용 작성하여 이해하기 쉽게 간결하게 작성하였고, 바쁜 시간 중에 가독성을 높이고, 원칙적인 것을 이해하기 좋도록 그림과 표를 이용하여 집필하고자 하였습니다. 앞으로의 종양내과 발전을 이끌어갈 연구자들과 암 임상시험 관련된 여러분들이 책을 곁에 놓고, 우리나라 현실에 맞게 임상시험을 계획하고 진행할 때 쉽게 참고할 만한 동반자의 역할을 톡톡히 하기를 기대 하는 마음으로, 각 chapter의 저자 분들께서 보내주신 원고들을 수렴하고 수정하며, 더딘 속도지만 그 끈을 놓지 않고 한 걸음 한 걸음 나아갔고, 마침내 마무리를 하여 출간을 하게 되었습니다. 부족하지만, 이번의 발간이 디딤돌이 되어 향후 최신동향을 반영하면서 충실한 내용으로 업데이트를 해나갈 수 있기를 희망하며, 선생님들의 연구능력 성장에 실질적으로 이용되기를 바랍니다.

계획 및 준비 과정에 시간이 많이 소요되어, 원고 작성에 충분한 시간을 드리지 못했음에도 열정적으로 저술에 참여해 주신 모든 저자 분들과 편집 과정 중 핵심 색인단어 선정과 그림을 새로 그리는 작업에 함께 참여해 주신 여러 선생님들, 지속적으로 도와 주신 출판사 여러 선생님들께 다시 한 번 깊은 감사의 마음을 전하고자 합니다.

2021.1.

편집위원 임석아, 김동완, 김지현, 오도연, 이근욱, 김진수, 김범석, 이경훈

찾아보기

영문색인

⊂D⊃

⊂E⊃

F

G

H

I

⊂S⊃

⊂T⊃

국문색인

ㄷ

ㄹ

ㅁ

ㅂ

ㅅ

암임상시험

2021년 2월 15일 1판 인 쇄
2021년 2월 25일 1판 발 행

대표저자 : 방 영 주
발 행 자 : 최 병 진

정가 35,000원

발 행 처 : 도서출판 **고 려 의 학**
(02880) 서울 성북구 성북로 9길 1 보문빌딩 3층
Tel. 765-0333, 0337
Fax. 743-2288

ISBN 979-11-89210-46-5
등록번호 : 제 1-519호 1978. 6. 29.